Heinrich Lentz
Scharfreiterstr. 18a
8172 Lenggries
08042/8663

W. Sandritter · C. Thomas
Histopathologie 7. Aufl.

coed – 6 Sprachen

Histopathologie

Lehrbuch und Atlas
für Studierende und Ärzte

Von
Prof. Dr. W. SANDRITTER

Direktor des Pathologischen Instituts
der Universität Freiburg i. Br.

und
Prof. Dr. C. THOMAS

Pathologisches Institut
der Universität Freiburg i. Br.

Unter Mitwirkung von

N. BÖHM, N. FREUDENBERG, M. HAGEDORN,
U. N. RIEDE und K. SALFELDER

Siebente, völlig neu bearbeitete und erweiterte
Auflage

Mit 597 Abbildungen, davon 464 mehrfarbig,
und 11 Tabellen

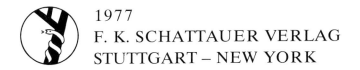

1977
F. K. SCHATTAUER VERLAG
STUTTGART – NEW YORK

socd – Auflagenfolge

1. deutsche Auflage	1965	3. englische Ausgabe	1972
1. spanische Ausgabe (nach der 1. deutschen Auflage)	1967	1. französische Ausgabe (nach der 4. deutschen Auflage)	1974
2. deutsche Auflage	1967	3. japanische Ausgabe (nach der 4. deutschen Auflage)	1974
1. englische Ausgabe (nach der 2. deutschen Auflage)	1967	4. englische Ausgabe (nach der 5. deutschen Auflage)	1973
1. japanische Ausgabe (nach der 2. deutschen Auflage)	1967	5. deutsche Auflage	1973
1. italienische Ausgabe (nach der 2. deutschen Auflage)	1968	6. deutsche Auflage	1975
		5. englische Auflage	1975
3. deutsche Auflage	1968	4. japanische Auflage	1975
2. englische Ausgabe (nach der 3. deutschen Auflage)	1970	7. deutsche Auflage	1977
		6. englische Ausgabe	1978
2. japanische Ausgabe (nach der 3. deutschen Auflage)	1970	5. japanische Ausgabe	1978
4. deutsche Auflage	1971	4. spanische Ausgabe	1978
2. spanische Ausgabe	1972	2. italienische Ausgabe	1978

CIP-Kurztitelaufnahme der Deutschen Bibliothek
Sandritter, Walter
Histopathologie : Lehrbuch u. Atlas für Studierende u. Ärzte / von W. Sandritter u. C. Thomas. Unter Mitw. von N. Böhm ... – 7., erw. Aufl. – Stuttgart, New York : Schattauer, 1977.
ISBN 3-7945-0560-3
NE: Thomas, Carlos:

In diesem Buch sind die Stichwörter, die zugleich eingetragene Warenzeichen sind, als solche nicht besonders kenntlich gemacht. Es kann also aus der Bezeichnung der Ware mit dem für diese eingetragenen Warenzeichen nicht geschlossen werden, daß die Bezeichnung ein freier Warenname ist.

Alle Rechte, insbesondere das Recht der Vervielfältigung und Verbreitung sowie der Übersetzung in fremde Sprachen, vorbehalten. Kein Teil des Werkes darf in irgendeiner Form (Fotokopie, Mikrofilm oder ein anderes Verfahren) ohne schriftliche Genehmigung des Verlages reproduziert werden.

© 1965, 1967, 1968, 1971, 1973, 1975 and 1977 by F. K. Schattauer Verlag GmbH, Stuttgart, Germany. Printed in Germany.

Satz, Druck und Einband: W. F. Mayr, Miesbach, Obb.

ISBN 3 7945 0560 3

Was ist das Schwerste von allem?
Was dir das Leichteste dünket:
Mit den Augen zu sehen,
Was vor den Augen dir liegt.

GOETHE

Zum Gedächtnis an

LUDWIG ASCHOFF

10. 1. 1866 – 24. 6. 1942

Direktor des Pathologischen Institutes der Universität Freiburg i. Br.

1906–1936

ARNOLD LAUCHE

14. 9. 1890 – 29. 9. 1959

Direktor des Pathologischen Institutes der Universität Frankfurt a. M.

1943–1959

GEORG HERZOG

4. 11. 1884 – 2. 4. 1962

Direktor des Pathologischen Institutes der Universität Gießen

1926–1954

Vorwort zur siebenten Auflage

Erwägt man die Funktionen eines Lehrbuches der pathologischen Histologie für die Ausbildung des Studenten in der klinischen Medizin und im Rahmen der vorhandenen Lehrbücher der pathologischen Anatomie, so muß man zu dem Schluß kommen, daß *alle Belehrung vom optischen Eindruck, d.h. dem mikroskopischen Bild, ausgehen muß*. Die »typische« histologische Struktur sollte dem Lernenden bei seinen klinischen Studien ständiger Begleiter sein und ihm bei der Erfassung der Krankheitslehre einen gesicherten Unterbau vermitteln. Aus dieser Sicht ist eine »pathologische« Histologie mehr als ein Wegweiser für das histologische Praktikum – sie sollte vielmehr eine Ergänzung zu den klinischen und pathologisch-anatomischen Lehrbüchern sein und neben diesen benutzt werden. Überflüssig ist es zu betonen, daß dieses Buch niemals das eigene Studium histologischer Präparate ersetzen kann.

Um dieser Aufgabe gerecht zu werden, wurde der Stoff nach den *Prinzipien der speziellen Pathologie* gegliedert; die Zuordnung zum klinischen Fall wird so erleichtert und das Studium der Pathologie vertieft. Will man sich nach *allgemeinpathologischen Gesichtspunkten* orientieren, so können die Hinweise auf entsprechende Abbildungen in den allgemeinpathologischen Vorbemerkungen der Einführung benutzt werden. Diese kurzen Leitsätze wurden für den Anfänger aufgenommen, um ihm eine erste Orientierung für das Verständnis der Mikrophotogramme zu geben. In gleicher Weise müssen die technischen Vorbemerkungen aufgefaßt werden, die den sinnvollen Gebrauch des Mikroskopes erleichtern sollen.

Das vorliegende Buch wendet sich an den Studenten und den jungen Assistenten in der Pathologie. Jedem Kenner der Materie wird klar sein, daß bei der Fülle des Stoffes eine Auswahl getroffen werden mußte. Wir haben uns bemüht, dem *Typischen und Sinnfälligen* den Vorrang zu geben – bei der Vielfalt der Erscheinungen wohl das schwierigste Vorhaben. Einzelne eingefügte Schemata sollen zur Verdeutlichung dienen und, soweit in diesem Rahmen möglich, auch den funktionellen Ablauf des pathologischen Geschehens didaktisch vereinfacht darstellen.

Entsprechend der gestellten Aufgabe soll das Bild im Mittelpunkt stehen. Die Erläuterungen zu den Abbildungen sind so knapp wie möglich gehalten und jeweils auf der gegenüberliegenden Seite zu finden, so daß Bild und Text leicht miteinander verglichen werden können. Diese Anordnung in Form eines Atlas brachte mancherlei Schwierigkeiten mit sich; letztlich scheint uns aber der Gewinn größer als die an manchen Stellen vielleicht spürbaren Mängel durch Kürzungen u. a. Der Text ist so angeordnet, daß ein vorangestellter »Leitsatz« eine kurze Definition gibt und die nachfolgende Beschreibung als Erläuterung nicht nur des vorliegenden Bildes dient, sondern auch mögliche Variationen berücksichtigt. Kurze Hinweise auf das makroskopische Erscheinungsbild und eventuell auf die Pathogenese sind dort eingefügt, wo sie zum Verständnis des mikroskopischen Befundes notwendig erscheinen. Ein kurzes Literaturverzeichnis, nach Sachgebieten geordnet, mit Originalarbeiten und Übersichtsartikeln soll den Zugang zu intensiverem Studium erleichtern.

Diese Sätze stammen aus dem Vorwort zur ersten Auflage vom Jahre 1964. Seit drei Jahren hat die neue Approbationsordnung die »Landschaft« der Lehre nur scheinbar verändert. Die Lehrinhalte sind die gleichen geblieben, sie werden lediglich in anderer Form »serviert«. Die Kenntnisse der feingeweblichen Veränderungen sind immer noch eine wesentliche Grundlage der Krankheitslehre, und das »Sehen« ist eine der wichtigsten Fähigkeiten, die der Arzt erwerben muß.

Bei der Vorbereitung der 7. Auflage wurde der Gegenstandskatalog der neuen Approbationsordnung für *alle* klinischen Studienabschnitte zu Rate gezogen und der Text dementsprechend erweitert. 30% des Buches wurden völlig neu gestaltet, der Rest intensiv überarbeitet und ergänzt. Erweitert bzw. neu eingeführt wurden Kapitel über die Pathologie der Mamma, der Haut, der Gallenblase, der Mundhöhle und des Genitale.

Bei den Kapiteln Blut, Knochenmark, Milz, Lymphknoten und Parasiten wurde die neue Systematik berücksichtigt. Im Tumorkapitel sind die mesenchymalen Neubildungen wie die Fibromatosen, die Pseudosarkomatosen und besonders die Krebsvorstufen herausgestellt worden. Die Krebse der verschiedenen Organe wurden dem jeweiligen Organkapitel zugeordnet. Die No-

Vorwort zur siebenten Auflage

menklatur der Tumoren wurde an die Richtlinien der Weltgesundheitsorganisation angepaßt. Die Zytodiagnostik nimmt heute in der ärztlichen Diagnostik einen immer breiteren Raum ein. Ausgehend von der gynäkologischen Zytodiagnostik (Zyklusphasenbestimmung, Krebsvorsorge) wird heute fast jedes Organ punktiert und nicht nur histologisch, sondern meist auch zytologisch untersucht (Prostata, Mamma, Schilddrüse). Basiskenntnisse über die Grundlagen, den Wert und die Aussagekraft dieser Methoden sollte deshalb jeder Arzt besitzen.
Der Medizinstudent und der junge Arzt sollten sich immer vor Augen halten, daß trotz aller Fortschritte der Laboratoriumsdiagnostik *die pathologisch-histologische Untersuchung eine Treffsicherheit von über 90% hat und viele Erkrankungen nur durch die Probeexzision aufgeklärt werden können.* Es gibt z.B. keine klinisch-chemische Methode für die Diagnose eines Tumors. Deshalb ist es wichtig, die pathologisch-histologischen Gewebsveränderungen zu kennen, um auch die »Sprache« des Pathologen zu verstehen. Der beste Befund des Pathologen nützt nichts, wenn der behandelnde Arzt ihn nicht richtig versteht.
In dieser 7. Auflage wurden die Schemata völlig neu entworfen, wofür wir Doz. Dr. U. RIEDE besonders dankbar sind. Seinem Talent sind auch die mnemotechnischen Hilfsmittel in den Abbildungen (z.B. Rot = Entzündung usw.) und ein kurzes Kapitel »Wie lerne ich?« zu verdanken. Die Schemata wurden von dem Zeichner des Verlages, Herrn TSCHÖRNER, in hervorragender Weise ausgestaltet und mit viel Einfühlungsvermögen von der Rohskizze in die endgültige Form umgesetzt.
Dank zu sagen haben wir auch zahlreichen Kollegen, die uns licht- oder elektronenmikroskopische Abbildungen freizügig zur Verfügung stellten.
Der Verlag war uns, wie immer, ein hilfreicher Partner. Wir danken dafür, insbesondere Herrn Prof. MATIS und Herrn Direktor REEG.

Freiburg i. Br., Sommer 1977　　　　　　　　　　　　　　　　　W. SANDRITTER, C. THOMAS

Inhaltsverzeichnis

A. Einführung – Allgemeines 1
   Technische Vorbemerkungen 1
      Das Mikroskop und seine Anwendung 1
      Der histologische Schnitt und die Färbung 2
   Vom Befund zur Diagnose 4
   Lerntechnik (= Mnemotechnik) 5
   Bemerkungen zur allgemeinen Pathologie 7
   Anhang 34

B. Spezieller Teil 35
   1. Herz 36
   2. Gefäße 61
   3. Lunge 83
   4. Mundhöhle – Magendarmkanal – Pankreas 113
   5. Leber – Gallenblase 135
   6. Niere 163
   7. Genitale – Schwangerschaft 191
   8. Innersekretorische Drüsen 203
   9. Haut – Mamma 213
  10. Muskulatur 231
  11. Lymphknoten – Milz 235
  12. Blut – Knochenmark 251
  13. Knochen – Gelenke 259
  14. Gehirn – Rückenmark 277
  15. Tumoren 289
  16. Pilze – Protozoen – Parasiten 319
  17. Zytodiagnostik 337

C. Literatur 340

D. Sachregister 359

A. – Einführung – Allgemeines

Die fruchtbare Lektüre eines Lehrbuches für Histopathologie setzt gewisse praktische Kenntnisse und Fähigkeiten voraus. Zur sinnvollen Benutzung des Mikroskopes muß man einige Grundkenntnisse über den Aufbau und das Zusammenspiel der Einzelteile besitzen. Weiterhin ist die Beurteilung eines histologischen Präparates nur möglich, wenn man über die Herstellung der histologischen Schnitte und die Färbungen informiert ist. Darüber hinaus sind solide Grundlagen in der normalen Histologie und allgemeinen Pathologie vonnöten. Die Prinzipien der allgemeinen Pathologie lassen sich auf jeden Einzelfall in der speziellen Pathologie immer wieder anwenden.

Technische Vorbemerkungen

Das Mikroskop und seine Anwendung

Lichtquelle, Linsensysteme mit Blenden und das Auge müssen sinnvoll aufeinander abgestimmt sein, um eine optimale Beurteilung des histologischen Schnittes zu ermöglichen. Die künstliche Lichtquelle mit vorherrschend gelblich-rötlichem Licht wird zur Angleichung an Tageslicht gewöhnlich durch Blaufilter verbessert. Als Beleuchtungsanordnung verwendet man allgemein das Prinzip von KÖHLER: Die *Leuchtfeldblende* wird durch den Kondensor in die Präparatebene abgebildet und wirkt als Begrenzung des Gesichtsfeldes (Leuchtfeld), wobei das ausgeleuchtete Feld mit zunehmender Verkleinerung der Irisblende lediglich kleiner wird, die Helligkeit aber gleichbleibt. Die *Kondensorblende* wirkt dagegen als Aperturblende und verkleinert bei Zuziehen die numerische Apertur des Kondensors (NA = $n \times \sin \alpha$, n = Brechungsindex des Mediums vor dem Objektiv – gewöhnlich Luft –, $\sin \alpha$ = Sinus des halben Öffnungswinkels des Objektivs). Das mikroskopische Bild wird dabei dunkler, der Kontrast erhöht sich. Demnach sollte man ungefärbte Objekte am besten bei maximal geschlossener Kondensorblende ansehen, wenn man kein Phasenkontrastmikroskop zur Verfügung hat. Bei »unscharfen« Bildern erhöht eine Verkleinerung der Kondensorblende den Kontrast.

Das mikroskopische Bild kommt durch Beugung des Lichtes an den Strukturen des histologischen Präparates in der hinteren Brennebene des Objektives zustande (primäres Bild). Das sekundäre Bild, welches wir mit dem Okular betrachten, entsteht aus der Interferenz des Lichtes im primären Bild (*Abbesche Bildentstehungstheorie,* vgl. EHRINGHAUS-TRAPP, 1958).

Objektiv und Okular müssen sinnvoll aufeinander abgestimmt sein. Im histologischen Kursus wird gewöhnlich ein Okular mit 10facher Vergrößerung in Kombination mit folgenden Objektiven verwendet:

1. *Schwache Vergrößerung* (Übersicht, Lupenvergrößerung) Objektiv 2,5/0,08[1] – Vergrößerung 25 ×.
2. *Mittlere Vergrößerung:* Objektiv 10/0,25 – Vergrößerung 100 ×.
3. *Starke Vergrößerung:* Objektiv 40/0,85 – Vergrößerung 400 ×. (Vgl. Deutsche Normen: DIN 58886, 1960.)

Für *stärkste Vergrößerungen,* insbesondere für die Beurteilung von Zellausstrichen (Lymphknoten, Blut), stehen manchmal Ölimmersionsobjektive (100/1,25) mit 1000facher (Okular 10 ×) oder 1250facher (Okular 12.5 ×) Vergrößerung zur Verfügung.

---

[1] Die erste Zahl hinter dem Wort Objektiv gibt die Vergrößerung an, die zweite Zahl die numerische Apertur des Objektivs.

Einführung

Beim Mikroskopieren sollte beachtet werden: Mit monokularem Tubus sind immer beide Augen zu öffnen, die dadurch erreichte Ferneinstellung verhindert eine rasche Ermüdung der Augen durch ständige Akkommodation.
Die schwache Vergrößerung hat wegen der größeren Orientierungsmöglichkeit den Vorrang vor allen anderen Objektiven.
Erscheint das Bild unklar, so ist daran zu denken, daß der Objektträger mit dem Deckglas nach unten dem Objekttisch aufliegt.

Der histologische Schnitt und die Färbung

Die *Herstellung der Schnitte* erfolgt von Gewebsblöcken von etwa 2 × 2 cm Größe. Das entnommene Gewebe wird gewöhnlich in Formol (handelsübliches Formalin, 40%, Verdünnung mit Wasser 1:9, so daß eine etwa 4%ige Lösung entsteht) *gehärtet* (Denaturierung und Vernetzung der Eiweißkörper) und *fixiert* (Hemmung der Autolyse, Heterolyse und bakteriellen Zersetzung). Für die Herstellung von 5–10 µ dicken Schnitten muß das Gewebe eine schneidbare Konsistenz haben. Dazu friert man das Gewebe entweder mit Kohlensäureschnee auf dem Gefriermikrotom (−20° C) ein (sog. Gefrierschnitt für Fettfärbung oder »Schnellschnitte« während der Operation!) oder bringt es nach Entwässerung durch eine Alkoholreihe über Methylbenzoat und Benzol in Paraffin mit einem Schmelzpunkt von 56° C. Das flüssige Paraffin dringt bei 60° C in die feinsten Gewebslücken ein und verleiht damit dem Gewebe eine schneidbare Konsistenz. Nach dem Schneiden auf dem Mikrotom wird der Schnitt auf einen Objektträger aufgezogen und gefärbt. Vor dem Färben wird mit Xylol entparaffiniert.

Merke: Gefrierschnitte erlauben eine Darstellung der Neutralfette – in Paraffinschnitten sind die Fette durch Alkohol entfernt, so daß Fetttröpfchen im Gewebe als optisch leere Hohlräume erscheinen.

Die *Färbung der histologischen Schnitte* erfolgt nach empirisch entwickelten Methoden, deren physiko-chemischer Mechanismus nur in den wenigsten Fällen genau bekannt ist. Neben anderen Faktoren spielen hauptsächlich elektrostatische Bindungen eine Rolle. Negativ geladene Gruppen, z.B. der Nukleinsäuren (Phosphatgruppen) oder Eiweißkörper (COOH-Gruppen) bzw. der Mukopolysaccharide (COOH, SO_4), verbinden sich mit basischen Farbstoffgruppen, die als Kationen auftreten. Saure Farbstoffe (z.B. Eosin) mit elektronegativen Ladungen werden vorwiegend an positive Ladungsgruppen (NH_2-Gruppen) der Eiweißkörper gebunden. Nach der Färbung wird der überschüssige und leicht lösliche Farbstoff durch Differenzierung in Wasser, Alkohol oder schwachen Säuren ausgezogen, anschließend das Wasser durch 70- und 96%igen Alkohol entfernt, der Schnitt in ein Aufhellungsmittel (Xylol) gebracht, in Kanadabalsam eingeschlossen und mit einem Deckglas bedeckt.

Für nähere Angaben über die histologische Technik s. ROMEIS, 1948, BURCK, 1966.

Die *Histochemie* hat sich bemüht, chemisch definierte Substanzen im Gewebe, wie Nukleinsäuren, bestimmte Eiweißkörper, Kohlenhydrate, Fermente usw., spezifisch und eventuell auch quantitativ nachzuweisen [vgl. PEARSE (1960); Handbuch der Histochemie. Fischer, Stuttgart].

Artefakte im histologischen Schnitt treten meist durch unsachgemäße Fixierung, Einbettung (Risse) oder Färbung (hellere oder dunklere Flecken usw.) auf.

Tab. 1 gibt eine Übersicht der gebräuchlichsten Färbungen.
Mit dem *Fluoreszenzmikroskop* ist nach Färbung mit fluoreszierenden Farbstoffen der Nachweis auch von geringen Farbstoffkonzentrationen möglich, da das einstrahlende ultraviolette Licht (z.B. 350 mµ) eine Sekundärstrahlung im sichtbaren Bereich auslöst. Eine Eigenfluoreszenz zeigen z.B. Lipide, Porphyrine und elastische Fasern.

A.–Tab. 1. **Färbungen**

Methode	Ergebnis		Bemerkungen
Hämatoxylin-Eosin (HE)	**Blau** *Hämatoxylin* basophiles Zytoplasma, Bakterien, Zellkerne, Kalk	**Rot** *Eosin* Zytoplasma, Bindegewebsfasern und alles andere	z. B. S. 42
van Gieson (v. G.)	**Gelb** *Pikrinsäure* Zytoplasma, Muskulatur, Amyloid, Fibrin, Fibrinoid	**Rot** *Fuchsin* Bindegewebe Hyalin	**Schwarz** *Eisenhämatoxylin* Zellkerne z. B. S. 54
Elasticafärbung	**Schwarz** *Resorzin-Fuchsin* Elastische Fasern	**Rot** *Kernechtrot* Zellkerne	z. B. S. 72,
Elastica-van Gieson (E. v. G)	In Kombination angewandt, wie oben		z. B. S. 64
Azan	**Rot** *Azokarmin* Zellkerne, Erythrozyten, Fibrin, Fibrinoid, azidophiles Zytoplasma, epitheliales Hyalin	**Blau** *Anilinblau, Orange G* Kollagene Fasern bindegewebiges Hyalin basophiles Zytoplasma Schleim	z. B. 162
Versilberung	**Schwarz** *Ammoniakalische AgNO₃-Lösung* Retikuläre Fasern Nervenfasern		**Braun** Kollagene Fasern
Fettfärbung	**Rot** *Sudan III, Scharlachrot* Neutralfette	**Blau** *Hämatoxylin* Zellkern, Zytoplasma	z. B. S. 40
Kongorot	**Rot** *Kongorot* Amyloid	**Blau** *Hämatoxylin* Zellkerne	z. B. S. 166
Fibrinfärbung nach WEIGERT	**Blau** *Lugol, Kristallviolett* Fibrin, Bakterien	**Rot** *Kernechtrot* Zellkerne	Keine spezifische Fibrinfärbung z. B. S. 102
Berliner-Blau-Reaktion	**Blau** *Ferrozyankalium* Hämosiderin, Fe^{III}	**Rot** *Kernechtrot* Zellkerne	z. B. S. 84
Giemsafärbung (May-Grünwald-Giemsa)	**Blau** *Methylviolett* Zellkerne, Bakterien, alle basophilen Substanzen	**Rot** *Azur-Eosin* Eosinophiles Zytoplasma und Granula, kollagene Fasern	Metachromasie: Mastzellen violett Melanin grün z. B. S. 240
Ladewigfärbung	**Blau-Graublau** *Anilinblau* Parenchym Mesenchym	**Rot-Orange** *Säurefuchsin-Goldorange* Muskulatur Fibrin	**Schwarz** *Eisenhämatoxylin* Kerne s. S. 250
Masson-Goldnerfärbung	**Rot-Orange** *Azofuchsin* Parenchym Fibrin	**Grün** *Lichtgrün* Mesenchym	**Schwarz** *Eisenhämatoxylin* Kerne s. S. 168

A. – Tab. 1. **Färbungen** (Fortsetzung)[1]

Methode	Ergebnis		Bemerkungen
Markscheidenfärbung nach SPIELMEYER	**Blau-schwarz** *Eisenalaun-Hämatoxylin* Markscheiden Erythrozyten		z. B. S. 282
Ziehl-Neelsen	**Rot** *Karbolfuchsin* Säurefeste Stäbchen Tb-Bakterien Leprabakterien	**Blau** *Hämalaun* Zellkerne	
Perjodsäure-Schiff-Reaktion (PAS) kombiniert mit Hämatoxylin	**Purpur-Rot** *Schiffsches Reagens* Benachbarte Hydroxylgruppen und Aminoalkohole	**Blau** *Hämatoxylin* Zellkerne	Neutrale und saure Polysaccharide z. B. S. 182 Bewährt für Nachweis Pilze, Parasiten
Levaditi	**Schwarz** *AgNO₃-Reduktion Pyrogallussäure* Spirochaeta pallida, Listeria monocytogenes		z. B. S. 320
Thionin, Toluidinblau	**Blau** Basophiles Zytoplasma	**Blau** Zellkerne	Metachromasie mit Schleimsubstanzen und Lipiden S. 272

[1] Für weitere Spezialfärbungen vgl. S. 14 u. 318.

Vom Befund zur Diagnose

Ein bedeutender Arzt (FRANZ VOLHARD) hat einmal gesagt: »*Vor die Therapie haben die Götter die Diagnose gesetzt*« – *vor der Diagnose, so muß man ergänzen, steht die sorgfältige Beobachtung mit der Befunderhebung.* Wie in jeder Wissenschaft steht *vor der Synthese die Analyse.* Mit der Analyse beginnt die Auseinandersetzung des Subjektes mit dem Objekt. Die *sorgfältige Beobachtung* mit dem Vergleich und Unterscheiden, die Trennung des Typischen vom Atypischen, des Allgemeinen vom Besonderen ist hier das Mittel zur Erkenntnis. Anordnung und Farbe, Größe und Form der Gewebselemente und deren Lagebeziehungen zueinander stellen die wesentlichen Merkmale der auftretenden Strukturen dar. Diese Beobachtung kann nicht vollständig voraussetzungslos sein. Grundkenntnisse theoretischer Art und eine gewisse Erfahrung sind notwendig. Hilfsmittel für das Erlernen einer exakten histologischen Befunderhebung sind das Zeichnen oder die schriftliche Niederlegung des Befundes in knappen Stichworten. Der Begutachter sieht sich dadurch gezwungen, die wesentlichen Formelemente hervorzuheben und die unwesentlichen zu vernachlässigen. Die Skizze ist deshalb in vielen histologischen Kursen obligatorisch.
Erst in einem zweiten Schritt nach der Beobachtung kann man unter Einführung von Begriffen zur Synthese, d. h. zur Diagnose, gelangen. Die flüchtige, unsorgfältige Untersuchung wird sehr leicht ein falsches Urteil zur Folge haben. Die *Diagnose* bedeutet die Einordnung des Befundes in ein durch Übereinkunft und Erfahrung entstandenes zweckdienliches Begriffssystem, in das auch die Hypothese eingehen kann. Sie ist ihrem Wesen nach final und kann sich mit dem Fortschritt der wissenschaftlichen Erkenntnis ändern. So ist verständlich, daß eine exakte Beschreibung auch

nach langer Zeit noch Gültigkeit behält, selbst wenn sich Interpretation und Diagnose schon lange geändert haben sollten.
Praktisch geht man bei der Befunderhebung eines histologischen Präparates so vor, daß der Schnitt zuerst mit dem »*unbewaffneten*« *Auge* betrachtet wird. Die Form und Verteilung der Gewebsstrukturen – kenntlich an verschiedener Färbung – gibt schon wesentliche Aufschlüsse über die Topographie und beeinflußt die nachfolgenden Schritte der Analyse ganz wesentlich. Man kann dazu auch das herausgenommene, umgekehrte Okular als Lupe benutzen und so schon eine grobe Übersicht gewinnen. Dann wird man die *schwache Vergrößerung* anwenden, um die schon gesehenen Strukturen wieder aufzufinden. Von dieser Situation fertigt man eine Lageskizze der wesentlichen Strukturelemente an. Bei *mittlerer Vergrößerung* werden diese Bezirke wieder aufgesucht, und man erkennt jetzt Details, wie Größe und Lage der Zellkerne und des Gewebsverbandes. Bei dieser Vergrößerung verweilt man am längsten, denn bei etwa 10facher Vergrößerung sind alle wesentlichen Strukturen gut zu erkennen, ohne daß der Zusammenhang mit der Gesamtstruktur verlorengeht. Eine Zeichnung sollte hier das Typische festhalten. Praktisch alle histologischen Präparate können mit der mittleren Vergrößerung erkannt werden. Die *starke Vergrößerung* dient dann nur noch dazu, einzelne Details, wie z. B. Form und Verteilung des Kernchromatins, Mitosen usw., besser erkennen zu können.

Dieses methodische Vorgehen ist eine unerläßliche Voraussetzung für eine sorgfältige Befunderhebung und richtige Diagnose.

Nach der neuen Approbationsordnung in der BRD werden die Examina nur noch schriftlich vorgenommen. Im Kursus Allgemeine und Spezielle Pathologie werden aber eingehende Kenntnisse der pathologischen Histologie gefordert. Der didaktische Wert der Histologie liegt u. E. in der Erziehung zur Befunderhebung an einem Objekt, das sich nicht verändert. Am histologischen Präparat kann man lernen, aus der Fülle der Erscheinungen das Wesentliche vom Unwesentlichen zu trennen – eine Übung, die der Arzt am kranken Patienten unbedingt beherrschen muß.

Lerntechnik (= Mnemotechnik)

Das Studium der Medizin und so auch der Pathologie fordert ein großes Faktenwissen. Es ist deshalb nützlich, das Lernen sinnvoll und ökonomisch zu steuern. Der Lehrstoff kann auf 3 verschiedene Arten eingeprägt (= memoriert) werden: a) durch judiziöses Memorieren, b) durch ingeniöses Memorieren und c) durch mechanisches Memorieren.

1. Judiziöses Memorieren
Der Lehrstoff wird in diesem Falle nicht als solcher auswendig gelernt; vielmehr analysiert der Student zunächst den Lehrstoff, um den Gedankengang und die logische Verknüpfung der Fakten im Lehrstoff zu verstehen. Danach prägt er sich lediglich diesen Gedankengang ein und leitet davon das weitere Faktenwissen ab. Dieser Lernprozeß wird durch die Herstellung eines Schemas erleichtert. Auf das Studium der Medizin übertragen, bedeutet dies, daß man sich die kausale und formale Pathogenese einer Krankheit einprägt (anstatt der Symptome), um davon die histologischen Veränderungen, die Symptome und laborchemischen Daten ableiten zu können.

2. Ingeniöses Memorieren
Bei diesem Lernprozeß prägt man sich die Daten des Lehrstoffes dadurch ein, daß man zwischen den neueinzuprägenden Fakten und dem schon bekannten Wissen nichtlogische Verknüpfungen in Form von »Eselsbrücken« erfindet. Da im Examen der Kandidat die Fakten zwar weiß, sie aber infolge Vergessens nicht auf »Kommando« aufsagen kann, sind solche Eselsbrücken sehr hilfreich.

Für das ingeniöse Memorieren gibt es einige technische Kniffe:

a) Beispiel einer Eselsbrücke: lateinisch: ↗ morsch ↘ deutsch:
   mors   Tod

b) Umwandlung der Zahlen in Buchstaben aufgrund ihrer graphischen Wertigkeit (= Anzahl der vertikalen Striche) und aufgrund ihrer Ähnlichkeit mit den Buchstaben:

1	2	3	4	5	6	7	8	9	0
I, J, T, L	R, V	M, W	K	S	G, A	F, P	B, H	Q	O, D, Z

c) Umwandlung der Anfangsbuchstaben oder Silben einer einzuprägenden Symptomenfolge oder Einteilung in einen banalen Memoriersatz oder Merkwort (= Anagramm): z.B. hämodynamische Reihenfolge der Herzklappen ist **T**rikuspidalis-**P**ulmonalis-**M**itralis-**A**ortenklappe. Merksatz: **T**anzt **P**aul **m**it **A**nna.
Reihenfolge der formalen Pathogenese der Endocarditis rheumatica ist: **Qu**ellung-**A**schoff-Knötchen-**t**hrombotische Auflagerung – Organisation-**S**klerosierung.
Merkwort: Quatsch

3. Mechanisches Memorieren
Der Inhalt des Lehrstoffes wird dadurch eingeprägt, daß er so lange wiederholt dem Gedächtnis vorgeführt wird, bis er ohne Hilfe des Lehrbuches (oder Lehrunterlagen) wiedergegeben werden kann. Dieses mechanische Einprägen ist letztlich die Basis des gesamten Lernprozesses. Es ist geistig außerordentlich ermüdend und setzt deshalb ein weitgehendes Abschalten äußerer Einflüsse voraus. Da das mechanische Memorieren ein abstrakter Lernprozeß ist, bei dem der Text in Form von Buchstaben und Worten im Gedächtnis festgehalten wird, ist es sinnvoll, den Lernstoff womöglich zunächst judiziös zu memorieren. Der Einsatz der gesamten sinnlichen Auffassung erleichtert und beschleunigt den Lernprozeß. Dazu gibt es folgende Anregungen:
a) Man lese den neu einzuprägenden Lernstoff laut vor. Dadurch wird zur Engrammbildung (= Einprägung des Lernstoffes) die Zungenmotorik und der Gehörsinn mitbenutzt. Das Ziel muß es sein, das Engramm möglichst breit im Kortex zu verankern.
b) Man sollte versuchen, sich an die im Praktikum gesammelten Sinneseindrücke (Geruch, Farbe, Konsistenz, Form, Geräusch) zu erinnern, um sie als bereits bestehende Engramme zur Bildung neuer Engramme heranzuziehen.
c) Man ordne und gliedere den Lehrstoff in vertikaler Richtung, indem man die einzelnen Stichwörter untereinander anordnet, und hebe sie in horizontaler Richtung hervor, indem man sie mit farbigen Punkten oder Symbolzeichen markiert. Dadurch kann man zur Engrammbildung auch den Gesichtssinn mit benutzen. Damit auch das Ortsgedächtnis bei der Engrammbildung mit herangezogen werden kann, unterstreiche man nicht den ganzen Text in der Lernunterlage (oder im Lehrbuch) gleichfarbig, sondern setze verschiedenfarbige Zeichen (evtl. mit Symbolcharakter) an die schwierigsten Stellen des Textes.
Die schematischen Darstellungen und Übersichten im vorliegenden Lehrbuch sind so aufgebaut, daß die verschiedenen pathogenetisch wirksamen Prozesse mit einheitlichen Form- und Farbwerten wiedergegeben sind (A.–Abb. 1). Dadurch soll einerseits erreicht werden, daß der Lehrstoff einprägsamer wird, und andererseits sollen die verschiedenen, immer wiederkehrenden Prozesse der Allgemeinen Pathologie hervorgehoben werden. Die einzelnen Formelemente in einem Schema haben Symbolcharakter und basieren wo möglich auf den von der Makroskopie (z.B. Eiter = grüngelb) oder Mikroskopie (z.B. Kollagenfaser = Haarlockenform) her bekannten Eindrücken. Die vorliegenden Schemata sollen schließlich den Studenten auch dazu anregen, wie man sich beim judiziösen Memorieren selbst ein Schema herstellen kann.

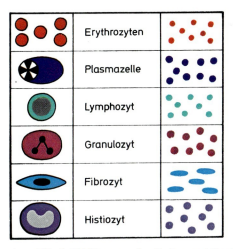

A. – Abb. 1. Erklärung zu den Farben und Symbolen der schematischen Zeichnungen

Bemerkungen zur allgemeinen Pathologie[1]

Diese einführenden stichwortartigen Bemerkungen zur allgemeinen Pathologie sollen lediglich dazu dienen, den nach Gesichtspunkten der speziellen Pathologie geordneten Bildteil besser verständlich zu machen. Hinweise auf die entsprechenden Abbildungen sollen eine Benutzung des Buches nach den Prinzipien der allgemeinen Pathologie erlauben.

Die allgemeine Pathologie stellt die Grundlage der Krankheitslehre dar. Die damit erworbenen Kenntnisse und Regeln können auf jedes spezielle Problem angewendet werden, *da dem Organismus zur Beantwortung ganz verschiedener pathologischer Reize nur eine begrenzte Anzahl von Reaktionsmöglichkeiten zur Verfügung* steht. Diese gehen mit einer vorübergehenden bzw. dauern-

---

[1] Für ein näheres Studium sei auf die Lehrbücher von ANDERSON, BOYD, BÜCHNER, EDER-GEDIGK, HOLLE, LETTERER, PEREZ-TAMAYO, ROBBINS, WALTER u. ISRAEL, SANDRITTER u. BENEKE sowie das *Handbuch der allgemeinen Pathologie* (Springer-Verlag) verwiesen.

Einführung

den Steigerung *(Anabiose)* oder Verminderung des Stoffwechsels *(Katabiose)* bzw. *Fehlleistungen* einher. Als komplexe Gewebsantworten treten die *Kreislaufstörungen,* verschiedener Formen der *Entzündung* und *Tumoren* auf.

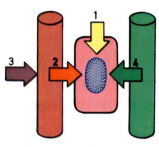

Prinzipiell können die **pathologischen Reize** auf verschiedenen Wegen die Zellen und Gewebe erreichen (Abb. 2):
1. *direkt* (z.B. Traumen, Strahlen), 2. über die *Blutstrombahn* oder auf dem *Lymphweg* mit direkter Zellschädigung (z.B. Toxine, Störungen des Gefäßinhaltes, wie z.B. Thrombose), 3. *indirekt,* indem der Reiz an der *Gefäßwand* angreift; eine *sekundäre Kreislaufstörung* löst die Zellschädigung aus (z.B. nerval, Permeabilitätsstörung). 4. Die Reizeinwirkung kann vom *Lumen der Kanalsysteme* aus erfolgen. Schließlich ist auch daran zu denken, daß *primäre* (z.B. angeborene) *Stoffwechselstörungen in der Zelle* sekundär eine Reaktion auslösen.

A.–Abb. 2. Siehe Text

Im folgenden Schema wurde versucht, die Reaktionsmöglichkeit des Organismus auf pathologische Reize übersichtlich geordnet darzustellen (Abb. 3).

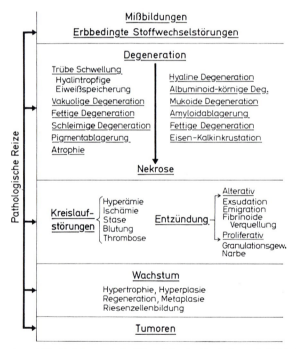

A. – Abb. 3. Schematische Übersicht der Reaktionsmöglichkeiten des Organismus auf pathologische Reize

Mißbildungen: erbbedingte Stoffwechselstörungen

In der Embryonal- (bis zum 3. Schwangerschaftsmonat) oder Fetalperiode (nach dem 3. Monat) können durch erbliche Störungen im genetischen Material oder pathologische Reize *Mißbildungen* bzw. *Stoffwechselstörungen* auftreten. Diese machen sich z.B. in einer *Agenesie* (Fehlen eines Fermentes, z.B. Galaktosämie; Fehlen der Anlage eines Organs), *Aplasie* oder *Hypoplasie* (zu geringe Entwicklung bei vorhandener Anlage) bemerkbar. Es gibt hier eine große Anzahl verschiedener Erscheinungsformen.

Degeneration

Die verschiedenen Formen der *Degeneration* sind Ausdruck einer *Störung des Stoffwechsels,* die morphologisch in den Zellen (linke Spalte in Abb. 3) oder der Interzellularsubstanz (Binde- und Stützgewebe; rechte Spalte Abb. 3) sichtbar wird.

Trübe Schwellung und *vakuolige Degeneration* (Abb. 4) sind Folgen einer Störung der Energiesysteme, die das Ionenmilieu der Zelle aufrechterhalten (sog. »Ionenpumpe«). Versagen diese Regulationen, so kommt es zu Natrium- und Wassereinstrom in die Zelle mit Kaliumverlust. Dabei schwellen die Mitochondrien an, und das Zytoplasma erscheint von feinen »Eiweißkörnchen« angefüllt *(trübe Schwellung).* Diese Trübung ist Folge einer stärkeren Lichtstreuung *(Tyndalleffekt).* Die Mitochondrien können sich auch in wassergefüllte Bläschen umwandeln *(vakuolige Transformation* der Mitochondrien). Die Ansammlung von Wasser kann auch in erweiterten Zisternen des endoplasmatischen Retikulums oder im Grundplasma erfolgen *(vakuolige Degeneration).*

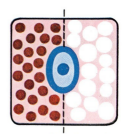

A. – Abb. 4. Trübe Schwellung (links), vakuolige Degeneration (rechts)

Vgl. mikroskopisch: S.162; elektronenmikroskopisch: S.18, 47.

Auch der Zellkern kann auf diese Weise anschwellen *(degenerative Kernschwellung).* Dieser Vorgang ist von der *funktionellen Kernschwellung,* die oft mit einer Vergrößerung des Nukleolus einhergeht, als Ausdruck erhöhter Stoffwechselleistung zu trennen.

Von der trüben Schwellung ist die *hyalintropfige Eiweißspeicherung* (Abb. 5) zu unterscheiden. Mikroskopisch kann das Bild sehr ähnlich aussehen. Bei hyalintropfigen Eiweißspeicherungen handelt es sich aber um eine aktive Arbeitsleistung der Zelle (Anabiose) mit Speicherung von Eiweißkörpern (Koazervatbildung im Zytoplasma), z. B. bei Rückresorption im tubulären System der Niere. Diese Stoffaufnahme erfolgt durch Pinozytose mit Abschnürung kleiner Bläschen von der Zellmembran (vgl. S. 18). Unter Phagozytose versteht man die Aufnahme größerer geformter Bestandteile, z.B. Bakterien, in den Zelleib (vgl. S. 12, 21).

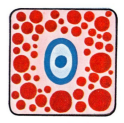

A. – Abb. 5. Hyalintropfige Eiweißspeicherung

Vgl. mikroskopisch: S.162; elektronenmikroskopisch: S.170.

Die fettige Degeneration (besser Umwandlung oder Metamorphose), d. h. das Auftreten mikroskopisch sichtbarer Fetttropfen, kann in Form feiner (Abb. 6, rechts) oder großer Tropfen (Abb. 6, links) erfolgen. Die Tropfengröße hängt vom Verhältnis Neutralfett zu Phospholipid ab (große Tropfen, wenig Phospholipid). Die Aufnahme von Fett erfolgt durch Pinozytose in Form von Fettsäuren. Diese werden zu Triglyzeriden synthetisiert, an Phospholipide und Proteine gekoppelt und als Lipoprotein an das Blut abgegeben. Jedes Mißverhältnis zwischen der Menge an Triglyzeriden (z. B. vermehrtes alimentäres Angebot) und Protein (z. B. Hunger) bzw. Phospholipiden (z. B. Cholinmangel) oder fehlende Kopplungsenergie (Sauerstoffmangel, Fermente) führt zur Verfettung.

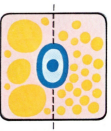

A. – Abb. 6. Fettige Degeneration. Großtropfig (links), feintropfig (rechts)

Vgl. mikroskopisch: S.40; elektronenmikroskopisch: S.155.

Fettphanerose tritt bei *Nekrobiose* (morphologisch sichtbares Absterben der Zelle) auf, wobei die strukturgebundenen Fette zu mikroskopisch sichtbaren Tröpfchen zusammenfließen.

A. – Abb. 7.
Siegelringzelle

Als *Kohlenhydratstoffwechselstörungen* treten Glykogenspeicherung (z.B. bei Diabetes in der Niere) und schleimige Entartung (Mukopolysaccharidproduktion ohne Sekretion), z.B. in Schleimkrebsen, auf (Siegelringzellen, Abb. 7). *Vgl. S. 303.*

Dyskrinie von Schleim hat eine Verstopfung von Ausführungsgängen zur Folge (z.B. zystische Pankreasfibrose). *Vgl. S. 132.*

Eine angeborene Stoffwechselstörung des Kohlenhydratstoffwechsels stellt die *Glykogenspeicherkrankheit* dar.

Pigmente sind Stoffe mit Eigenfarbe, die in diffuser oder granulärer Form in Zellen abgelagert werden. Als Hauptkomponente enthalten sie entweder Bausteine von *Eiweißkörpern* (z.B. Melanin), *Lipoide* (Lipopigmente, z.B. Lipofuszin), oder sie sind Abkömmlinge des *Hämoglobins* (Hämosiderin bzw. Siderin, Hämatoidin, Gallenfarbstoffe). Außerdem gibt es eine große Zahl *exogener Pigmente*.

Vergleiche folgende Abbildungen:

Lipofuszin, S. 11, 37	Gallenfarbstoffe, S. 134
Melanin, S. 225	Malariamelanin, S. 134
Hämosiderin bzw. Siderin, S. 134, 246	Exogene Pigmente, S. 11, 246
Hämatoidin, S. 11, 246	

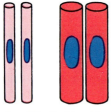

A.–Abb. 8. Atrophie, Hypertrophie

Tab. 2 unterrichtet über die wichtigsten Unterscheidungsmerkmale der verschiedenen Pigmente.

Die *Atrophie* von Zellen (Abb. 8) wird durch Inaktivität oder chronische Mangelernährung hervorgerufen und geht mit Verkleinerung der Zellen *(einfache Atrophie),* eventuell mit Verminderung der Zellzahl *(numerische Atrophie)* einher. *Hypertrophie* bedeutet Zellvergrößerung mit Hyperfunktion.

Die degenerativen *Veränderungen der Binde- und Stützgewebe* betreffen vorwiegend die *Grundsubstanz* mit Demaskierung der Fasern, Auftreten von Fett und Schleim sowie Ablagerung fremder Substanzen.

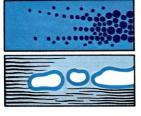

A.–Abb. 9. Albuminoidkörnige Degeneration (oben), mukoidzystische mit asbestartiger Degeneration (unten)

Albuminoidkörnige und mukoide Degeneration (Abb. 9) des Bindegewebes sind Folgen einer »Entmischung« der Grundsubstanz mit Ausfällung von Proteinen im Knorpel oder in anderen bradytrophen Geweben. Dabei erscheinen Eiweißkomplexe in der Grundsubstanz, oder Mukopolysaccharide lassen sich vermehrt nachweisen. Die kollagenen Fasern können dabei demaskiert werden *(asbestartige Degeneration* des Knorpels) und schließlich zugrunde gehen, so daß Pseudozysten entstehen *(mukoidzystische Degeneration,* z.B. der Bandscheiben oder Menisci). *Vgl. S. 273.*

A.–Tab. 2. **Pigmente**

Art	Bausteine	Lokalisation	Eisenreaktion	Fettfärbungen	H_2O_2	Säuren	Laugen	PAS[1]	$AgNO_3$[2]	Fluoreszenz[3]	Gmelinsche Probe
Lipofuszin S.11	Ungesättigte oxydierte Fettsäuren	in Parenchymzellen	–	(+)	(+)	–	–	+	+[2]	+	–
Ceroid	ungesättigte oxydierte Fettsäuren	intrazellulär (mesenchymal)	–	+	–	–	–	+	±	+	–
Melanin S.225	Tyrosinabkömmling	intrazellulär	–	–	+	–	(+)	–	+[5]	–	–
Siderin Hämosiderin S.134, 246	Eisen Glykoproteid	intrazellulär	+	–	–	+	–	+	+	–	–
Hämatoidin S.246	Bilirubin	extrazellulär	–	–	–	+	+	–	–	–	+
Gallenfarbstoffe S.134	Bilirubin Biliverdin	intra- und extrazellulär	–	–	–	+	+	–	–	–	+
Malariamelanin S.134	Hämoglobinabkömmlinge	intrazellulär	(+)	–	+	+	+	–	–	–	–
Formalinpigment S.134	Protoporphyrin	extrazellulär	–	–	–	–	+	–	–	–	–
Exogene Pigmente S.246	z.B. Kohle, Silber u.a.	intra- und extrazellulär	–	–	–	–	–	–	–	–	–

[1] Perjodsäure-Schiff-Reaktion für den Nachweis von Polysacchariden (α-Glykole).
[2] Reduktion von Silber.
[3] Primärfluoreszenz, ohne Färbung.
[4] braun.
[5] schwarz.

Einführung

A.–Abb. 10 a. **Schema der Eigenschaften von »Hyalin«.**

Hyalin, Fibrinoid, Amyloid Lichtmikroskopisch: **Eosinophil, homogen, stärker lichtbrechend**				
Formen	Lichtmikroskopische Struktur	Elektronenmikroskopische Struktur	Charakteristik	Vorkommen
Epitheliales Hyalin	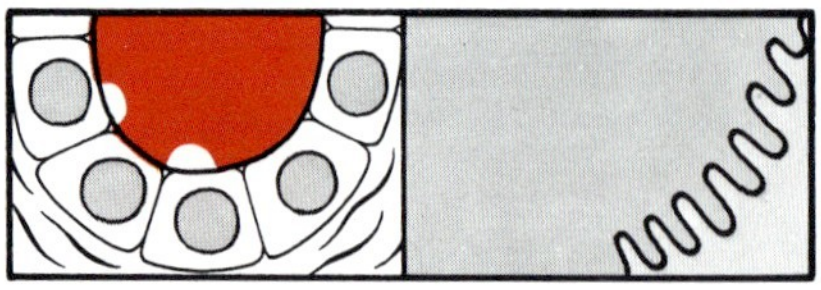		HE, Azan – rot, v. G. – gelb zellulär produzierte Eiweißkörper in den Extrazellulärraum (z. B. Drüsenlumen) sezerniert	Schilddrüsenkolloid, Prostatasekret, Parotismischtumor
Zelluläres und hämatogenes Hyalin	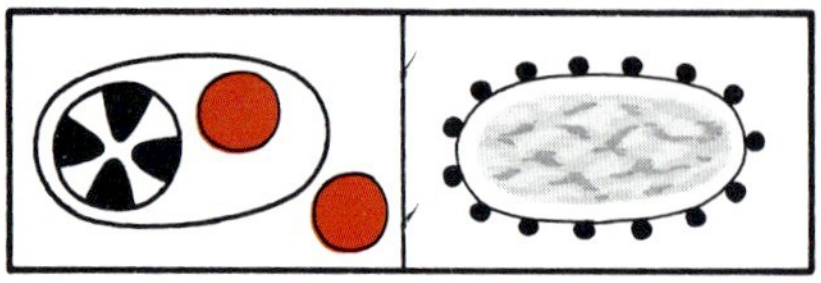		HE, Azan – rot, v. G. – gelb Zellulär (z. B. Plasmazelle) produzierte Eiweißkörper intrazytoplasmatisch oder nach Zytolyse extrazellulär abgelagert	Mallory-Körperchen, Russel-Körperchen
	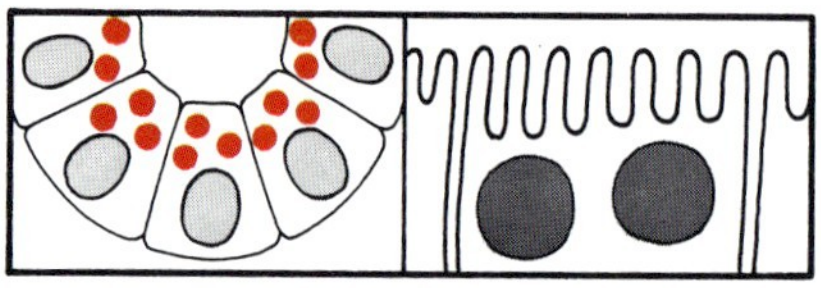		HE – rot, v. G. – gelb Heterophagie von Eiweißkörpern mit intrazytoplasmatischer Speicherung in Lysosomen	Hyalintropfige Eiweißspeicherung in Nierentubuluszellen
	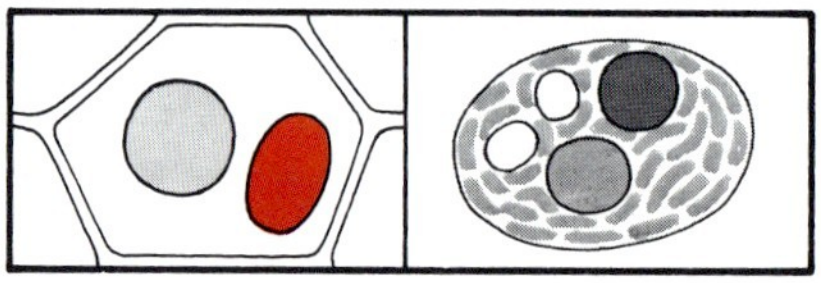		HE – rot, v. G. – gelb nekrotisches Zellmaterial Hyaline Thromben Blutplasma Fibrin	Councilmankörperchen, Schocklunge, -niere, Hyaline Nierenzylinder, Lungenödem, Hyaline Membranen – Lunge
Bindegewebiges Hyalin	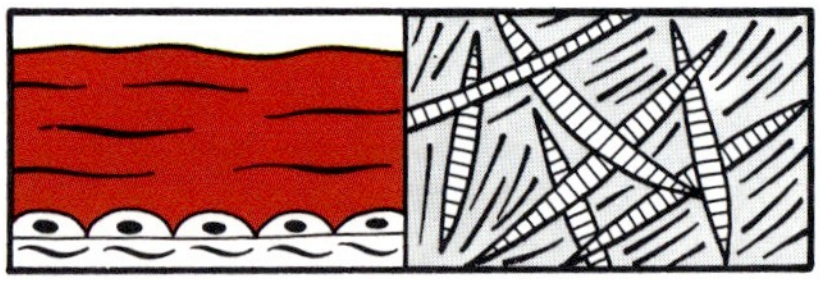		v. G. – rot, Azan – blau Quartärstruktur des Kollagens bei gestörter Fibrillogenese erhalten. Wirre Fibrillenanordnung mit dazwischen gelagerten sMPS + non-kollagen-Protein	Pleurahyalinose, Milzkapselhyalinose (Zuckergußmilz)
Gefäßhyalin	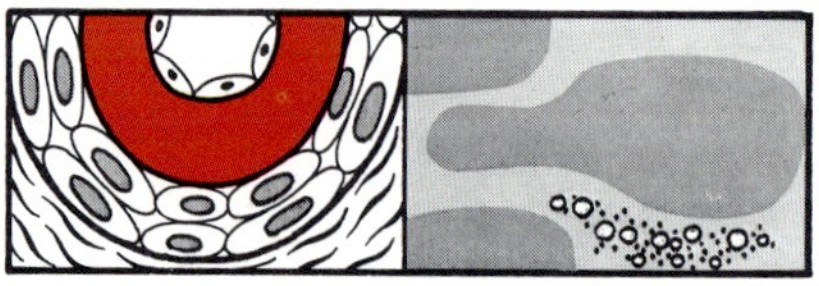		v. G. – rot/gelb Bluteiweißkörper, Lipoproteide + Immunpräzipitate sowie Zelldetritus. Bei Glomerula Mesangiummatrix + Basalmembransubstanz	Hyalinose der Arteriolen, Kimmelstiel-Wilson, Hyaline Glomerula
Amyloid	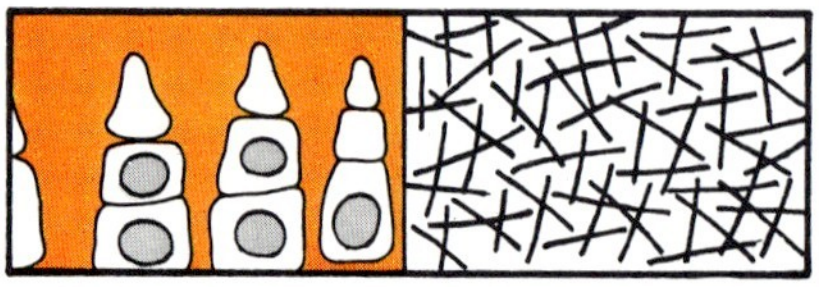		v. G. – gelb, Kongorot – rot Zelluläre Synthese eines Glykoproteids und Immunglobulinen (Light chain). Intra- und extrazelluläre Aggregation zu stäbchenförmigen Eiweißkörpern	Amyloidose

A.–Abb. 10b. **Schema der Eigenschaften von Fibrinoid**

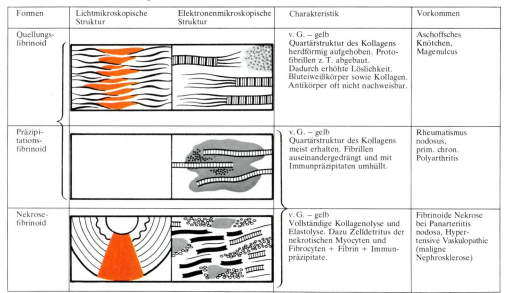

Hyalin

Erfahrungsgemäß hat der Student große Schwierigkeiten mit dem Begriff »Hyalin« (s. Abb. 10a, b). Als Hyalin werden alle Veränderungen in Geweben oder Zellen bezeichnet, die sich mit Eosin rot färben, homogen erscheinen und oft eine starke Lichtbrechung aufweisen (höherer Brechungsindex). Hyalin stellt einen *Arbeitsbegriff* dar, der auf der Ebene der Lichtmikroskopie im obigen Sinne verwendet wird, dem aber Veränderungen unterschiedlicher Lokalisation, Struktur, Herkunft und chemischer Zusammensetzung zugrunde liegen. Man unterscheidet: *Epitheliales Hyalin,* d.h. von Epithelzellen produziertes hyalines Material (z.B. Kolloid). *Zelluläres Hyalin,* z.B. als Sekretionshemmung von Antikörpern in Plasmazellen (sog. Russelsche Körperchen), »Mallory bodies« in der Leber bei Alkoholismus oder die hyalinen Tropfen in den Nierenepithelien bei Rückresorption von Eiweißkörpern. Als »Hyalin« im weitesten Sinne muß man auch die homogenen eosinroten Nekrosen (z.B. Herzinfarkt, s. S. 42) oder Einzelzellnekrosen in der Leber (»Councilman bodies«) bezeichnen. Hyaline Nierenzylinder bei Proteinurie, hyaline Membranen der Lunge, hyaline Thromben bei Schock sind andere Beispiele (hämatogenes Hyalin). *Bindegewebiges Hyalin* tritt makroskopisch porzellanweiß als Pleurahyalinose oder Milzkapselhyalinose auf. Aufgrund einer Faserbildungsstörung liegen die kollagenen Fasern in ungeordneter Form vor (Ursache unbekannt). Beim *Gefäßhyalin* (Hyalinose der Arteriolen als eine Sonderform der Arteriosklerose) liegt das hyaline Material zwischen Intima und der atrophischen Media. Es besteht aus Bluteiweißkörpern, Lipiden sowie Immunoglobulinen (IgG, IgM), nekrotischen Mediamuskelfasern und Mukopolysacchariden (GUPTA u. Mitarb., 1972). Das Hyalin in Glomerula wird von den Mesangiumzellen gebildet (Mesangiummatrix).
Amyloid, eine »hyaline« Substanz, die sich mit Kongorot spezifisch anfärbt, liegt elektronenmikroskopisch in Faserform ohne Periodik vor (Abb. S. 248 u. 249). Es wird nach neueren Untersuchungen vorwiegend von Zellen des RES gebildet und extrazellulär abgelagert. Bevorzugte Ablagerungsorte sind Milz, Leber, Niere, Nebenniere und Darm. Näheres s. S. 249. *Vgl. Abbildungen auf S. 137, 248, 166, 205, 211.*

Die verschiedenen Formen des *Fibrinoids* sind histologisch nicht voneinander zu trennen. Alle Formen erscheinen homogen und eosinrot; im Gegensatz zum bindegewebigen Hyalin findet man beim Fibrinoid aber immer eine entzündliche Gewebsreaktion, wie z.B. beim Aschoffschen Knötchen, dem Rheumatismus nodosus oder der Panarteriitis. Im Aschoffschen Knötchen sind die Kollagenfibrillen aufgesplittert und ohne Querstreifung (Quellungsfibrinoid), beim *Rheumatismus nodosus* liegen zwischen den Fibrillen Bluteiweißkörper und Fibrin, (Fibrinfärbung evtl. positiv, *Präzipitationsfibrinoid*). Bei der Panarteriitis handelt es sich um eine Nekrose der Gefäßwand oder des Gewebes mit Fibrolyse der kollagenen Fasern, die aufgesplittert sind und keine Querstreifung mehr aufweisen *(Nekrosefibrinoid).*

A.–Tab. 3. Unterscheidungsmerkmale von Hyalin, Amyloid, Fibrinoid und Fibrin

Färbung	Hyalin	Amyloid	Fibrinoid	Fibrin	Bemerkungen
Hämatoxylin-Eosin	**Rot** homogen	**Rot** homogen	**Rot** homogen	**Rot** feinfaserig oder homogen	
van Gieson	**Rot**[1]	**Gelb**	**Gelb**	**Gelb**	
Kongorot	–	**Rot**	–	–	
Methylviolett	–	**Rot**	–	–	Metachromatisch rot
Azan	**Blau**[2]	**Rot**	**Rot**	**Rot**	
Fibrinfärbung (nach WEIGERT)	–	–	±	±	Abhängig von der Art der Fixierung und dem Alter des Fibrins
Trypsin	–	–	+	+	
Pepsin	–	–	–	–	
Gewebsreaktion	–	selten Riesenzellen	geringe akute Entzündung, Granulationsgewebe, Histiozyten	Granulationsgewebe	

Merke: *Hyalin* – keine Gewebsreaktion. *Fibrinoid* – fast immer Gewebsreaktion (Granulom [z.B. Aschoffsches Knötchen, S.50] oder Granulationsgewebe [Panarteriitis, S.71]).

[1] Epitheliales Hyalin: gelb.
[2] Epitheliales Hyalin: rot.

Nekrose

Die *Nekrose* (örtlicher Gewebstod) wird morphologisch durch einen Untergang der Zellkerne (Pyknose = Schrumpfung, Karyolysis = Auflösung, Karyorrhexis = Zerbrechen in gröbere Chromatinschollen, Abb. 11 u. S.22), Homogenisierung des Zytoplasmas und verstärkte Eosinophilie sichtbar (vgl. auch S.42, 47).
Die denaturierten Eiweißkörper des nekrotischen Gewebes rufen in der akuten Phase eine leukozytäre Reaktion (Demarkation durch Granulozyten) hervor. Sekundär kommt es zur Resorp-

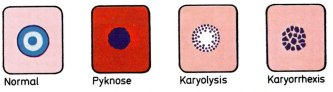

A.—Abb. 11. Schema der verschiedenen Formen des Zellkernunterganges

tion durch Granulationsgewebe und schließlich zur Narbenbildung (Defektheilung). Von diesem regulären Weg gibt es mannigfache Abweichungen, die in Abb. 12 zusammengestellt sind. In seltenen Fällen ist auch eine Regeneration mit Restitutio ad integrum möglich (z.B. Leber, insbesondere bei Jugendlichen).

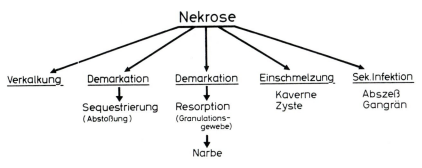

A. – Abb. 12. Schicksal der Nekrose. *(Vgl. S. 42, 44)*

Elektronenmikroskopie

Die Fortschritte auf dem Gebiete der Elektronenmikroskopie machen es notwendig, auch die Dimension der Ultrastruktur hier vom allgemein-pathologischen Gesichtspunkt abzuhandeln. Der Vorstoß in diese neue Dimension schließt eine empfindliche Lücke zwischen Lichtmikroskopie und Biochemie. Mit der Elektronenmikroskopie und insbesondere der elektronenmikroskopischen Histochemie sind die Strukturen der Zelle, die als Träger des Stoffwechsels auftreten, erstmals sichtbar gemacht und so auch unserem Verständnis nähergebracht worden. Struktur und Funktion sind damit nicht mehr als Gegensätze, sondern als Einheit zu begreifen. (Übersicht vgl. DAVID, 1967, LA VIA u. HILL, 1975).
Die Einschaltung der elektronenmikroskopischen Bilder erfolgt nach kurzer Einführung auf den folgenden Seiten jeweils zu Problemen der allgemeinen Pathologie und im speziellen Teil bei den entsprechenden Organen. Die Auswahl der Abbildungen war auch hier wieder der schwierigste Teil des Unternehmens[1].
Bei dem Versuch, eine Allgemeine Pathologie auf elektronenmikroskopischer Grundlage in Form einer Tabelle (S. 18 u. 19) zu geben, ist zu bedenken, daß die tabellarische Kürze zu äußerster Beschränkung zwingt. Es können nur einige Grundzüge der Veränderungen von Zellorganellen dargestellt werden. Die Zusammenstellung läßt aber deutlich werden, daß es auch in der Dimension der Ultrastruktur keine spezifischen Zellveränderungen gibt, d.h. die verschiedensten Schädigungen eine recht uniforme Antwort hervorrufen. Mit den eingefügten Bemerkungen zur Biochemie und Lichtmikroskopie wird der Brückenschlag nach beiden Seiten hin versucht.

---

[1] Die in die Bilder eingezeichneten Striche geben als Maßstab 1 μ an, wenn nicht anders vermerkt.

Einführung

Ultrastruktur der Leberzelle

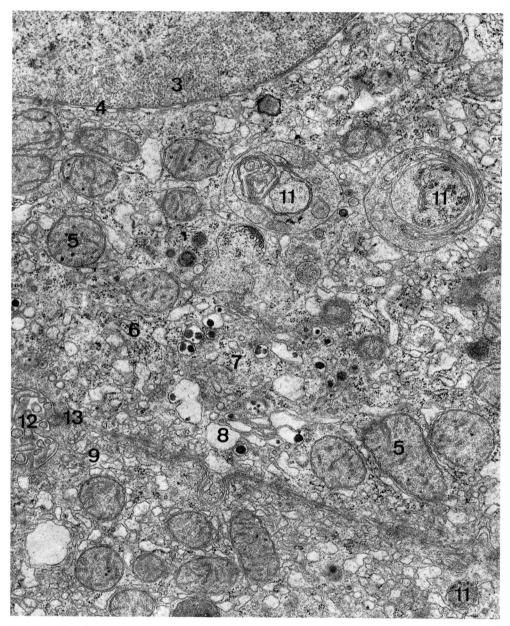

A.–Abb. 13. Leberzelle der Maus. Elektronenmikroskopische Aufnahme. Vergr.: 20600 ×.

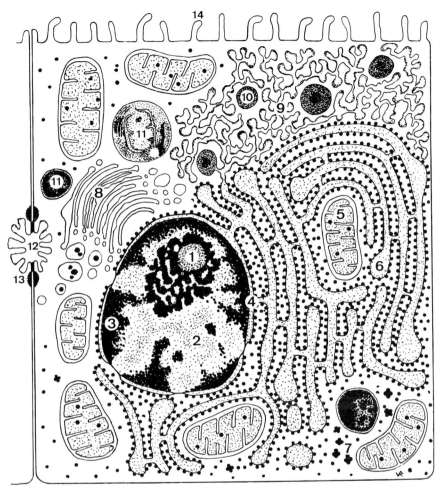

A. – Abb. 14. Schematische Ultrastruktur einer bipolaren Zelle (Typ Leberzelle mit Blutpol und Gallepol). Vgl. die eingezeichneten Nummern auch in Abb. 13. 1. *Nukleolus* (Bildung von Ribosomen und Transfer-RNS) mit Pars amorpha und Nukleolonema. 2. *Lockeres Chromatin* (Euchromatin): Synthese von Messenger-RNS. 3. *Dichtes Chromatin* (Heterochromatin): Genetisch blockiert. 4. *Perinukleäre Zisterne mit Kernporen.* Übergang in das rauhe endoplasmatische Retikulum. 5. *Mitochondrien* mit Cristae (Zitratzyklus, Atmungsfermente, Beginn der Fettsäuresynthese) und Matrixgranula (Lipoprotein mit Kationen, Kalziumspeicher). 6. *Rauhes endoplasmatisches Retikulum* (RER). Membransystem außen mit Ribosomen besetzt. Übergänge des RER in GER. 7. An den *Ribosomen* und *Polysomen* wird mit Hilfe der Messenger-RNS Protein synthetisiert. Der Proteintransport erfolgt in den Zisternen des RER. 8. *Golgi-Apparat.* Hier werden die Syntheseprodukte polymerisiert, kondensiert und so verpackt, daß sie sezerniert werden können. 9. *Glattes endoplasmatisches Retikulum* (GER). Tubuläre Zisternen ohne Ribosomenbesatz. Das RER und GER stellen ein Membrankontinuum dar (Oberbegriff = endoplasmatisches Retikulum). Es entspricht der Mikrosomenfraktion der Biochemiker (STAUDINGER, 1962). Das GER enthält organspezifische Enzyme, wie die Glukose-6-Phosphatase (Glykogenstoffwechsel), Hydroxylase, Demethylase usw. für die Entgiftung und Abbau von Pharmaka. 10. *Peroxysomen.* Sie enthalten Katalase und wirken der intrazellulären Anstauung von Peroxyden entgegen. 11. *Lysosomen* mit aufgenommenen Organellenanteilen. Sie enthalten saure Hydrolasen, wie saure Phosphatase, β-Glukuronidase, Kathepsin, Kollagenase usw. 12. *Gallekapillare* mit Mikrovilli. Die Restkörper des lysosomalen Abbaus werden hier exkretiert. *Gallepol der Zelle.* 13. *Desmosomen:* Verankerungsstellen der Leberzellen untereinander. 14. *Mikrovilli* an der Zelloberfläche in den Disséschen Raum hineinreichend. *Blutpol der Zelle.*

Einführung

A.–Tab. 4. Pathologische Strukturänderungen der Zellorganellen

Normal	Pathologisch	Bemerkungen
(1)	**Mitochondrien** a) Schwellung Normal (1) Matrixtyp Cristatyp (2)	**Schwellung:** *Histologisch* entspricht der Matrixtyp der trüben Schwellung. Crista-Typ histologisch unauffällig. Übergang in vakuolige Zytoplasmadegeneration möglich. *Ursache:* O_2-Mangel, Entkoppelung der oxidativen Phosphorylierung, Toxine, Substratmangel. *Stoffwechsel:* Reduzierte oxidative Phosphorylierung.
(2)	b) Formveränderung	**Formveränderungen:** *Histologisch* kein Äquivalent. Riesenmitochondrien können Mallorybodies vortäuschen. Formveränderung mit Mitochondrienhyperplasie bewirkt Oxyphilie des Zytoplasmas, (oxyphile Zellen bei M. Basedow). *Vorkommen:* Hypovitaminosen. Chronischer Alkoholismus, Proteinsynthesestörung. *Stoffwechsel:* Zitratzyklus und/oder oxidative Phosphorylierung gestört.
(3)	c) Membranveränderung (3)	**Membranveränderungen:** *Histologisch* kein Äquivalent. Myelinartige Degeneration der Außenmembran. Crista-Proliferation. *Ursache:* Chronischer O_2-Mangel. Hohe CO_2- oder O_2-Spannung (Lunge). Muskeltraining. Tumoren. Cholostase.
(4)	d) Matrixveränderung (4)	**Matrixveränderungen:** Amorphe Verdichtung der Mitochondrienmatrix. *Vorkommen:* Mangelernährung, Hypovitaminosen, Methylcholanthren und Alkoholismus. Dichte Matrixaggregate (mit Calcium). *Vorkommen:* Gewebsnekrosen, Nephrocalcinose. Verlust der Matrixgranula, *Vorkommen:* Calcium-Mangel, Ischämie und Nekrose. Kristalline Einschlüsse, *Vorkommen:* Alkoholismus, Morbus Wilson, Polymyositis, Lipoidnephrose, Cholostase, Exsikkose und hypovolämischer Schock.
(5)	**Rauhes endoplasmatisches Reticulum** (5) a) Vesiculierung b) Ribosomenablösung c) Vacuolisierung d) Ballonisierung (elektronenmikroskp. reversibel / lichtmikroskp.)	**Rauhes, endoplasmatisches Retikulum:** *Histologisch* erst Vakuolisierung und Ballonisierung erkennbar. Ursache: Ischämie, Toxine, Endstadium vieler Zellschädigungen.
(6)	(6)	**Fingerprintdegeneration:** *Vorkommen:* Chronische Toxineinwirkung (Kohlenwasserstoffe), gesteigerte Regeneration, Carcinogenese, protrahierte Proteinstoffwechselstörung. Histologisch manchmal als basophile Herde (= sogen. zytoplasmatische Nebenkerne) erkennbar.
	e) f)	**Zisternenkollaps** (e): Ausdruck einer Membranschädigung durch Peroxidation (z. B. CCl_4). Gedrosselte Syntheseleistung (Hypothyreose). **Zisternen-Obstipation** (f) mit Akkumulation von Syntheseprodukten. *Vorkommen:* In Plasmazellen als Russelsche Körperchen; in Knorpelzellen bei Chondrodystrophie.

Bemerkungen zur allgemeinen Pathologie

A. – Tab. 4 (Fortsetzung)

Normal	Pathologisch	Bemerkungen
(7)		**Ribosomen** Polysomen (= Aggregate von 80 S-Ribosomen) verschwinden, 50 S- und 30 S-Ribosomen treten auf. *Histologisch:* Schollige Zytoplasmabasophilie (RNS) verschwindet. Diffuse Basophilie tritt auf. *Vorkommen:* CCl$_4$-Intoxikation, Antibiotika, Mangelernährung, Carcinogenese, Ischämie. *Stoffwechsel:* Reduzierte Proteinsynthese.
(8)		**Glattes endoplasmatisches Retikulum** **Hyperplasie und Proliferation.** *Histologisch:* sog. Milchglaszellen, hyalines Zytoplasma in hyperplastischen Zellen. *Ursache:* Barbiturate, Antiepileptika, Antidepressiva, Resochin, Kohlenwasserstoffe, Carcinogenese, Alkoholismus, Cholestase, Virus-Hepatitis B. **Vakuolisierung und Ballonisierung** wie beim rauhen endoplasmatischen Retikulum.
(9)		**Golgi-Apparat** a) Hypertrophie durch Schwellung. *Vorkommen:* Sauerstoffmangel, Vitamin-E-Mangel. b) Intrazisternale Speicherung. *Vorkommen:* verschiedenartige Sekretionsstörungen.
(10)		**Peroxysomen:** *Funktion:* Abbau der zelltoxischen Peroxyde (Katalase) a) Hypoplasie bei Nekrose, Malignisierung des Tumors (Hepatome) b) Hyperplasie durch Antihyperlipidämica, Salizylate, Antihistaminica.
(11)		**Lysosomen:** *Autolysosomen:* Aufnahme und Verdauung zelleigener Zytoplasmaanteile (Organellen, Glykogen usw.) = Autophagie. *Vorkommen* in allen Zellen im Rahmen der »Zellmauserung«, bei subletaler Zellschädigung, Hunger, Inaktivitätsatrophie, senile Organinvolution. Abbaureste = Lipofuscingranula. *Heterolysosomen:* Aufnahme und Verdauung von Fremdstoffen durch Phagozytose. Abbaustoffe: Fibrin beim Shwartzman-Phänomen, Hämosiderin bei Blutungen, Bakterien und Viren bei Infekten, Eiweiß oder Hämoglobin, Kerntrümmer in Rindfleischzellen bei Typhus. Zelltrümmer in Kupfferschen Sternzellen bei Hepatitis (= Councilman-Körperchen).
(12)	a) b)	**Hyaloplasma** a) *Amyloid* (Spezialfärbung) b) *Fettige Degeneration:* histologisch Fetttröpfchen in Zytoplasma.

Pigmente – Phagozytose

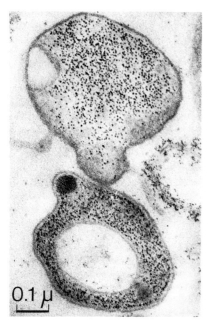

A.–Abb. 15. Makrophage nach Eiseninjektion mit Siderosomen mit Eisenpartikeln in grob- (Siderin) und feinscholliger Form. (Ferritinpartikel von 55 Å Durchmesser). Vergr. 50000×. (Jones-Williams)

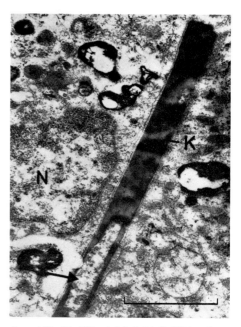

A. – Abb. 16. Hämatoidinkristall (K) in einem Makrophagen, umgeben von eingestülpter Zellmembran (→). N = Zellkern. Vergr. 25000×. (Gieseking)

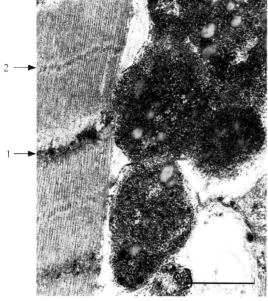

A.–Abb. 17. Lipofuszin im Herzmuskel (Mensch) bei Herzhypertrophie 1→ Z-Streifen, 2→ M-Streifen. Vergr. 30000×.

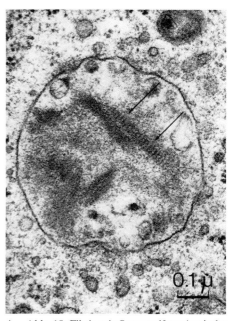

A.–Abb. 18. Fibrin mit Querstreifung (typische Periodik →) in einer Zytoplasmavakuole von Kupfferscher Sternzelle nach Gabe von Endotoxin (»Fibrin-clearing«-Mechanismus bei Shwartzman-Phänomen). Vergr. 71000×. (Prose), vgl. S. 125

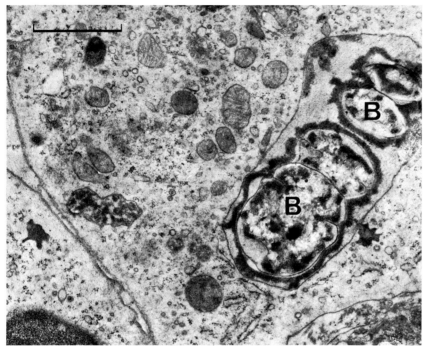

A. – Abb. 19. Phagozytose von Bakterien (B) durch einen Makrophagen aus dem Blut; Vergr. 24000×. (STAUBESAND)

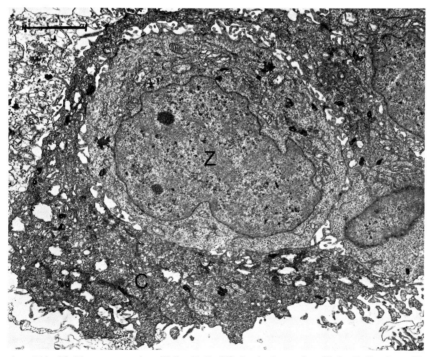

A. – Abb. 20. Phagozytose einer HeLa-Zelle (Z) durch eine andere HeLa-Zelle, deren Zytoplasma (C) die phagozytierte Zelle fast vollständig umgibt; Vergr. 8000×. (STAUBESAND u. WITTEKIND)

Einführung

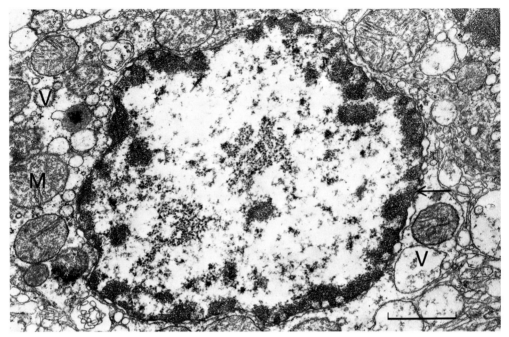

A. – Abb. 21. Ischämische Nekrose des Hauptstückepithels der Niere mit Kernwandhyperchromatose (= Verlagerung des Chromatins an die Kernmembran mit Aufhellung im Innern). V = vakuolige Degeneration des endoplasmatischen Retikulums. M = geschwollene Mitochondrien. Vergr. 17000×. (Totovic)

Zellnekrose

Je nach Schweregrad und der Zeitdauer der Zellschädigung trifft man im Gewebe eine andere Spielart der Zellnekrose an (Abb. 22). Bei kurzfristiger (= akuter) und letaler Zellschädigung tritt eine Koagulationsnekrose auf. Sie beginnt mit einer Membranschädigung und Wassereinstrom. Es entwickelt sich ein Zellhydrops mit schwerster Mitochondrienschwellung bis zur vollständigen Desintegration der Zellbestandteile zu Zelldetritus. Die Koagulationsnekrose umfaßt in der Regel ganze Zellgruppen. Bei langfristiger (= chronischer) und subletaler Zellschädigung kommt es zu einer Schrumpfnekrose der Zelle. In diesem Falle herrscht eine Schrumpfung und Verdichtung des Zellkerns und des Zytoplasmas vor. Die Mitochondrien bleiben strukturell und funktionell noch weitgehend intakt. Dieser Nekrosetyp ist in der Regel nur als Einzelzellnekrose (z. B. bei Virushepatitis) anzutreffen. Die »schrumpfnekrotischen« Zellen werden in der Leber oft von anderen Zellen (Hepatozyten und Kupfferschen Sternzellen) phagozytiert und imponieren lichtmikroskopisch als »Councilman-bodies« in Form von hyalin-eosinophilen Einschlüssen. Sie werden nach vollständigem lysosomalen Abbau von der Zelle wieder ausgestoßen (nach Sandritter u. Riede, 1975).

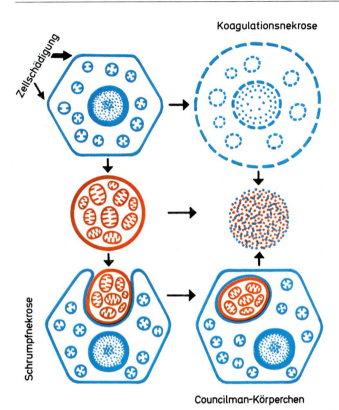

A. – Abb. 22. Formale Pathogenese der Koagulationsnekrose und Schrumpfnekrose

Einführung

Kreislaufstörungen

Die *Kreislaufstörungen* sind ebenso wie die Entzündung komplexe Vorgänge, die an Gewebssystemen (Einheit des Gewebes = *Histion,* LETTERER) ablaufen. Die terminale Strombahn mit Arteriole, Metarteriole, Kapillare und Venole ist der Ort, an dem sich diese Vorgänge abspielen. Schon normalerweise findet man hier ein Wechselspiel von Hyperämie (Arbeit) und Anämie (Ruhe), das ins Pathologische zu *passiver* (Blutstauung) oder *aktiver Hyperämie* bzw. *Ischämie* (Minderdurchblutung) gesteigert werden kann. *Stase* bedeutet Stillstand der Blutsäule mit Hämokonzentration (Bluteindickung). Dauert sie länger an, so kommt es zur Nekrose. Je nach Örtlichkeit entwickelt sich ein *anämischer Infarkt* (Koagulationsnekrose; in Organen mit Endarterien, z. B. Herz, Niere, Milz u. a.) oder ein *hämorrhagischer Infarkt* (Nekrose und Blutung; z. B. in Lunge, Darm).
Aus verschiedenen Ursachen kann es zur *Blutung* (z. B. Kapillarwandschädigung, Blutplättchenmangel, Fibrinogenmangel) kommen. Störungen der Gerinnung zusammen mit Blutstromverlangsamung und Endothelschädigung können eine *Thrombose* zur Folge haben (»Koagulationsnekrose« des Blutes), die entweder verschleppt *(Embolie)* oder bindegewebig organisiert wird, verkalkt oder von innen her erweicht *(puriforme Erweichung)* bzw. aufgelöst wird *(Fibrinolyse).*

Vergleiche folgende Abbildungen: Blutstauung, S. 84, 138; Stase, S. 100, 120; anämischer Infarkt, S. 176; hämorrhagischer Infarkt, S. 90; Blutungen, S. 276; Thrombose, S. 75.

Entzündung

Die *Entzündung* besteht in einer komplexen Reaktion des Gefäßbindegewebsapparates auf eine Gewebsschädigung. In der *akuten Phase* kommt es zur *Hyperämie, Exsudation* (vorwiegend Blutserum = *seröse Entzündung;* vorwiegend Fibrinogen [vorw. Blutplasma] = *fibrinöse Entzündung;* Erythrozytenaustritt = *hämorrhagische Entzündung)* und *Emigration* von Leukozyten *(eitrige Entzündung).*
Abb. 23 zeigt schematisch den Stärkegrad der verschiedenen bei der Entzündung beteiligten Elemente im akuten und chronischen Stadium.

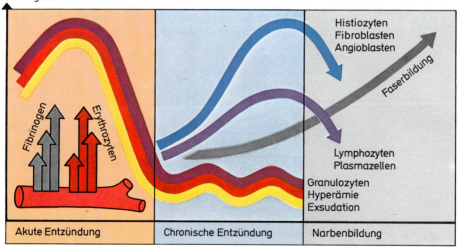

A.–Abb. 23. Schematische Darstellung der Reaktion des Gewebes auf entzündliche Reize

Vergleiche folgende Abbildungen: Seröse Entzündung, S. 27, 52, 85; fibrinöse Entzündung, S. 54, 93, 102; hämorrhagische Entzündung, S. 100; eitrige Entzündung, S. 48, 96, 100, 102, 140, 184, 279.

Im *chronischen Stadium* der Entzündung steht die Proliferation von Bindegewebszellen, Histiozyten und Wucherung von Kapillaren im Vordergrund *(Granulationsgewebe).* Es tritt in verschiedenen Erscheinungs- und Funktionsformen überall dort auf, wo lang andauernde, pathologische Reize einwirken oder denaturierte Eiweißkörper (Nekrose, Fibrin) bzw. Fremdkörper im Gewebe zu beseitigen sind. Es handelt sich um ein jugendliches Bindegewebe mit Wucherung von *Fibroblasten* (Faserbildung → Narbe), *Histiozyten* (Verdauungsfunktion. Abstammung neuerdings von Blutmonozyten! [LEDER, 1967]) und *Kapillarsprossen* (Ernährungsfunktion). Diesem Grundgewebe können Lymphozyten und Plasmazellen sowie Mastzellen oder auch polymorphkernige Leukozyten in wechselnder Zahl beigemischt sein. Je nach der vorherrschenden Zellart unterscheidet LETTERER ein *zellig proliferierendes Granulationsgewebe* mit reichlich Lympho- und Histiozyten, ein *Granulationsgewebe im engeren Sinne* (nur Kapillarsprossen und Fibroblasten) sowie ein *infiltrierendes Granulationsgewebe,* das zwischen den örtlichen Gewebselementen und auch anstelle derselben auftritt.

Nach den vorherrschenden Funktionen des Granulationsgewebes sind zu unterscheiden:
1. Resorptionsgewebe, z.B. bei der Resorption von Nekrosen, Thromben oder Fibrin (S.45);
2. Ersatzgewebe, z.B. bei Haut- oder Schleimhautdefekten (S.219);
3. Demarkationsgewebe, z.B. bei der Abgrenzung eines Abszesses (S.323).
Als Folge tritt immer eine *Narbe* (Defektheilung) auf, in der spezifische ortsständige Gewebselemente fehlen.

Vgl. z.B. S.44, 57, 123, 204, 233.
Makroskopisch: Jugendliches Granulationsgewebe: rot. Narbengewebe: weiß, sehnig glänzend und derb.

Die *fibrinoide Verquellung* bzw. *Nekrose* (Abb. 24) tritt bei einer akuten, schweren Störung der Permeabilität der Blut-Gewebs-Schranke mit plötzlichem Einstrom von Blutplasma in die Gefäßwand und das Bindegewebe auf, wobei die Gewebsstrukturen maskiert oder zerstört werden (vgl. Tab. 3 und S. 14). Die Proteine des Blutplasmas und die kollagenen Fasern bzw. die Mukopolysaccharide können dabei chemische Bindungen eingehen (BENEKE, 1963). Fibrin ist oft, auch elektronenmikroskopisch, nachweisbar (Abb. 24). Eine flüchtige, leichte leukozytäre Reaktion bzw. sekundäre Wucherung von Histiozyten (z.B. Aschoffsches Knötchen bei Rheumatismus) oder von Granulationsgewebe (z.B. Periarteriitis nodosa) mit Resorption des Fibrinoids tritt als Folge auf (vgl. S.69, 71).

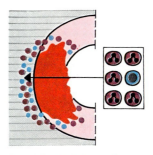

A.–Abb. 24. Fibrinoide Nekrose einer Arterie

Als *Granulome* werden umschriebene Herde von Granulationsgewebe bezeichnet (histiozytäres Granulom, z.B. Aschoffsches Knötchen; Fremdkörpergranulom; epitheloidzelliges Granulom bei Tuberkulose u.a.). *Vgl. S.108, 238, 216.*

Unter *spezifischen Entzündungen* versteht man Gewebsreaktionen, die sich durch charakteristische (»spezifische«) morphologische Erscheinungsbilder auszeichnen, so daß man auf besondere Erreger schließen kann (z.B. Tuberkulose). Es entwickelt sich ein typisches »Arrangement« von Zellen und Gewebsstrukturen (oft mit Nekrose). Die Gewebsspezifität gilt allerdings nur in beschränktem Maße, da z.B. epitheloidzellige Granulome bei ätiologisch ganz verschiedenen Krankheiten auftreten können (Tuberkulose, Lues, Brucellose, Histoplasmose u.a.).

Vergleiche folgende Abbildungen: Tuberkulose, S.58, 108; Lues, S.140.

Einführung

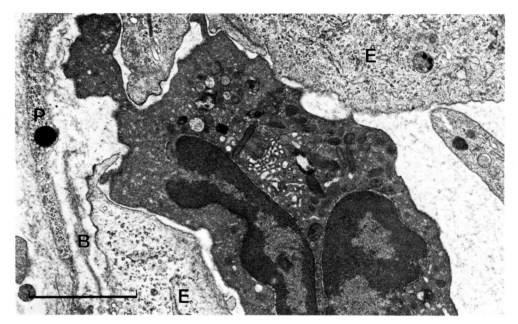

A.–Abb. 25. Frühe Phase der Emigration eines neutrophilen Granulozyten aus einer Venole bei akuter Entzündung am Omentum der Ratte. Der Granulozyt hat sich in der Lücke zwischen zwei Endothelzellen (E) vorgeschoben. B = Basalmembran, P = Zytoplasma eines Perizyten. Vergr. 27500×. (I. JORIS)

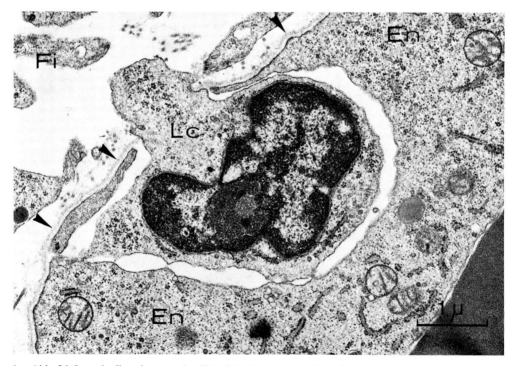

A.–Abb. 26. Lymphodiapedese, postkapilläre Venole aus einem Lymphknoten eines normalen Feten von 165 mm Scheitel-Steiß-Länge. Endothelzelle (En), Lymphozyt (Lc), perivaskuläre Fibroblastenfortsätze (Fi), Erythrozyt im Venolenlumen. Beachte den Defekt der sonst kontinuierlichen Basalmembran (Pfeile) am Orte des Durchtritts des Lymphozyten. Etwa 19600×. (G. KISTLER)

Akute Entzündung

Bei der *serösen Entzündung* tritt Blutflüssigkeit aus dem Gefäß aus. Abb. 25 u. 26 geben eine Vorstellung von dem lichtmikroskopisch nur schwer faßbaren Zustand. Die Verbindung zwischen den Endothelzellen (normalerweise Desmosomen; S. 17) löst sich. Durch diese Poren (0,1 bis 0,8 µ) tritt Blutserum aus und sammelt sich unter der Basalmembran oder den Perizyten an (Abb. 25 u. 27). Auch *Granulozyten, Lymphozyten, Monozyten* und *Erythrozyten treten durch diese Poren aus (Abb. 25 u. 26)*. In gleicher Weise hat man sich die Exsudation von *Fibrinogen* vorzustellen, wobei es außerhalb der Gefäße zu Polymerisation von Fibrin kommt. Die dichte Lagerung des Fibrins und der enge Kontakt mit kollagenen Fasern lassen diese *fibrinoide Verquellung* mikroskopisch homogen und eosinrot erscheinen. Lysosomale Enzyme und das saure pH im Entzündungsfeld bewirken zudem eine Auflösung der kollagenen Fasern (büschelartige Aufsplitterung). Auch hierbei kann sich Fibrin zwischen die Protofibrillen lagern *(fibrinoide Nekrose)*. Die proteolytischen Leukozytenfermente bewirken oft eine Gewebseinschmelzung (Abszeß), wobei kollagene Fasern abgebaut werden. Aus diesem abgebauten Kollagen könnte das Hyalin herstammen *(Rekonstitutionshyalin,* vgl. Abb. 35).

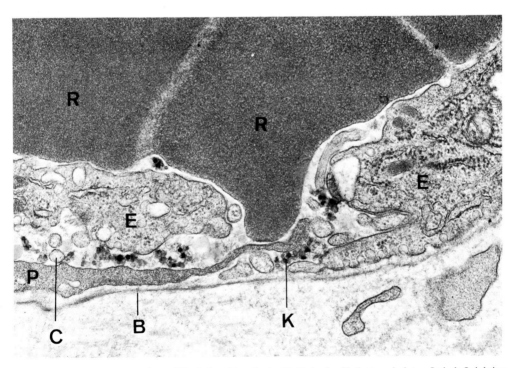

A.– Abb. 27. Seröse Entzündung: Wand einer Venole der Ratte in der Skelettmuskulatur. Lokale Injektion von Histamin und Kohle. Zwischen den Endothelzellen (E) hat sich eine Lücke gebildet, durch die das Kohlepigment (K) sowie Chylomikronen (C) des Blutes ausgetreten sind. In die Lücke hat sich auch ein Teil eines Erythrozyten (R) vorgeschoben. Die Erythrozyten liegen dichtgepackt, ein Zeichen für Stase der Blutsäule. P = Zytoplasmaausläufer eines Perizyten, B = Basalmembran. Vergr. 47500×. (I. Joris)

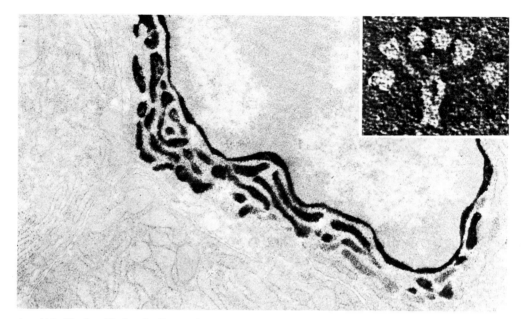

A.–Abb. 28. Spezifische Antikörperdarstellung (Antimeerrettichperoxydase) im Ergastoplasma einer Plasmazelle (6 Tage nach Erstinjektion) (Cottier). Vergr. 24000×. Einschnitt: oben rechts Komplementfaktor C_1 vom Menschen mit 6 Bindungsstellen. Vergr. 1 100 000×. (Villiger)

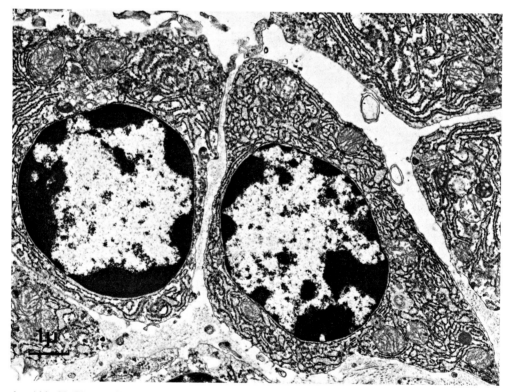

A.–Abb. 29. Plasmazellen aus einem Bronchuskarzinom. Beachte die »Radspeichen«-Struktur der Kerne sowie das ausgedehnte rauhe endoplasmatische Retikulum. Etwa 10500×. (Kistler)

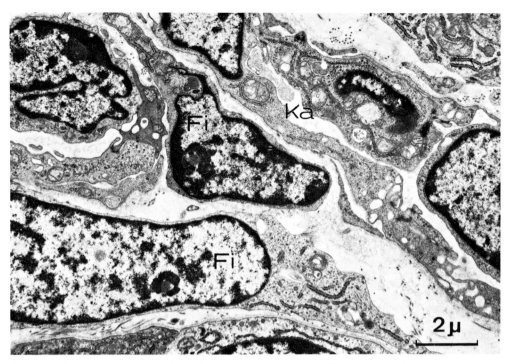

A.–Abb. 30. Fibroblasten (Fi) und Kapillare (Ka) aus dem interstitiellen Bindegewebe des Pankreas eines Feten von 180 mm Scheitel-Steiß-Länge. Vergr. etwa 8500×. (Kistler)

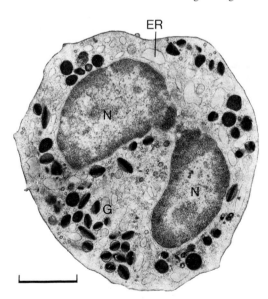

A.–Abb. 31. Eosinophiler Granulozyt aus dem Knochenmark einer Ratte. G = eosinophile Granula mit kristallinen Einschlüssen (Lysosomen); N = gelappter Zellkern; ER = endoplasmatisches Retikulum. Vergr. 7000×. (Staubesand)

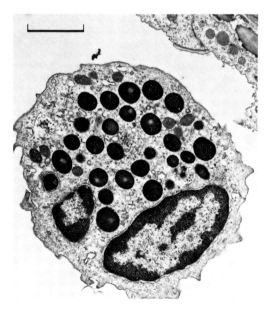

A.–Abb. 32. Mastzelle (Ratte) mit intrazytoplasmatischen Granula, die Histamin und Serotonin enthalten. Vergr. 13000×. (Staubesand)

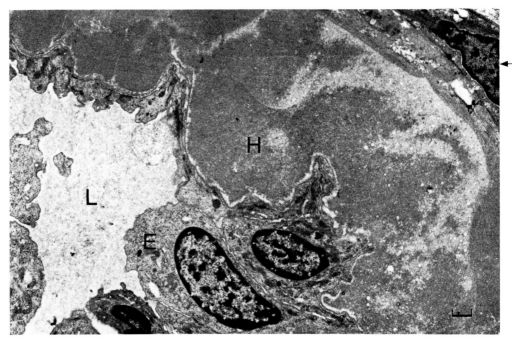

A.–Abb. 33. Hyalinose eines Vas afferens (Mensch) bei Hypertonie. L = Lumen der Arteriole; E = intaktes Endothel; H = amorphes hyalines Material, →; nekrotische Muskelzelle der Media. Vergr. 8500×.

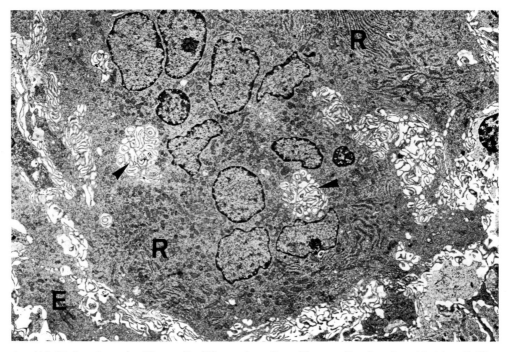

A.–Abb. 34. Langhanssche Riesenzelle (R) aus einem Lymphknoten. Beachte die zahlreichen Zellfortsätze mit Mikrovilli sowie die Membraninvaginationen (Pfeile). Epitheloidzellen (E). Vergr. etwa 1700×. (KISTLER)

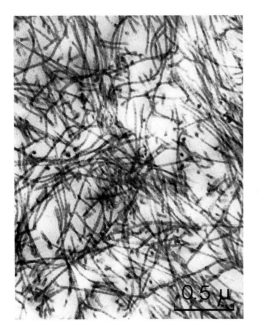

A. Abb. 35. Hyalinumgewandeltes kollagenes Fasergewebe (Pleuraschwarte) mit Querstreifung (Rekonstitutionshyalin). Vergr. 30000 ×. (GIESEKING)

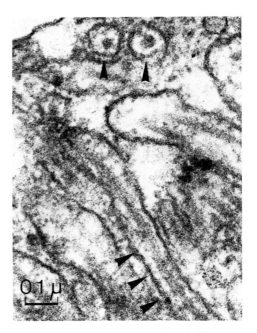

A. – Abb. 36. Chronisch-persistierende Hepatitis B bei 38jährigem Nierentransplantat-Empfänger. Glattes endoplasmatisches Retikulum (Pfeile) eines Hepatozyten mit längs- und quergetroffenem HB-Oberflächenantigen (HB$_s$ Ag, »surface antigen«). Vergr. etwa 115000×. (KISTLER)

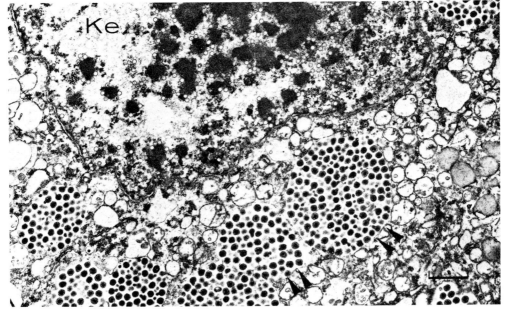

A.–Abb. 37. Zytomegalie bei einem Neugeborenen. Epithelzelle aus dem Hauptstück der Niere mit unreifen Viruspartikeln im Kern (Ke) und vakuolig erweiterten Zisternen des endoplasmatischen Retikulums mit reifen (umhüllten) Zytomegalieviren (Pfeile). Vergr. etwa 10700×. (KISTLER)

Wachstum und Tumoren

Eine erhöhte Stoffwechselleistung findet morphologisch ihren Ausdruck in einer Vergrößerung der Zellen und Zellkerne (*Hypertrophie*, Abb. 8) eventuell mit Zellvermehrung *(numerische Hypertrophie* bzw. *Hyperplasie)*. Vgl. S. 39. Die Bildung von organspezifischem Ersatzgewebe bezeichnet man als *Regeneration*. Dabei kann es zur *Metaplasie*, z. B. Umwandlung von Flimmerepithel in Plattenepithel, kommen. In diesem Falle differenzieren sich die Basalzellen des Gewebes zu ortsfremdem Epithel aus (vgl. S. 194). **Tumoren** (vgl. S. 289).

Riesenzellen treten unter den verschiedensten Bedingungen und in unterschiedlichen Erscheinungsformen auf (Abb. 39). Oft sind sie Ausdruck einer erhöhten Resorptionsleistung (z. B. Langhanssche Riesenzellen, Fremdkörperriesenzellen, Osteoklasten). Sie entstehen entweder durch Zellverschmelzung oder Kernteilung ohne Plasmateilung. In manchen Fällen können sich Riesenzellen aus Kapillarsprossen entwickeln (z. B. Riesenzelle bei Epulis). Toutonsche Riesenzellen findet man bei chronischen resorptiven Entzündungen im Fettgewebe.

Vergleiche die Abbildungen: Fremdkörperriesenzelle, S. 216; Langhanssche Riesenzelle, S. 108; Riesenzellen bei Epulis bzw. braunem Tumor, S. 112; Riesenzelle im Aschoffschen Knötchen, S. 50; Toutonsche Riesenzelle, S. 216; Hodgkinzelle und Sternbergsche Riesenzelle, S. 241; Osteoklasten, S. 268; Plazentarriesenzelle, S. 201; Tumorriesenzelle, S. 312.

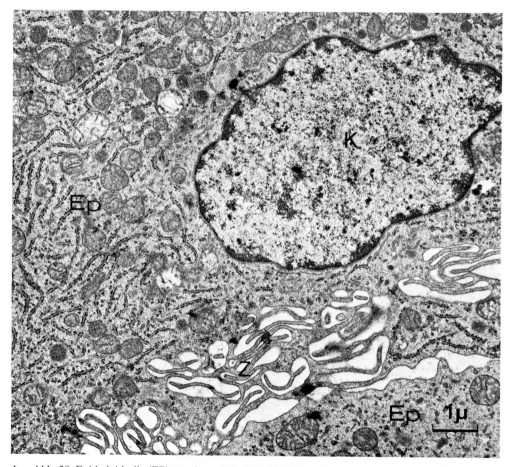

A. – Abb. 38. Epitheloidzelle (EP) aus einem Hiluslymphknoten bei Lungentuberkulose. Großer ovaloider Kern (K) mit wenig wandständigem Heterochromatin. Im Zytoplasma zahlreiche Mitochondrien und ein gut entwickeltes rauhes endoplasmatisches Retikulum. Auffällig die tentakelförmigen Zellausstülpungen (Z). Vergr. 12000×. (Kistler)

Riesenzellen

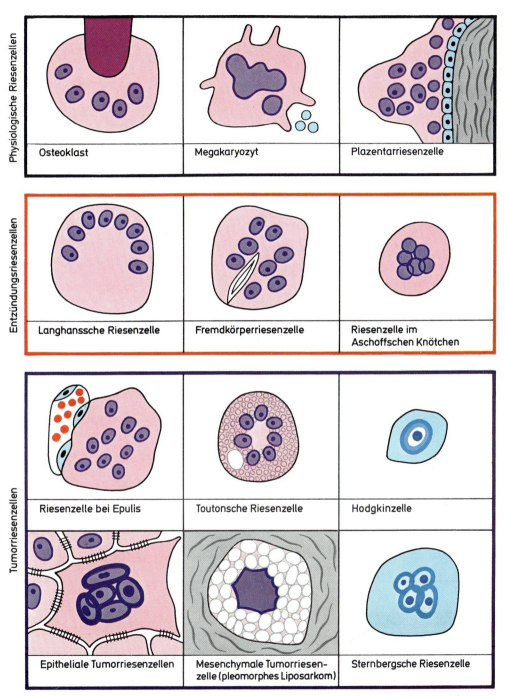

A. – Abb. 39. Übersicht verschiedener unter normalen und pathologischen Bedingungen vorkommender Riesenzellen

Anhang

Der Student und der junge Arzt vergessen leicht, daß der Pathologe eine wichtige Aufgabe in der Gesundheitsvorsorge und -fürsorge wahrnimmt. In der Praxis wird diese Funktion bei Untersuchungen an *Probeexzisionsmaterial* jedoch sehr bald offenbar, da häufig die Entscheidung über Leben oder Tod des Patienten von der Diagnose des Pathologen abhängt. Zu einer *einwandfreien histologischen Diagnose* kann der klinische Untersucher durch *Beachtung* einiger *einfacher,* aber wesentlicher *technischer Gesichtspunkte* beitragen. Die Deutung der morphologischen Erscheinungsbilder ist in vielen Fällen ganz wesentlich vom klinischen Befund, dem Ort der Entnahme der Probeexzision, dem Alter und Geschlecht des Patienten abhängig. Für die pathologisch-anatomische Diagnose sind diese Gesichtspunkte häufig entscheidend. Aus diesem Grunde ist die vollständige Ausfüllung des Begleitscheines bei der Einsendung einer Probeexzision von größter Bedeutung, ebenso eine sachgerechte Fixierung (wäßriges Formalin 40%, Verdünnung 1:9, Verhältnis des Volumens des Gewebsstückes zum Volumen der Flüssigkeit mindestens $1/20$, Dicke des Gewebsstückes nicht mehr als 1 cm). Für die *Exzision* selbst sollte grundsätzlich gelten, daß *normales und erkranktes Gewebe zusammen entfernt werden,* um das Verhältnis der beiden zueinander im histologischen Präparat beurteilen zu können. Insbesondere bei Polypen und Papillomen sollte die Basis der Gewebswucherungen möglichst tief von der Exzision miterfaßt werden, um ein infiltrierendes Wachstum histologisch erfassen zu können.

Eine *Schnelldiagnose* kann intra operationem durch einen Pathologen gestellt werden. Man fertigt Gefrierschnitte (Kryostat) an, die innerhalb weniger Minuten hergestellt und gefärbt werden können. Auf diese Weise kann der Chirurg sofort handeln, z.B. beim Mammakarzinom die Lymphknoten der Achselhöhle ausräumen. Die Treffsicherheit der Diagnose am Schnellschnitt ist fast ebenso groß wie beim Paraffinschnitt. Man sollte die Schnellschnittdiagnose aber nicht überfordern und sie auf bestimmte Fragestellungen beschränken. Erkrankungen der Lymphknoten sind z.B. mit dieser Methode nur schwer richtig zu erkennen.

Jede Gewebsprobe muß histologisch untersucht werden – eine Forderung, die der Arzt im Interesse eigener Sicherheit niemals vernachlässigen sollte, auch wenn der makroskopische Befund noch so eindeutig erscheint.

Beherzigt der Arzt diese einfachen Regeln, so hilft er seinem Patienten.

B. Spezieller Teil

1. Herz

Für die jedem Organ vorangestellten Bemerkungen zur mikroskopischen Anatomie sei auf die Lehrbücher, z. B. von WATZKA, BARGMANN oder BUCHER, hingewiesen.

Die *quergestreifte Muskulatur* des Herzens, deren ovale Zellkerne *in der Mitte* der Fasern liegen, bildet einen netzartigen Verband mit schmalen Anastomosen. Bei der *Skelettmuskulatur* fehlen die Verbindungen zwischen den Muskelfasern und die Kerne liegen am Rande, während die *glatte Muskulatur* mit zentral liegenden Kernen keine Querstreifung aufweist. Die Querstreifung der Herzmuskulatur ist durch Myofilamente mit iso- und anisotropen Segmenten bedingt. Die heller erscheinenden schmalen Glanzstreifen stellen die Grenzen der Herzmuskelzellen dar (vgl. S. 20). Zwischen den Muskelfasern findet sich ein lockeres Bindegewebe mit Kapillaren oder größeren Gefäßen. Das *Endokard* besteht aus einer einschichtigen Endothelzellschicht. Darunter liegt eine lockere Lage von elastischen und kollagenen Fasern. Die *gefäßlosen Herzklappen* sind ebenfalls von Endothel überzogen und enthalten kollagene und elastische Fasern. *Epi- und Perikard* sind von Deckzellen überzogen.

Bei der Beurteilung *pathologischer Veränderungen* der Herzmuskulatur ist auf die Faserbreite, fremde Einlagerungen in das Sarkoplasma, die Zellkerne und den Zellgehalt im Interstitium zu achten. An den Klappen muß man besonders das Auftreten von Gefäßen berücksichtigen, selbstverständlich auch Ein- und Auflagerungen. Epi- und Perikard sind unter pathologischen Bedingungen sehr häufig von Fibrin bedeckt.

Polyploidisierung im menschlichen Herzmuskel in Abhängigkeit vom Alter und der Herzhypertrophie (B. – Abb. 1.1 u. 1.2). Bis zum Alter von 9–12 Jahren findet man vorwiegend diploide (Abb. 1.2 rechts unten), beim Erwachsenen vorwiegend tetraploide Zellkerne (Abb. 1.2 Mitte). Bei Herzhypertrophie erscheinen Zellkerne mit einem DNS-Gehalt von 8c, 16c (8c = Abb. 1.2 oben) und 32c, also dem 16fachen DNS-Gehalt von diploiden Zellkernen (2c). Auch bei Kindern mit Herzfehlern wird die Polyploidisierung beobachtet. Hinweis für die Ursache der Polyploidisierung als Überfunktion.

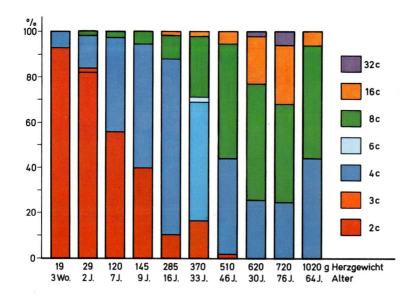

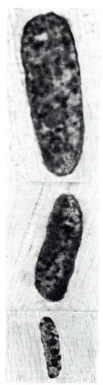

B.–Abb. 1.1. (oben) Polyploidisierungsmuster im menschlichen Herzmuskel
B.–Abb. 1.2. (rechts) Herzmuskelkerne (Feulgen-Reaktion zur Darstellung der DNS). Unten ein diploider (2c), in der Mitte ein tetraploider (4c) und oben ein oktoploider (8c) Zellkern. Vergr. 1200×

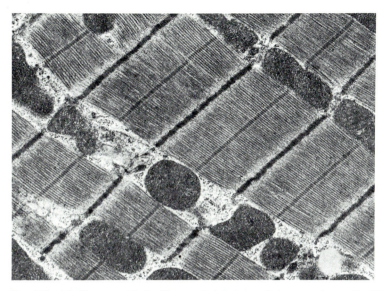

B. – Abb. 1.3. Hypertrophie des Herzmuskels bei chronischer experimenteller Hypertonie beim Hund. Verbreiterung der Myofibrillenbündel. Große Cristae-reiche Mitochondrien (KNIERIEM)

Die **Atrophie des Herzmuskels** geht häufig mit einer Lipofuszinvermehrung einher *(braune Atrophie)*. Die braune Eigenfarbe des **Lipofuszinpigments** (Abb. 1.4, vgl. S. 11) tritt am besten hervor, wenn man nur die Zellkerne mit Hämatoxylin anfärbt. Das braune Pigment liegt in verschieden großen Körnchen den Kernpolen auf. Diese Zone ist frei von Myofilamenten. Das Pigment besteht vorwiegend aus ungesättigten Fettsäuren (braune Farbe des ranzigen Fettes!) und kommt normalerweise schon im Herzmuskel vor (»Müllhalde« der Zelle → Lysosomen). Für die Differentialdiagnose zu anderen Pigmenten vergleiche S. 11.

Makroskopisch sind die Organe bei brauner Atrophie verkleinert und von brauner Farbe.

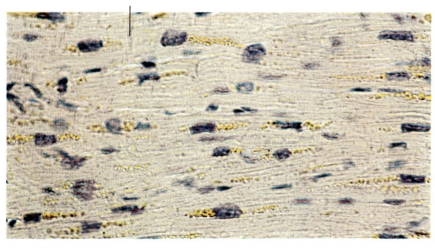

B. – Abb. 1.4. Lipofuszin im Herzmuskel bei brauner Atrophie; Fbg. Hämatoxylin, Vergr. 660×. (→ Glanzstreifen)

Herz

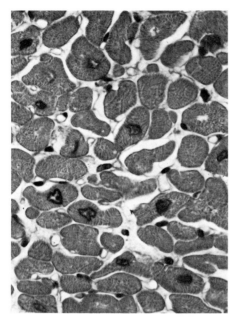

B. – Abb. 1.5. Normaler Herzmuskel;
Fbg. HE, Vergr. 600 ×

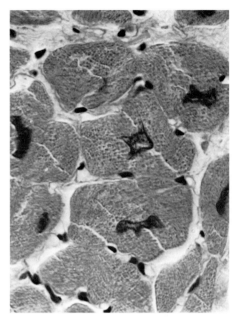

B. – Abb. 1.6. Hypertrophierter Herzmuskel;
Fbg. HE, Vergr. 600 ×

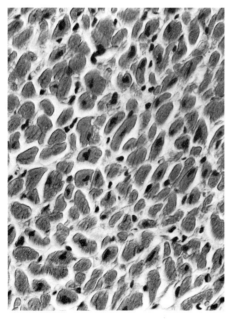

B. – Abb. 1.7. Atrophierter Herzmuskel;
Fbg. HE, Vergr. 600 ×

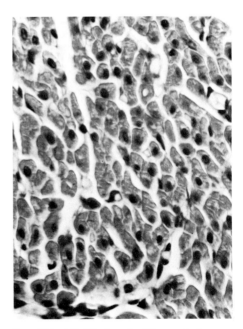

B. – Abb. 1.8. Wachsender Herzmuskel;
Fbg. HE, Vergr. 600 ×

Herzhypertrophie – Kardiomyopathie

Bei den vier nebenstehenden Abbildungen wurde die gleiche Vergrößerung gewählt, um die hervorstechenden Merkmale des pathologisch veränderten Herzmuskels im Vergleich zum normalen voll zur Geltung zu bringen: *Faserbreite, Kerngröße* und *-form* sowie *Zahl der Zellkerne* pro Flächeneinheit. Im Vergleich zur **normalen Herzmuskulatur** (Abb. 1.5) sind die Fasern bei **Herzhypertrophie** (Abb. 1.6, Herzgewicht 650 g) etwa 3mal dicker (normal im Bild bei dieser Vergrößerung 0,8 cm, Hypertrophie 2–3 cm). Dadurch erscheint die Zahl der Zellkerne pro Flächeneinheit vermindert. Die Zellkerne sind ebenfalls fast doppelt so groß; ihr DNS-Gehalt entspricht oktoploiden und höheren Werten (s. Abb. 1.1 u. 1.2). Die Kerne weisen außerdem bizarre Formveränderungen auf. Bei jeder Herzhypertrophie kommt es zur Vermehrung der Zahl der Herzmuskelzellen (normal 2 Milliarden, 800 g Herz 4 Milliarden. SANDRITTER u. ADLER, 1971). Im Sarkoplasma sieht man die quergetroffenen, deutlich verdickten Myofilamente, die in Zahl und Durchmesser im Vergleich zu normalen Herzen vermehrt sind. Beachte, daß neben hypertrophierten Fasern auch normale oder oft sogar atrophierte Fasern auftreten.

Beim **atrophierten Herzmuskel** (Abb. 1.7, Herzgewicht 200 g) fällt die relative Kernvermehrung auf, d. h. pro Flächeneinheit ist eine größere Zahl von Zellkernen zu sehen. Die Fasern sind deutlich schmäler (0,3–0,5 cm) als im normalen oder hypertrophierten Herzen, oft auch in der Zahl vermindert *(numerische Atrophie).* Im **wachsenden Herzmuskel** (Abb. 1.8, 6jähriges Kind) finden wir ebenfalls eine scheinbare Kernvermehrung. Die Fasern sind etwa so groß wie bei der Atrophie (0,4 cm), die Kerne dagegen rund und saftreich.

Kardiomyopathie (Kardiomegalie) stellt einen Krankheitsbegriff dar, der klinisch durch Funktionsstörungen und Vergrößerung des Herzens gekennzeichnet ist. Man unterscheidet **sekundäre Kardiomyopathien** bei bekannter Ursache (Herzveränderungen bei endokrinen Störungen, wie Akromegalie, Hyper-, Hypothyreosen, Infektionskrankheiten, Kollagenkrankheiten, Sarkoidose, Alkoholabusus usw.) und **primäre Kardiomyopathien** (unbekannte Ursache, idiopathische K.). Bei der *hypertrophischen Form* (Abb. 1.9) ist das Ventrikelseptum stark verdickt (mehr als 1,5 cm dick) bei gleichzeitiger, nicht so starker Verdickung der übrigen Ventrikelanteile. Das hypertrophische Ventrikelseptum wirkt funktionell wie eine *subaortale Aortenstenose.* Histologisch findet man eine Desorientierung der Herzmuskelfasern, die nicht parallel angeordnet sind, sondern ein wirres Fasernetz bilden (angeboren, *keine Hypertonie*). Der zweite Typ ist durch eine *Dilatation aller Herzhöhlen* ausgezeichnet mit relativer Mitralinsuffizienz (*Dilatationstyp* der K.). Ein entsprechendes morphologisches Korrelat fehlt. (ROBERTS u. FERRANS, 1975; KNIERIEM u. Mitarb. 1975.)

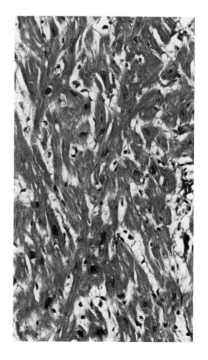

B.–Abb. 1.9. Hypertrophische, nicht obstruktive Kardiomyopathie (10jähriges Kind). Beachte die wirre Anordnung der Herzmuskelfasern. Fbg. HE, Vergr. 180×. (KNIERIEM)

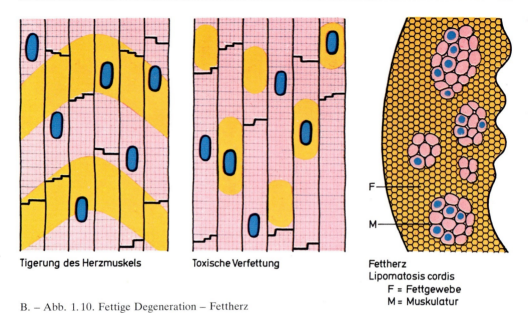

B. – Abb. 1.10. Fettige Degeneration – Fettherz

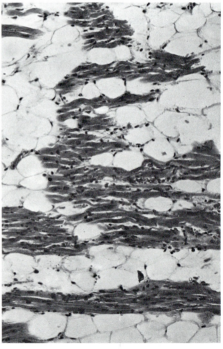

B. – Abb. 1.11. Fettige Herzmuskeldegeneration (Tigerung);
Fbg. Sudan-Hämatoxylin, Vergr. 82×

B. – Abb. 1.12. Lipomatosis cordis (Fettherz);
Fbg. HE, Vergr. 148×

Degenerative Verfettung – Fettherz

Die *fettige Degeneration* des Herzmuskels ist scharf von der *Lipomatosis cordis (Fettherz, Durchwachsung mit Fettgewebe)* zu trennen (Abb. 1.10). Die *degenerative Verfettung* tritt in zwei Formen auf: 1. *Streifenförmig,* wobei verfettete Herzmuskelfaserabschnitte rhythmisch mit unveränderten abwechseln, so daß eine *tigerfellartige Zeichnung* entsteht (Makroskopie!). Die verfetteten Abschnitte liegen im Bereich der venösen Kapillarschenkel. Ursache dieser Art von Verfettung ist ein allgemeiner Sauerstoffmangel des Herzmuskels.

Häufig bei aplastischer oder perniziöser Anämie, seltener bei Leukämien, auch bei starkem Blutverlust, sog. *hypoxämische Hypoxydose.* Auch allgemeiner Sauerstoffmangel anderer Ursache *(hypoxische Hypoxydose)* oder Ventilationsstörungen *(asphyktische Hypoxydose)* können diese Veränderungen hervorrufen.

2. *Herdförmig disseminiert,* unregelmäßig, mit fettiger Degeneration einzelner Fasern oder Faserabschnitte, meistens vergesellschaftet mit anderen degenerativen Veränderungen, wie z. B. Sarkoplasmaverklumpungen (vgl. S. 48). Diese Veränderungen treten bei toxischer Schädigung des Herzmuskels auf, z. B. bei Diphtherie zusammen mit interstitieller Myokarditis bzw. nach Vergiftungen, z. B. mit Phosphor, Arsenik, Chloroform, Äther, Pilzen oder am Rande von Herzinfarkten.

Makroskopisch ist das Herz dilatiert und zeigt kleinfleckige graugelbe Herde.

Bei der **fettigen Herzmuskeldegeneration (Tigerung)** (Abb. 1.11) erkennt man schon in der Übersicht den wesentlichen Befund. Die streifige Zeichnung der mit Sudan oder Scharlachrot dargestellten verfetteten Herzmuskelfaserabschnitte hebt sich deutlich von den schwach blau mit Hämatoxylin (Gegenfärbung!) gefärbten unveränderten Herzmuskelfasern ab. Der Vergleich mit dem Tigerfell ist sehr treffend, da die Streifen oft nicht durch das ganze Präparat exakt parallel laufen, sondern sich vielfach verzweigen und in ihrer Breite variieren. Die mittlere und die starke Vergrößerung zeigen, daß es sich um feinste Fetttröpfchen handelt, die zwischen mikroskopisch gerade eben erkennbaren Myofilamenten eingelagert sind (vgl. auch S. 47). Beachte die postmortal aufgetretene Fragmentation der Herzmuskelfasern im rechten (→) und linken Bildteil.

Makroskopisch bietet sich am Herzmuskel ebenfalls das Bild der tigerfellartigen Zeichnung auf graurotem Grund, häufig besonders gut an den Papillarmuskeln des linken Herzventrikels zu erkennen.

Beim **Fettherz (Lipomatosis cordis)** (Abb. 1.10 u. 1.12) *handelt es sich um eine Durchsetzung des Herzmuskels mit Fettgewebe bei Fettsucht mit Umwandlung von Bindegewebszellen in Fettzellen.* Schon mit dem unbewaffneten Auge sieht man, daß die Muskelbündel durch das feinwabig erscheinende Fettgewebe auseinandergedrängt werden, das zungenförmig in die Muskulatur hineinreicht. Das subepikardiale Fettgewebe ist gleichzeitig stark vermehrt. Bei mikroskopischer Untersuchung (mittlere Vergrößerung, s. Abb. 1.12) zeigt sich im Interstitium Fettgewebe. Die Zellkerne sind durch die Fettvakuole an den Rand gedrängt. Das Zytoplasma stellt sich nur als eine schmale Membran dar. Der Inhalt der Fettzelle ist durch die Vorbehandlung bei der Paraffineinbettung (Alkohol, Xylol) herausgelöst worden, so daß jetzt optisch leere Hohlräume entstanden sind. Die verdrängten Herzmuskelfasern sind oft atrophisch.

Makroskopisch tritt die Lipomatosis cordis am ausgeprägtesten am rechten Herzventrikel auf. Die Schnittfläche läßt die streifige gelbe Infiltration der Muskulatur erkennen. Häufig sieht man auch Fettgewebsinseln unter dem Endokard. Bei der Beurteilung des Herzgewichtes (Herzhypertrophie) ist das Fettgewebe in Rechnung zu setzen. *Klinisch* kann sich bei starker Fettsucht ein sog. *Pickwickian-Syndrom* (vgl. CH. DICKENS: Pickwickier; »fatty Joe«) mit Zwerchfellhochstand, Hypoventilation, Zyanose, Polyglobulie und Cor pulmonale entwickeln, Todesursache häufig Lungenembolie. Beachte: Fettsucht ein Risikofaktor für Herzinfarkt.

Herz

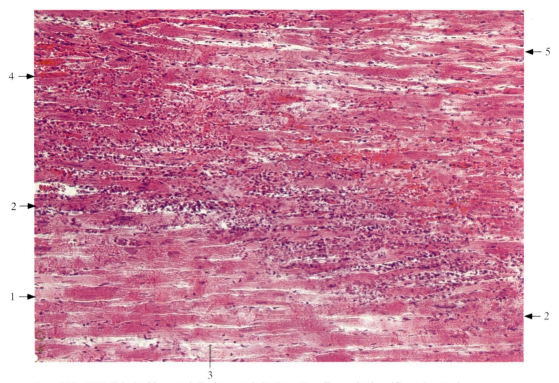

B. – Abb. 1.13. Frische Herzmuskelnekrose mit leukozytärer Demarkation (Granulozyten); Fbg. HE, Vergr. 70×

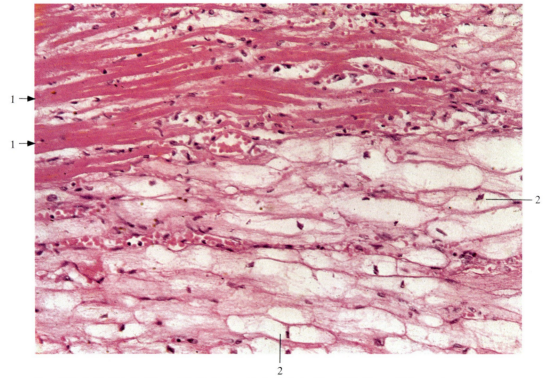

B. – Abb. 1.14. Frische Herzmuskelnekrose mit Sarkolysis; Fbg. HE, Vergr. 225×

Herzinfarkt

Der Herzinfarkt stellt eine ischämische Koagulationsnekrose dar, die durch Sauerstoffmangel bei Verstopfung der Kranzarterien (Koronarsklerose, Thrombose, Einengung der Abgänge der Kranzarterien bei Lues oder ganz selten durch Embolie) hervorgerufen wird.
Tab. 1.1 zeigt den *zeitlichen Ablauf* der makroskopischen und mikroskopischen Veränderungen.

B.–Tab. 1.1. Herzinfarkt im zeitlichen Ablauf

Zeit	Makroskopisch	Mikroskopisch	Andere Veränderungen
15 Sek.	–	–	EKG-Veränderungen (exp.)
30–60 Min.	–	Faserödem	Elektronenmikroskopische Veränderungen (S. 46, 47) H_2O-Zunahme
2 Std.	–	Hyalinisierung der Fasern (homogen eosinrot)	Kaliumverlust bis zu 24 Stunden
3 Std.	–	Sarkoplasmaverklumpungen fettige Degeneration	Anstieg des Natriumgehaltes. Verminderung von Fermenten des Zitronensäurezyklus im Infarktbereich und CPK
4 Std. 6 Std.	TTC-Reaktion negativ Geringe Aufhellung	Nekrose leukozytäre Reaktion	
9 Std.	Gelb, trocken, fest	vollausgeprägte Nekrose	
18–24 Std.	Gelb, trocken, fest	vollausgeprägte Nekrose	Fermentanstieg im Serum
2.–3. Woche	Rotes Granulationsgewebe	Granulationsgewebe	
5. Woche – 2 Monate	Narbe weiß, derb, sehnig	Narbengewebe	

Erklärung: TTC-Reaktion = Triphenyltetrazoliumchloridreaktion (Nachweis für Succinodehydrogenase nach Zusatz von Bernsteinsäure). CPK = Kreatinphosphokinase (GALEN, 1975)

Beim **frischen Herzinfarkt** (Abb. 1.13) wird die hier etwa 8 Stunden alte Herzmuskelnekrose (→ 1) von einem breiten Wall von Granulozyten (→ 2) abgegrenzt. Zur erhaltenen Muskulatur hin schließt sich ein hämorrhagischer Randsaum (→ 4) an (→ 5 = normale Muskulatur). Die Muskelfasern im Bereich der Nekrose sind homogen, die Zellkerne fehlen. Beachte die erhaltenen Zellkerne des interstitiellen Bindegewebes (→ 3).
Frische Herzmuskelnekrose mit Sarkolysis. Betrachtet man die Herzmuskelnekrose bei stärkerer Vergrößerung (Abb. 1.14, vgl. auch S. 47), so kommt die Homogenisierung des Sarkoplasmas (fehlende Querstreifung) deutlich zum Vorschein (→ 1). Bemerkenswert ist die verstärkte Anfärbung mit Eosin. Die Herzmuskelzellkerne fehlen. Die interstitiellen Bindegewebszellkerne sind noch erhalten. Außerdem sieht man in diesem Bild eine weit fortgeschrittene Sarkolysis, d. h. eine Auflösung des nekrotischen Sarkoplasmas, so daß jetzt nur noch die leeren Sarkolemmschläuche vorliegen (→ 2). Vorstadien des gleichen Prozesses mit Sarkoplasmaverklumpungen sieht man auf S. 48 (Myokarditis bei Diphtherie). In den Interstitien sind teilweise kollabierte, teilweise erweiterte Kapillaren zu erkennen. Beim narbigen Ersatz bleiben die Sarkolemmschläuche oft lange erhalten.
Makroskopisch: Lehmgelber, trockener, fester Bezirk.
Komplikationen des Herzinfarktes: Herzwandruptur mit Herzbeuteltamponade, Papillarmuskelabriß (Mitralinsuffizienz), parietale Thromben mit arteriellen Embolien, fibrinöse Perikarditis, akutes bzw. chronisches Herzwandaneurysma, kardiogener Schock.

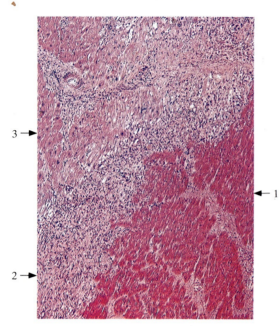

B. – Abb. 1.15. Älterer Herzinfarkt in Organisation;
Fbg. HE, Vergr. 41×

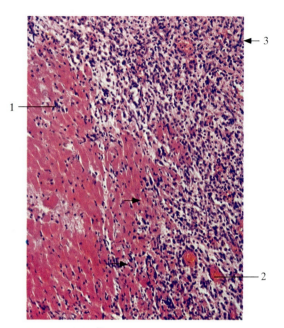

B. – Abb. 1.16. Älterer Herzinfarkt in Organisation (Detail);
Fbg. HE, Vergr. 120×

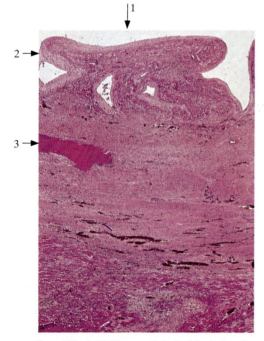

B. – Abb. 1.17. Herzmuskelschwiele (subendokardial);
Fbg. HE, Vergr. 51×

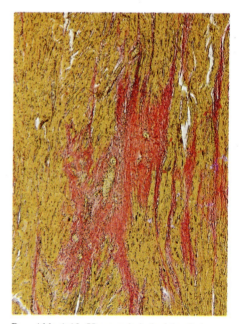

B. – Abb. 1.18. Herzmuskelschwielen bei Koronarinsuffizienz;
Fbg. v. Gieson, Vergr. 39×

Die **Herzmuskelnekrose** wird je nach Größe im Verlaufe von 2–3 Wochen von Granulationsgewebe resorbiert. Bei einem solchen **älteren Herzinfarkt in Organisation** (Abb. 1.15) sieht man mit freiem Auge und bei schwacher Vergrößerung einen unregelmäßig begrenzten, intensiv rot gefärbten Herd, die *Nekrosezone* (→ 1), einen aufgelockerten zellreichen Streifen (blau erscheinend), der die Nekrose umgibt (*Granulationsgewebe,* → 2), sowie die weniger stark eosinrot gefärbte *normale Herzmuskulatur* (→ 3). Die mittlere Vergrößerung zeigt uns die wesentlichen Merkmale: Die Nekrose läßt die kernlosen Herzmuskelfasern erkennen, deren Querstreifung (stärkste Vergrößerung) verlorengegangen ist. Das Zytoplasma der Fasern ist homogen und eosinrot. Auch die interstitiellen Bindegewebskerne sind fast vollständig verschwunden. Vom angrenzenden Granulationsgewebe kann man bei mittlerer Vergrößerung die Kapillaren als kleine runde oder längliche Hohlräume sehen. Dazwischen liegen Fibroblasten und Bindegewebsfasern, deren Textur gerade eben sichtbar wird, sowie Rundzellen (Lymphozyten, Histiozyten). Die Zellinfiltration des Granulationsgewebes greift in geringem Grad auch auf die unveränderte Herzmuskulatur über. Hier kommen die Zellkerne der Muskelfasern gut zur Darstellung.

Makroskopisch: Rotes Granulationsgewebe mit Resten gelben nekrotischen Gewebes.

Die Abb. 1.16, **älterer Herzinfarkt in Organisation** (Detail), zeigt die Grenze von der Nekrose zum Granulationsgewebe bei stärkerer Vergrößerung. In der Nekrose (links im Bild) erkennt man wiederum die kernlosen Muskelfasern mit homogenem, stark eosinrotem Sarkoplasma. Die Zellkerne des interstitiellen Bindegewebes sind teilweise erhalten, z. T. dürfte es sich schon um eingewanderte Histiozyten handeln (→ 1). Das Granulationsgewebe ist zellreich mit erweiterten Kapillaren (→ 2). Die in die Nekrose eindringenden »Pioniere« des Granulationsgewebes (→ im Bild) sind Histiozyten mit großen runden bis ovalen Zellkernen und basophilem Zytoplasma. Im oberen rechten Bildabschnitt (→3) ist das Granulationsgewebe weniger zellreich. Zwischen den stäbchenförmigen Zellkernen der Fibroblasten hat sich ein feiner Filz von kollagenen Fasern entwickelt.

Vergleiche dieses Bild mit dem Granulationsgewebe auf S. 56. Achte auf den gleichen Aufbau: Histiozyten als *Pioniere* – zellreiche *mittlere Zone* mit Kapillaren, Angioblasten, Histiozyten, Lymphozyten und Fibroblasten – *Außenzone* mit der Faserbildung.

Als Endzustand finden wir die **Herzmuskelschwiele** (Abb. 1.17). Hier ist ein Schnitt senkrecht zum Endokard ausgewählt, so daß das Trabekelsystem (→ 1) an der Herzinnenfläche zu erkennen ist. Das Endokard ist bindegewebig verdickt (→ 2). Die darunterliegenden Muskelfasern sind größtenteils erhalten (Ernährung vom Herzinnern her). Dann folgt eine breite Schicht zellarmen kollagenen Fasergewebes: die Narbe. Am unteren Bildrand ist die normale Muskulatur mit kleinen Schwielenherdchen zu sehen. Innerhalb des großen Schwielenbezirkes stellt sich ein roter Herd dar (→ 3): frische Nekrose eines ursprünglich noch erhaltenen Muskelfaserbezirkes (rezidivierter Infarkt):

Makroskopisch: Weißes Schwielengewebe, eventuell mit gelben Nekrosen.

Herzmuskelschwielen bei Koronarinsuffizienz (Abb. 1.18). *Die Koronarinsuffizienz* (BÜCHNER) *besteht in einem Mißverhältnis zwischen Sauerstoffbedarf und -zufuhr (z. B. bei Herzhypertrophie und geringer Koronarsklerose oder Verminderung der Sauerstoffspannung bei fehlender Koronarsklerose).* Der wesentliche Unterschied zum Herzinfarkt kommt schon in der Betrachtung mit dem freien Auge zum Vorschein. Statt einer großen Nekrose bzw. Schwiele sieht man eine kleinfleckige, disseminierte Verschwielung des Herzmuskels. Bei der v. Gieson-Färbung kommen die rotgefärbten Schwielen deutlich zum Vorschein. Die Herzmuskulatur ist gelb gefärbt.

Makroskopisch: Schwielengewebe weiß, sehnig glänzend und derb.

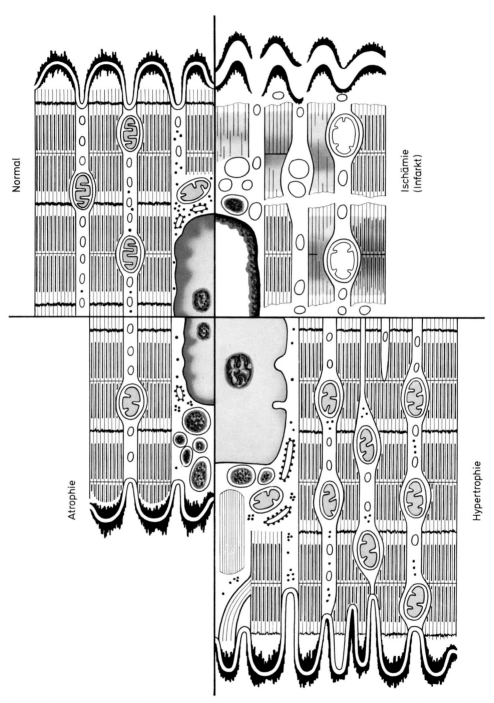

B. – Abb. 1.19. Schema der elektronenmikroskopischen Veränderungen bei Atrophie, Hypertrophie und Ischämie des Herzmuskels.

Feinstruktur des Herzmuskels

Im Falle einer *Myokardhypertrophie* sind die Herzmuskelzellen insgesamt vergrößert. Die Elementarfibrillen sind zahlreicher, aber nicht breiter und erscheinen häufiger als normal aufgezweigt. Die Mitochondrienzahl ist aufgrund der Zellvergrößerung erhöht. Im Bereiche der Kernpole sind rauhes endoplasmatisches Retikulum, Lipofuszingranula sowie neugebildete Myofibrillen (ohne Sarkomerenausbildung) angehäuft. Der Zellkern ist samt dem Nukleolus vergrößert (Polyploidie). Die Glanzstreifen (Zellgrenzen) sind stärker als normal gefältet (Erhöhung des elektrischen Widerstandes, Beeinträchtigung der transmuralen Reizleitung).

Bei der *Myokardatrophie* ist die Herzmuskelzelle verkleinert und die Anzahl der normalbreiten Elementarfibrillen reduziert. In Nähe der verkleinerten Zellkerne ist Lipofuszin (= Abnützungspigment) angehäuft.

Beim frischen *Myokardinfarkt* sind die Sarkomeren unterbrochen (lichtmikroskopisch Fragmentierung der Herzmuskelzellen) und die Myofibrillenzeichnung durch Verklumpung der Filamente verwaschen. Die Mitochondrien sind vakuolig degeneriert und irreversibel geschädigt. Die Zellkerne weisen als typisches Nekrosezeichen eine »Kernwandhyperchromatose« auf. Die Zellkontakte sind wegen der rupturierten Glanzstreifen aufgelöst.

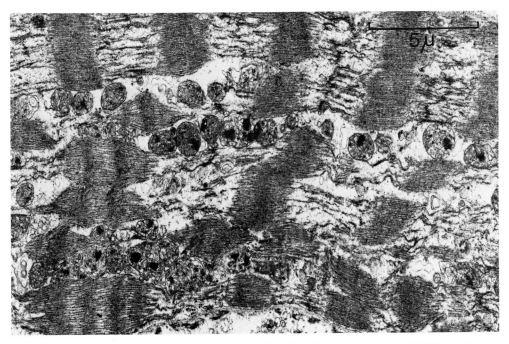

B. – Abb. 1.20. Ultrastruktur eines frischen Myokardinfarkts 6 Stunden nach durch EKG gesichertem Infarktereignis eines 67jährigen Mannes. Deutlich erkennbare Sarkolyse mit beginnender Verklumpung der Myofilamente. In einigen Mitochondrien dichte Matrixaggregate. (Autopsiematerial) Vergr. 7500×

Herz

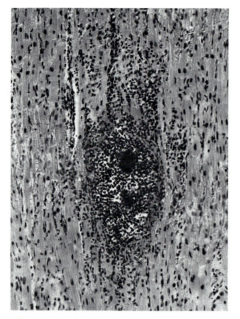

B. – Abb. 1.21. Metastatischer Herzmuskelabszeß;
Fbg. HE, Vergr. 141×

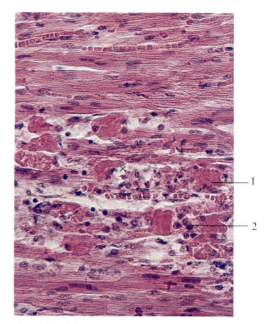

B. – Abb. 1.22.
Myokarditis bei Diphtherie;
Fbg. HE, Vergr. 315×

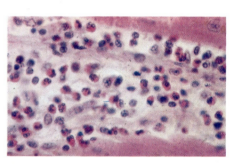

B. – Abb. 1.24. Idiopathische Myokarditis mit eosinophilen Leukozyten;
Fbg. HE, Vergr. 592×

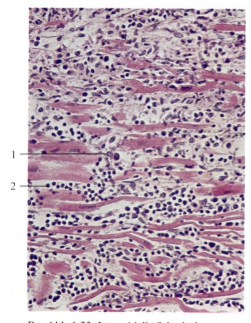

B. – Abb. 1.23. Interstitielle Scharlachmyokarditis;
Fbg. HE, Vergr. 255×

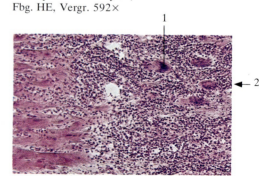

B. – Abb. 1.25. Idiopathische Riesenzellenmyokarditis;
Fbg. HE, Vergr. 110×

Myokarditis

Die **Entzündungen des Herzmuskels** treten in folgenden Formen auf:
1. *Seröse Myokarditis;*
2. *eitrige Myokarditis;*
3. *nichteitrige interstitielle Myokarditis:*
    a) mit degenerativem Einschlag (*toxische Myokarditis. Typ: Diphtherie;* auch bei Ruhr);
    b) lympho-histiozytäre Form (infektallergische Myokarditis: Typ: *Scharlach*);
    c) granulomatöse Myokarditis (*Idiopathische Myokarditis,* sog. Fiedlersche Myokarditis, fieberhafter *Rheumatismus* mit Aschoffschen Knötchen);
4. *nekrotisierende Myokarditis* (meist Virusmyokarditis. Coxsackievirus). Histologisch herdförmige Nekrosen und Infiltrate wie bei Scharlachmyokarditis.

Die *seröse Myokarditis* ist durch ein entzündliches interstitielles Ödem gekennzeichnet (z. B. bei Thyreotoxikose, Schock, Verbrennungen u. a., vgl. Elektronenmikroskopie der serösen Entzündung, S. 27). Die *eitrige Myokarditis* entsteht meist metastatisch durch Ansiedlung von Bakterien oder bakterienhaltigen Emboli in den Gefäßen (pyämischer Abszeß, z. B. bei Endocarditis thromboulcerosa, vgl. auch Niere, S. 184). Abb. 1.21 zeigt einen **metastatischen Herzmuskelabszeß** mit zentralen Bakterienkolonien (blauschwarze, runde Herde) und dichter Infiltration von polymorphkernigen Leukozyten mit Einschmelzung des Gewebes in diesem Bereich *(Abszeß)*. In der Umgebung sieht man eine lockere Infiltration mit polymorphkernigen Leukozyten.

Die **nichteitrige Myokarditis bei Diphtherie** (Abb. 1.22) zeichnet sich durch *vorherrschende degenerative Veränderungen* aus, während die entzündlichen Erscheinungen nicht so stark ausgeprägt sind (alterative Entzündung). In Abb. 1.22 erkennt man verschiedene Stadien des Unterganges von Herzmuskelfasern: Homogenisierung des Sarkoplasmas, Sarkoplasmaverklumpungen (→ 1) bis zur Sarkolysis (×) (sog. toxische Myolyse, vgl. auch S. 42). Bei schwacher Vergrößerung erscheinen diese Herde stärker eosinrot gefärbt und unregelmäßig gestaltet. Ferner findet man eine herdförmige Verfettung einzelner Faserabschnitte (vgl. S. 40). In der Umgebung der degenerativ veränderten Fasern sieht man mobilisierte Histiozyten (→ 2), die das zugrunde gehende Material resorbieren, und einzelne polymorphkernige Leukozyten. Bei der Ausheilung entwickeln sich multiple kleine Narbenherde.

Makroskopisch: Dilatiertes Herz mit kleinen, unscharf begrenzten, graugelben Herdchen oder kleinen, disseminierten Schwielen. Vorwiegend rechter Ventrikel betroffen.

Bei der **interstitiellen Scharlachmyokarditis** (Abb. 1.23) steht die *lympho-histiozytäre Zellinfiltration* im Vordergrund. Die degenerative Komponente tritt dagegen zurück. Zwischen den weit auseinandergedrängten Muskelfasern liegen lockere Infiltrate von Histiozyten (→ 1), Lymphozyten (→ 2), Fibroblasten und einzelne Plasmazellen. Ferner besteht ein interstitielles Ödem. Die Muskelfasern sind teilweise intakt, teilweise degenerativ verändert und zugrunde gegangen. In der 3. Krankheitswoche nach fieberhaften Infekten auftretend.

Bei Myokarditiden unbekannter Ätiologie (**idiopathische Myokarditis mit eosinophilen Leukozyten**) (Abb. 1.24) ist der Herzmuskel diffus oder herdförmig von eosinophilen Leukozyten durchsetzt (allergisch bedingt?). Gleichzeitig kann eine granulomatöse Entzündung bestehen (**idiopathische Riesenzellenmyokarditis**) (Abb. 1.25) mit dichten Zellinfiltraten aus Lymphozyten, Histiozyten, Fibrozyten und Plasmazellen, wobei die Muskelfasern herdförmig völlig zugrunde gehen. Im vorliegenden Bild erkennt man inmitten der entzündlichen Infiltrate Riesenzellen mit verklumpten Zellkernen, die Muskelriesenzellen (→ 1 u. 2) darstellen (verpuffte Regenerate). Epitheloidzellige Granulome kommen bei Sarkoidose vor.

Makroskopisch: Dilatiertes Herz. Auf der Schnittfläche sind häufig kleinfleckige, unscharf begrenzte, graurote oder graugelbe Herdchen zu sehen.

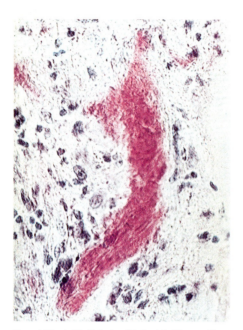

B. – Abb. 1.26. Frische fibrinoide Verquellung;
Fbg. HE, Vergr. 480×

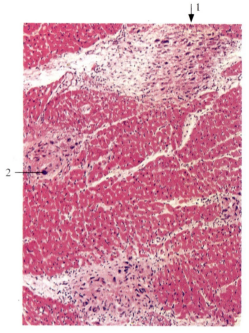

B. – Abb. 1.27. »Blühende« Aschoffsche
Knötchen;
Fbg. HE, Vergr. 120×

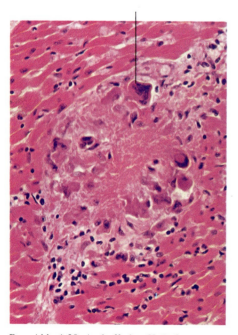

B. – Abb. 1.28. Aschoffsches Knötchen;
Fbg. HE, Vergr. 330×

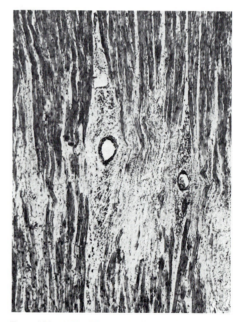

B. – Abb. 1.29. Rheumatische Narben;
Fbg. HE, Vergr. 56×

Myokarditis

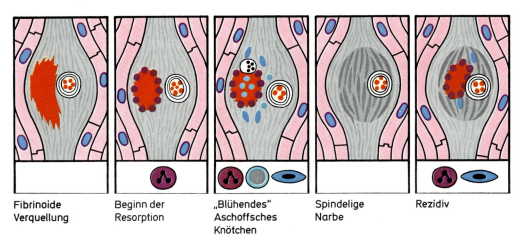

| Fibrinoide Verquellung | Beginn der Resorption | „Blühendes" Aschoffsches Knötchen | Spindelige Narbe | Rezidiv |

B.–Abb. 1.30. Schema des zeitlichen Ablaufs der rheumatischen Entzündung

Abb. 1.30 zeigt schematisch den **Ablauf der rheumatischen Entzündung** am Herzmuskel beim fieberhaften Rheumatismus. Im Prinzip ähnliche Veränderungen treten an der Aorta, dem peritonsillären Gewebe, den Herzklappen und den Gelenken auf. *Die Erkrankung beginnt mit der fibrinoiden Verquellung (Nekrose) des perivaskulären Bindegewebes* (Quellungshyalin, vgl. S. 13). *Als Reaktion des Organismus tritt ein histiozytäres Granulom mit einzelnen Riesenzellen auf (Aschoffsches Knötchen)* (Aschoff, 1904; Geipel, 1906). Die Histiozyten räumen das fibrinoide Material ab (Verdauungsfunktion der Histiozyten). *Im Endstadium entsteht eine bindegewebige perivaskuläre Narbe,* wobei die Histiozyten sich in Fibroblasten umwandeln und kollagene Fasern bilden. *Rezidive* lokalisieren sich bevorzugt in den alten Narben.

Bei der mikroskopischen Untersuchung muß man sein Augenmerk auf die größeren interstitiellen Räume richten. Abb. 1.27 zeigt bei mittlerer Vergrößerung mehrere **»blühende« Aschoffsche Knötchen** (→ 1) mit dicht gelagerten Histiozyten und Riesenzellen (→ 2). Bei stärkerer Vergrößerung sieht man die Frühveränderungen in Form von **frischen fibrinoiden Verquellungen** (Abb. 1.26). Man erkennt homogenes leuchtendrot gefärbtes Material, das die Bindegewebsfasern völlig maskiert. Die Reaktion des Organismus setzt sofort mit Mobilisation von Histiozyten ein, die an den großen saftigen Kernen und vergrößerten Nukleolen mit unscharf begrenztem, schwach basophilem Zytoplasma kenntlich sind. Einzelne Lymphozyten sind vorhanden. Ein **Aschoffsches Knötchen** in weiter fortgeschrittenem Stadium zeigt Abb. 1.28. Im Zentrum ist noch fibrinoides Material zu erkennen. Am Rande treten Histiozyten auf sowie Riesenzellen, die z. T. Muskelriesenzellen (sog. Anitschkow-Zellen) darstellen (→), da in diesem Falle die Entzündung auf die Muskulatur übergegriffen hat.

Beim Abklingen der akuten Entzündung werden die Histiozyten länglich und bilden kollagene Fasern. Auf diese Weise entsteht die spindelige perivaskuläre **rheumatische Narbe** (Abb. 1.29). Diese Narben sind schon bei schwacher Vergrößerung als längliche, spitz zulaufende, heller rote Bezirke zu sehen. In unserem Bild sind noch einige Histiozyten in das Narbengewebe eingelagert.

Makroskopisch: Dilatierter Herzmuskel; kleinste weiße Schwielen im Narbenstadium. Fast immer mit frischer oder abgelaufener Endocarditis rheumatica vergesellschaftet.
Unterschiede: *Entzündlicher Rheumatismus* (rheumatisches Fieber, primär-chronische Polyarthritis, Morbus Bechterew). *Degenerativer Rheumatismus* (Arthrosis deformans). *Weichteilrheumatismus* (häufigste Form).

Endokarditis

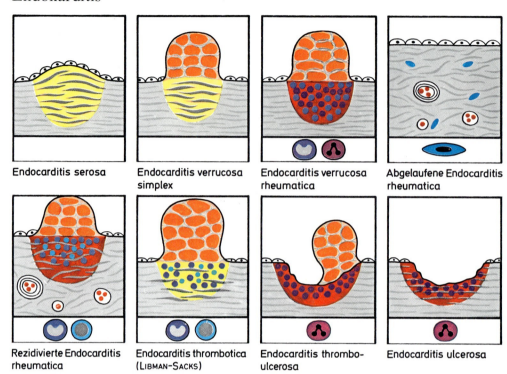

B. – Abb. 1.31. Schematische Darstellung der verschiedenen Formen von Endokarditis

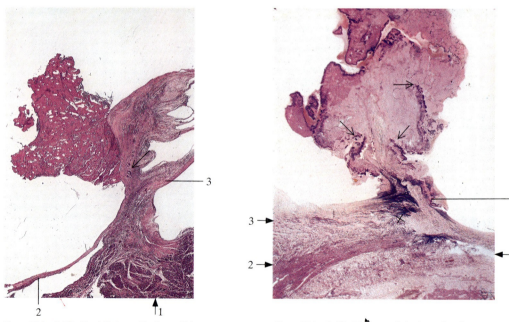

B. – Abb. 1.32. Rezidivierte Endocarditis verrucosa rheumatica; Fbg. HE, Vergr. 10×

B. – Abb. 1.33. Endocarditis thromboulcerosa; Fbg. HE, Vergr. 11×

Endokarditis

Die Endokarditis stellt eine Entzündung der Herzklappen dar, die mit einer Insudation in das Klappengrundgewebe, entzündlicher Infiltration und thrombotischer Auflagerung einhergeht. Die Veränderungen spielen sich vorwiegend am Schließungsrand der Klappen ab. Die Segelklappen der Mitralis und die Taschenklappen der Aorta sind bevorzugt befallen.
Die leichteste und flüchtigste Form, vielleicht auch der Wegbereiter aller anderen Endokarditiden, ist 1. die **seröse Endokarditis** (Abb. 1.31), bei der Bluteiweißkörper in das Klappengrundgewebe eindringen und zu einer Aufquellung der Fasern mit interstitiellem Ödem führen (makroskopisch: geringe glasige Aufquellung). Die 2. Form, die **Endocarditis verrucosa simplex** (Abb. 1.31), unterscheidet sich nur im Stärkegrad der Insudation und zelligen Reaktion von der Endocarditis rheumatica. Man findet einen Endotheldefekt mit einem aufgelagerten Thrombus, der fast ausschließlich aus Blutplättchen und nur wenig Fibrin besteht. Wird oft bei Schock beobachtet (Abklatschen von zirkulierenden Thrombozytenaggregaten am Schließungsrand, MITTERMAYER u. Mitarb., 1971). 3. Die **Endocarditis rheumatica** (Abb. 1.31) bietet mikroskopisch fast das gleiche Erscheinungsbild. Es findet sich aber eine stark ausgeprägte fibrinoide Verquellung im Klappengrundgewebe und dementsprechend auch eine starke entzündliche Reaktion mit Histiozyten und polymorphkernigen Leukozyten. Die Ausheilung (**abgelaufene Endocarditis rheumatica**, Abb. 1.31) erfolgt über eine Gefäßeinsprossung mit sekundärer Narbenbildung *(Herzklappenfehler).* Rezidive treten häufig auf (**rezidivierte Endocarditis rheumatica**, Abb. 1.32).

Makroskopisch handelt es sich um grauweiße, glasige Wärzchen, die leicht abwischbar sind.

4. Die **Endocarditis thrombotica** (LIBMAN-SACKS) ist eine abakterielle Endokarditis mit großen, weichen Fibrin- und Plättchenthromben, starker fibrinoider Verquellung im Klappengewebe und ausgeprägter entzündlicher Reaktion (Abb. 1.31). Häufig besteht gleichzeitig ein *Lupus erythematodes disseminatus acutus* mit Nierenveränderungen (Drahtschlingenglomerula).

5. Die **Endocarditis thromboulcerosa und ulcerosa** (klinisch auch Endocarditis lenta genannt, wenn Str. viridans nachgewiesen, heute auch häufig Staphylokokken und andere Erreger) (Abb. 1.33) sind im Gegensatz zur Endocarditis verrucosa bakterielle Klappeninfektionen. Sie gehen mit Zerstörung des Klappengewebes und starker leukozytärer Infiltration einher.

Makroskopisch findet man Klappendefekte und polypöse Thromben. *Komplikationen der Endokarditis:* 1. abakterielle Endokarditiden: arterielle Embolien, Herzklappenfehler; 2. bakterielle Endokarditiden: Herzklappenfehler, pyämische Abszesse, Löhleinsche Herdnephritis.

Bei der **rezidivierten Endocarditis rheumatica** (Abb. 1.32) erkennt man mit schwacher Vergrößerung eine verdickte Mitralklappe mit einer breiten eosinroten Auflagerung. Am Rande ist Herzmuskelgewebe (→ 1) zu sehen, bei → 2 das Endokard des linken Vorhofes. Die mittlere Vergrößerung zeigt das bindegewebig verbreiterte Klappengewebe mit zahlreichen Gefäßen (→). Auch die Sehnenfäden sind bindegewebig verdickt (→ 3). Der Thrombus besteht aus eosinrotem Material (vorwiegend Blutplättchen). Aus der Tatsache, daß Gefäße im Klappengrundgewebe vorhanden sind, kann geschlossen werden, daß hier früher schon eine Endokarditis abgelaufen ist. Die **Endocarditis thromboulcerosa** (Abb. 1.33) *stellt eine bakterielle Endokarditis mit Klappenzerstörung und thrombotischen Auflagerungen mit Bakterienrasen dar.* Bei schwacher und mittlerer Vergrößerung erkennt man die Media der Aorta (→ 1) und die Muskulatur des linken Ventrikels (→ 2) mit bindegewebig verdicktem Endokard (→ 3). Reste des Klappengewebes sind gerade noch zu erkennen (→ 4). Dem Klappengewebe sitzt ein großer, aus Fibrin und Plättchen bestehender Thrombus auf, der massenhaft blaue Bakterienrasen enthält (→). An der Basis der Klappe ist die Verkalkung von Bindegewebsfasern (×) ein Zeichen dafür, daß hier früher schon entzündliche Prozesse mit Vernarbungen stattgefunden haben.

Perikarditis

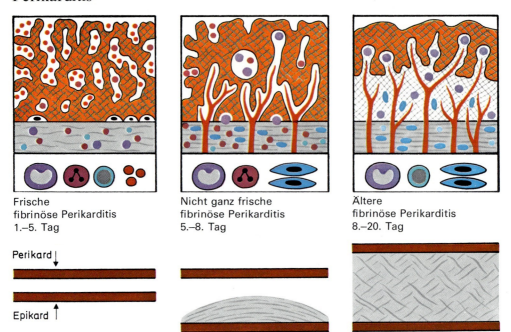

B. – Abb. 1.34. Schematische Darstellung der wesentlichen Merkmale und des zeitlichen Ablaufes der Perikarditis

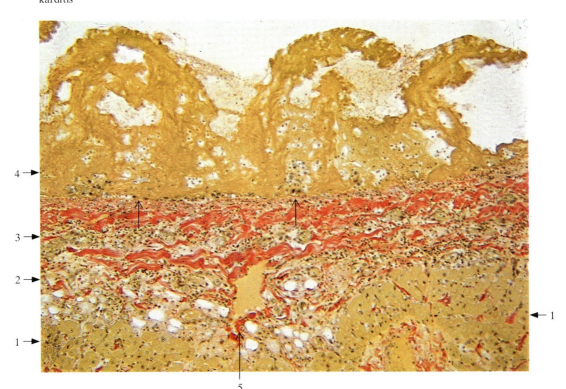

B.–Abb. 1.35. Frische fibrinöse Perikarditis; Fbg. v. Gieson, Vergr. 62×

Perikarditis

Eine Entzündung der Herzbeutelblätter (auch des Epikards) wird als Perikarditis bezeichnet. Jede Form der Entzündung (seröse, fibrinöse, eitrige, hämorrhagische, chronische, spezifische) ist möglich. Sie kann entstehen: *metastatisch* (z. B. bei Sepsis, Infektionskrankheiten), *per continuitatem* (z. B. Übergreifen von der Lunge, der Pleura und vom Ösophagus her), *reaktiv* (z. B. bei Herzinfarkten) und *toxisch* (z. B. Urämie). An allen serösen Häuten (Pleura, Peritoneum) findet man das gleiche histologische Erscheinungsbild und den gleichen Ablauf der Entzündung. Die Abb. 1.34 zeigt **die wesentlichen Merkmale und den zeitlichen Ablauf der fibrinösen Perikarditis.**

Frische fibrinöse Perikarditis (1.–5. Tag): Fibrinogen ist zusammen mit Serumeiweißkörpern aus den Kapillaren des Perikards ausgetreten und zum Faserstoff Fibrin polymerisiert. Wir sehen unregelmäßig gestaltete Fibrinzotten auf der Oberfläche des Perikards (vgl. Abb. 1.35). Die Deckzellen des Perikards sind teilweise erhalten oder abgelöst und durch den entzündlichen Reiz vergrößert.

Nicht ganz frische fibrinöse Perikarditis (5.–8. Tag): Jetzt beginnt Granulationsgewebe (Kapillaren, Histiozyten, Fibroblasten) vom Epi- und Perikard her einzusprossen (s. Abb. 1.36 u. 1.37), wobei das Fibrin resorbiert wird (Abbau der Fibrinfasern durch proteolytische Fermente der Histiozyten).

Ältere fibrinöse Perikarditis (8.–20. Tag): Die Granulationsgewebswucherung schreitet weiter fort, wobei in den perikardnahen Anteilen des Granulationsgewebes zunehmend mehr kollagene Fasern von Fibroblasten gebildet werden (s. Abb. 1.36).

Als Endzustand sehen wir eine **Perikardschwiele** aus kollagenem Fasergewebe (evtl. in Form von zuckergußähnlichen Auflagerungen). Hat sich der Prozeß an beiden Herzbeutelblättern abgespielt, so kann es zu Verwachsungen kommen *(Concretio cordis cum pericardio, Synechie,* vgl. S. 54 u. 57).

Unter besonderen Umständen (Aktivierung des fibrinolytischen Potentials; Plasmin?) kann das Fibrin auch humoral gelöst werden, so daß eine Restitutio ad integrum eintritt. Treten gleichzeitig mit dem Fibrinogen große Mengen von Serumeiweißkörpern aus, so entsteht eine *serofibrinöse Perikarditits.* Verwachsungen der beiden Herzbeutelblätter können dann ausbleiben.

Frische fibrinöse Perikarditis (Abb. 1.35). Mit der Lupenvergrößerung oder dem unbewaffneten Auge sehen wir eine dreifache Schichtung des Präparates: eine breite, dichte Zone (v. Gieson gelb) = *Herzmuskulatur* (→ 1), eine aufgelockerte Schicht = *Fibrinauflagerungen* (→ 4). Bei mittlerer Vergrößerung sind folgende Einzelheiten zu erkennen: die Muskelfaserschicht, die Fettgewebsschicht mit runden, optisch leeren Hohlräumen und das aufgelockerte Bindegewebe des Perikards (v. Gieson rot, →3), das von einzelnen Granulozyten und Lymphozyten durchsetzt ist. Die aufgelagerten Fibrinzotten erscheinen bei v. Gieson-Färbung als gelbe, breite Balken, dazwischen spannen sich, besonders an der Oberfläche, feine Fibrinnetze aus. Im Maschenwerk des Fibrins finden sich einzelne Granulozyten, Erythrozyten sowie schwach gelb gefärbte homogene Eiweißmassen. Beachte das Deckepithel (Mesothel), das nur noch durch einige vergrößerte Zellen dargestellt wird (→). Im Fettgewebe (→ 2) sieht man eine kleine Vene mit Plasmastase (v. Gieson gelb, homogen, → 5).

Makroskopisch: Oberfläche nicht spiegelnd, sondern stumpf mit zottigen Auflagerungen, die sich in Leisten quer zur Längsachse des Herzens anordnen (Cor villosum).
Merke: Fibrinöse Entzündung führt zu *Verklebungen.* Nach bindegewebiger Organisation spricht man von *Verwachsungen. Für den Chirurgen ein wichtiger Unterschied:* Bei fibrinösen Entzündungen muß er nach der Quelle der Entzündung suchen. Verwachsung bedeutet einen abgeschlossenen Prozeß.

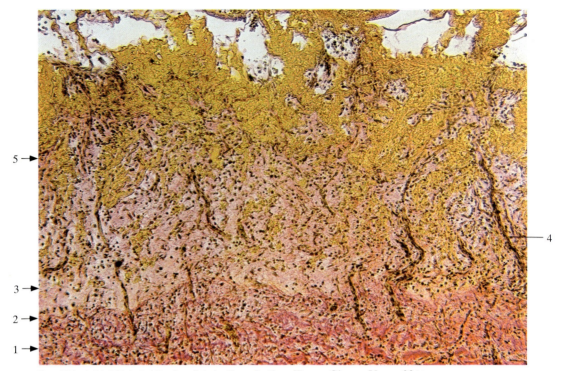
B.–Abb. 1.36. Fibrinöse Perikarditis in Organisation; Fbg. v. Gieson, Vergr. 99×

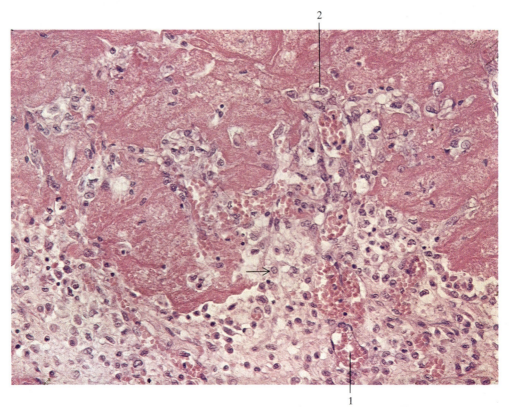
B. – Abb. 1.37. Fibrinöse Perikarditis in Organisation (Detail); Fbg. HE, Vergr. 248×

Fibrinöse Perikarditis in Organisation (Abb. 1.36). Etwa am 5. Tag beginnt Granulationsgewebe in das Fibrin einzusprossen. Bei Lupenvergrößerung sehen wir in dem Präparat zwar die Dreischichtung (Muskulatur, Fettgewebe, Fibrinauflagerung) noch erhalten. Die Zone des subepikardialen Fettgewebes ist aber dichter zellig infiltriert, von kollagenem Fasergewebe durchsetzt und nicht deutlich abzugrenzen. Die mittlere Vergrößerung (Abb. 1.36) zeigt bei v. Gieson-Färbung die aufgelockerten roten Fasern des Epikards (→ 1) mit schütterer Infiltration von Histiozyten, Fibroblasten und Lymphozyten (→ 2: ursprüngliche Grenze des Epikards). Darauf folgt das Granulationsgewebe mit den schwach rot gefärbten neugebildeten Bindegewebsfasern (→ 3). Es ist deutlich zu sehen, daß die Gefäßstämme (→ 4) des Granulationsgewebes ihren Ursprung im Perikard haben und von hier aus senkrecht zur Oberfläche verlaufen. Im Granulationsgewebe sind Kerne von Fibroblasten (länglich) und einzelne Lymphozyten zu sehen. In der oberen Schicht kommen noch die erhaltenen Fibrinbalken (→ 5) zum Vorschein, die zungenförmig in das Granulationsgewebe hereinreichen. Mit vielgestaltigen Ausläufern schiebt sich das Granulationsgewebe in das Fibrin hinein, wobei Resorptionslakunen mit Histiozyten auftreten.

Makroskopisch: Grauweiße zottige, nicht abwischbare Auflagerungen.

In Abb. 1.37 (**fibrinöse Perikarditis in Organisation**) sieht man die Grenze des Granulationsgewebes zum Fibrin bei stärkerer Vergrößerung. Das locker strukturierte Fibrin ist in den unteren Partien des Bildes vollständig vom Granulationsgewebe resorbiert. Man erkennt hier Histiozyten (→), Lymphozyten und einige Fibroblasten sowie erweiterte Kapillaren mit Erythrozyten als Inhalt (→ 1). Im straßenförmig vordringenden Granulationsgewebe sind als »Pioniere« Histiozyten zu sehen, die in einem fibrinfreien Hof liegen (Resorptionslakunen, → 2).

Die **Perikardverwachsung** (Abb. 1.38) stellt den Endzustand dar. In unserem Bild ist unten die Herzmuskulatur (→ 1) zu sehen, darüber eine schmale Schicht des subepikardialen Fettgewebes. Darauf folgt nach oben das locker strukturierte neugebildete Bindegewebe zwischen den beiden Herzbeutelblättern mit reichlich erweiterten Gefäßen. Das dichte Bindegewebe des Perikards (→ 2) und das mediastinale Fettgewebe (→ 3) nehmen die obere Bildhälfte ein. Mesothelzellen können die Spalten zwischen den Bindegewebssträngen auskleiden, so daß adenomatöse Strukturen entstehen (Cave: Nicht zu verwechseln mit Metastasen eines Adenokarzinoms).

Die Verwachsungen haben immer eine *Verklebung* (fibrinöse Perikarditis) der beiden Herzbeutelblätter zur Voraussetzung. Bei geringfügigen fibrinösen Perikarditiden bilden sich nur lockere bindegewebige Adhäsionen aus, die sich leicht lösen lassen.

Bei *rezidivierender Perikarditis* bildet sich immer wieder neues Granulationsgewebe, welches vernarbt, so daß ein dickes, derbes Schwielengewebe entsteht (Panzerherz, evtl. mit Kalkeinlagerungen). Ähnliche Restzustände findet man auch bei der Pleuritis (verkalkte Pleuraschwarten, Empyemresthöhlen) oder Peritonitis (ausgedehnte Verwachsungen des Peritoneums).

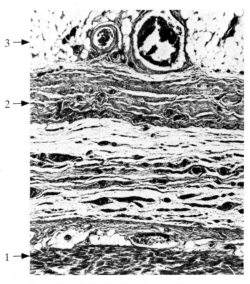

B. – Abb. 1.38. Perikardverwachsung; Fbg. HE, Vergr. 30×

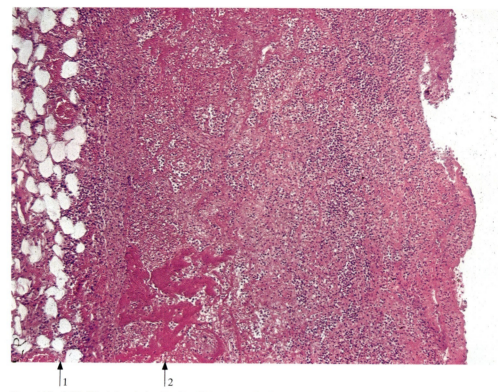

B. – Abb. 1.39. Fibrinös-eitrige Perikarditis; Fbg. HE, Verg. 90×

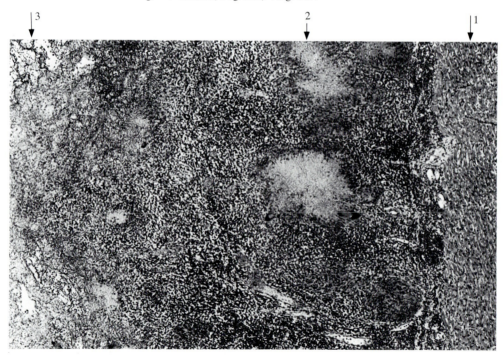

B. – Abb. 1.40. Tuberkulöse Perikarditis; Fbg. v. Gieson, Vergr. 42×

Fibrinös-eitrige Perikarditis (Abb. 1.39). Auch hier bietet das Präparat in der Übersicht wieder die typische Dreischichtung von Herzmuskulatur, subepikardialem Fettgewebe und Fibrinbelag. In der vorliegenden Abbildung ist nur das subepikardiale Fettgewebe zu sehen (→ 1). Die Herzmuskulatur fehlt. Im Vergleich zur fibrinösen Perikarditis fällt schon bei Lupenvergrößerung eine stärkere Blaufärbung in der Fibrinzone auf, deren zottiger Charakter an der Oberfläche verwischt ist. Die mittlere Vergrößerung zeigt die Ursache der starken Blaufärbung. Das Fibrin ist dicht mit Zellen durchsetzt, die sich bei stärkerer Vergrößerung als polymorphkernige Leukozyten mit den typischen gelappten Kernen darstellen. Das Zytoplasma ist vom umgebenden Exsudat meist nicht abgrenzbar. Typische Fibrinbalken, die stark eosinrot gefärbt sind, liegen in unserem Präparat nur in geringer Menge direkt dem Epikard auf (→ 2). Die darüberliegenden roten, mehr homogenen Massen mit den eingelagerten Leukozyten bestehen aus geronnenem Blutplasma, Fibrin und Erythrozyten. Die aufgelockerte Bindegewebsschicht des Epikards sowie das Fettgewebe sind ebenfalls von Granulozyten durchsetzt.

Makroskopisch sieht man wie bei fibrinöser Perikarditis zottige Auflagerungen, die aber nicht grauweiß, sondern graugelb erscheinen. Der begleitende Erguß ist zudem rahmig, gelblich trüb oder flockig (spezifisches Gewicht über 1018).

Tuberkulöse Perikarditis (Abb. 1.40). Auch bei der spezifischen Entzündung des Perikards fällt im Vergleich zur fibrinösen Perikarditis der stärkere Zellgehalt auf (→ 1: Herzmuskulatur). Außerdem sind runde oder unregelmäßig begrenzte Herde mit homogenem, kernlosem Zentrum (→ 2) von eosinroter Farbe (v. Gieson gelb) zu sehen, die von einem zellulären Wall abgegrenzt werden. Die mittlere Vergrößerung zeigt den typischen Aufbau der Tuberkel (vgl. a. S. 108 u. f.):

1. Zentrale kernlose *Nekrose (Verkäsung)* von homogener oder leicht feinkörniger Beschaffenheit.

2. Demarkation der Verkäsung durch *Epitheloidzellen* in radiärer Anordnung. Wie Epithelzellen nebeneinanderstehend, daher Epitheloid!

3. *Langhanssche Riesenzellen* mit halbmondförmig angeordneten Zellkernen, wobei die Öffnung des Halbmondes meist der Nekrose zugewandt ist.

4. *Granulationsgewebswall* mit Lymphozyten, der im vorliegenden Fall nur gering ausgebildet ist. Zwischen den Tuberkeln findet sich ein Exsudat (schwach grau erscheinend) aus Fibrin und Serumeiweißkörpern, durchmischt mit polymorphkernigen Leukozyten und Lymphozyten. Im linken Bildabschnitt ist Fibrin (→ 3) erkennbar. An der Grenze zur Herzmuskulatur (→ 1), vorwiegend im subepikardialen Fettgewebe, kann man dichte lymphozytäre Infiltrate erkennen sowie einsprossendes Granulationsgewebe, dessen Gefäßstämme als doppelkonturierte hellere Kanäle sichtbar werden.

Die Pericarditis tuberculosa entsteht sekundär, meistens lymphogen oder hämatogen, nur selten direkt fortgeleitet von der Nachbarschaft. Häufig ist als Ausgangspunkt nur eine geringfügige Tuberkulose der bronchopulmonalen Lymphknoten nachweisbar bei bestehendem Primärkomplex.

Makroskopisch bietet sich das Bild einer fibrinösen Perikarditis mit meist gelblichgrauen Auflagerungen. Die Beläge sind nicht abwischbar. Beim Einschneiden sieht man die gelblichen Käseherdchen. Eventuell Ausgang in schwielige Perikarditis mit Verkalkungen (Panzerherz).

Arteriosklerose

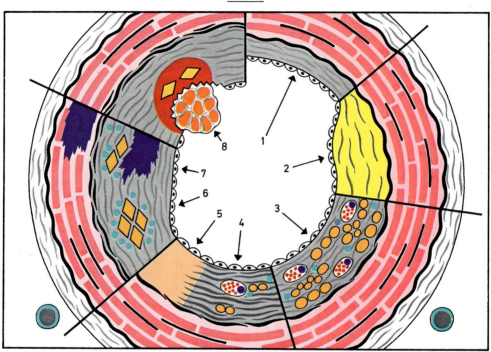

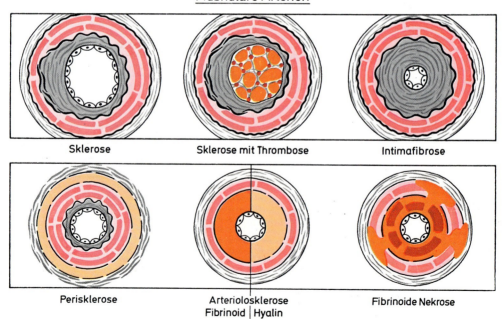

B.–Abb. 2.1. Übersicht der verschiedenen Formen der Arteriosklerose

2. Gefäße

Für die Beurteilung der pathologischen Veränderungen an Gefäßen muß man sich zunächst darüber klar werden, ob es sich um eine Arterie, Vene oder Kapillare handelt. **Arterien vom elastischen Typ** (z.B. Aorta, A. subclavia, A. iliaca) mit elastischen Membranen und glatten Muskelzellen in der Media neigen bei Arteriosklerose vorwiegend zu Sklerose und Atheromatose der Intima (evtl. Medionecrosis, Entzündungen der Media bei Lues). Die **großen Arterien vom muskulären Typ** (z. B. A. femoralis, A. poplitea, A. brachialis) zeigen bei Arteriosklerose neben einer Sklerose der Intima vorwiegend eine Mediaverkalkung und können in Form der Endangiitis obliterans betroffen werden (Beinarterien). Bei den **kleineren Arterien vom muskulären Typ**, wie Herzkranzarterien, Hirnbasisarterien, Arterien im Nierenmark, entwickelt sich bei Arteriosklerose vorwiegend eine halbmondförmige Elastose und Sklerose. An den **Arteriolen** manifestiert sich die Arteriosklerose in Form der Hyalinose (Arteriolosklerose). Auch die maligne Nephrosklerose und Periarteriitis nodosa haben hier ihren Schauplatz. Bei der histologischen Untersuchung hat man auf die Dicke der Intima, Veränderungen der Media (Einlagerungen, entzündliche Infiltrate, Wandumbau) und zellige Infiltrate in der Adventitia zu achten.

Übersicht der verschiedenen Formen der Arteriosklerose (Abb. 2.1)

Die Arteriosklerose stellt eine chronisch fortschreitende Erkrankung der Arterien mit Ablagerung pathologischer Stoffwechselprodukte dar, die mit Gewebswucherungen und Wandumbau einhergeht. Die Arteriosklerose beginnt nach neueren Anschauungen mit einem **Intimaödem** (Abb. 2.1 →1 normal, →2 Intimaödem). Dabei ist die Intima aufgequollen (makroskopisch glasig) mit homogenen, schwach färbbaren Eiweißmassen und Fibrin zwischen den Bindegewebsfasern. Dieser Zustand ist flüchtig und kann sich zurückbilden. Morphologisch besser faßbar ist die **Lipoidose** (Abb. 2.1, → 3), d. h. feintropfige Einlagerungen von Fetten (Lipoproteiden) zwischen den Bindegewebsfasern der Intima mit sekundärer Phagozytose der Fetttropfen durch Speicherzellen, die aus den Myozyten der Intima entstehen (makroskopisch gelbe flache Herde). Auch diese Form ist reversibel, kann aber das nächste Stadium – **die Sklerose** – einleiten (Abb. 2.1, → 4, Abb. 2.3, Abb. 2.6). Jetzt findet man eine starke Vermehrung der Bindegewebsfasern der Intima (oft mit hyaliner Umwandlung, Abb. 2.1 →5), bei gleichzeitiger Aufsplittung und Vermehrung der elastischen Lamellen der Elastica interna. Die Lipoide fließen dann zu größeren Herden zusammen, wobei gleichzeitig eine *Nekrose* (sog. *Quellungsnekrose*) auftritt (Abb. 2.1, →5, Abb. 2.3). Daraus resultieren homogene, kernlose Bezirke mit typischen, spießförmigen Aussparungen, entsprechend den Cholesterinkristallen (**Atherom** mit makroskopisch gelbweißen Massen und glitzernden Cholesterinkristallen, Abb. 2.1 →6, Abb. 2.3, 2.4). Das Atherom kann ulzerieren, wobei sich sekundäre parietale Thromben ablagern (**atheromatöses Geschwür mit Thrombose**, Abb. 2.1 → 8). Gleichzeitig mit Entwicklung der Sklerose und Atheromatose der Intima treten in der *Media* Bindegewebsfasern (Mediafibrose) und/oder vermehrt Mukopolysaccharide auf, und Kalk wird abgelagert (Abb. 2.1 →7).

Komplikationen: Bei Ulzeration des atheromatösen Beetes mit parietalen Thromben arterielle Embolien, eventuell Cholesterin-Kristallembolien, Ektasie, Aneurysmen.

Mediaverkalkungen (s. S. 66) der Extremitätenarterien geben den Arterien ein »gänsegurgelartiges« Aussehen (Tastbefund!). Die **Sklerose der mittleren und kleineren Arterien** (vom Typ der Koronararterien) führt zu einer meist halbmondförmigen Einengung des Arterienlumens, wobei die Media atrophisch wird. Blutungen ins Atherom und sekundäre Thromben können hinzutreten (s. Abb. 2.1, 2.6, 2.7 u. 2.8). Die **Hyalinose der Arteriolen** (Arteriolosklerose) stellt sich mikroskopisch als eine Homogenisierung der Gefäßwand dar, wobei die Media atrophisch wird (S. 60, 63). Das hyaline Material liegt zwischen Intima und Media (Abb. 2.1 unten, Mitte). Bei starker Hypertonie kann es hier auch zur Ablagerung von *Fibrinoid* kommen. Eine fibrinoide Nekrose der gesamten Gefäßwand findet man bei **maligner Nephrosklerose** (s. a. S. 176). Eine **Intimafibrose** (Abb. 2.1) findet man bei Entzündungen, die auf die Gefäßwand übergreifen, z. B. am Rande eines Magenulkus, tuberkulösen Kavernen (Reaktiver Schutzmechanismus gegen Blutung). **Perisklerose** (Abb. 2.1) mit Hyalinablagerung in der Adventitia wird in den Arteriolen der Netzhaut bei Hypertonie beobachtet.

Gefäße

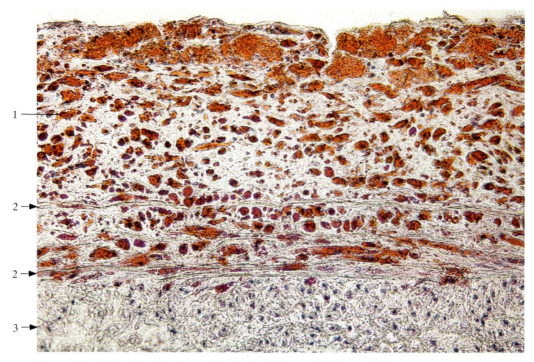

B. – Abb. 2.2. Lipoidose der Aorta; Fbg. Sudan-Hämatoxylin, Vergr. 252×

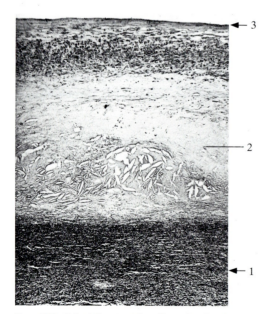

B. – Abb. 2.3. Atheromatöses Beet der Aorta mit Quellungsnekrose;
Fbg. HE, Vergr. 40×

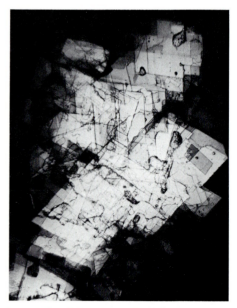

B. – Abb. 2.4. Cholesterinkristalle aus einem Atherom im Polarisationsmikroskop;
ungefärbt, Vergr. 100×

Arteriosklerose

Lipoidose der Aorta (Abb. 2.2). Die *Einlagerung von Lipoiden (und Eiweißkörpern) aus dem Blutstrom in die Intima* der Aorta stellt die sinnfälligste erste Veränderung der Arteriosklerose dar. Diese Lipoide bleiben aber häufig nicht liegen. Sie können wieder abgebaut oder mit dem Saftstrom abtransportiert werden (z. B. bei Kindern, sog. Milchflecke der Aorta). Somit ist die Lipoidose an sich noch keine Arteriosklerose. Erst mit der Reaktion der Zellen der Intima (glatte Muskelzellen) wird der Krankheitsprozeß eingeleitet und schreitet dann fort. Die Lipoide sind zudem nur der »Indikator« einer pathologischen Wanddurchlässigkeit. Die weniger gut sichtbaren Eiweißkörper entfalten wahrscheinlich ihre Reizwirkung auf die Myozyten der Intima.
Bei einer Fettfärbung kann man in der Übersicht die drei Schichten der Aorta gut erkennen: die lockere Adventitia mit Gefäßen, die als blaues, homogenes Band erscheinende Media und die schmale, herdförmig rot gefärbte, gering polsterförmig verdickte Intima. Richten wir unser Augenmerk jetzt bei mittlerer Vergrößerung (Abb. 2.2) auf die Intima, so sieht man außerhalb der roten, verfetteten Partien in der schwach blau gefärbten Intima lockere kollagene Fasern und einzelne längliche Zellkerne von Myozyten. Im Bereiche der mit Sudanrot gefärbten Bezirke ist die Intima verdickt. Die Lipoide liegen in der obersten Schicht in größeren Komplexen vor, in der übrigen Intima deutlich als feintropfiges Material im Plasmaleib runder oder ovaler Zellen, deren Zellkerne an den Rand gedrängt sind (Histiozyten bzw. Phagozyten, →1). Diese Zellen wurden 1852 erstmals von ROKITANSKY gesehen und später genauer von LANGHANS (1866)[1] beschrieben (*Langhans-Zellen,* nicht zu verwechseln mit den Langhansschen Riesenzellen bei Tuberkulose). Nach neuer Anschauung handelt es sich um glatte Muskelzellen der Intima, die sich in Phagozyten umwandeln können (s. Allgemeine Pathologie). Die elastischen Membranen der Media sind in unserem Bild schon gering aufgesplittert (→2). Hier sind Fettsubstanzen feinstaubig eingelagert. →3: Muskelzellen der Media. Im polarisierten Licht kann man doppelbrechende Substanzen (Cholesterin) nachweisen (Abb. 2.4).
Makroskopisch: Gelbe, flache Herde.

Atheromatöses Beet der Aorta mit Quellungsnekrose (Abb. 2.3). Die Lipoid- und Proteinablagerungen in der Intima rufen eine Wucherung von Fibroblasten hervor, die kollagene Fasern bilden. Diese Fibroblasten gehen aus Myozyten hervor. Dadurch entsteht eine bindegewebige Verdickung der Intima (→1: Media der Aorta; →3: Endothel). Schon bei schwacher Vergrößerung fällt auf, daß die Intima herdförmig dicker ist als die Media. Bei mittlerer Vergrößerung sieht man dichtgepackte, eosinrot gefärbte kollagene Fasern und spärlich Fibrozyten. Herdförmig fehlt die Kernfärbung. Die Fasern erscheinen homogen, helleosinrot, sind nicht mehr als Einzelelemente voneinander zu trennen, und häufig gehen Fasern auch schollig zugrunde (Quellungsnekrose, → 2). In diesen Herden fallen Cholesterinkristalle aus, die sich im Paraffinschnitt als spießförmige Lücken darstellen (Abb. 2.3), während sie im Ausstrich (Abb. 2.4, **Cholesterinkristalle aus einem Atherom**), insbesondere im Polarisationsmikroskop, als doppelbrechende rhombische Tafeln in Erscheinung treten. In der Media findet man häufig vermehrt Mukopolysaccharide (blaugefärbte chromotrope Grundsubstanz), oft auch feinstaubig Kalk.

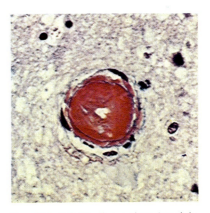

Makroskopisch: Erhabene Herde, die beim Einschneiden die glitzernden Cholesterinkristalle erkennen lassen (Atherom).

Auch bei der **Hyalinose der Arteriolen** (Abb. 2.5) werden Bluteiweißkörper und Lipoide zwischen Intima und Media abgelagert. Die Media ist stark atrophisch und wird nur durch einzelne Zellkerne repräsentiert.

---

[1] 1872 Ordinarius für Pathologie in Gießen, später in Bern.

B. – Abb. 2.5. Hyalinose einer Arteriole des Gehirns; Fbg. Azan, Vergr. 200×

Gefäße

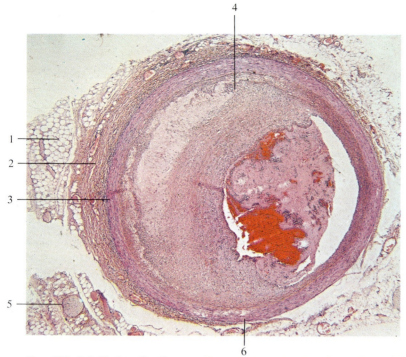

B. – Abb. 2.6. Hochgradige Koronarsklerose mit frischer Thrombose; Fbg. HE, Vergr. 26×

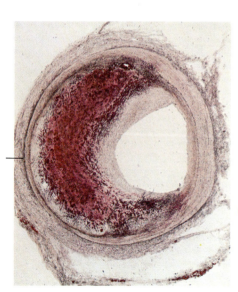

B. – Abb. 2.7. Koronarsklerose mit Atherom;
Fbg. Sudan-Hämatoxylin, Vergr. 14×

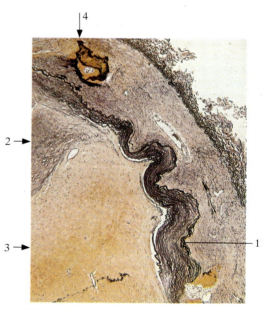

B. – Abb. 2.8. Elastose einer Kranzarterie mit alter Thrombose;
Fbg. Elastica-v. Gieson, Vergr. 40×

Koronarsklerose

Unter den heute so häufigen Erkrankungen des Gefäßsystems nimmt die Koronararteriosklerose mit ihren Folgeerscheinungen (Herzinfarkt) eine bevorzugte Stellung ein. Sie geht wie die übrigen Formen der Arteriosklerose aus einer Lipoidose mit nachfolgender Sklerose hervor. Manchmal tritt ein ausgeprägtes Intimaödem mit plötzlichem Gefäßverschluß auf (Todesfälle bei Jugendlichen). Als häufige Komplikation sind sekundäre Thrombosen, auch Blutungen in die sklerotischen Beete oder Quellungsnekrosen zu nennen, die zur plötzlichen Einengung der Gefäßlichtung führen. Die meisten Beobachter sind heute der Ansicht, daß die Koronarthrombose der primäre Vorgang sei. Hyalinosen kleiner intramuraler Äste werden ebenfalls häufig beobachtet. Für die Pathogenese des Herzinfarktes muß man neben den Koronararterien aber auch den »Zustand« der Herzmuskulatur berücksichtigen. Hyperfunktion und Hypertrophie erfordern mehr Sauerstoff. Wird zudem der Herzmuskelstoffwechsel durch Adrenalin »angeheizt«, so kann es auch bei leichter Koronarsklerose zu Herzmuskelnekrosen kommen. ATP fördert den Kalziumeinstrom, ATPase wird aktiviert, ATPverbrauch erhöht, daher negative Bilanz (»Überfunktionsnekrose«) (FLECKENSTEIN u. Mitarb., 1975).

Hochgradige Koronarsklerose mit frischer Thrombose (Abb. 2.6). Auf Querschnitten der Kranzarterien sind schon in der Übersicht die Gefäßveränderungen gut zu erkennen. Die Kranzarterie liegt in subepikardiales Fettgewebe eingebettet (→1). Die lockere Adventitia (→2) bildet den äußeren Mantel. Die Media stellt sich als ein roter Ring dar (→3). Die Intima ist halbmondförmig fibrös verdickt und weist ein heller erscheinendes atheromatöses Beet mit Quellungsnekrose auf (→4). Das Restlumen ist von einem geschichteten Thrombus ausgefüllt, der vorwiegend aus Blutplättchen, Fibrin und Erythrozyten besteht (Abscheidungsthrombus, vgl. S. 75). Bei →5 sieht man einen kleinen Nerven im Fettgewebe. Die Ernährungsstörung der Media wird an zystischen Auflockerungsherden (Medionecrosis) sichtbar (→6). Beachtenswert erscheint, daß die Adventitia im Bereiche der halbmondförmigen Intimasklerose ebenfalls vermehrt kollagenes Fasergewebe aufweist. Sekundär kann Kalk in die Intima und Media eingelagert werden.

Koronarsklerose mit Atherom (Abb. 2.7). Bei der Fettfärbung wird die starke Lipoideinlagerung in die halbmondförmig verdickte Intima deutlich sichtbar. Die Fettsubstanzen sind teilweise in »Histiozyten« gespeichert; teilweise liegen sie frei im Gewebe und sind zusammengeflossen (beginnende Atherombildung). Die innersten Schichten der sklerotischen Beete sind frei von Lipoid. Beachtenswert ist die hochgradige Atrophie der Media im Bereich des sklerotischen Beetes (→), ein Befund, der fast immer zu erheben ist (Ernährungsstörung der Media durch das sklerotische Beet).

Elastose einer Kranzarterie mit alter Thrombose (Abb. 2.8). Die Sklerose ist immer von einer mehr oder weniger starken Elastose, d. h. Aufsplitterung und Neubildung elastischer Fasern, begleitet. In unserem Bild (Abb. 2.8) zeigt sich eine solche Aufsplitterung und Vermehrung elastischer Fasern (→1) mit einer alten Thrombose. Das Lumen der Arterie ist teilweise von kollagenem Fasergewebe ausgefüllt, das einige Gefäße enthält (vernarbtes Granulationsgewebe, →2). Die gelben, homogenen Massen (→3) stellen älteres thrombotisches Material dar. In der Muskulatur der Media sind ebenfalls einige Gefäße des Granulationsgewebes zu sehen (→4), welches von der Adventitia her in den Thrombus eingesproßt ist.

Makroskopisch: Lipoidose: Gelbe, flache Beete. *Sklerose und Atherom:* Lumen durch graugelbe oder gelbe Herde, oft nur herdförmig, eingeengt. *Frische Thrombose:* Auflagerung bzw. Verschluß mit roten bis grauroten Massen. *Alte Thrombose:* Graubraune bis grauweiße Wandauflagerungen, oft in Form von Strickleitersystemen. *Bevorzugte Lokalisation der Koronarsklerose:* Meist 1 cm unterhalb des Abganges des Ramus descendens der linken Kranzarterie. Siehe Makropathologie.

Nichtentzündliche Gefäßerkrankungen

Mediaverkalkung

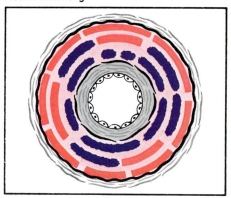

Medionecrosis aortae

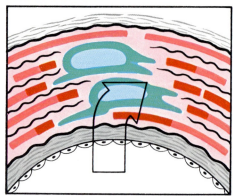

Fibromuskuläre Arteriendysplasie

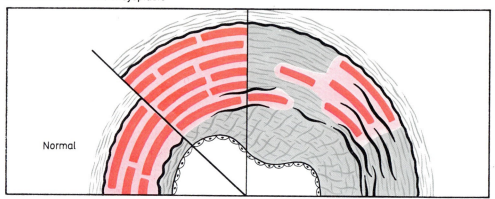

Strahlenvaskulopathie

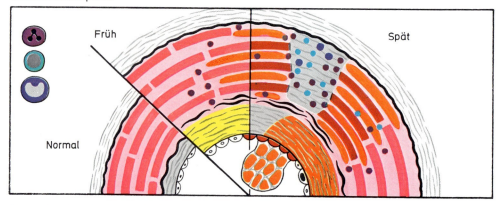

B. – Abb. 2.9. Schema verschiedener nichtentzündlicher Gefäßerkrankungen

Nichtentzündliche Gefäßerkrankungen (Abb. 2.9)

Mönckebergsche Mediaverkalkung
Betroffen sind vorwiegend die Extremitätenarterien. Die Verkalkung beginnt in den mittleren und lumenseitigen Mediateilen, wobei Kalk (Kalziumapatite) auf den kollagen- und elastinhaltigen Fibrillen der Media derart herdförmig abgelagert wird, daß die Gefäße ein gänsegurgelartiges Aussehen (Tastbefund!) erhalten. Der Verkalkung geht eine stoffwechselbedingte (Diabetes mellitus!) Gefäßwand-Myozytenschädigung voraus. Dabei entsteht einerseits ein Zelldetritus, der als Kalkfänger dient, und andererseits wird die fibrilläre Grundsubstanz qualitativ und quantitativ so verändert, daß sie »dystroph« verkalkt (Virchow). In den gröberen Kalkherden der Media wird oft auch eine Umwandlung in lamellären Knochen beobachtet.

Medionecrosis aortae idiopathica cystica (Erdheim-Gsell)
Im äußeren und mittleren Anteil der Aortenmedia finden sich bei dieser Gefäßaffektion eine herdförmige Nekrose der Myozyten der Media mit zystischen, mit Mukopolysacchariden gefüllten Räumen (= sog. Mukoidseen) zwischen den elastischen Lamellen. Das elastische Gerüst der Media ist hier unterbrochen. Am Rande der Mukoidseen liegen degenerierte und nekrotische Mediamyozyten. Durch Zusammenfluß von Mukoidseen wird die Aortenwand lokal geschwächt (= Locus minoris resistentiae), was nach Einriß der Intima und Teilen der Media zu einem dissezierenden Aneurysma führen kann. Der Einriß erfolgt in typischer Weise 1–2 cm oberhalb der Aortenklappentaschen; der Bluteinstrom disseziert die Media, eine Rückperforation erfolgt im Bauchteil der Aorta. Ursache der Medionecrosis aortae ist eine Störung im Mesenchymstoffwechsel. Vorkommen beim Marfan-Syndrom mit Spinnenfingrigkeit und Mißbildungen im Gefäßsystem. Ähnliche Veränderungen finden sich auch in den Pulmonalgefäßen bei der zystischen Pankreasfibrose.

Fibromuskuläre Dysplasie
Bei dieser meist die großen Nierenarterien befallende Gefäßaffektion ist entweder vorwiegend die Media oder die Media samt der Intima so verdickt, daß es zu zirkulatorisch bedeutenden Arterienstenosen kommt. Meist ist die Intima fibrosiert und die Elastica interna aufgesplittert. Die Media hingegen ist durch ein kollagenfaseriges und/oder elastinfaseriges Bindegewebe abnorm und meist abschnittweise verdickt. Dystrophe Verkalkungen fehlen. Betroffen sind meist Individuen zwischen 40 und 50 Jahren. Als Ursache wird eine lokale Funktionsstörung der Mediamyozyten angenommen. Folgezustand ist eine renale Hypertension.

Strahlenvaskulopathie
Als *Frühveränderung* nach Röntgenbestrahlung findet sich eine Insudation der Intima mit Plasmaeiweißen (= Intimaödem), was auf einen Verlust der Gefäßabdichtung infolge Endothelschädigung (= Schwellung) zurückgeht. Später kommt es zu einer Gefäßwandhyperplasie im Bereiche der Media und Adventitia.
In der *Spätphase* der strahlenbedingten Gefäßschädigung werden disseminiert Mediamyozyten nekrotisch. Die Elastica interna ist dann aufgesplittert und unterbrochen. Fibrin wird bis in die Media eingepreßt. Thromben können sich auf dem geschädigten Endothel ablagern und unter Umständen zusammen mit der Intimafibrose zum Gefäßverschluß führen. In der Umgebung der Mediamyozytennekrose tritt ein entzündliches Leukozyteninfiltrat auf.

Entzündungen der Gefäße

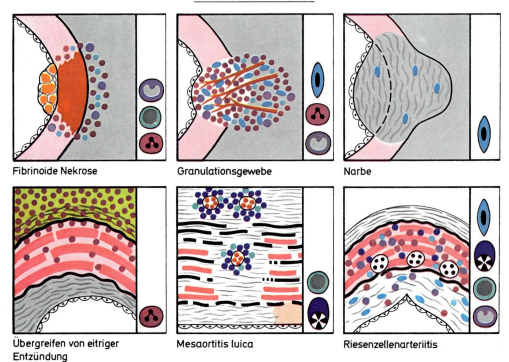

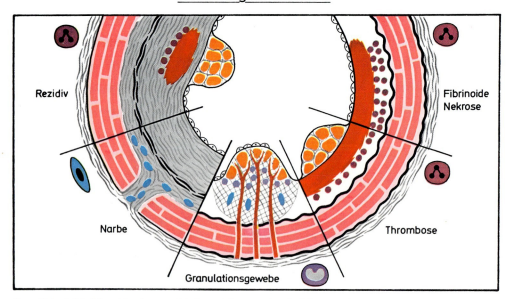

B. – Abb. 2.10. Übersicht der verschiedenen Formen der Gefäßentzündungen

Entzündungen der Gefäße

Die nebenstehende Abb. 2.10 zeigt die wichtigsten Formen der eigenständigen Gefäßentzündungen. Für die formale Pathogenese können die Veränderungen bei der **Periarteriitis nodosa** (KUSSMAUL u. MAIER, 1866)[1] als repräsentativ gelten. In der *Intima* und *Media* der *Arteriolen* findet man *im ersten Stadium eine sektorförmige fibrinoide Nekrose mit leukozytärer Infiltration* (vgl. Abb. 2.11). Dieses fibrinoide Material wird *im zweiten Stadium* durch *Granulationsgewebe* resorbiert (vgl. Abb. 2.12), das in der Adventitia knötchenförmig besonders deutlich in Erscheinung tritt (Periarteriitis nodosa; in Wirklichkeit *Panarteriitis*). Das *Granulationsgewebe vernarbt (drittes Stadium)*, wobei das Lumen oft stark eingeengt wird (vgl. Abb. 2.13). Als Folge der Entzündung und Vernarbung treten Kreislaufstörungen mit Infarkten auf (z. B. fleckförmige anämische Infarkte in der Niere, anämische Milzinfarkte, multiple Herzmuskelnekrosen usw.).

Die **Riesenzellenarteriitis** (Mesarteriitis granulomatosa gigantocellularis) zeichnet sich durch eine *fibrinoide Verquellung an der Intima-Media-Grenze* aus mit granulomatöser Reaktion in diesem Bereich (vgl. Abb. 2.14). Die Elastica interna wird durch den entzündlichen Prozeß zerstört. Die Bruchstücke der elastischen Fasern rufen eine Fremdkörperreaktion (Fremdkörperriesenzellen) hervor. Diese Art der Arteriitis beschränkt sich meist auf die A. temporalis.

Merke: Fibrinoide Verquellung zieht immer Resorptionsgewebe (Granulationsgewebe) *und Narbengewebe nach sich* (Beispiel: Endocarditis verrucosa, fieberhafter Rheumatismus, Periarteriitis nodosa, Thrombangiitis obliterans, Riesenzellenarteriitis usw.).

Bei der **Thrombangiitis obliterans**, auch **Endangiitis obliterans** genannt *(Winiwarter-Buergersche Erkrankung),* findet man den gleichen stadienhaften Ablauf der Entzündung wie bei der Periarteriitis nodosa. Die fibrinoide Nekrose leitet mit dem Eindringen von Blutplasma in die Intima den Krankheitsprozeß ein. Die Resorption erfolgt durch mobilisierte Histiozyten und Granulationsgewebe. Die Erkrankung spielt sich meistens an den Arterien der unteren Extremitäten ab *(juvenile Extremitätengangrän)*. Seltener sind die Nieren-, Gehirn-, Mesenterial- oder Koronararterien betroffen. *Selten heißt nicht, daß man nicht immer daran denken müßte.* Die Herausforderung des Arztes besteht darin, daß er verstehen muß, »mit der Unsicherheit seiner Diagnose zu leben« (TH. V. UEXKÜLL).

Im *Beginn* der Erkrankung findet man eine *fibrinoide Verquellung (Nekrose) der Intima* mit geringer leukozytärer Reaktion, die bis zur Elastica interna reicht. Fakultativ können sich der geschädigten Intima *Thromben* auflagern. Jetzt erfolgt entweder die Einsprossung von Granulationsgewebe von der Adventitia her *(Resorption)*, oder es werden die ortsständigen Zellen mobilisiert (Fibrozyten, Histiozyten, Myozyten), die das fibrinoide und thrombotische Material resorbieren. Als *Endzustand* bleibt eine *Intimanarbe* (oder Media-Intima-Narbe) zurück (vgl. S. 73). Sekundär kann sich eine Arteriosklerose aufpfropfen. Die Rezidive spielen sich wiederum im Narbengewebe ab.

Die **Mesaortitis luica** beginnt mit einer perivaskulären *Entzündung der Vasa vasorum der Adventitia* und *greift sekundär auf die Media über*, wobei die entzündlichen Infiltrate *die elastischen Membranen der Media zerstören*. Die narbige Schrumpfung führt zur Einziehung der Intima über diesen Herden (vgl. S. 73).

Die Gefäßveränderungen bei **Raynaudscher Gangrän (Morbus Raynaud)** gehören im eigentlichen Sinne nicht zur Gruppe der entzündlichen Gefäßerkrankungen. Diese vorwiegend bei Frauen anfallsweise auftretende, chronisch verlaufende, benigne Erkrankung der Arteriolen der Finger, Knie und Ohrläppchen geht mit einer Hypertrophie der Mediamuskulatur (in der Zeichnung durch ringförmige Striche angedeutet) und Sklerose der Intima einher. Die Erkrankung wird als »Angioneuropathie« aufgefaßt.

---

[1] KUSSMAUL war Internist in Freiburg, MAIER der erste Pathologe in Freiburg i. Br.

Gefäße

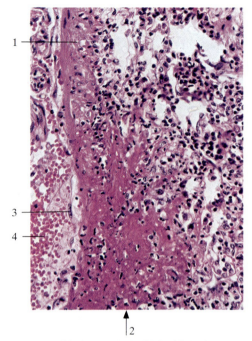

B. – Abb. 2.11. Frische fibrinoide Nekrose bei Periarteriitis nodosa; Fbg. HE, Vergr. 200×

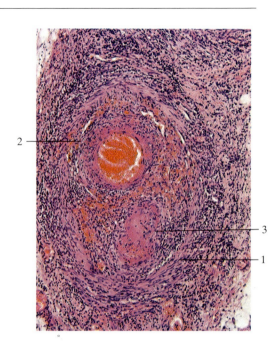

B. – Abb. 2.12. Rezidivierte Periarteriitis nodosa; Fbg. HE, Vergr. 95×

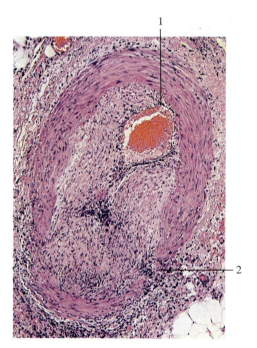

B. – Abb. 2.13. Periarteriitis nodosa (Narbenstadium); Fbg. HE, Vergr. 74×

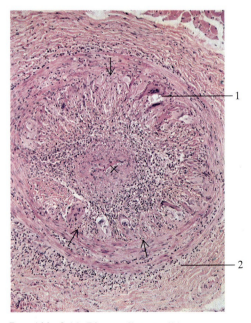

B. – Abb. 2.14. Riesenzellenarteriitis; Fbg. HE, Vergr. 100×

Periarteriitis nodosa (Panarteriitis)

Das *früheste Stadium* sieht man in Abb. 2.11 **(frische fibrinoide Nekrose bei Periarteriitis nodosa).** Intima und Media sind sektorförmig von einer *frischen fibrinoiden Nekrose* (homogen, leuchtend eosinrot) befallen. In der Umgebung kommt es zu einer leukozytären und beginnenden granulomatösen Reaktion. Bei →1 sieht man die noch unveränderte Media der Gefäßwand, die nur gering ödematös aufgelockert ist. Im Bereich der fibrinoiden Nekrose (→2) ist die Intima abgehoben (→3: Endothelzelle), und dem Endothel liegen lockere Fibrinnetze mit Erythrozyten auf (→4).

In der Übersicht fallen die Gefäßwandveränderungen schon durch herdförmige, rote bis blaurote, knötchenförmige Infiltrate in der Arterienwand auf. Das *vollentwickelte Zustandsbild* mit einem *nicht ganz frischen Rezidiv* sehen wir in Abb. 2.12 **(rezidivierte Periarteriitis nodosa).** Das Gefäßlumen ist bis auf einen geringen Rest vollständig durch Granulationsgewebe verschlossen, das sich in der Adventitia, einem Teil der Media und im Lumen der Arterie ausgebreitet hat. Es besteht aus gewucherten Kapillaren, Fibroblasten, Histiozyten und Lymphozyten (seltener Plasmazellen und eosinophilen Leukozyten). Die Media ist größtenteils erhalten (→1). In dem Granulationsgewebe des Gefäßlumens hat sich eine neue Gefäßstrecke mit muskulärer Wand ausgebildet mit Erythrozyten in der Lichtung (→2). Eine frische fibrinoide Verquellung (Rezidiv?) sieht man bei →3. Das homogene, eosinrote Material wird von Histiozyten durchsetzt. Das **Narbenstadium** (Abb. 2.13) bietet sich in ähnlicher Weise wie in Abb. 2.12 dar, lediglich die entzündlichen Veränderungen sind zurückgegangen. Das Gefäßlumen ist bis auf einen geringen Rest (→1) durch Fibroblasten und faserreiches junges Narbengewebe verschlossen. Deutlich ist die Einbruchspforte des Granulationsgewebes von der Adventitia her zu sehen (→2); dort findet sich ebenfalls vermehrt kollagenes Narbengewebe mit einzelnen Lymphozyten.

Makroskopisch: Perlschnurartige Knötchen von 1–2 mm Durchmesser, besonders deutlich am Herzen (subepikardial) oder am Mesenterialansatz des Darmes zu sehen.

Merke: Die Panarteriitis wird klinisch fast nie diagnostiziert (Vielfalt der Symptome!).

Folgen der Gefäßverschlüsse sind multiple Niereninfarkte, Milzinfarkte (Fleckmilz), Nekrosen im Magendarmkanal mit Geschwüren und rote Infarkte der Leber.
Praktisch alle Organe können betroffen sein. Neuromyalgische Symptome sind Folgen einer Arteriitis peripherer Nerven und der Muskulatur. Eine Probeexzision aus der Haut oder Muskulatur (evtl. Leberpunktion) kann zur Sicherung der klinischen Diagnose beitragen. Die Erkrankung tritt bevorzugt bei 20–40jährigen Männern auf. Der Verlauf ist meist subakut (1 Jahr). Tod durch Urämie, Herzmuskelnekrosen, Darminfarkte, Gefäßrupturen.

Riesenzellenarteriitis (Abb. 2.14). Diese relativ gutartige Spielform der Periarteriitis nodosa befällt bevorzugt die A. temporalis bei älteren Frauen. Nach neueren Statistiken sollen Männer und Frauen gleich häufig betroffen sein. Neben der Temporalarterie sind häufig auch die A. ophthalmica (Erblindung) sowie andere Gefäßprovinzen befallen (Gehirn, Herz, Leber, Milz usw.). Die fibrinoide Nekrose lokalisiert sich im Bereich der Intima mit Zerstörung der Elastica interna. Wie Abb. 2.14 zeigt, sind vorwiegend die Intima und Media betroffen. In unserem Präparat sieht man ein Granulationsgewebe und entzündliche Infiltrate in der Intima mit einem kleinen Restlumen (→×). Die Intima-Media-Grenze ist durch Pfeile markiert. Bei Elastica-van-Gieson-Färbung kann man erkennen, daß die Elastica interna in Bruchstücke zerfallen ist, an die sich Riesenzellen angelagert haben (→1). Die Media ist ebenfalls lympho-histiozytär infiltriert. Die Infiltrate reichen bis zur bindegewebig verdickten Adventitia (→2).

Makroskopisch und klinisch verdickte Temporalarterien (pulslos) mit Rötung der Haut; migräneartige Kopfschmerzen (VALLINA, 1966).

Gefäße

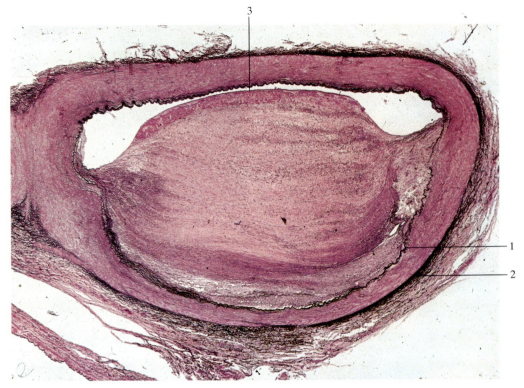

B. – Abb. 2.15. Thrombangiitis obliterans einer Unterschenkelarterie; Fbg. Elastica-Kernechtrot, Vergr. 19×

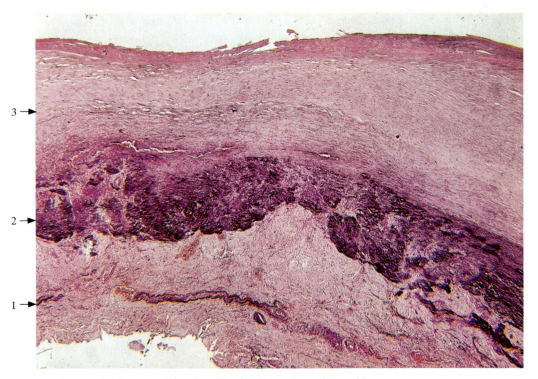

B. – Abb. 2.16. Mesaortitis luica; Fbg. Elastica-Kernechtrot, Vergr. 32×

Thrombangiitis obliterans (Abb. 2.15). Die schwache Vergrößerung zeigt den Querschnitt einer Unterschenkelarterie bei Elasticafärbung. Das Lumen ist fast vollständig von einem zellarmen Fasergewebe ausgefüllt. Die Elastica interna (→1) und auch die Elastica externa (→2) stellen sich als schwarze Bänder dar. Die Media erscheint als rote, homogene Schicht. Die Elastica interna ist an einzelnen Stellen gering aufgesplittert. Das gewucherte intimale Bindegewebe füllt das Arterienlumen fast vollständig aus. In den obersten Schichten sieht man eine frische fibrinoide Verquellung in Form eines roten, bandförmigen Streifens (Rezidiv, →3).

Die morphologischen Erscheinungsbilder bei der Thrombangiitis obliterans können vielfältig sein. Das *erste, oft sehr flüchtige Stadium, die fibrinoide Verquellung,* sieht man nur selten. Häufiger trifft man die *rezidivierenden Thrombosen* mit Organisationserscheinungen und *sklerotischen Beeten*. Im *Endstadium* ist oft eine Abgrenzung zur Arteriosklerose kaum zu treffen, insbesondere wenn sich den sklerotischen Beeten sekundär eine Thrombose aufgepfropft hat (vgl. S. 69).

Der Krankheitsprozeß befällt die Beinarterien (65%) im Gegensatz zur Arteriosklerose ausgesprochen herdförmig mit polsterförmigen Intimaverdickungen bzw. frischen Thrombosen und entsprechender Einengung des Gefäßlumens. In den distal vom Verschluß gelegenen Arterien kommt es zur Intimawucherung, die als »Füllgewebe« aufgefaßt wird (Vakatwucherung). Die Erkrankung verläuft rezidivierend und betrifft meist einseitig die unteren Extremitäten, vorwiegend bei jungen Männern (juvenile Extremitätengangrän mit Claudicatio intermittens).

Die Endangiitis der kleineren Arterien bietet histologisch das gleiche Gewebsbild, wobei die Hirnarterien (32%), Nierenarterien (86%), Mesenterialarterien (60%), Herzkranzarterien (Herzinfarkt! 96%) oder Aorta (90%) befallen sein können.

Mesaortitis luica (Abb. 2.16). *Es handelt sich um eine Entzündung der Adventitia und Media der Aorta bei tertiärer Lues.* Abb. 2.16 zeigt bei schwacher Vergrößerung die typische »mottenfraßähnliche« Zerstörung der elastischen Membranen der Aortenmedia. In der Adventitia (→1) sieht man eine Vermehrung kollagenen Fasergewebes (Narbenbildung). Der größte Teil der Media (→2) ist durch ein zellarmes Narbengewebe herdförmig ersetzt, das sich unregelmäßig in der Media ausbreitet. Die Intima (→3) ist durch eine sekundäre Sklerose hochgradig verdickt. Im rechten Teil der Abbildung sieht man eine hyaline Umwandlung des Fasergewebes der Intima (Hyalinose der Intima).

Der Krankheitsprozeß beginnt mit einer perivaskulären lympho-histiozytären und plasmazellulären Entzündung der Vasa vasorum in der Adventitia und kriecht dann die Gefäße entlang in die Media. Die kleineren Arterien der Media weisen zudem eine Endarteriitis auf, so daß es durch Ernährungsstörungen der Media (Nekrosen) und Entwicklung von Granulationsgewebe zum Verlust der elastischen Membranen und narbigem Ersatz kommt. Das Narbengewebe schrumpft, so daß die Intima über den Narben eingezogen wird.

Daraus resultiert die *makroskopisch* charakteristische Riffelung bzw. chagrinlederartige Beschaffenheit der Intima vorwiegend im Brustteil der Aorta. Außerdem ist die Aortenwand dünn und die Aorta erweitert (Ektasie). Die Entzündung greift häufig auch auf die Aortenklappen über, wobei die Ansatzstellen auseinanderrücken und Furchen zwischen den Klappen entstehen *(Doehlesche Furchen)*. Weiterhin schrumpfen die Klappen, so daß sich eine Aorteninsuffizienz entwickelt. Auch die Abgänge der Kranzarterien können, vorwiegend durch eine Intimawucherung, eingeengt werden, so daß der Tod nicht selten durch einen Herzinfarkt erfolgt.

Mittlere und kleinere Arterien können bei tertiärer Lues ebenfalls erkranken, am häufigsten in Form einer Endarteriitis mit Intimawucherung, insbesondere der Hirnbasisarterien *(Heubnersche Endarteriitis)*.

Thrombose – Thrombophlebitis – Organisation

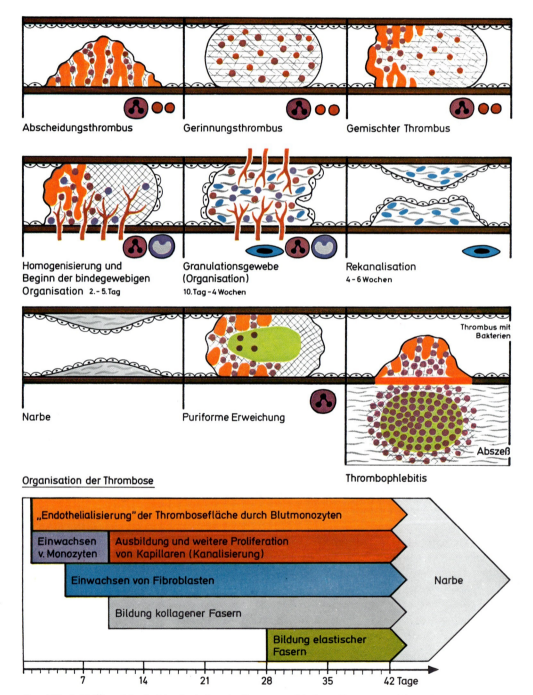

B. – Abb. 2.17. Übersicht des histologischen Aufbaues verschiedener Formen von Thrombosen, des Ablaufs sekundärer Veränderungen im Thrombus und der Thrombusorganisation. Thrombophlebitis

Thrombose – Thrombophlebitis

Die Thrombose ist eine intra vitam auftretende intravaskuläre Gerinnung des Blutes. Abb. 2.17 gibt einen Überblick des histologischen Aufbaues der verschiedenen Formen der Thrombose, ihrer sekundären Veränderungen und des zeitlichen Ablaufes der Organisationsvorgänge.

1. Der **Abscheidungsthrombus,** als parietaler Thrombus der Wand der Gefäße oder des Herzens anhaftend, hat eine typische Gestalt: Konglomerate von Blutplättchen bilden ein korallenstockähnliches, lamelläres Gerüst. Die Thrombozytenbalken sind von Fibrin umgeben, das sich auch zwischen diesen in Form einer »Verspannungsarchitektur« nachweisen läßt. Dem Fibrin sind Leukozyten beigemischt, die sich mantelförmig um die Blutplättchenbalken ablagern. Dazwischen finden sich massenhaft Erythrozyten (vgl. S. 76). *Makroskopisch:* Die Thrombozytenbalken ragen über die Thrombusoberfläche hervor, so daß eine Riffelung quer zur Richtung des Blutstromes entsteht (Sandbankrelief). Farbe: graurot, Beschaffenheit: brüchig.

2. Der **Gerinnungsthrombus** füllt das Gefäßlumen vollständig aus und besteht histologisch aus Fibrinlamellen, die sich parallel zur Gefäßwand anordnen. Dazwischen ist ein feineres, regellos gestaltetes Fibringerüst ausgespannt, in dessen Maschenwerk Erythrozyten eingeschlossen sind. Blutplättchen sind mit dem Lichtmikroskop nicht zu sehen. Granulozyten sind locker eingestreut. *Makroskopisch:* Rot ohne Strukturierung = intravital geronnene Blutsäule.

3. Der **gemischte Thrombus** besteht aus einem Kopfteil als *Abscheidungsthrombus* und einem Schwanzteil als *Gerinnungsthrombus.* In der V. femoralis sind häufig auch abwechselnd Abscheidungs- und Gerinnungsteile nacheinandergeschaltet. *Makroskopisch:* Abwechselnd graurote und rote Partien. **Leichengerinnsel** haben im Unterschied zu Thromben eine elastische Konsistenz (Speckhautgerinnsel grau; Kruorgerinnsel rot) und weisen keine Strukturierung im Sinne einer Schichtung auf.

4. Bei der **eitrigen Thrombophlebitis**[1] handelt es sich um eine **bakteriell** bedingte eitrige Entzündung der Gefäßwand, wobei ein perivaskulärer Entzündungsprozeß auf die Gefäßwand übergreift. An dieser Stelle bildet sich ein bakterienhaltiger Thrombus, der histologisch Blutplättchenkonglomerate und Fibrin in unregelmäßiger Formation sowie Bakterienrasen enthält. Wird das thrombotische Material verschleppt, so kommt es zu pyämischen Abszessen in der Lunge (vgl. S. 90). Pylephlebitische Abszesse der Leber bei Appendizitis! *Makroskopisch:* Graue bis graurote schmierige Beläge auf der Venenwand.

5. **Hyaline Thromben,** d. h. bei HE-Färbung rote homogene Thromben, die vorwiegend aus Blutplättchen und Fibrin bestehen, werden in Arteriolen, Kapillaren und Venolen häufig beim Schock gefunden (vgl. S. 86, 169).

Schicksal der Thrombose *1. Embolie:* Der Thrombus kann mit dem Blutstrom verschleppt werden. Die Gefahr der Embolie ist beseitigt, wenn Fibroblasten in die Thrombusbasis eingewachsen sind und kollagene Fasern gebildet haben (10. Tag). *2. Veränderungen der Thrombusstruktur (Homogenisierung):* Durch den Zerfall der im Thrombus enthaltenen Erythrozyten, Granulozyten und Thrombozyten sintern das Fibrin und die Zelltrümmer zu einer homogenen Masse zusammen (Homogenisierung). Die Homogenisierung beginnt schon am 2. Tag im Zentrum des Thrombus und schreitet kontinuierlich fort. Das Fibrin dieser hyalinisierten Thromben ist auch nach langer Zeit (Jahre!) noch auflösbar, wie die Erfolge der Streptokinasetherapie nach chronischem Verschluß der Beinarterien zeigen. *3. Auflösung des Thrombus:* a) *Durch Granulozyten* (puriforme Erweichung). Wenn proteolytische Fermente der Granulozyten frei werden, können sie (meist im Inneren des Thrombus) Fibrin, Erythrozyten und Blutplättchenbalken auflösen. Es entsteht eine eiterähnliche Flüssigkeit, die von dem einbrechenden Blutstrom weggespült wird. b) *Durch das fibrinolytische System* (Thrombolyse). Durch Umwandlung von Plasminogen in Plasmin kann proteolytisch Fibrin in Thromben aufgelöst werden (Plasmin hat eine hohe Spezifität für Fibrin, löst aber nicht Plättchenbalken auf). Plasminogen ist im strömenden Blut vorhanden und an den Fibrinfasern im Thrombus absorbiert. Das fibrinolytische System kann durch Substanzen aus Bakterien (Streptokinase) therapeutisch aktiviert werden. c) *Durch Granulationsgewebe* (Organisation). Bereits 1 Tag nach Thrombusentstehung wird der Thrombus von Blutmonozyten bedeckt, die auch in den Thrombus einwachsen (Umbildung zu Histiozyten, Fibroblasten). Von der

---

[1] **Merke:** Die »Thrombophlebitis« der Kliniker entspricht einer »blanden«, d. h. nicht infektiösen Thrombose der Venen, die mit äußerlichen Entzündungszeichen (Rubor, Tumor, Dolor, Calor) einhergeht.

Gefäße

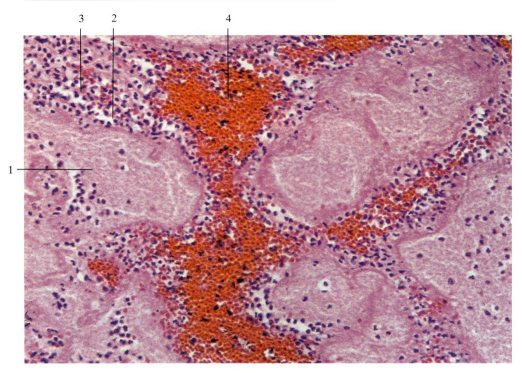

B. – Abb. 2.18. Abscheidungsthrombus; Fbg. HE, Vergr. 246×

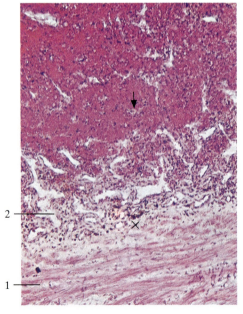

B. – Abb. 2.19. Thrombus in Organisation; Fbg. HE, Vergr. 101×

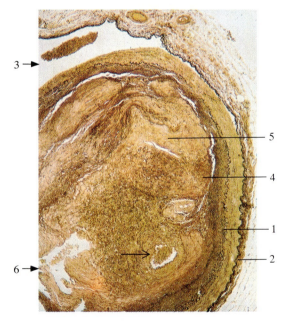

B.– Abb. 2.20. Rekanalisierte Arterienthrombose; Fbg. Elastica-van-Gieson, Vergr. 40×

Gefäßwand sprossen Endothelzellen oder subendotheliale Zellen (Myozyten?) in die Basis des Thrombus ein (Gefäßwandendothelien haben fibrinolytische Aktivität). Aus diesen Endothelzellsprossen bilden sich Kapillaren (etwa 10. Tag), die in den Thrombus hineinwachsen. Vom 5. Tag an kollagene Fasern, später auch in geringer Menge elastische Fasern. Das Granulationsgewebe kann durch proteolytische Fermente die Thrombusstrukturen (auch homogenisierte) auflösen und durch Bindegewebe ersetzen. Es entsteht somit nach 4–6 Wochen eine Narbe. Durch die Kapillarsprossen wird das ehemals thrombosierte Blutgefäß wieder rekanalisiert.

Besonderheiten der Organisation: In den sich bildenden Bindegeweben können Verkalkungen und Knochenbildungen entstehen (Phlebolithen). Die Kanalisierung des Thrombus kann besonders stark sein (sog. Kavernenbildung). Die Einbeziehung der Venenklappen in den Organisationsprozeß hat bei Thrombosen der Schenkelvenen eine große Bedeutung für die Ursache des *postthrombotischen Symptomenkomplexes* (z. B. Varizen, Ulcera cruris). *4. »Wachstum« des Thrombus:* Neben den Auflösungsvorgängen am Thrombus kann es zur Anlagerung frischen thrombotischen Materials kommen (»Wachstum«). Diese fortschreitende Thrombose erfolgt häufig in den Venen der unteren Extremität (Waldvenen → V. femoralis → V. iliaca). Sie stellt immer eine erhöhte Emboliegefahr dar.

Abscheidungsthrombus. In der Übersicht sieht man die Gefäßwand mit dem aufgelagerten Thrombus, dessen höckrige, wellenförmige Oberfläche deutlich sichtbar ist. Hier ragen die Blutplättchen über die dazwischenliegenden, von Erythrozyten ausgefüllten Räume hervor. Bei mittlerer Vergrößerung (Abb. 2.18) erkennt man die korallenstockähnlichen Plättchenbalken (→1) (man muß hier eine räumliche Rekonstruktion vollziehen!). Die Blutplättchen stellen sich auch bei stärkster Vergrößerung nur als feinkörniges Material dar. Die Fibrinbalken erscheinen als homogene Bänder (→2), die die Plättchenbalken einrahmen. Darauf folgt die Zone der Granulozyten (→3). In den Zwischenräumen liegen dicht gelagert Erythrozyten (→4) und ein lockeres Fibrinnetz. In älteren Thromben kann die Unterscheidung von Plättchen und Fibrin schwierig sein. Die Azanfärbung kann dann gute Dienste leisten, da sich die Plättchen blau und das Fibrin rot anfärben.

Thrombus in Organisation (Abb. 2.19). 2–4 Tage nach der Entstehung des Thrombus beginnen schon die Resorptionsvorgänge von der Gefäßwand und dem Gefäßlumen (Monozyten!) aus. In der Übersicht sieht man das Gefäßlumen vollständig durch rotes Material ausgefüllt. Die Venenwand (→1) erscheint als hellrotes Band. An einer Stelle erkennt man im Thrombus nahe der Gefäßwand schon bei schwacher Vergrößerung eine heller rote, etwas zellreichere Zone. Die mittlere Vergrößerung (Abb. 2.19) zeigt, daß hier von der Gefäßwand aus Granulationsgewebe eingesproßt ist, dessen stark erweiterte Kapillaren (→2) mit Erythrozyten deutlich sichtbar sind. Dazwischen liegen Fibroblasten und Histiozyten, auch eine Faserneubildung hat schon eingesetzt. Nach dem Inneren des Thrombus zu werden die Gefäße spärlicher. Ganz vereinzelt sieht man hier die »Pioniere« des Granulationsgewebes (Histiozyten), die teilweise in hellen Höfen liegen (→) (vgl. z. B. Granulationsgewebe bei Herzinfarkt und Perikarditis, S. 44 u. 56). Die schwarzbraunen Körnchen (×) im Granulationsgewebe sind intrazellulär gelegene Produkte des Hämoglobins = Hämosiderin.

Makroskopisch: Graurote bis braune, fest anhaftende Auflagerungen. Frische Thromben liegen der Gefäßwand nur ganz locker auf.

Rekanalisierte Arterienthrombose (Abb. 2.20). Das mikroskopische Bild wird bestimmt vom Stadium (Alter) und dem Ausmaß der Thrombose und Rekanalisation. In unserem Bild erkennt man die Elastica interna (→1) und externa (→2). Die Elastica interna ist teilweise aufgesplittert und unterbrochen. Bei →3 ist eine Abhebung der Elastica externa von der Media entstanden. In diesem Spalt findet sich Blut (Operationspräparat). Das ehemalige Lumen des Blutgefäßes ist durch Bindegewebe verschiedenen Alters verschlossen (zellreiches, junges Granulationsgewebe →4; älteres, faserreiches Bindegewebe →5). Innerhalb des Bindegewebes finden sich Hohlräume, die von Endothel ausgekleidet sind und Erythrozyten im Lumen enthalten (→ 6 und Pfeil im Bild). Diese erweiterten Blutgefäße durchziehen den organisierten Thrombus und haben Anschluß an das Gefäßlumen vor und hinter dem Thrombus gefunden.

Makroskopisch: Je nach Ausmaß von Organisation und Rekanalisation können entstehen: wandständige Narben, strickleiterartige Systeme (bevorzugt Schenkelvenenthrombosen) und sinuöse Umgestaltung des Blutgefäßes (z. B. nach Pfortaderthrombose). Häufig findet sich eine bräunliche Verfärbung des Narbengewebes (Hämosiderin). Seltenere Folgen der Thrombusorganisation sind Phlebolithen (Beckenvenen) und sog. *Myxombildungen* (organisierte Herzthromben). Von vielen Autoren als primäre Tumoren angesehen.

Formale Pathogenese der Thrombose

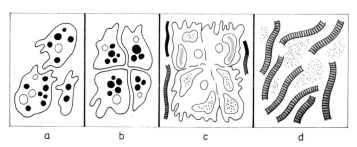

B. – Abb. 2.21. Schematische Darstellung früher Stadien der Thrombusentstehung

Die **Bildung eines Thrombus** beginnt mit einer Agglutination der Thrombozyten, die mit Verlust der Plättchengranula einhergeht (sog. *viskose Metamorphose*). Später lagert sich Fibrin an. Diese viskose Metamorphose läuft sichtbar in 4 Phasen ab (Abb. 2.21).

Die normalen Thrombozyten (Abb. 2.21a) enthalten ein *Hyalomer* (Grundplasma) und ein *Granulomer* (Gesamtheit der Zellorganellen). In der *ersten Phase* der Adhäsion an die Endothelien *schwellen* die Thrombozyten an (Membranstörung?), bilden die Thrombozyten *Pseudopodien* aus und lagern sich aneinander. Es beginnt der Abbau des reichlich in den Thrombozyten vorhandenen ATPs. Die äußeren Thrombozytenmembranen werden durch Verminderung von ADP und Kalzium miteinander verbunden.

In der *zweiten Phase* der »Aggregation« ist die äußere Membran der einzelnen Thrombozyten noch weitgehend intakt (Abb. 2.21b, 2.22). Das Granulomer verlagert sich in das Zentrum der Blutplättchen.

Während der *dritten Phase (Thrombozytorrhexis)* lösen sich die äußeren Membranen der Thrombozyten auf (Abb. 2.21c, d). Im Zentrum zerfallen die verschiedenen Anteile des Granulomers. Am äußeren Rand bilden sich Protrusionen. Am Rande des Agglomerats wird jetzt erstmals Fibrin sichtbar (Abb. 2.21c).

In der letzten Phase, der *Thrombozytolyse* (Abb. 2.21d), zerfallen die Thrombozyten vollständig zu granulärem Material. Dieser »Trümmerhaufen« wird von reichlich Fibrin durchsetzt.

Während der viskösen Metamorphose geben die Thrombozyten folgende Substanzen ab: 1. mit Wirkung auf die plasmatische Gerinnung: Faktor 3 = Thrombokinaselipid + Faktor 4 = Antiheparin; 2. mit Wirkung auf die Fibrinolyse: Plättchenproaktivator, Antiplasmin; 3. mit Wirkung auf die Blutgefäßwand: Adrenalin, Noradrenalin, Serotonin.

Elektronenmikroskopie der Gefäße

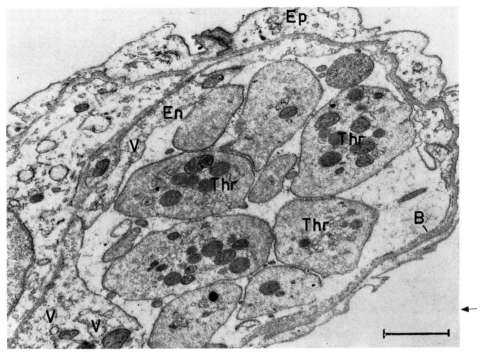

B. – Abb. 2.22. Lungenkapillare mit Thrombozytenaggregation (Thr) im Lumen (Histaminschock, Kaninchen). Die Plättchen liegen dicht beieinander, das Granulomer konzentriert sich im Zentrum. Das Endothel (En) zeigt zahlreiche Vesikel (V), ebenso das Alveolarepithel (Ep). B = Basalmembran, → Alveolarlichtung. Vergr. 20000× (NIKULIN u. Mitarb., 1965)

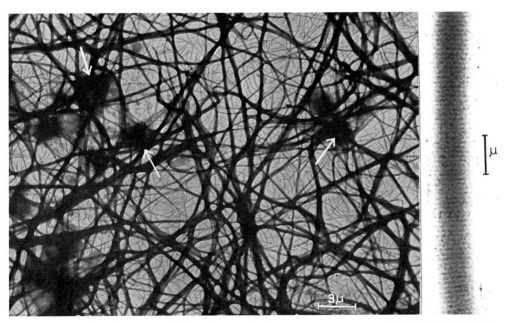

B. – Abb. 2.23. Fibrinfasergerüst mit Thrombozyten (→) aus spontan gewonnenem Nativblut (metallschrägbedampft). Fibrin hat sich zu dicken Faserbündeln zusammengelagert, außerdem sieht man ein feineres Netzwerk. Rechts eine einzelne Fibrinfaser mit deutlicher Querstreifung (Periode 230 Å). Vergr. 3000×, re. 100000× (KÖPPEL, 1962)

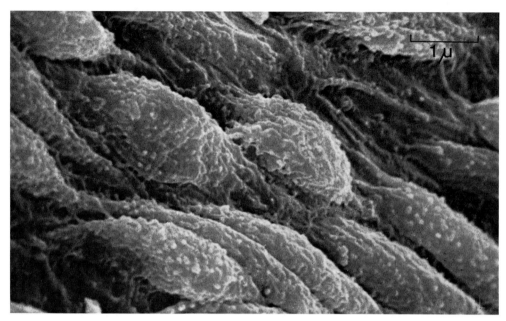

B.–Abb. 2.24. Endothelzellen einer normalen menschlichen Aortenintima eines 1 Monat alten Mädchens. Die einzelnen Endothelzellen sind spindelförmig und beetweise angeordnet. Die Zellen weisen zahlreiche Zellausläufer auf und lassen auf ihrer Oberfläche kleine zottenförmige Zellmembranausstülpungen erkennen. (Rasterelektronenmikroskopische Aufnahme) Vergr. 1800×

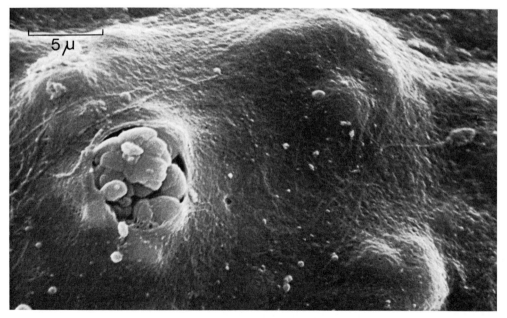

B.–Abb. 2.25. Pilzförmig ins Gefäßlumen durchbrechende Atherommassen bei Arteriosklerose der Aorta eines 67jährigen Mannes. Das Gefäßendothel ist an dieser Stelle mit einem dichten Fibrinfilz überzogen. (Rasterelektronenmikroskopische Aufnahme) Vergr. 4500×

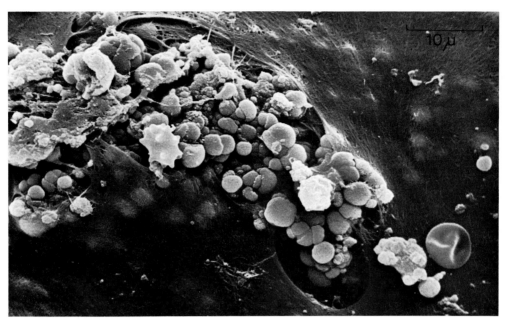

Abb. 2.26. Intimaaufbruch einer arteriosklerotischen Aorta eines 67jährigen Mannes mit Entleerung der Atherommassen in Form von globulären Partikeln (Lipide!). Die Atherommassen sind durch mehrere Fibrinnetzlagen durchgebrochen. (Rasterelektronenmikroskopische Aufnahme) Vergr. 2500×

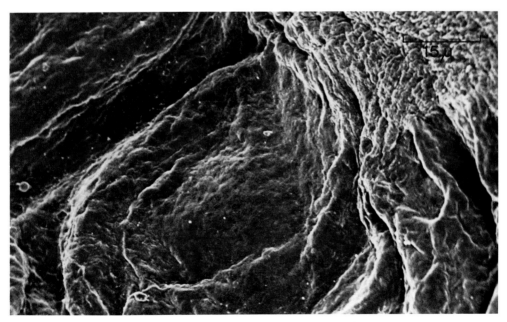

B.–Abb. 2.27. Aortenintimaoberfläche einer 76jährigen Frau mit umschriebener Aufhebung der endothelialen Felderung der Intimareliefs als Folge der Elasticazerstörung und Vernarbungsprozesse im Rahmen einer Mesaortitis luica. (Rasterelektronenmikroskopische Aufnahme) 2000×

Lunge

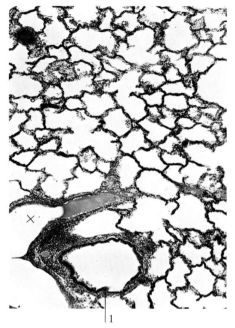

B. – Abb. 3.1. Normale Lunge;
Fbg. HE, Vergr. 53×

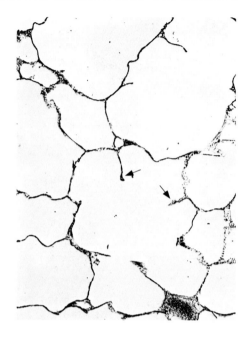

B. – Abb. 3.2. Lungenemphysem;
Fbg. HE, Vergr. 53×

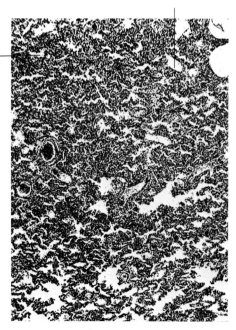

B. – Abb. 3.3. Lungenatelektase;
Fbg. HE, Vergr. 53×

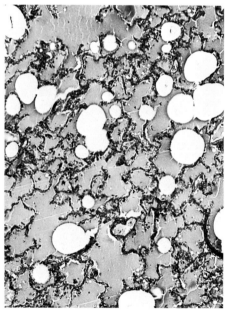

B. – Abb. 3.4. Lungenödem;
Fbg. HE, Vergr. 53×

3. Lunge

Die histologische Beurteilung von Lungenpräparaten bereitet dem Anfänger häufig Schwierigkeiten, insbesondere wenn die regelrechte Architektur des Lungengewebes durch krankhafte Prozesse verwischt ist. Die Alveolen sind häufig bei entzündlichen Prozessen nicht als optisch leere Räume sichtbar. Zur Organdiagnose muß man daher Bronchien (→1 in Abb. 3.1, **normale Lunge**) mit dem typischen hochzylindrischen Epithel, der ringförmigen Wandmuskulatur und den Bronchialknorpel aufsuchen sowie die nur in der Nachbarschaft von Bronchien gelegenen Lungenarterienäste (× in Abb. 3.1: Arterie mit Blutplasma als Inhalt). *Cave:* In der Lunge von Neugeborenen sind die Bronchien nicht völlig ausdifferenziert. Häufig Fehldiagnosen!!

Als *Leitlinien* zur Diagnose pathologischer Veränderungen sollten dienen: Ist das Lungengewebe herdförmig oder diffus befallen? Betrifft die pathologische Veränderung den Inhalt der Alveolen bzw. der Bronchien oder deren Wand? Sind die Innenräume (Alveolen, Bronchien) erweitert oder nicht? Ist das Lungengewebe erhalten oder zugrunde gegangen? Legt man sich über diese Fragen Rechenschaft ab, so wird man zu einer richtigen Beurteilung kommen. Siehe auch Makropathologie.

Substantielles Lungenemphysem (Abb. 3.2). *Mit Atrophie und Schwund der Alveolarsepten einhergehende Vergrößerung der Lungenalveolen.* Im Vergleich zum normalen Lungengewebe (vgl. Abb. 3.1) sieht man große, optisch leere Hohlräume, die von dünn ausgezogenen Alveolarsepten begrenzt werden. Auffällig sind die stummelförmig (→) in die Hohlräume hineinreichenden Reste von Alveolarsepten. Im Gegensatz zur akuten Lungenblähung (Volumen pulmonum acutum, akutes Lungenemphysem) ist es also hier zum Verlust von Alveolarsepten gekommen. Bei Elasticafärbung sieht man mit stärkerer Vergrößerung Degenerationserscheinungen an den elastischen Fasern in Form von Verschmälerungen, Aufhellungen, Verwaschenheit u. ä. *Formen:* Altersemphysem, obstruktives Emphysem (Bronchitis), paraseptales Emphysem, Narbenemphysem, s. Makropathologie.

Makroskopisch: Kleine, mittelgroße oder grobe Blasen. Das bullöse Emphysem ist besonders subpleural gut zu erkennen. *Ursache:* Meist obstruktives Emphysem (chronische Bronchitis). Selten auch genetisch bedingt (α_1-Antitrypsindefekt; LAURELL u. ERIKSSON). Proteasen werden nicht gehemmt → Abbau von Lungengewebe. *Komplikationen:* Hypertrophie des rechten Herzventrikels, bei Einriß Spontanpneumothorax.

Atelektase der Lunge (Abb. 3.3). *Verminderter Luftgehalt der Lungen mit Kollaps der Alveolen, oft im Ausbreitungsgebiet eines Bronchus (z. B. Resorptionsatelektase).* Mikroskopisch sieht man Alveolen, deren Wände fest aneinanderliegen, so daß der Zellgehalt des Lungengewebes scheinbar vermehrt ist. Die Pfeile weisen auf spaltförmige Hohlräume von Alveolen hin. Die Kapillaren sind meistens erweitert. Die verschiedenen Formen der Atelektase [Entspannungsatelektase (Pneumothorax), Kompressionsatelektase (z. B. Pleuraerguß), Obstruktions- oder Resorptionsatelektase (z. B. Tumoren)] weisen alle histologisch das gleiche Erscheinungsbild auf. Von der fetalen Atelektase ist die mangelhafte Ausreifung und Differenzierung der Lunge abzugrenzen.

Makroskopisch: Dunkelblaurote Lunge bzw. scharf begrenzter eingesunkener Bezirk von derb-elastischer Konsistenz und blauroter Farbe. Schwimmprobe negativ.

Lungenödem (Abb. 3.4). *Es handelt sich um eine Exsudation von Blutserum in die Alveolen* = intraalveoläres Ödem[1]. Die Übersicht zeigt, daß die Alveolen mit einer homogenen, eosinroten, bei starker Vergrößerung zellfreien Flüssigkeit ausgefüllt sind. Nur ganz vereinzelt sind abgeschilferte Alveolarepithelien zu erkennen. Die Kapillaren sind hyperämisch. An einzelnen Stellen ist die Flüssigkeit durch die Präparation aus den Alveolen entfernt, so daß optisch leere Hohlräume entstanden sind (Artefakte).

Makroskopisch: Schwere Lungen, von deren Schnittfläche schaumige Flüssigkeit abfließt.
Pathogenetisch handelt es sich um eine Drucksteigerung im pulmonalen Kreislauf mit Permeabilitätsänderung (toxisch, Sauerstoffmangel) in der terminalen Strombahn.

---

[1] Unterscheide: *Intraalveoläres Ödem* = schaumige Flüssigkeit. Läßt sich abpressen. *Interstitielles Lungenödem:* Düsterrote, schwere Lunge. Ohne schaumige Flüssigkeit. Häufig bei Schock.

Lunge

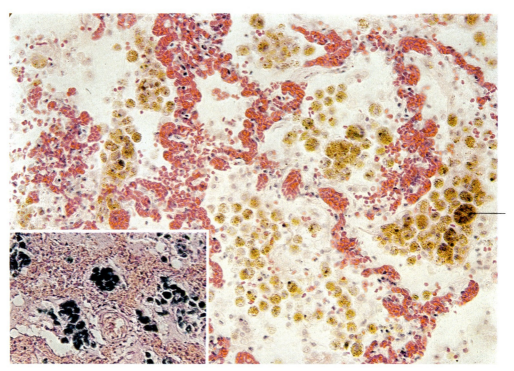

B. – Abb. 3.5. Stauungslunge; Fbg. HE, Vergr. 240× – Ausschnitt unten links: Berliner-Blau-Reaktion, Vergr. 132×

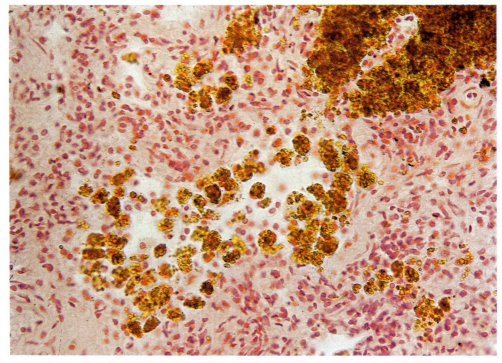

B. – Abb. 3.6. Chronische Stauungslunge; Fbg. Kernechtrot, Vergr. 330×

Stauungslunge

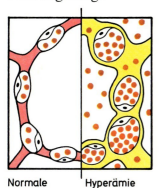 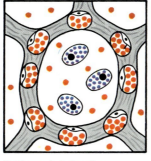 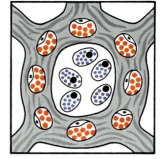

Normale Alveole | **Hyperämie akut** | **Beginnende Induration subakut** | **Chronische Stauungslunge**

B. – Abb. 3.7. Verschiedene Stadien der Stauungslunge

Die **Stauungslunge** *entwickelt sich bei Rückstauung des Blutes aus dem linken Herzventrikel (z. B. Mitralstenose). Demnach handelt es sich um eine passive Hyperämie mit – dem Schweregrad der Stauung entsprechend – morphologischen Veränderungen. Im* **akuten Stadium** *(Abb. 3.7) sieht man lediglich eine Hyperämie mit weiten, knopfförmig in die Alveolarlichtung vorspringenden Kapillaren und ein interstitielles Ödem (gelb). Im Lumen finden sich dicht gelagerte Erythrozyten.*

Makroskopisch: Große, schwere, oft hellrote Lungen. Rote »Induration«. Lungenödem.

Länger dauernde Stauung (subakut bis subchronisch) (Abb. 3.5, 3.7) führt zu einem stärkeren Erythrozytenaustritt in die Alveolen mit Phagozytose durch Alveolarepithelien und Umwandlung des Hämoglobins in *Hämosiderin* (braunes, intrazytoplasmatisches Pigment = Herzfehlerzellen). Die Alveolarwände werden durch eine Vermehrung von Bindegewebsfasern und der Basalmembran zunehmend dicker.

Die chronische Blutstauung (braune Induration) (Abb. 3.6, 3.7) zeichnet sich durch stark verdickte Alveolarsepten aus (Sklerose durch kollagene Fasern, Verdickung der Basalmembran) mit reichlich hämosiderinbeladenen Alveolarepithelien (Herzfehlerzellen im Sputum). Eisen kann frei werden und im Bindegewebe sowie den elastischen Fasern gleichzeitig mit Kalk abgelagert werden (Eisen-Kalk-Inkrustation).

Makroskopisch: Derbe, zimtbraune Lungen.

Stauungslunge (Abb. 3.5). Die Abbildung 3.5 zeigt ein subakutes Stadium mit starker Hyperämie der Kapillaren, die in die Lichtung der Alveolen vorspringen. Die Alveolarsepten sind nicht bindegewebig verdickt. Im Lumen der Alveolen finden sich abgeschilferte Alveolarepithelien (→), deren Zytoplasma das feinkörnige braune, stark lichtbrechende Hämosiderinpigment enthält. Die Berliner-Blau-Reaktion zeigt (Ausschnitt unten links), daß es sich um ein eisenhaltiges Abbauprodukt des Hämoglobins handelt.

Chronische Stauungslunge (Abb. 3.6). Die Übersicht zeigt ein dichteres Lungengerüst als normal. Die Alveolarräume erscheinen durch die interstitielle Bindegewebsvermehrung eingeengt. Bei v. Gieson-Färbung sieht man eine verstärkte rote netzartige Zeichnung. Die mittlere und die starke Vergrößerung lassen erkennen, daß die Alveolarwände durch kollagenes Fasergewebe hochgradig verdickt sind. Der Zellgehalt ist nicht wesentlich vermehrt (vgl. interstitielle Pneumonie, S. 96). In den Alveolarlumina sind massenhaft Herzfehlerzellen zu finden, deren braunes Pigment deutlich zum Vorschein kommt. In manchen Fällen tritt auch eine Vermehrung der glatten Muskulatur auf.

Lunge

Schocklunge (Elektronenmikroskopie) (Abb. 3.9)

Die Alveolenwand wird von Alveozyten Typ I (1) und Typ II (2) ausgekleidet. Die Alveozyten Typ I machen die Mehrheit der Alveolarepithelien aus und sind postmitotisch. Die Alveozyten Typ II sind intermitotisch und produzieren den »surfactant factor«. Diese Substanz setzt die Oberflächenspannung in den Alveolen herab und wirkt so der natürlichen Kollapstendenz der Alveolen entgegen. Die Gasaustauschschranke (3) besteht normalerweise aus den schmalen Zytoplasmafortsätzen der Alveozyten Typ I, der epithelialen Basalmembran, einem schmalen Interstitiumspalt, der endothelialen Basalmembran und den Zytoplasmafortsätzen des Endothels (4). Im Interstitium finden sich Fibroblasten, welche Kollagen, Elastin und Proteoglykane des septalen Stützgerüstes produzieren (5).

In der *akuten Schockphase* tritt eine Schädigung der Kapillarendothelien – später auch der Alveozyten – auf, die bis zur Nekrose reichen kann. Dabei werden die epithelialen und besonders die endothelialen Zellkontakte gelockert (6). Nach der Leukozytenanreicherung entwickelt sich im Interstitium ein exsudativer Prozeß. Auf den geschädigten Gefäßwänden bilden sich Plättchen- und Fibrinthromben (7). Fibrinaggregate gelangen sowohl ins Interstitium (8) als auch in die Alveolen und leiten die Ausbildung von hyalinen Membranen (9) ein. Nach dieser akuten, durch das interstitielle Ödem gekennzeichneten Schockphase entwickelt sich das *Spätstadium des Schocks*. Die Endothelien und ganz besonders die Alveozyten Typ II blockieren durch Proliferation die Austauschschranke für Blutgase (10). Die Fibroblasten im Interstitium (5) werden ebenfalls durch einen noch unbekannten Faktor im interstitiellen Ödem zur Proliferation und Fasersynthese stimuliert. Dadurch werden die bereits durch Epithel überwucherten Alveolarsepten auch noch durch interstitielle Fibrose verdickt. Dies ist das morphologische Substrat zur respiratorischen Insuffizienz (Diffusionsproblem des Schocks!). Zahlreiche Mikrothromben (7) führen zur Obstruktion der Lungenendstrombahn, fixieren den pulmonalen Hochdruck und führen zur Entstehung von arteriovenösen Shuntbildungen. Die Folge ist eine herabgesetzte Sauerstoffsättigung des Blutes (Perfusionsproblem des Schocks!).

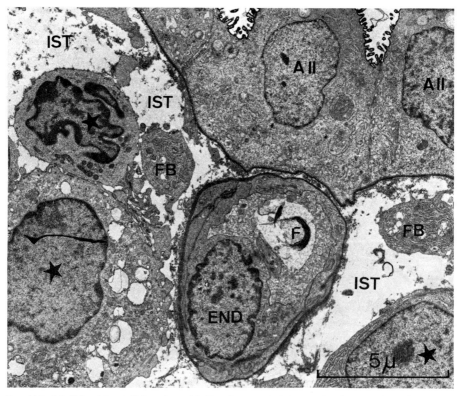

B.–Abb. 3.8. Schocklunge (Mensch am 18. Tag eines septisch-hämorrhagischen Schocks). A II: Alveozyten Typ II: IST = Interstitium, END = Kapillarendothel, F = Fibrin, FB = Fibroblasten, * = Histiozyten. Vergr. 7500×

Schocklunge (Elektronenmikroskopie)

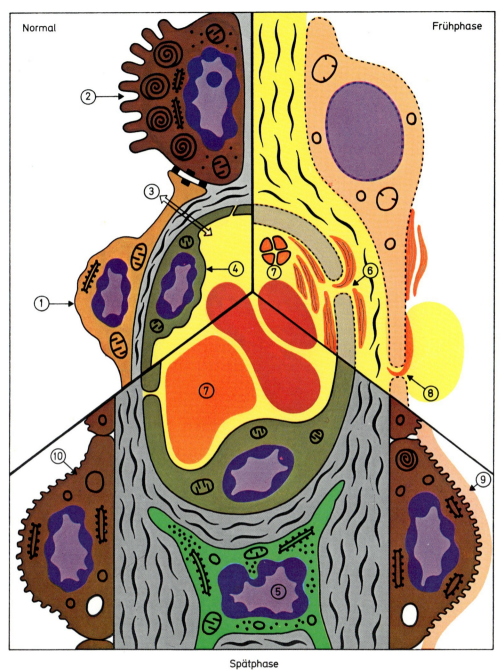

B.–Abb. 3.9. Schocklunge. Schematische Darstellung der ultrastrukturellen Veränderungen

87

Lunge

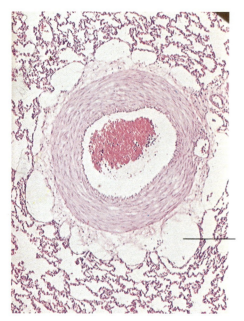

B.–Abb. 3.10. Dilatierte perivaskuläre Lymphräume bei Schocklunge; Fbg. HE, Vergr. 60×

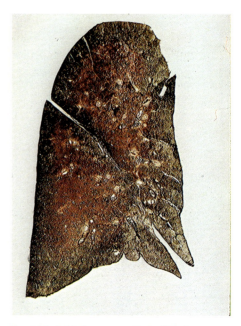

B.–Abb. 3.11. Lungengroßschnitt bei Schocklunge (ungefärbt)

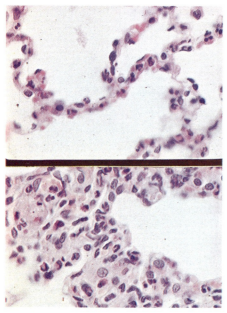

B. – Abb. 3.12. oben: normale Lunge; unten: Schocklunge mit interstitiellem Ödem; Fbg. HE, Vergr. 300×

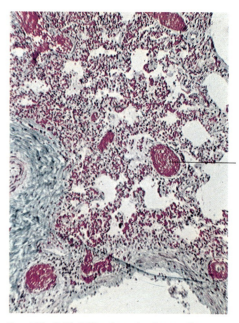

B.–Abb. 3.13. Mikrothrombosierung der Lunge bei Schock (Azanfärbung. Fibrin rot), Vergr. 30×

Schocklunge

Schock stellt ein generalisiertes Kreislaufversagen der Strombahnperipherie mit Gewebsschädigung durch Minderdurchblutung dar. Im Zentrum des klinischen Geschehens steht die Verminderung der zirkulierenden Menge der Blutplättchen (Plättchensturz – Verbrauchskoagulopathie, vgl. SANDRITTER u. LASCH, 1966) und die Anurie (s. Allg. Pathologie). Die anurische Phase des Schocks kann durch Peritonealdialyse oder die künstliche Niere therapeutisch beherrscht werden. In den letzten 5 Jahren hat man der respiratorischen Insuffizienz von Schockpatienten mehr Aufmerksamkeit geschenkt. Man fand klinisch eine Hypoxie durch Zunahme der Kurzschlußblutmenge durch Öffnung der arteriovenösen Anastomosen (bis 67% vom Herzzeitvolumen), eine verminderte O_2-Aufnahme und Erhöhung der CO_2-Spannung im Blut. Morphologisch und röntgenologisch findet man in den ersten Stunden bei Schock (Abb. 3.14 – Stadium I) eine spindelige Verbreiterung der Gefäßschatten, die durch ein perivaskuläres Ödem bedingt ist. Abb. 3.10 zeigt die stark **dilatierten perivaskulären Lymphräume,** die fast zystisch aufgetrieben sind (→). Es wird also vermehrt Flüssigkeit über die Lymphbahn der Lungen abdrainiert. In den folgenden Tagen (3–5 Tage. Stadium II Abb. 3.14) verstärkt sich das perivaskuläre Ödem, und es tritt ein interstitielles Ödem hinzu. Röntgenologisch findet man jetzt eine milchglasähnliche Trübung der Lunge (Abb. 3.14). Die Lunge ist makroskopisch düsterrot und hat eine fensterlederartige Beschaffenheit. Abb. 3.11. Ein **Lungengroßschnitt** zeigt die Hyperämie der Lunge sowie die durch das Ödem der Alveolenwand eingeengte Alveolarlumina. Deutlicher werden diese Veränderungen in Abb. 3.12 mit oben normalem Lungengewebe und unten den **ödematös verbreiterten Septen,** deren Zellgehalt auch erhöht ist (Histiozyten, Granulozyten, Fibroblasten). Gleichzeitig treten jetzt (nach 1–2 Tagen) **Mikrothromben** in der Lunge auf. Abb. 3.13 zeigt die **roten Thromben** (Fibrin bei Azanfärbung rot) in mittleren und kleinen Gefäßen (→). Im III. Stadium des Schocks (2–3 Wochen) kommt es zu einer Proliferation der Fibroblasten der Alveolarsepten, so daß röntgenologisch eine **retikuläre Streifung** auftritt (irreversibel, Übergang in Lungenfibrose) (MITTERMAYER u. Mitarb. 1970; OSTENDORF u. Mitarb. 1975).

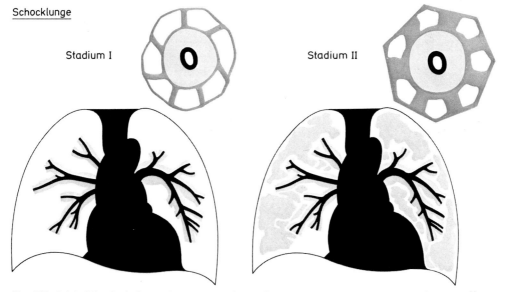

B.–Abb. 3.14. Histologische und röntgenologische Charakteristika der Schocklunge (grau = Ödem, schwarz = Gefäße und Wand der Alveolen)

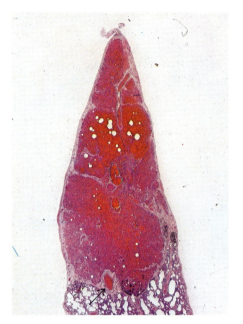

B.–Abb. 3.15. Hämorrhagischer Lungeninfarkt; Fbg. HE, Vergr. 5×

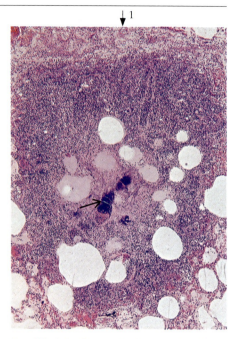

B.–Abb. 3.16. Pyämischer Lungenabszeß; Fbg. HE, Vergr. 42×

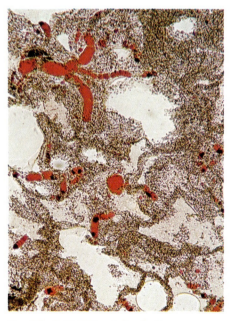

B.–Abb. 3.17. Fettembolie der Lunge; Fbg. Sudan, Vergr. 58×

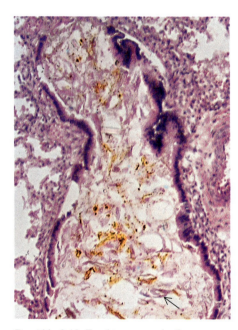

B.–Abb. 3.18. Fruchtwasseraspiration; Fbg. HE, Vergr. 162×

Hämorrhagischer Lungeninfarkt (Abb. 3.15). *Es handelt sich um eine herdförmige Nekrose mit Blutung im Lungengewebe nach embolischem Verschluß des zugehörigen Lungenarterienastes und Blutstauung im kleinen Kreislauf.* Das mikroskopische Bild zeigt in der Übersicht einen meist keilförmigen, roten homogenen Bezirk. Unser Präparat stammt aus der Lingula; daher ist der Infarkt nicht keilförmig. Der embolische Verschluß (→) des versorgenden Lungenarterienastes ist deutlich zu sehen. Bei mittlerer und starker Vergrößerung bietet sich ein monotones Bild: Im Lumen der Alveolen liegen dicht gepackte Erythrozyten, die in älteren Infarkten nur noch schattenhaft zu erkennen sind oder zu krümeligen, eosinroten, homogenen bis schmutzig rotbraunen Massen zerfallen sind. Die Alveolarsepten sind vom Inhalt der Alveolen kaum mehr abzugrenzen. Die Zellkerne der Septen fehlen *(Nekrose)*.
Differentialdiagnostisch ist eine Blutaspiration abzugrenzen, bei der die Nekrose fehlt (ebenso der Embolus).
Makroskopisch: Keilförmiger, subpleural gelegener, dunkelroter fester Herd, der über die Lungenoberfläche vorspringt, mit fibrinöser Pleuritis.
Schicksal: Demarkation durch Granulozyten, Organisation durch Granulationsgewebe, Narbe, evtl. Sequestration, Abszeß, Gangrän.

Pyämischer Lungenabszeß (Abb. 3.16). *Im Gegensatz zur »blanden« Embolie wird ein Lungenarterienast von einem bakterienhaltigen Embolus verstopft, der von einer eitrigen Thrombophlebitis stammt (Pyämie). Im Versorgungsgebiet der Arterie entwickelt sich dann ein subpleural gelegener Abszeß.* In der Übersicht sieht man wiederum einen keilförmigen, dichteren, subpleuralen Herd (→1: Pleura), der durch den hohen Zellgehalt blau gefärbt erscheint. Die mittlere Vergrößerung zeigt, daß die Alveolen mit Granulozyten vollgestopft sind. Der zugehörige Pulmonalarterienast ist mit einem Embolus ausgefüllt, der massenhaft blauschwarz gefärbte Bakterienkolonien (→) und reichlich Leukozyten enthält. Die Alveolarsepten sind im Zentrum des Herdes nekrotisch: hier beginnt die Einschmelzung des Lungengewebes *(Abszeß)* (vgl. eitrige Thrombophlebitis, S. 75, 97).
Makroskopisch: Vorstadium ohne Einschmelzung: graugelber subpleuraler Herd, erhaben, fest, mit fibrinöser Pleuritis und Pleuranekrose (Pleura weiß). Nach *Einschmelzung:* Höhle, aus der sich graugelbes Material entleert. Sekundär Pleuraempyem.

Fettembolie (Abb. 3.17). *Verschleppung von Fett aus dem Knochenmark (auch subkutanem Fettgewebe, Fettleber) nach Traumen (z. B. auch Verbrennungen) mit Verstopfung der Lungenkapillaren evtl. auch Übertritt in das arterielle System.* Das Fett stammt z. T. auch aus dem nicht traumatisierten Fettgewebe (Lipolyse durch Adrenalin. Sog. Fettmobilisationssyndrom). In der Übersicht kleine rote »Fleckchen«, die im Gerüst der Alveolen liegen. Die mittlere Vergrößerung zeigt das sudanpositive Material häufig »hirschgeweihartig« oder als runde Scheibchen (Querschnitte) in den Kapillaren. Ferner bestehen eine Hyperämie und Lungenödem. Beachte: Die Fettembolie stellt eine Form des Schocks dar. Hyaline Thromben sind immer nachweisbar.
Differentialdiagnostisch ist die Fettembolie von einer Hyperlipämie (Diabetes, fettreiche Mahlzeit) abzugrenzen (Menge!).

Fruchtwasseraspiration (Abb. 3.18). *Aspiration von Fruchtwasser tritt bei vorzeitiger Atmung in den Geburtswegen auf.* Mikroskopisch findet man in den kleinen Bronchien und einzelnen Alveolen als Anzeichen einer Fruchtwasseraspiration Mekonium, das sich schon bei schwacher Vergrößerung goldbraun oder grünlich darstellt. Unser Bild zeigt einen kleinen Bronchus, dessen Lumen reichlich schuppenförmige Lamellen (→) enthält. Es handelt sich um abgeschilferte, quergestreifte Plattenepithelien der Vernix caseosa. Die goldbraungefärbten Massen (Bilirubin) stellen Mekonium dar. Runde Körperchen werden als Mekoniumkörperchen bezeichnet (wahrscheinlich von Darmzellen des Fetus resorbiertes Mekonium). Sekundär kann sich eine Aspirationspneumonie entwickeln (Infektion des Fruchtwassers), bei der auch mütterliche Granulozyten beteiligt sein können. Fruchtwasseraspiration findet man vorwiegend bei unreifen Frühgeburten.

Bronchitis

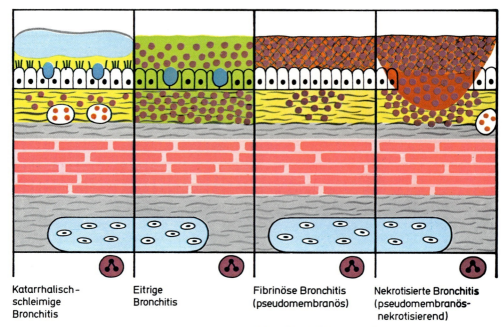
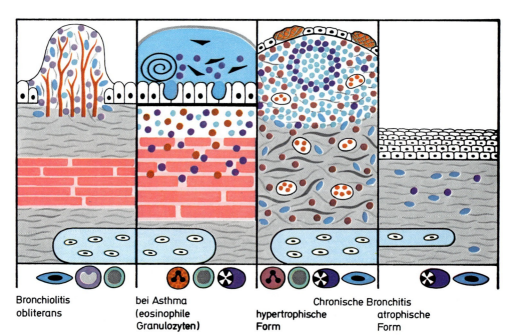

B.–Abb. 3.19. Übersicht der verschiedenen Formen von Bronchitis

Tracheitis – Bronchitis

In Abb. 3.19 sind die verschiedenen Formen der Bronchitis schematisch dargestellt. Beim akuten **serös-schleimigen Katarrh** findet man ein Ödem und Hyperämie in der Tunica propria sowie vermehrt Schleimauflagerungen mit einzelnen Granulozyten. Das Exsudat enthält Schleim, untermischt mit Eiweißmassen und einzelnen Granulozyten, sowie abgestoßene Epithelien. Der **eitrige Katarrh** ist durch ein an polymorphkernigen Leukozyten reiches Exsudat gekennzeichnet. Bei der **hämorrhagischen Entzündung** herrschen Erythrozyten vor. Bei der **fibrinösen Entzündung** bilden sich grauweiße zusammenhängende Membranen [abstreifbare *Pseudomembranen, kruppöse Entzündung*[1], *diphtheroide Entzündung*] von oft großer Ausdehnung (Bronchialausgüsse, z. B. bei *Diphtherie*), während die **pseudomembranös-nekrotische Entzündung** (auch diphtherische Entzündung genannt) durch fleckförmige, festhaftende, kleieartige Beläge davon zu unterscheiden ist. Im ersten Fall liegt Fibrin anstelle des Epithels (leichte Form), das Bindegewebe ist unverändert. Im zweiten Fall sind Epithel und nekrotisches Bindegewebe von Fibrin durchsetzt (tiefreichende Nekrose mit Fibrin). Nekrotisierende fibrinöse Entzündungen haben immer eine Granulationsgewebswucherung zur Folge – sind Bronchiolen davon betroffen, so kommt es zur **Bronchiolitis obliterans**. Bei **chronischer Bronchitis** findet man eine Zellinfiltration in allen Wandschichten mit Vermehrung der Becherzellen. Epithelmetaplasien kommen vor (vgl. auch S. 95).

Fibrinöse Tracheitis bei Diphtherie (Diphtheroide Tracheitis) (Abb. 3.20). Die schwache Vergrößerung zeigt eine quergeschnittene Trachea mit den blaugefärbten Knorpelspangen. Bei mittlerer Vergrößerung (Abb. 3.20) sieht man die Tunica propria (→ 1) mit Hyperämie und Ödem. Das Flimmerepithel fehlt. Der Basalmembran (→2) liegen dichtgepackte Fibrinfaserbündel auf (→ 3) (vgl. auch S. 98).

Nekrotisierte Tracheitis bei Grippe (Abb. 3.21). Im Vergleich zur vorigen Abbildung sind die Fibrinablagerungen kleiner und schuppenförmig. Die Basalmembran ist nicht mehr zu erkennen (→1). Das homogene Material (Fibrin und nekrotisches Gewebe) reicht bis in die oberen Schichten der Tunica propria (× im Bild) (= tiefreichende diphtherische Pseudomembran). In der Nekrose findet man Bakterienrasen (→2). Die zellige Reaktion (Granulozyten, Lymphozyten) ist stärker als im vorigen Präparat. Bei →3 besteht eine Sekretstauung in dem Ausführungsgang einer Schleimdrüse (→ 4: Knorpel). *Merke: Diphtheroide Pseudomembranen:* Oberflächliche fibrinöse Entzündungen. Nur Oberflächenepithel betroffen. *Diphtherische Pseudomembran:* Fibrin und Nekrosen des Bindegewebes (Diphtherie, Ruhr, Scharlach, Colitis ulcerosa).

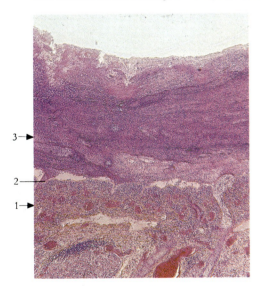

B.–Abb. 3.20. Fibrinöse Tracheitis bei Diphtherie; Fbg. HE, Vergr. 41×

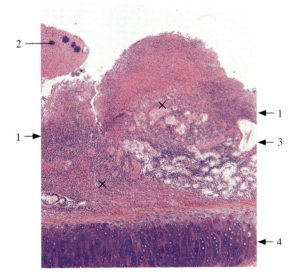

B.–Abb. 3.21. Nekrotisierte Tracheitis bei Grippe; Fbg. HE, Vergr. 42×

---

[1] Krupp = hergeleitet als Lautmalerei von dem heiseren, bellenden Husten durch Schwellung der Schleimhäute bei Diphtherie, Masern, Grippe u. a.

Lunge

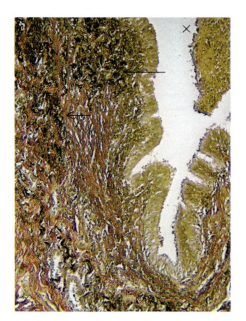

B.–Abb. 3.22. Chronische Bronchitis;
Fbg. Elastica-v. Gieson, Vergr. 100×

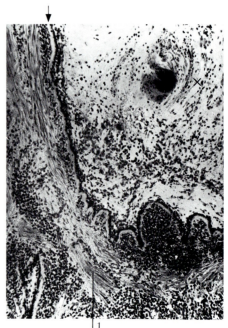

B.–Abb. 3.23. Chronische schleimige Bronchitis bei Asthma;
Fbg. HE, Vergr. 120×

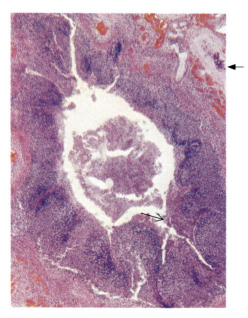

B.–Abb. 3.24. Schwere chronische proliferative Bronchitis;
Fbg. HE, Vergr. 32×

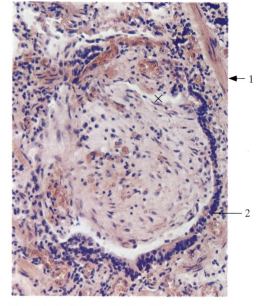

B.–Abb. 3.25. Bronchiolitis obliterans;
Fbg. HE, Vergr. 195×

Chronische Bronchitis (Abb. 3.22). Histologisch findet man eine lockere Infiltration der Bronchialwand mit Lymphozyten, Plasmazellen und polymorphkernigen Leukozyten. In unserem Bild ist das Flimmerepithel gut erhalten, gering hyperplastisch. Im Lumen des Bronchus findet man reichlich polymorphkernige Leukozyten und Schleim (×). Die vermehrte Schleimproduktion geht auf eine Vermehrung von Becherzellen in der Schleimhaut und erhöhte Produktion der seromukösen Drüsen der Bronchialwand zurück. Bei Darstellung der elastischen Fasern (schwarz in unserem Bild) sieht man eine Vermehrung derselben. Außerdem sind sie aufgesplittert (→) und zeigen Degenerationserscheinungen in Form von körnigem Zerfall. Auch die kollagenen Fasern sind vermehrt. Die Muskulatur kann hypertrophiert sein (vgl. Abb. 3.19 u. 3.23). Gehen die elastischen Membranen und die Muskulatur zugrunde, so kommt es zur Erweiterung der Bronchiallichtung (Bronchiektasen).

Makroskopisch: Schleimhaut samtartig, rot und verdickt mit Längs- und Querriffelung, insbesondere bei *hypertrophischer Bronchitis* (Vermehrung von Bindegewebe, elastischen Faserzügen und Muskulatur, vgl. S. 92). Bei *atrophischer Bronchitis*, wahrscheinlich dem Endstadium einer chronischen hypertrophischen Bronchitis, findet man eine glatte, grauweiße Schleimhaut (Schwund der Stützelemente der Bronchialwand, vgl. S. 92). *Komplikationen:* Cor pulmonale, Lungenemphysem, Bronchiektasen mit Hirnabszeß, Amyloidose, rezidivierende Pneumonien. In England 50 % der Todesfälle!

Chronische schleimige Bronchitis bei Asthma (Abb. 3.23). *Es handelt sich um eine allergische Bronchitis, die besonders im Anfall mit vermehrter Sekretion eines zähen, hochviskösen Schleimes einhergeht.* Unser Bild zeigt die Bronchiallichtung mit Schleim angefüllt, der sich spiralig wirbelförmig zusammengeballt hat, mit einem stärker blau tingierten Zentrum [*Curschmannsche Spiralen* (×)]. Der Schleim ist ebenso wie die Bronchialwand von eosinophilen Granulozyten durchsetzt. Außerdem finden sich in der Wand lymphozytäre Infiltrate. Die Basalmembran (→) ist verdickt, die Wandmuskulatur hypertrophiert (→1). Im Sputum sind häufig spießförmige, eosinrot gefärbte Kristalle zu finden, die aus zerfallenen Eosinophilen entstehen *(Charcot-Leydensche Kristalle).*

Makroskopisch: Zäher, glasiger Schleim, den man aus den angeschnittenen Bronchien herausziehen kann.

Schwere chronische proliferative Bronchitis (Abb. 3.24). In der Übersicht sieht man die verdickte, blau erscheinende Wand (vermehrter Zellgehalt!) der Bronchien, wobei auch das Peribronchium bindegewebig verbreitert ist. Bei dem → erkennt man in unserem Bild einen Bronchialknorpel. Die Tunica propria des Bronchus ist stark verbreitert und springt z. T. leistenartig in das Bronchiallumen vor. Die Wandverdickung kommt durch Granulationsgewebe zustande, wobei Schleimdrüsen und Muskulatur vollständig verschwunden sind. Das Granulationsgewebe hat sich besonders in den innersten Schichten der Wand entwickelt und ist dicht mit Granulozyten, Lymphozyten und Plasmazellen infiltriert. Das Bronchialepithel fehlt größtenteils, hier haben sich flache Ulzerationen mit Fibrinauflagerungen gebildet (→ im Bild). Das Lumen ist mit Schleim und leukozytenreichem Exsudat angefüllt.

Makroskopisch: Wandverdickung; Einengung der Bronchuslichtung; sekundär Bronchusstenosen.

Bronchiolitis obliterans (Abb. 3.25). *Bei pseudomembranöser nekrotischer Bronchiolitis wird das nekrotische Gewebe und Fibrin sekundär von Granulationsgewebe resorbiert. Dadurch bildet sich ein Granulationsgewebepilz, der das Lumen der Bronchien und Bronchiolen vollständig ausfüllen kann. Auch bei einer proliferativen Bronchiolitis können sich solche Granulationsgewebspfropfen entwickeln.* Bei schwacher Vergrößerung sieht man einzelne Bronchiolen durch zellreiches Granulationsgewebe verschlossen. Die mittlere Vergrößerung zeigt, daß das Flimmerepithel (×) teilweise fehlt. Das Lumen ist mit einem Granulationsgewebspfropf ausgefüllt (Fibroblasten mit Bindegewebsfasern, Kapillaren, Lymphozyten). In der Wand der Bronchiolen findet man chronisch-entzündliche Infiltrate. Bei →1 sieht man glatte Muskulatur der Bronchialwand (→2: Flimmerepithel).

Makroskopisch: Kleinste, weiße Stippchen auf der Schnittfläche der Lunge.

Lungenentzündung

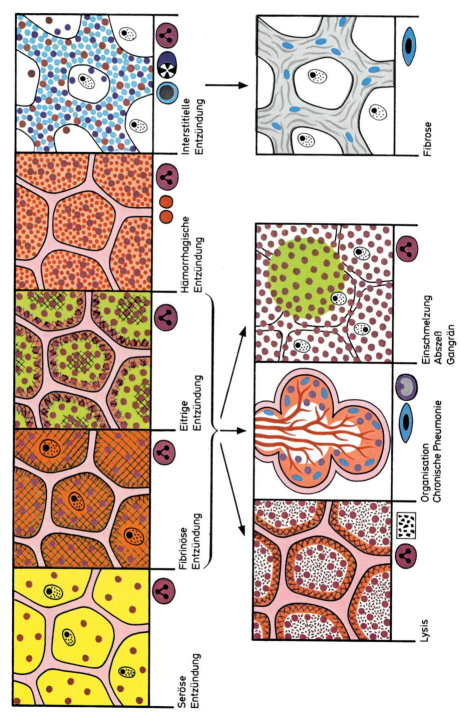

B. – Abb. 3.26. Übersicht der verschiedenen Arten von Entzündungen der Lunge und deren Ausheilung bzw. Komplikationen

Lungenentzündung

Zwei große Gruppen von Lungenentzündungen sind zu unterscheiden (Abb. 3.26):
1. **Pneumonien mit intraalveolärem Exsudat,**
2. **Pneumonien mit interstitieller Entzündung** (Infiltration der Alveolar- und/oder Bindegewebssepten).

ad 1. Die **Pneumonien mit intraalveolärem Exsudat** können *herdförmig* auftreten: *Bronchopneumonie* oder *lobuläre* Pneumonie genannt, wobei die Entzündung endobronchial absteigt (vgl. Abb. 3.27, 3.28). Die *peribronchiale Herdpneumonie* ist durch ein mantelförmiges peribronchiales interstitielles und intraalveoläres Exsudat gekennzeichnet (vgl. Abb. 3.27, 3.29).

Wird ein *ganzer Lungenlappen befallen,* so spricht man von *lobärer (kruppöser) Pneumonie*. Die *lobäre Pneumonie* (S. 100) zeichnet sich dadurch aus, daß alle Alveolen eines Lungenlappens von einem Exsudat gleichen Charakters betroffen sind, wobei nacheinander ein seröses, fibrinöses und eitriges Exsudat auftritt. Bei der *Bronchopneumonie* können die Herde dagegen in verschiedenen Entwicklungsstadien der Entzündung stehen (serös, eitrig oder fibrinös-eitrig). Zudem finden wir oft im Zentrum ein eitriges Exsudat oder eine fibrinöse Entzündung, in der Peripherie ein seröses Exsudat (perifokales Ödem).

Die Art des Exsudates (Abb. 3.26) in den Alveolen wechselt. Man kennt eine **seröse Exsudation** (entzündliches Ödem = Blutserum und wenig Fibrin mit einzelnen Granulozyten, z. B. Stadium der Anschoppung bei lobärer Pneumonie, scharf vom Lungenödem zu trennen). Weiterhin können **fibrinöse Exsudate** mit massenhaft Fibrin in den Alveolen auftreten, evtl. untermischt mit einigen Granulozyten und Alveolarepithelien (z.B. urämische Pneumonie), **eitrige Exsudate** (mit wenig Fibrin) sowie **hämorrhagische Exsudate** (z.B. bei Grippe).

ad 2. Die **interstitielle Pneumonie** (Abb. 3.26 u. S. 104, S. 320) ist durch lymphozytäre, plasmazelluläre oder lympho-histiozytäre Infiltrate in den Alveolarwänden ausgezeichnet.

Schicksal der Entzündungen. a) **Regelrechter Ablauf:** Lösung des Exsudates durch proteolytische Leukozytenfermente. Restitutio ad integrum. b) **Resorption durch Granulationsgewebe** (chronische Pneumonie, Karnifikation). c) **Einschmelzung** (Abszeß oder Gangrän, evtl. Sequestrierung). d) **Interstitielle Fibrose** bei nicht ausheilender interstitieller Pneumonie (S. 104).

Verschiedene Formen der Herdpneumonie

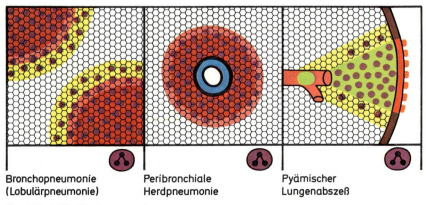

B.–Abb. 3.27. Herdpneumonien

Lunge

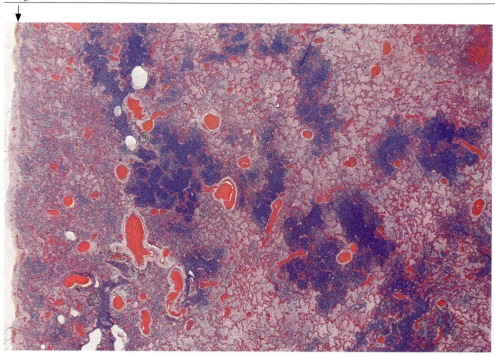

B.–Abb. 3.28. Bronchopneumonie; Fbg. HE, Vergr. 12,5×

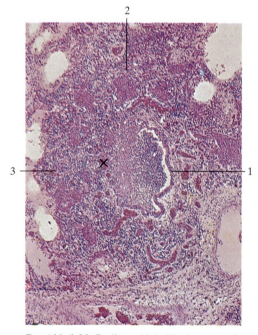

B.–Abb. 3.29. Peribronchiale Herdpneumonie; Fbg. HE, Vergr. 64×

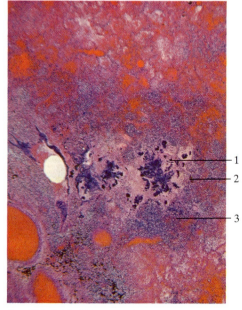

B.–Abb. 3.30. Hämorrhagisch nekrotische Bronchopneumonie; Fbg. HE, Vergr. 36×

Herdpneumonie

Die Herdpneumonien werden durch verschiedene Erreger verursacht und lassen sich auch kausalpathogenetisch voneinander unterscheiden (endobronchial, peribronchial, hämatogen). Gemeinsam ist allen Formen die multifokale, kleinherdige Ausbreitung im Lungengewebe (GIESE).

Bronchopneumonie (Abb. 3.28, vgl. auch Abb. 3.27). *Herdförmig im Lungengewebe auftretende Entzündung mit Exsudation in einzelne Alveolengruppen, die sich nicht scharf an die anatomischen Grenzen (Lobuli) hält.* Bei schwacher Vergrößerung sieht man unscharf begrenzte, unregelmäßige blaue Herde im Lungengewebe (→: Pleura). Die dazwischenliegenden Alveolen enthalten ein schwach rot gefärbtes Exsudat. Betrachtet man das Zentrum der Herde bei mittlerer und stärkerer Vergrößerung, so ist zu erkennen, daß die Alveolen dicht mit polymorphkernigen Leukozyten ausgefüllt sind. Die Alveolarwände sind erhalten und die Kapillaren hyperämisch. Je weiter man in die Peripherie der Herde kommt, desto geringer wird der Gehalt an Granulozyten; jetzt sind vorwiegend Fibrinfasern zu sehen. In der Umgebung sind die Alveolen von einem entzündlichen Ödem mit abgeschilferten Alveolarepithelien sowie einzelnen polymorphkernigen Leukozyten ausgefüllt *(perifokales entzündliches Ödem)*. Die Bronchien enthalten ein eitriges Exsudat mit abgeschilferten Flimmerepithelien.

Makroskopisch: Graurote bis graue über die Schnittfläche leicht erhabene Herde von festerer Konsistenz, die oft besser zu tasten als zu sehen sind. Das Lungengewebe ist leicht zerreißlich. Die Herde können ineinanderfließen, so daß eine konfluierte Bronchopneumonie entsteht. *Erreger* meist Pneumokokken.

Peribronchiale Herdpneumonie (Abb. 3.29, vgl. auch Abb. 3.27). Die *Entzündung greift in diesem Falle von der Bronchialwand auf das benachbarte Lungengewebe über, so daß mantelförmige peribronchiale Herde entstehen.* Mikroskopisch findet man bei schwacher Vergrößerung kleine blaugefärbte Herde, in deren Zentrum ein kleiner Bronchus liegt. Bei mittlerer Vergrößerung sieht man den Bronchus, kenntlich am Flimmerepithel (→ 1), das in unserem Fall an einer Stelle fehlt (×). Hier sind rötlich gefärbte Fibrinmembranen zu sehen (diphtherische Pseudomembran). Bei Ausheilung kann es hier zu Bronchiolitis obliterans kommen (vgl. S. 94). Das Lumen des Bronchus ist von Granulozyten ausgefüllt, die Wand dicht von polymorphkernigen Leukozyten infiltriert. Die Gefäße sind hyperämisch. Die umgebenden Alveolen enthalten Fibrin (→ 2) und Granulozyten (→ 3). Auch die Interstitien der Alveolen sind am Entzündungsprozeß beteiligt. Die angrenzenden Alveolen enthalten ein entzündliches Ödem.

Makroskopisch: Kleine, graue Herde mit einem kleinen Bronchus[1] im Zentrum. Vorkommen z. B. bei Masern, Scharlach, Diphtherie und Grippe, meist durch Superinfektion mit Streptokokken oder Staphylokokken bedingt.

Hämorrhagisch nekrotisierte Bronchopneumonie (Abb. 3.30). *Vorwiegend bei Infektionskrankheiten durch Mischinfektion (Virus und Influenzabazillen oder Kokken) vorkommende lobuläre oder peribronchiale Herdpneumonie mit hämorrhagischem Exsudat (z. B. Grippe).* Das mikroskopische Bild ist wechselnd und zeigt uns in der Übersicht unregelmäßig große rote und blaurote Herde. Im Zentrum der Herde sieht man massenhaft Bakterienrasen (→ 1). In der Umgebung ist das Lungengewebe nekrotisch (→ 2). Darauf folgt ein Mantel von Granulozyten (→ 3), wobei dem Exsudat Erythrozyten beigemischt sind. Weiter in der Peripherie tritt ein rein hämorrhagisches Exsudat auf.

Bei ganz akuten und toxischen Fällen von Grippe findet sich nur ein hämorrhagisches Lungenödem mit infarktartigen Blutungen und hyalinen Gefäßthromben (Schock!).

Makroskopisch: Sog. bunte Bronchopneumonie mit roten, grauen und graugelben Herden. Besonders bei Streptokokkenmischinfektionen treten Nekrosen auf.

---

[1] Diese Bronchiolen haben keinen Knorpelring!

Lobäre Pneumonie

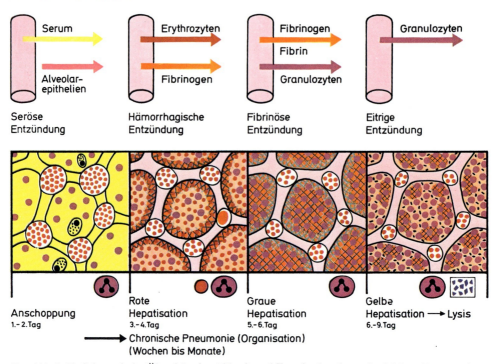

B.–Abb. 3.31. Schematische Übersicht des Ablaufs und Exsudatcharakters der lobären Pneumonie

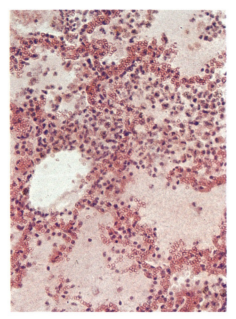

B.–Abb. 3.32. Lobäre Pneumonie: Stadium der Anschoppung;
Fgb. HE, Vergr. 190 ×

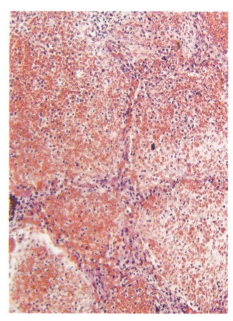

B.–Abb. 3.33. Lobäre Pneumonie: Stadium der roten Hepatisation;
Fgb. HE, Vergr. 148 ×

Lobäre Pneumonie

Es handelt sich um eine durch Pneumokokken ausgelöste akute Entzündung eines ganzen Lungenlappens, die klinisch und pathologisch-anatomisch einem stadienhaften Ablauf folgt.
Im Unterschied zur Herdpneumonie wird ein Lungenlappen (seltener Teile davon, dann »Hepatisation« genannt – wegen der »leberähnlichen« Schnittfläche) ganz plötzlich von der Entzündung befallen, wobei die verschiedenen Stadien der Entzündung nicht nebeneinander bestehen, sondern zeitlich aufeinander folgen. Man kann annehmen, daß bei der Entstehung der lobären Pneumonie eine Umstimmung des Organismus im Sinne einer Allergie eine Rolle spielt, wobei vorangehende banale Pneumokokkeninfekte die Rolle der Sensibilisierung übernehmen (LAUCHE).
Abb. 3.31 gibt eine schematische Übersicht der einzelnen Stadien: Bei der **Anschoppung** (Abb. 3.32) sind die Alveolen von einem *serösen Exsudat* angefüllt. Die Kapillaren sind hyperämisch. Im Exsudat finden sich abgeschilferte Alveolarepithelien und vereinzelt Granulozyten. Auf dieses Stadium folgt die **rote Hepatisation** (Abb. 3.33), bei der die Hyperämie weiterhin zunimmt und jetzt Erythrozyten und Fibrinogen in die Alveolen austreten. Die **graue Hepatisation** (S. 102) ist durch das fibrinöse Exsudat gekennzeichnet. Granulozyten sind außerdem vorhanden, deren Zahl dann weiter zunimmt, so daß sie jetzt das Bild beherrschen. Sie gehen über eine fettige Degeneration zugrunde **(gelbe Hepatisation)** und zerfallen (S. 102); gleichzeitig werden proteolytische Fermente frei, die das Fibrin auflösen **(Lysis: 9.–28. Tag)**. Wird das Fibrin nicht verdaut, so erfolgt daraus ein Granulationsgewebe **(chronische Pneumonie: S. 102)**. Alle Formen der Lungenentzündung gehen mit einer Begleitpleuritis einher.
Diese strenge Einteilung kann natürlich nicht für jeden Einzelfall gelten, zumal die Abschätzung der Zeitdauer verschiedener Stadien ungenau sind und die Ansichten der Autoren über den Ablauf auseinandergehen. Anschoppung und rote Hepatisation werden oft zu einem Stadium zusammengefaßt; über die Reihenfolge der roten, grauen und gelben Hepatisation bestehen auch verschiedene Meinungen. Selbstverständlich gibt es auch Übergangsformen, wie graurote Hepatisation und graugelbe Hepatisation.

Lobäre Pneumonie: Stadium der Anschoppung (Abb. 3.32). Dieses früheste Stadium bekommt man selten zu Gesicht, da der Tod erst während der roten oder grauen Hepatisation eintritt. Die mikroskopische Untersuchung zeigt, daß die Alveolen von einem entzündlichen Exsudat ausgefüllt sind, wie wir es schon beim perifokalen Ödem der Bronchopneumonie gesehen haben (S. 98). Es handelt sich um feinkörnige oder homogene Eiweißmassen in den Alveolen sowie reichlich abgeschilferte Alveolarepithelien, ganz spärlich Granulozyten und Erythrozyten. Auffällig ist die starke Hyperämie der Kapillaren, die teilweise knopfförmig in das Alveolarlumen vorspringen.

Makroskopisch: Rote, blutreiche, feuchte Schnittfläche mit schaumiger, rötlicher, abstreifbarer Flüssigkeit (pflaumenbrühartiges Sputum, Sputum rufum).

Lobäre Pneumonie: Stadium der roten Hepatisation (Abb. 3.33). In diesem Stadium herrscht in der Übersicht die rote Farbe der ausgetretenen Erythrozyten vor. Die feste Konsistenz (leberähnlich = Hepatisation) ist durch Fibrin bedingt. Erst bei mittlerer und starker Vergrößerung kann man die dichtgelagerten Erythrozyten sehen. Dazwischen liegen mäßig viele Granulozyten und Alveolarepithelien. Das Fibrin ist bei HE-Färbung nur durch stärkste Abblendung des Kondensors als dichtes Netzwerk feinster Fäden sichtbar zu machen. Die Hyperämie der Alveolarsepten, die im Anfangsstadium wesentlich zu der roten Farbe beitragen kann, ist in unserem Präparat schon zurückgegangen (Druck durch das intraalveoläre Fibrin). In den Kapillaren können Fibrinthromben auftreten (Schock!).

Makroskopisch: Rote, feste, brüchige Schnittfläche. Mit zunehmender Fibrinexsudation verliert die Lunge ihre rote Farbe und wird grau.

Lunge

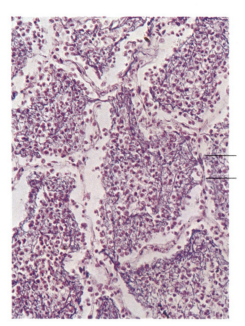

B.–Abb. 3.34. Lobäre Pneumonie: Stadium der grauen Hepatisation;
Fibrinfärbung nach WEIGERT, Vergr. 263 ×

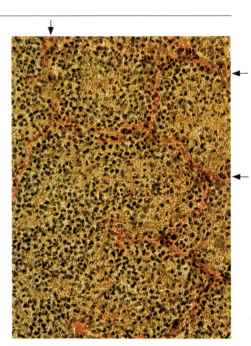

B.–Abb. 3.35. Lobäre Pneumonie: Stadium der gelben Hepatisation;
Fbg. v. Gieson, Vergr. 255 ×

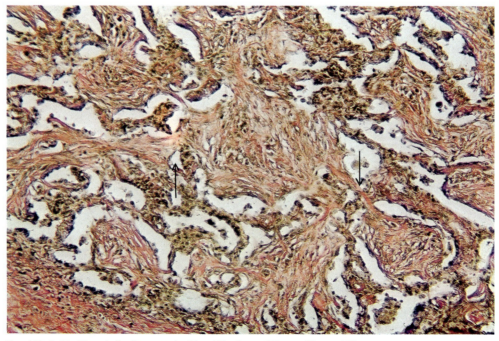

B.–Abb. 3.36. Chronische Pneumonie; Fbg. Elastica-v. Gieson, Vergr. 152 ×

Lobäre Pneumonie: Stadium der grauen Hepatisation (Abb. 3.34). Dieses etwa am 5.–6. Tag auftretende Stadium ist durch die Exsudation von Fibrinogen gekennzeichnet, das in der Alveole zu Fibrin polymerisiert. Mikroskopisch sieht man in der Übersicht bei HE-Färbung die Alveolen von einem roten Faserfilz ausgefüllt, der sich bei der Fibrinfärbung nach WEIGERT blau färbt. Die mittlere und die starke Vergrößerung zeigen die zarten miteinander verflochtenen Fasern und Faserbündel, die die Alveolen fast ganz ausfüllen. An einigen Stellen ist durch die Fixierung der Faserpfropf von der Alveolarwand abgelöst. Bemerkenswert ist, daß die Fibrinfasern durch die Kohnschen Poren (KOHN, 1893) der Alveolarwand hindurch mit den benachbarten Alveolen in Verbindung stehen. (Die beiden Pfeile im Bild zeigen *neben* die Fibrinbrücken, um diese nicht zu verdecken.) Die Gegenfärbung mit Kernechtrot läßt die zahlreichen Granulozyten erkennen. Die Kapillaren sind anämisch, die Erythrozyten der roten Hepatisation sind aufgelöst.

Makroskopisch: Die Konsistenz des Lungengewebes ist erhöht. Die Schnittfläche ist brüchig, trocken und fein gekörnt (Fibrinpfropfen ragen aus den Alveolen vor). Die graue Farbe rührt von der Lichtstreuung am Fibrin her (Tyndall-Phänomen).

Lobäre Pneumonie: Stadium der gelben Hepatisation (Abb. 3.35). In der Übersicht findet man ein homogenes Bild. Sämtliche Alveolen sind bei HE-Färbung von blaugefärbten Massen ausgefüllt. Die mittlere und die starke Vergrößerung zeigen, daß es sich um polymorphkernige Leukozyten handelt, die dicht gelagert die Alveolen ausfüllen. Unser Bild zeigt eine v. Gieson-Färbung. Die Alveolarsepten sind hier deutlich zu erkennen (→). Damit kann gezeigt werden, daß es nicht zu einer Einschmelzung des Lungengewebes (Abszeß) gekommen ist. Auch bei HE-Färbung können die Septen in der dichten zelligen Infiltration zur Darstellung kommen. Unsere Abbildung zeigt weiterhin die zahlreichen Granulozyten und gelbgefärbten Fibrinfasern.

Makroskopisch: Gelbe, weiche Schnittfläche. Je weiter die Lysis, d. h. Auflösung des fibrinösen Exsudates durch proteolytische Leukozytenfermente, fortschreitet, um so stärker wird das Lungengewebe gelb, und eine rahmige gelbrote Flüssigkeit läßt sich von der Schnittfläche abstreifen (trüber Auswurf, Sputum coctum). Das Gewebe ist sehr leicht zerreißlich.

In allen Stadien der lobären Pneumonie findet sich eine *fibrinöse Pleuritis*, die regionären Lymphknoten sind geschwollen *(unspezifische Lymphadenitis).* Gleichzeitig besteht eine *infektiöse Milzschwellung* und häufig eine toxisch bedingte *trübe Schwellung* von Niere und Leber (evtl. hepatozellulärer Ikterus). *Perikarditis, Enteritis* und *Pneumokokkenmeningitis* sind seltene Komplikationen. Weiterhin können *aputride anämische Nekrosen* durch thrombotischen Gefäßverschluß mit *Sequestration* eines Lungenbezirkes, *Lungenabszesse* (Sekundärinfektion mit Streptokokken oder Staphylokokken) oder eine *Gangrän* als Komplikationen hinzutreten.

Klinisch beginnt die lobäre Pneumonie akut mit Schüttelfrost, bei der Lysis (Erweichung des Exsudates) kommt es zum Abfall des Fiebers mit Schweißausbruch (Krisis). Gleichzeitig wird vermehrt Harnsäure ausgeschieden (zerfallene Granulozyten).

Chronische Pneumonie (Abb. 3.36). Wenn die Lysis ausbleibt, wird das fibrinöse Exsudat durch Granulationsgewebe resorbiert, das von den Bronchioli respiratorii aus in die Alveolen einwächst. Histologisch sieht man, am deutlichsten bei der v. Gieson-Färbung, die Alveolen von rötlichen bis gelblichen Pfropfen ausgefüllt. Bei starker Vergrößerung findet man junge (gelbgefärbte) und ältere (rotgefärbte) kollagene Fasern, mit dazwischenliegenden Angioblasten, neugebildeten Kapillaren, Fibroblasten und Histiozyten. Das Granulationsgewebe folgt dem Fibrin, wie sich an den Brücken zwischen den Granulationsgewebspfropfen benachbarter Alveolen (→) demonstrieren läßt *(Kohnsche Poren).* Die Alveolarsepten sind lympho-histiozytär infiltriert. Die narbige Retraktion der Granulationsgewebspfropfen ist an den Lücken zur Alveolenwand zu erkennen. Diese auftretenden Spalten können sekundär von Alveolarepithelien ausgekleidet werden, wobei die kubischen Epithelien drüsenähnliche Hohlräume bilden. Auch eine Vermehrung glatter Muskulatur wird beobachtet *(muskuläre Zirrhose).*

Makroskopisch: Fleischähnliche Konsistenz (Karnifikation), zunächst rot, später grauweiß mit Lungenschrumpfung.

Lunge

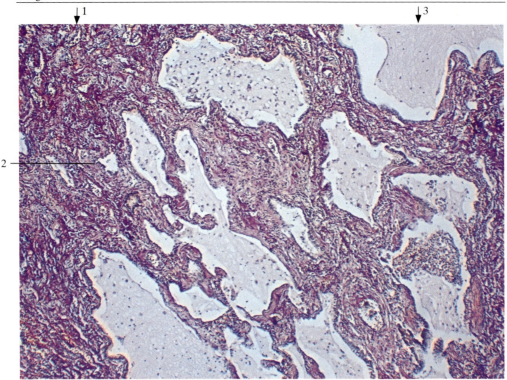

B.–Abb. 3.37. Interstitielle Lungenfibrose; Fbg. HE, Vergr. 560×

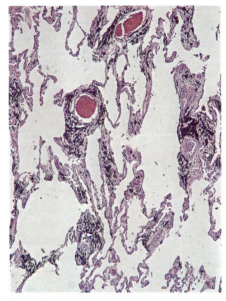

B.–Abb. 3.38. Anthrakose der Lunge;
Fbg. HE, Vergr. 48×

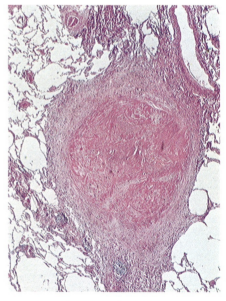

B.–Abb. 3.39. Silikose der Lunge;
Fbg. HE, Vergr. 15×

Interstitielle Lungenfibrose (Abb. 3.37). Die interstitiellen Fibrosen der Lungen sind das Endstadium einer interstitiellen Lungenentzündung. In der Frühphase findet man interstitielle lympho-plasmazelluläre Infiltrate, denen eine Proliferation von Histiozyten und Fibroblasten folgt. Die Vermehrung des Bindegewebes führt zur Störung des Gasaustausches in der Lunge. Unsere Abbildung zeigt das hochgradig bindegewebig verbreiterte Lungengerüst durch proliferierendes Granulationsgewebe (→ 1), wobei die Alveolen vollständig verschwinden und nur noch zystenartige Hohlräume vorhanden sind (→2), die von kubischem Epithel der Bronchioli respiratorii ausgekleidet werden, und große Zysten, die mit Schleim (→3) gefüllt sind.

Ursache: Antigene, wie Vogelexkremente (Taubenzüchterlunge), Schimmelstaub (sog. Farmerlunge), Virusinfektionen, Strahlenschädigung, Bleomycin, Busulphan (Zytostatika). Häufig unbekannt (Morbus *Hamman-Rich*). Autoaggression? Auch bei Schock!

Anthrakose der Lunge (Abb. 3.38). *Ablagerung von Kohlepigment in den Interstitien.* Kohlenstaub, der in die Alveolen gelangt, wird von Alveolarepithelien (Pneumozyten I) phagozytiert. Eine Verdauung des Materials ist nicht möglich, so daß das Kohlepigment in die Lymphbahnen gelangt und sich dort ansammelt. Die Reaktion besteht in einer geringen Fibrosierung des um die Lymphbahnen gelegenen Bindegewebes. Unser Bild zeigt das schwarze Pigment (Differentialdiagnose der Pigmente s. S. 11) und die geringe Bindegewebsvermehrung perivaskulär ohne zellige Infiltration. Selten kommen knotige Formen mit Einschmelzung vor *(Phthisis atra).*

Makroskopisch: Feinste schwarze Stränge, insbesondere subpleural gut zu sehen.

Silikose der Lunge (Abb. 3.39). Gelangt Quarzstaub in die Lunge, so werden die Quarzteilchen (1–5 µ Größe) ebenfalls phagozytiert und gelangen in die Lymphbahnen. Die im Interstitium frei werdende Kieselsäure ruft eine Proliferation von Histiozyten und Fibroblasten hervor mit Bildung retikulärer Fasern, die später hyalinisieren, so daß bindegewebige Knoten entstehen. In unserem Bild sieht man einen großen Bindegewebsknoten mit konzentrischer Schichtung der Fasern und völliger Aufhebung der Lungenstruktur. In den Randpartien des Silikoseknotens kann man noch Histiozyten, die Kohlepigment gespeichert haben, erkennen. Die Quarzteilchen können polarisationsmikroskopisch nachgewiesen werden. In der Umgebung der Silikoseknoten tritt ein Emphysem auf. In den Hiluslymphknoten der Lunge werden die gleichen Veränderungen beobachtet.

Makroskopisch: Graue, derbe, trockene, runde Herde. Lungenemphysem, chronische Bronchitis und Cor pulmonale sind häufige *Komplikationen.* Am häufigsten tritt eine *Tuberkulose* als Begleiterkrankung hinzu (30–60% der Fälle). Silikose und Silikotuberkulose werden als entschädigungspflichtige Berufskrankheiten anerkannt. Ein Zusammenhang mit Bronchialkrebs wird von den meisten Untersuchern abgelehnt.

Asbestose der Lunge (Abb. 3.40). Asbest ist ein Sammelbegriff für Fasersilikate aus Si, Fe und Mg. Der Asbeststaub ruft eine diffuse Lungenfibrose hervor, wobei die Asbestnadeln durch Auflagerung von Eiweiß und Eisen (bräunliche Farbe) in hantel- oder keulenförmige Asbestkörperchen umgewandelt werden. In unserem Bild sieht man die typischen Körperchen in einem zellarmen Schwielengewebe.

Makroskopisch besteht eine diffuse Lungenfibrose. Relativ häufig tritt sekundär ein Bronchialkarzinom auf. Auch Pleuramesotheliome (s. Makropath.) werden durch Asbest verursacht. Asbest kommt im Straßenstaub vor (Autoreifen, Bremsbeläge). Im Tierexperiment sind auch Glasfasern karzinogen.

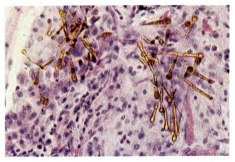

Abb. 3.40. Asbestose; Fbg. HE, Vergr. 255 ×

Tuberkulose

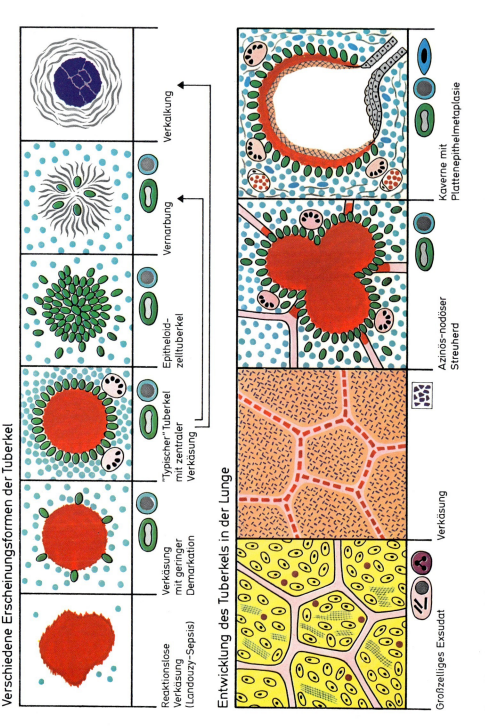

B.–Abb. 3.41. Verschiedene histologische Erscheinungsformen der Tuberkel. Entwicklung des Tuberkels in der Lunge

Tuberkulose

Abb. 3.41 zeigt die **verschiedenen histologischen Erscheinungsformen eines Tuberkels.** Der »typische« Tuberkel besteht aus einer *zentralen Nekrose (Verkäsung)*, einem Wall von *Epitheloidzellen* (spezielle Erscheinungsform der Histiozyten als »Pioniere« des Granulationsgewebes) und *Langhansschen Riesenzellen* sowie einem mehr oder weniger stark ausgeprägten Wall von *Lymphozyten* als äußerer Begrenzung. In den Lymphknoten und bei bestimmten Erkrankungen *(Morbus Boeck)*[1] tritt eine andere produktive Erscheinungsform des Tuberkels auf, der *Epitheloidzelltuberkel,* bei dem die Verkäsung fehlt. Es handelt sich um eine knötchenförmige Ansammlung von Epitheloidzellen (vereinzelt Langhanssche Riesenzellen). Der Epitheloidzelltuberkel kann sekundär verkäsen (vgl. S. 30, 32, 108).

Alle Erscheinungsformen des Tuberkels *rechts* von der Mitte des Schemas können als Reaktion des Organismus bei *guter Abwehrlage* bezeichnet werden *(produktive Tuberkulose).* Sowohl der Epitheloidzelltuberkel wie der verkäste Tuberkel können durch zunehmende Produktion *kollagener Fasern und Resorption des nekrotischen Materials vernarben* (z. B. hyaline Narben in Lymphknoten, schiefrige Indurationsherde in der Lunge). Die Verkäsung kann sekundär *verkalken* (Kalkherde).

Alle Formen *links* von der Mitte treten bei *herabgesetzter Resistenz* des Organismus auf *(exsudative Tuberkulose).* Die Verkäsung schreitet in diesen Fällen weiter fort. Die epitheloidzellige Demarkation wird immer spärlicher, bis schließlich bei der akuten Tuberkelbakteriensepsis (Sepsis tuberculosa gravissima) nur noch reaktionslose Nekrosen auftreten.

Die **Entwicklung des Tuberkels in der Lunge** (Abb. 3.41) erfolgt über ein exsudatives Vorstadium, d. h. eine akute seröse Entzündung, die sich in der Lunge als *großzelliges Exsudat* darbietet (Abb. 3.42). Alveolarepithelien, die Tuberkelbakterien gespeichert haben, füllen die Alveolen

---

[1] Beachte: Epitheloidzelltuberkel stellen eine besondere Reaktionsform des Gewebes dar und kommen nicht nur bei Tuberkulose vor (Morbus Boeck, Enteritis regionalis u. a.).

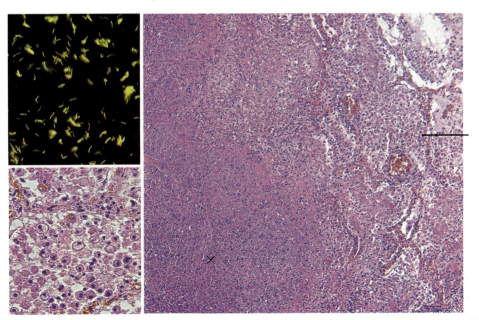

B.–Abb. 3.42. Frische verkäsende Lungentuberkulose mit großzelligem Exsudat; Fbg. HE, Vergr. 82×. – Links oben: Tuberkelbakterien in Alveolarepithelien; Auramin-Fbg. (Fluoreszenzmikroskopie) Vergr. 1000×. – Links unten: Großzelliges Exsudat; Fbg. HE, Vergr. 195×. (Beschreibung s. S. 109)

Lunge

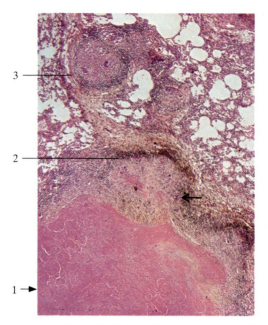

B.–Abb. 3.43. Tuberkulöser Primärherd mit lymphogener Streuung;
Fbg. HE, Vergr. 32 ×

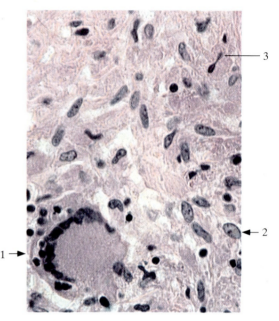

B.–Abb. 3.44. Langhanssche Riesenzelle und Epitheloidzellen;
Fbg. HE, Vergr. 576 ×

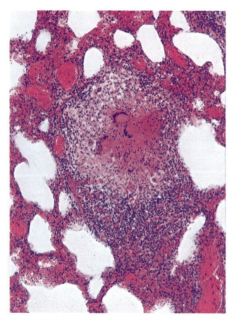

B.–Abb. 3.45. Miliarer Tuberkel;
Fbg. HE, Vergr. 99×

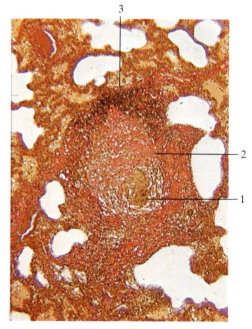

B.–Abb. 3.46. Miliarer Tuberkel in Abheilung;
Fbg. Elastica – v. Gieson, Vergr. 56×.
(Beschreibung s. S. 111)

aus. Dann folgt sehr rasch die Nekrose *(Verkäsung)*. Bei Einschmelzung (d.h. Erweichung der Verkäsung) entwickelt sich eine *Kaverne*. **Frische verkäsende Lungentuberkulose mit großzelligem Exsudat** (vgl. S. 107). In der Übersicht findet man große, unregelmäßig begrenzte, blaue bis blaurote Herde mit einer umgebenden roten Zone. Die mittlere und die stärkere Vergrößerung zeigen, daß die blauen Bezirke aus feinkörnigen, krümeligen, blauroten Massen bestehen (×: Nekrose mit Kerntrümmern). Die Alveolarwände sind nicht zu sehen. Bei Elasticafärbung stellen sich noch elastische Fasern dar. Diese Nekrosezone geht ohne zellige Demarkation in das großzellige Exsudat über. Hier sind die Alveolen mit Alveolarepithelien dicht ausgefüllt (→). Daneben sieht man körniges, eiweißreiches Exsudat mit Granulozyten und Fibrin. Die Ausschnitte in Abb. 3.42 zeigen links oben **Tuberkelbakterien** (gelb aufleuchtende Stäbchen im Fluoreszenzmikroskop), die von Alveolarepithelien phagozytiert wurden und links unten eine stärkere Vergrößerung des **großzelligen Exsudates**. Die Alveolarepithelien haben einen großen, runden Plasmaleib mit häufig exzentrisch gelegenen, runden Kernen. Bei manchen ist das Zytoplasma feinkörnig und aufgelockert.

Makroskopisch: Gelatinöse Herde von gallertiger Beschaffenheit und graugelber Farbe.

Tuberkulöser Primärherd mit lymphogener Streuung (Abb. 3.43). *Bei jeder Erstinfektion mit Tuberkelbakterien entwickelt sich an der Eintrittspforte ein Primärherd. In der Lunge entsteht der Primärherd subpleural. Bei extrapulmonalen Tuberkulosen, z.B. im Darm, liegt der Primärherd in der Schleimhaut* (vgl. S. 128). *Vom Primärherd aus schreitet die Entzündung als Lymphangiitis tuberculosa zur nächstgelegenen Lymphknotenstation fort (Lungenhilus, mesenteriale Lymphknoten) und bildet zusammen mit der Lymphknotentuberkulose den tuberkulösen Primärkomplex.* Die mit dem Luftstrom in die Lunge gelangten Tuberkelbakterien werden zunächst von Alveolarepithelien aufgenommen (vgl. S. 107). Die freiwerdenden Toxine rufen eine seröse Entzündung hervor *(großzelliges Exsudat, großzellige Desquamativpneumonie)*. Die daraufhin entstehende käsige Nekrose wird von spezifischem Granulationsgewebe demarkiert. Histologisch sieht man jetzt in der Lunge bei Übersichtsvergrößerung einen roten, runden, kernlosen Herd (blau, wenn verkalkt) mit kleinen Satelliten in der Umgebung. Die mittlere Vergrößerung (Abb. 3.43) zeigt die tuberkulöse Nekrose (→ 1), die von einem teilweise vernarbten Granulationsgewebe (→ 2) abgegrenzt wird, das reichlich Langhanssche Riesenzellen enthält (→). In der Umgebung erkennt man lufthaltige Alveolen und einen kleineren Satellitentuberkel (→ 3: lymphogener Streuherd mit kleiner zentraler Nekrose und breitem Granulationsgewebs- und Lymphozytenwall). Durchmustert man den Rand der Nekrose mit starker Vergrößerung, so findet man hier die typischen **Langhansschen Riesenzellen** (→ 1 in Abb. 3.44) und **Epitheloidzellen** (Abb. 3.44, vgl. a. S. 32). Die Kerne der Riesenzellen sind halbkreisförmig angeordnet. Das Zytoplasma ist fein granuliert. Die Öffnung des »Halbmondes« ist meist der Nekrose zugekehrt. Die Riesenzellen entstehen wahrscheinlich durch Zusammenlagerung von Epitheloidzellen. Die *Epitheloidzellen begegnen uns in zwei Erscheinungsformen:* saftige Epitheloidzellen (→ 2) mit ovalen Kernen und kleinen Nukleolen. Das Zytoplasma ist nur schwer abzugrenzen. Außerdem treten dürre Formen mit katzenzungenähnlichen Kernen (Pantoffelform, → 3) auf.

Makroskopisch: Gelblicher, landkartenartiger, subpleuraler Herd von etwa 1 cm Durchmesser mit miliaren Tuberkeln in der Umgebung.

Miliarer Tuberkel (Abb. 3.45). *Hirsekorn- (Milium-) große lymphogen oder hämatogen (Miliartuberkulose) entstehende Tuberkel.* Die schwache Vergrößerung zeigt bei Miliartuberkulose das Lungengewebe von zahlreichen kleinen Knötchen übersät. Bei stärkerer Vergrößerung sieht man eine kleine zentrale Nekrose, die von einem Wall von Epitheloidzellen und Lymphozyten umgeben ist. Am Rande der Nekrose sind in unserem Bild mehrere Langhanssche Riesenzellen zu sehen.

Makroskopisch: Dichtstehende, stecknadelkopfgroße, graue, glasige Herdchen in beiden Lungen.

Lunge

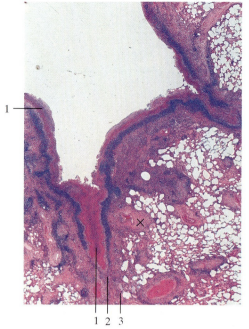

B.–Abb. 3.47. Tuberkulöse Kaverne;
Fbg. HE, Vergr. 8×

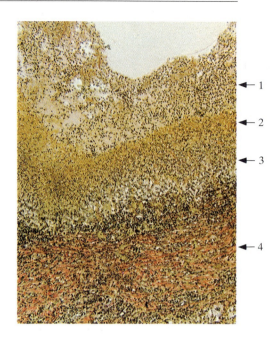

B.–Abb. 3.48. Tuberkulöse Kaverne (Detail);
Fbg. v. Gieson, Vergr. 82×

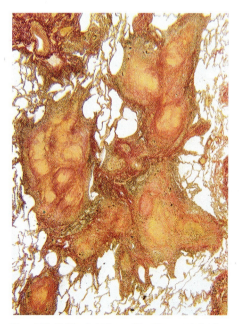

B.–Abb. 3.49. Azinös-nodöse Lungentuberkulose;
Fbg. v. Gieson, Vergr. 21×

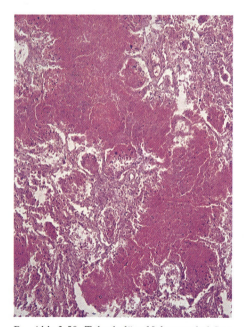

B.–Abb. 3.50. Tuberkulöse Nekrosen bei Sepsis tuberculosa gravissima;
Fbg. HE, Vergr. 66×

Miliarer Tuberkel in Abheilung (S. 108, Abb. 3.46). Unter der Wirkung von Tuberkulostatika (z. B. Streptomycin) kann die Miliartuberkulose ziemlich rasch abheilen. Man findet dann kleine Knötchen von Epitheloidzellen, in deren Zentren noch Reste der Verkäsung (v. Gieson gelb) zu erkennen sind (→ 1), umgeben von einem breiten v. Gieson-roten Wall von Fasergewebe (→ 2). Die Epitheloidzellen wandeln sich dabei in Fibroblasten um und bilden retikuläre und kollagene Fasern. In unserem Bild sind am Rande vermehrt elastische Fasern zu sehen (→ 3). In der Umgebung zeigt sich ein geringes Emphysem.

Makroskopisch: Bei vollständiger Ausheilung kleinste, sternförmige, weiße Narben.

Tuberkulöse Kaverne (Abb. 3.47 u. 3.48). *Nach fermentativer Einschmelzung der Verkäsung (Granulozytenfermente!) und Abtransport des verflüssigten Materials durch einen Drainagebronchus entsteht ein Hohlraum, dessen Wand histologisch drei Schichten erkennen läßt* (Abb. 3.47): Innen eine schmale, homogene, eosinrote, bei v. Gieson gelbe Lage von *nekrotischem Gewebe* (→ 1), dann folgen bei schwacher Vergrößerung eine dunkelblaue *zellreichere Granulationsgewebszone* mit Epitheloidzellen (→ 2) und nach außen *vernarbtes Granulationsgewebe* (→ 3) mit herdförmig eingestreuten lymphozytären Infiltraten. Beachte die Gefäße in der Umgebung der Kaverne (×), die durch eine Wucherung der Intima fast völlig verschlossen sind. In der weiteren Umgebung kleinere und größere tuberkulöse Käseherde.

Eine **stärkere Vergrößerung** (Abb. 3.48) zeigt uns Details von der Kavernenwand. Als innerste Zone findet man Fibrin (→ 1). Dann folgt die Nekrose (→ 2), die von Epitheloidzellen abgegrenzt und durchwandert wird (→ 3). Die Granulationsgewebszone weist reichlich Gefäße und Lymphozyten auf. In den äußeren Partien sieht man vernarbtes Granulationsgewebe mit v. Gieson-roten Bindegewebsfasern (→ 4).

Makroskopisch: 1. Frische Kaverne: unregelmäßige fetzige Wand von grauweißer Farbe. *2. Chronische Kaverne:* glatte graugelbe bis grauweiße Wand, evtl. mit Plattenepithelmetaplasie. In Strängen vernarbte Gefäße und Bronchien können die Höhle durchziehen.

Azinös-nodöse Lungentuberkulose (Abb. 3.49). *Die azinös-nodösen tuberkulösen Herde stellen ein typisches Erscheinungsbild der auf bronchogenem Wege sich ausbreitenden Tuberkulose dar.* Die Tuberkelbakterien siedeln sich entweder im Ausbreitungsgebiet eines Bronchiolus terminalis (Azinus) an, oder es kommt zu einer peribronchialen Entzündung ähnlich wie bei peribronchialer Herdpneumonie. Man findet mehrere gruppiert zusammenstehende tuberkulöse Käseherde, die teils konfluiert sind oder teilweise noch ganz von ihrem Granulationsgewebe abgegrenzt werden. Bei stärkerer Vergrößerung sind alle typischen Formationen des Tuberkels zu sehen (Nekrosen, Epitheloidzellwall, Langhanssche Riesenzellen, Granulationsgewebe). In unserer Abbildung sieht man bei v. Gieson-Färbung die gelben, zentralen Nekrosen, umgeben von kollagenem Bindegewebe (v. Gieson-rot) sowie einem Lymphozytenwall. Riesenzellen sind reichlich zu sehen. Beachte das Emphysem in der Umgebung der Herde.

Makroskopisch: Kokarden- bzw. kleeblattförmige, oft auch v- oder y-förmige, gelbe Herde, in Größe und Häufigkeit von apikal nach kaudal hin abnehmend.

Tuberkulöse Käseherde bei Sepsis tuberculosa gravissima (Abb. 3.50). *Die tuberkulöse Sepsis tritt bei hochgradig herabgesetzter Abwehr des Organismus (und stark erhöhter Virulenz der Erreger?) auf, oft bei zytostatischer Behandlung von Tumoren im Endstadium der Erkrankung oder bei Kachexie.* Histologisch findet man landkartenartige, eosinrotgefärbte Nekrosen ohne jegliche zellige Demarkation. Unser Bild zeigt nekrotische Lungenherde mit serofibrinösem Exsudat und spärlichen Lymphozyten sowie Granulozyten. Die Alveolarsepten sind noch angedeutet zu erkennen.

Makroskopisch: Miliare und übermiliare landkartenartige, graue, unscharf begrenzte Herde. Die Bezeichnung »Landouzysche Tuberkulose« ist nicht ganz korrekt, da die von LANDOUZY beschriebenen Fälle von »Typhobazillose« heute der Miliartuberkulose zugerechnet werden (GIESE, 1960).

Mundhöhle – Magendarmkanal – Pankreas

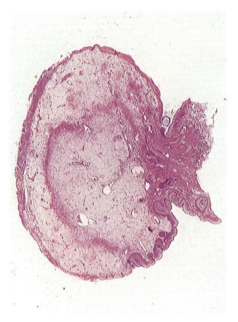

B.–Abb. 4.1. Granuloma teleangiectaticum;
Fbg. HE, Vergr. 20×

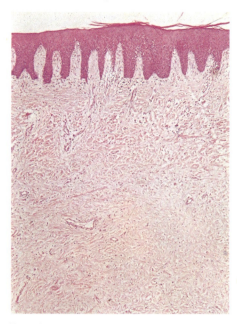

B.–Abb. 4.2. Lappenfibrom;
Fbg. HE, Vergr. 60×

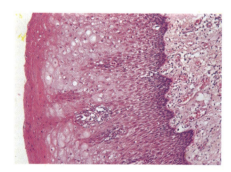

B.–Abb. 4.4. Pachydermie;
Fbg. HE, Vergr. 40×

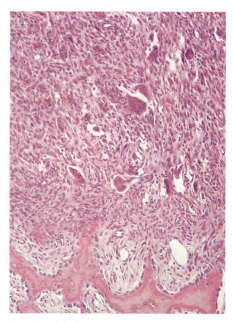

B.–Abb. 4.3. Riesenzellenepulis;
Fbg. HE, Vergr. 60×

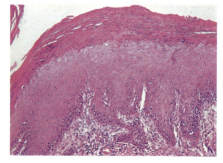

B.–Abb. 4.5. Leukoplakie;
Fbg. HE, Vergr. 40×

4. Mundhöhle – Magendarmkanal – Pankreas

Die **Mundhöhle** wird als »*Spiegel der Krankheiten*« angesehen, da viele Erkrankungen sich auch in der Mundhöhle manifestieren (z. B. Leukämien, Agranulozytose, Infektionskrankheiten usw.) (Vgl. Lehrbücher der Spez. Path., SEIFERT, 1966). An dieser Stelle können nur einige Veränderungen behandelt werden, die wegen ihrer Häufigkeit oder besonderer diagnostischer und therapeutischer Bedeutung ausgesucht wurden.

Granuloma teleangiectaticum (Synonym: Granuloma pyogenicum, Abb. 4.1). Es handelt sich um eine relativ häufige Veränderung an der Unterlippe oder Zunge. Makroskopisch besteht ein hochrotes bis 0,5 cm großes Knötchen, das teilweise von Plattenepithel überzogen ist (Abb. 4.1). Rechts im Bild unverändertes Mundschleimhautepithel. Unser Übersichtsbild zeigt den schwammigen Aufbau. Es handelt sich wie beim kapillären Hämangiom (s. S. 310) um gewucherte Kapillaren. Hinzu kommt eine lockere Infiltration mit Granulozyten. Die Veränderung stellt in den meisten Fällen ein überschießendes Granulationsgewebe (z. B. nach Trauma) dar, seltener einen echten Tumor (eruptives Hämangiom). Frauen sind bevorzugt betroffen.

Fibrome (Abb. 4.2) sind die häufigsten »Tumoren« der Mundhöhle. Man unterscheidet fibrozytenreiche, *echte Fibrome* (besonders an der Wange in Höhe der Zahnschlußleiste) vom Irritationsfibrom, auch *Lappenfibrom* genannt. Es handelt sich um eine fibröse Hyperplasie durch chronische Druckbelastungen z. B. bei Prothesen oder Zahnkronen. Abb. 4.2 zeigt einen Ausschnitt aus einem Lappenfibrom, das von nichtverhornendem Plattenepithel bedeckt wird und aus breiten Zügen und Bändern kollagener Fasern mit nur spärlich Fibroblasten besteht.

Die Riesenzellenepulis (Abb. 4.3) tritt an der Gingiva oder dem Alveolarfortsatz als bläuliche oder graue, knotige Geschwulst auf (vorwiegend Vorderzähne, Mandibula; junge Frauen). Sie hat immer Beziehung zum parodontalen Gewebe. Histologisch sieht man reichlich gewucherte Kapillaren sowie Riesenzellen vom Fremdkörpertyp, die von Gefäßendothelien hergeleitet werden. Häufig auftretende Mikroblutungen führen zum Auftreten von mit hämosiderinbeladenen Makrophagen. Ferner kommen auch plasmazelluläre Infiltrate *(E. granulomatosa)* sowie Knochenbälkchen *(E. osteoplastica)* vor. Wird als ein reparatives Granulomgewebe aufgefaßt, dessen Ursache in Mikrotraumen bzw. chronischen Umbauvorgängen am Parodontium zu sehen ist (vgl. a. S. 269, Osteoklastom).

Pachydermie (Abb. 4.4). Weißer Fleck an der Wange oder Lippenschleimhaut (vorwiegend Männer), der makroskopisch nicht von der Leukoplakie zu unterscheiden ist. Histologisch handelt es sich um regulär aufgebautes Plattenepithel mit Hyperkeratose (seltener Parakeratose). Übergang in Leukoplakie? Harmlose Veränderung im Gegensatz zur **Leukoplakie** (Abb. 4.5), die als Präkanzerose angesehen wird und vorwiegend am Unterkieferalveolarfortsatz oder der Wangenumschlagfalte auftritt. Histologisch (Abb. 4.5) findet man eine *Hyperkeratose* und *Parakeratose* (Zellkerne in der Hornschicht nachweisbar), *Akanthose* und *Dysplasie* (Mitosen in allen Schichten nachweisbar, Verlust der Polarität der Epithelschichtung, Hyperchromasie der Zellkerne) sowie *Dyskeratose* (Einzelzellverhornung). Außerdem *entzündliche Infiltrate in der Submukosa*. Übergang in Karzinome bei 5–10% in 5–20 Jahren. Vorwiegend Männer betroffen. Ursachen: Tabakabusus. Unter dem makroskopischen Erscheinungsbild einer Leukoplakie kann sich auch ein Carcinoma in situ oder echtes Karzinom verbergen.

Ameloblastom (Adamantinom, Abb. 4.6). Gutartiger, im Unterkiefer in der Region der Molaren vorkommender, zystischer Tumor (Rö.: bienenwabenförmig), der histologisch aus Inseln von Zellen besteht, die den Ameloblasten der Zahnentwicklung entsprechen. Die

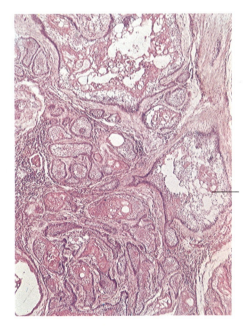

B.–Abb. 4.6. Ameloblastom; Fbg. HE, Vergr. 60×

Zellen sind palisadenförmig angeordnet und umgeben retikulumartige Zellen (→). Es können Hohlräume entstehen, die auch von Pflasterepithel ausgekleidet sind, mit Hornlamellen.

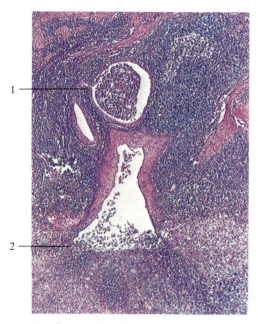

B.–Abb. 4.7. Tonsillitis;
Fbg. HE, Vergr. 100×B.

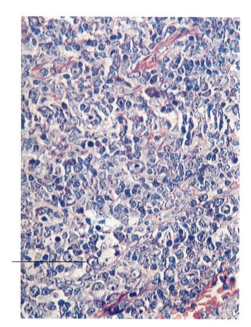

Abb. 4.8. Monozytenangina; Fbg. Giemsa, Vergr. 380×

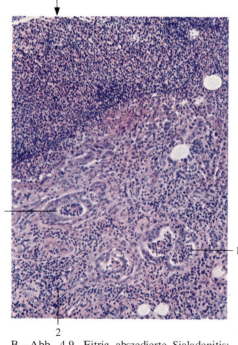

B.–Abb. 4.9. Eitrig abszedierte Sialadenitis;
Fbg. HE, Vergr. 120×

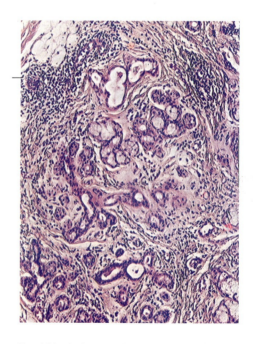

B.–Abb. 4.10. Chronische Sialadenitis;
Fbg. HE, Vergr. 100×

Tonsillen- und Speicheldrüsenerkrankungen

Tonsillitis (Abb. 4.7). *Meist durch Streptokokken ausgelöste Entzündung der Gaumentonsillen.* Von *Angina* spricht man, wenn der gesamte lymphatische Rachenring betroffen ist. Bei der **Tonsillitis lacunaris** findet man Eiterpfröpfe in den Krypten (→ 1 Kryptenanteil quer getroffen mit Granulozyten). Die längs getroffene Krypte → 2 ist im unteren Teil durch einen Abszeß zerstört (Gewebseinschmelzung mit Granulozyten). Im oberen Teil der Abbildung findet man Narbengewebe als Zeichen früher abgelaufener Entzündungen.

Nekrotisierende Tonsillitiden findet man bei Scharlach (hämolysierende Streptokokken), Diphtherie und Plaut-Vincentscher Angina (Fusobakterien und Spirochäten). Bei chronisch-rezidivierender Tonsillitis liegen in den Krypten Zelldetritus, Fibrin und Granulozyten mit Pilz- oder Bakterienrasen.

Monozytenangina (Pfeiffersches Drüsenfieber, Abb. 4.8). Bei der Monozytenangina findet man eine oberflächlich nekrotisierte Tonsillitis als Ausdruck einer Allgemeininfektion mit Epstein-Barr-Virus (DNS-Virus aus der Herpesgruppe), einhergehend mit Milz- und Leberschwellung sowie Lymphknotenvergrößerung. Im peripheren Blut treten bis zu 90% lymphoide Zellen auf (normale Lymphozyten bis monozytoide Zellen), die aus dem lymphatischen Gewebe stammen. In den Lymphknoten und den Tonsillen findet man eine dichte Infiltration mit basophilen Stammzellen (Germinoblasten, Immunoblasten →), Lymphoblasten und Plasmazellen, so daß die Struktur verwaschen erscheint. Die Reaktionszentren der Sekundärfollikel können erhalten sein.

Alter: 15–25 Jahre, vorwiegend Männer. Klinisch: Paul-Bunnell-Test.

Das *Epstein-Barr-Virus* ist auch der Erreger des *Burkitt-Lymphoms* s. S. 290), des *Nasopharyngealkarzinoms* der Südchinesen und vielleicht auch anderer maligner Lymphome (Lymphogranulomatose?).

Entzündungen der Speicheldrüsen können durch Bakterien, Viren, Pilze, Strahlen oder auch immunologisch ausgelöst werden. Virusinfektionen wie *Mumps* (Parotitis epidemica) führen zu einer doppelseitigen Schwellung der Parotis (interstitielle seröse Entzündung und lymphozytäre Infiltrate). Außerdem können Hoden, Pankreas und Meningen betroffen sein (Virämie). Die *Zytomegalie* (s. S. 31) tritt bei Neugeborenen oder Erwachsenen auf. (Resistenzminderung, Zytostatikatherapie). Typisch sind große, runde, DNS-haltige Zellkerneinschlüsse in den Epithelien des Gangsystems der Parotis. Alle Organe können betroffen sein. Das *Sjögren-Syndrom* ist eine Autoimmunerkrankung (Autoantikörper gegen Speichelgangextrakte), die Frauen im Klimakterium betrifft und zur Atrophie der Parotis und der Tränendrüsen führt *(Sicca-Syndrom: Xerostomie, Keratoconjunctivitis sicca)*. Außerdem besteht eine chronische rheumatoide Arthritis (SEIFERT, 1966).

Die eitrig abszedierte Sialadenitis (Abb. 4.9) tritt bei resistenzgeschwächten Patienten, oft auch postoperativ, doppelseitig auf. Auch Speichelsteine (vorwiegend Männer, meist Glandula submandibularis) können die aufsteigende Entzündung auslösen. Histologisch findet man Granulozyten in den erweiterten Ausführungsgängen (→1) und in den Schaltstücken. Die Drüsenendstücke sind durch ein entzündliches Ödem und Infiltrate von polymorphkernigen Leukozyten und Lymphozyten auseinandergedrängt (→2). Häufig treten auch Abszesse mit Gewebseinschmelzung auf (→).

Die chronische Sialadenitis (Abb. 4.10) der Glandula submandibularis (sog. *Küttner-Tumor*) führt zu einer tumorartigen Verhärtung der Speicheldrüse. *Ursache:* Speichelsteine. Vorwiegend Männer betroffen. Histologisch findet man geringfügige lymphozytäre Infiltrate (→), die Ausführungsgänge sind von kollagenem Bindegewebe umgeben, und der chronische Entzündungsprozeß hat die Drüsenazini zerstört. Dadurch kommt es zu einem sklerosierenden Umbau der Drüse, ähnlich wie bei Leberzirrhose.

Heerfordt-Syndrom. Epitheloidzellige Granulomatose der Speicheldrüsen im Rahmen des Morbus Boeck (s. S. 238).

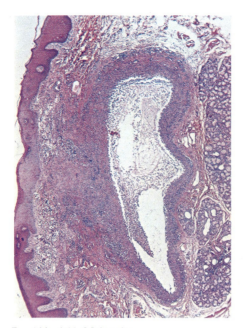

B.–Abb. 4.11. Mukozele;
Fbg. HE, Vergr. 20×

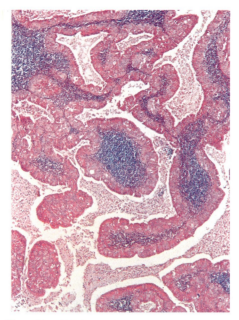

B.–Abb. 4.12. Adenolymphom;
Fbg. HE, Vergr. 60×

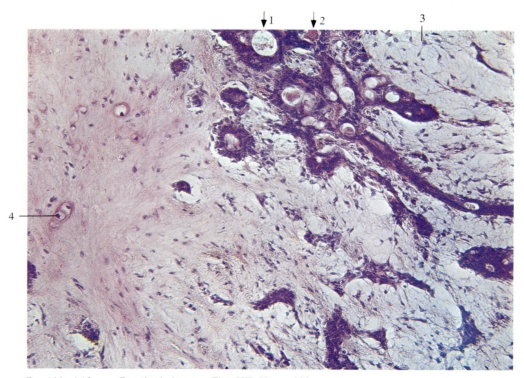

B.–Abb. 4.13. sog. Parotismischtumor; Fbg. HE, Vergr. 130×

Speicheldrüsentumoren

Mukozele (Schleimretentionszyste, Speichelgranulom. Abb. 4.11). Vorwiegend an der Unterlippe durch Bißverletzungen von Speicheldrüsenausführungsgängen auftretende Pseudozysten ohne Epithelauskleidung (Zysten haben immer eine epitheliale Begrenzung). Der Speichel tritt durch die Verletzung (oder chronische Entzündung) in das Gewebe aus und führt zur Bildung von Granulationsgewebe, welches den eingedickten Schleim abgrenzt. Links im Bild Oberflächenepithel, rechts Speicheldrüse. Größere echte Zysten werden als *Ranula* bezeichnet (Glandula submaxillaris oder sublingualis).

Adenolymphom (sog. Whartin-Tumor, Abb. 4.12). Gutartiger Speicheldrüsentumor der Parotis, meist einseitig, bei älteren Männern vorkommend. Makroskopisch kleinzystische Schnittfläche. Histologisch sieht man zystische Hohlräume, die von einem zweireihigen Epithel mit eosinrotem Zytoplasma ausgekleidet werden. Charakteristisch ist das dazwischen gelagerte lymphatische Gewebe.

Parotismischtumor (Abb. 4.13). Mischtumoren können in allen Speicheldrüsen im Mundhöhlenbereich vorkommen. Man ist heute der Ansicht, daß es sich um *echte Adenome* mit pseudomesenchymalen Differenzierungen handelt **(pleomorphes Adenom).** Die auftretende Grundsubstanz, wie Schleim, Hyalin und Knorpelgrundsubstanz, wird als Abscheidungsprodukt der Drüsenzellen bzw. Myoepithelien aufgefaßt. In der Übersichtsvergrößerung sieht man sehr unterschiedlich strukturierte Gewebsbezirke: epitheliale solide Zellstränge aus kubischen bis zylindrischen Zellen, die auch drüsige Strukturen bilden (→ 1). In den Drüsenlumina liegen homogene, hyaline Massen (→ 2). Die soliden Zellstränge grenzen an homogenes Gewebe, das reichlich blaugefärbte Grundsubstanz enthält. Hier liegen verzweigte Zellen mit sternförmigen Fortsätzen (schleimähnliche Partien, → 3) oder wie Knorpelzellen in die Grundsubstanz eingeschlossene Zellen mit Höfen (→ 4). Die epithelialen Zellformationen werden vom Gangsystem der Speicheldrüse abgeleitet.

Makroskopisch: Gut abgegrenzte, grauweiße Tumoren mit oft gallertartiger Schnittfläche. Neigung zu Rezidiven. Bei älteren Menschen in 5% maligne Entartung (Adeno- oder Plattenepithelkarzinome).

Adenoid-zystisches Karzinom (Zylindrom) (Abbildung 4.14). Es handelt sich um einen epithelialen Tumor von örtlicher Malignität, der lokal infiltrierend wächst, häufiger rezidiviert, aber nur selten metastasiert (Lunge). Histologisch bietet sich ein schweizerkäseartiges Muster. Man sieht adenoide Zellformationen mit kleinen und größeren Hohlräumen, die mit Schleim angefüllt sind. Die Zysten entstehen durch Schleimproduktion der Epithelzellen. Die epithelialen Tumorformationen sind in ein hyalines Stroma eingebettet. Typisch ist die verdickte PAS-positive Basalmembran.

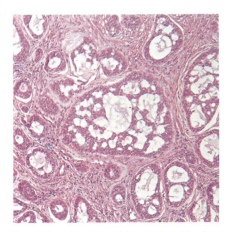

B.–Abb. 4.14. Adenoid-zystisches Karzinom; Fbg. HE, Vergr. 60×

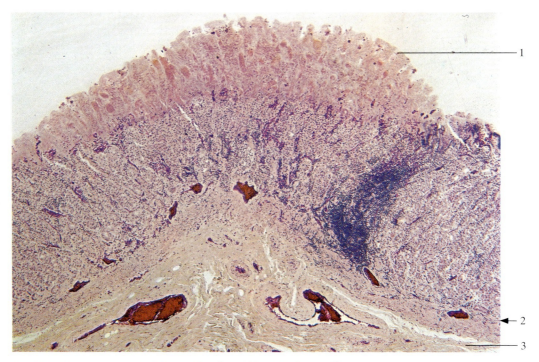

B.–Abb. 4.15. Verätzung der Magenschleimhaut; Fbg. HE, Vergr. 50 ×

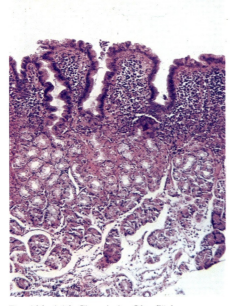

B.–Abb. 4.16. Chronische Oberflächengastritis;
Fbg. HE, Vergr. 90 ×

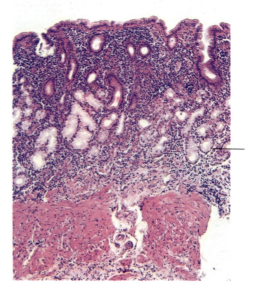

B.–Abb. 4.17. Chronische Gastritis mit beginnender Schleimhautatrophie;
Fbg. HE, Vergr. 90 ×

Magendarmkanal

Für die Beurteilung von Präparaten aus dem Magendarmkanal muß man sich den normalen Wandaufbau ins Gedächtnis zurückrufen (Schleimhaut: Zylinderepithel – Drüsen; Art der Zotten; Tunica propria, Muscularis mucosae, Submucosa, Muscularis propria und Subserosa). In den einzelnen Schichten ist auf den Zellgehalt zu achten. Ferner sind Schleimhautdefekte und atypische Drüsenwucherungen zu berücksichtigen. Für Makroskopie siehe Makropathologie.

Verätzung der Magenschleimhaut (Abb. 4.15). Bei Verätzung von Schleimhäuten mit Säuren entsteht eine Koagulationsnekrose, mit Laugen eine Kolliquationsnekrose. Abb. 4.15 zeigt eine frische Magenschleimhautverätzung mit HCl. Oberflächlich sieht man die Nekrose (Koagulationsnekrose, → 1). Das Zytoplasma der nekrotischen Drüsenzellen ist stärker mit Eosin angefärbt als das der darunterliegenden erhaltenen Drüsenzellen. Den Zellen in diesem Bereich fehlen die Zellkerne. Die Nekrose wird von einem schmalen Saum Granulozyten demarkiert. Auch das Stroma der darunterliegenden Schleimhaut ist gering mit Granulozyten durchsetzt. Im weiteren Verlauf würde die nekrotische Schleimhaut abgestoßen werden. Dadurch entsteht eine Erosion bzw. ein Ulkus. → 2: Muscularis mucosae, → 3: Submukosa.

Makroskopisch: In dem dargestellten Stadium Schorfbildungen, die je nach Säureart verschiedene Farbe haben; Sublimat – grauweiß, HNO_3 – gelblich, H_2SO_4 und HCl – dunkelbraun. Als *Folgen* können auftreten: Perforationen, narbige Strikturen (z. B. Ösophagus).

Gastritis. Im gesamten Magendarmkanal läßt sich immer eine leichte Entzündung mit Durchwanderung von Granulozyten nachweisen (»physiologische« Entzündung). Erst der Nachweis von Epithelnekrosen und Gewebsdefekten mit starker Entzündung berechtigt zur Diagnose Gastritis, deren Einteilung nach histologischen Gesichtspunkten erfolgt, und denen nicht immer ein entsprechendes klinisches Bild gegenübersteht (Beck u. Mitarb. 1973, Oehlert, 1974).

1. Akute Gastritis. Schleimhautkatarrh mit Ödem und kleinen Epitheldefekten, klingt in wenigen Tagen ab (Alkoholabusus!).

2. Chronische Oberflächengastritis (Abb. 4.16). Tritt vorwiegend im Antrumbereich auf, aber auch übergreifend auf andere Bereiche des Magens. In unserer Abbildung sieht man die mukoiden Drüsen des Antrums, die unverändert sind. Die Leistenspitzen erscheinen durch entzündliche Infiltrate (Lymphozyten, Plasmazellen, Granulozyten) plump und verbreitert. Kleine Defekte des Oberflächenepithels lassen sich nachweisen. Das schleimbildende Oberflächenepithel ist durch ein Epithel mit dunklen Zellkernen und basophilem Zytoplasma ersetzt.

3. Chronische Gastritis mit beginnender Schleimhautatrophie (Abb. 4.17). Das Schema auf S. 121 zeigt, daß die Schleimhaut im Vergleich zur Norm verschmälert ist und die entzündlichen Infiltrate bis zur Muscularis mucosae reichen. Der Entzündungsprozeß ist also von der Oberfläche »abgestiegen« und umfaßt die ganze Schleimhaut. Abb. 4.17 zeigt im Vergleich zur Oberflächengastritis eine verschmälerte Schleimhaut mit plumpen Leisten und flachen Foveolae. Das entzündliche Infiltrat besteht aus Granulozyten, Plasmazellen und vorwiegend Lymphozyten. Es können sich regelrechte Lymphfollikel ausbilden. Die Zahl der Haupt- (Pepsinogenbildner) und Belegzellen (HCl-Produktion) ist vermindert. Die mukoiden Drüsen im Antrumbereich (→) sind ebenfalls reduziert.

4. Chronische atrophische Gastritis (Abb. 4.18). Die Schleimhaut ist stark verschmälert (s. Abb. 4.22 u. 4.18). Die Haupt- und Belegzellen sind verschwunden, ebenso die mukoiden Drüsen im Antrum. Die gesamte Schleimhaut besteht nur noch aus dem Oberflächenepithel und breiten Magengrübchen mit verlängerten Leistenspitzen. Die entzündliche Infiltration kann wie bei 3. auftreten oder nur noch aus Lymphozyten bestehen. Manchmal sieht man eine Hyperplasie des lymphatischen Gewebes (Lymphfollikel). *Klinisch:* Anazidität, Achylie.

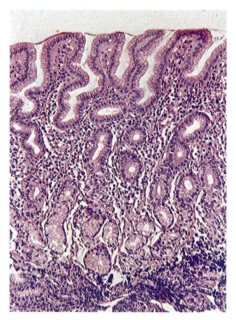

B.–Abb. 4.18. Chronische atrophische Gastritis;
Fbg. HE, Vergr. 100×

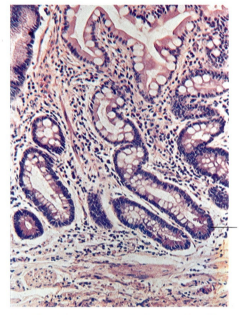

B.–Abb. 4.19. Atrophie der Magenschleimhaut mit intestinaler Metaplasie;
Fbg. HE, Vergr. 200×

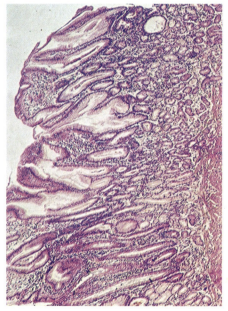

B.–Abb. 4.20. Foveoläre Hyperplasie der Magenschleimhaut;
Fbg. HE, Vergr. 100×

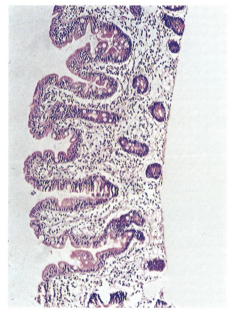

B.–Abb. 4.21. Einheimische Sprue;
Fbg. HE, Vergr. 100×

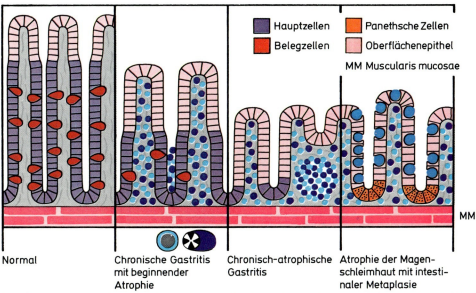

B.–Abb. 4.22. Schema der verschiedenen Formen der chronischen Gastritis (nach OEHLERT, umgezeichnet)

5. Atrophie der Magenschleimhaut mit intestinaler Metaplasie (Abb. 4.19). Die Schleimhaut ist wie bei der chronisch-atrophischen Gastritis verschmälert. Die Foveolae reichen bis zur Muscularis mucosae und sind ähnlich gestaltet wie die Krypten der Jejunumschleimhaut. Man findet reichlich Becherzellen und auch Panethsche Körnerzellen (→). Das Epithel ist im übrigen basophil (dunkelrotes Zytoplasma, kein helles sezernierendes Epithel). Tritt auf als Endstadium einer chronisch-atrophischen Gastritis (sog. Umbaugastritis, BÜCHNER, 1927), bei Perniziosa, Altersatrophie und am Rande von chronischen Magenulzera. Wird als Präkanzerose aufgefaßt und kann zum Frühkarzinom führen (s. S. 303).

6. Atrophie der Magenschleimhaut. Im Alter auftretend, nach chronisch-atrophischer Gastritis oder bei Perniziosa. »Extrinsic factor« (Vitamin B_{12}) wird normalerweise an »Intrinsic factor« der Belegzellen gebunden und damit vor Abbau geschützt. Fehlen der Belegzellen (Atrophie, chronisch-atrophische Gastritis, Gastrektomie) führt zu B_{12}-Mangel, auch als genetischer Defekt bekannt.

Ursachen der Gastritis: Chronischer Alkoholabusus, altersbedingte Regenerationsstörung (bei über 60jährigen 50–80% Oberflächengastritis oder chronisch-atrophische Gastritis, SIURALA u. Mitarb., 1968), Autoaggression.

Hyperplasien der Magenschleimhaut (Abb. 4.20 u. Abb. 4.22). Beim *Zollinger-Ellison-Syndrom* findet man eine glanduläre Hyperplasie der Magenschleimhaut mit verstärktem Schleimhautrelief. Es handelt sich um eine Schleimhautverbreiterung durch Vermehrung der Hauptdrüsen und Haupt- und Belegzellen. Als Ursache findet man meistens einen gastrinbildenden Tumor im Pankreas. *Folge:* Multiple Magen- und Duodenalulzera. *Gastropathia hypertrophica gigantaea* (Morbus Ménétrier). Riesenfalten mit Vermehrung des Oberflächenepithels. Erhöhte Schleimproduktion → Eiweißverlust → Hypoproteinämie.
Foveoläre Hyperplasie bei chronischer Gastritis (Abb. 4.20). Verbreiterung des Oberflächenepithels bei Verlust von Haupt- und Belegzellen.

Einheimische Sprue (Malabsorption, Abb. 4.21), d. h. verminderte Aufnahme regelrecht aufgeschlossener Nahrung findet man bei Dünndarmresektion, Morbus Whipple (s. S. 126), exsudativer Enteropathie und Sprue. Bei **einheimischer Sprue** (Abb. 4.21) besteht eine Unverträglichkeit gegenüber Getreideeiweiß (Gluten) – Enzymdefekt? Es liegt eine Atrophie der Dünndarmzotten (Abflachung und Verbreiterung mit vermehrten Becherzellen) mit lympho-plasmazellulärer Infiltration vor. *Klinisch:* voluminöse Fettstühle.

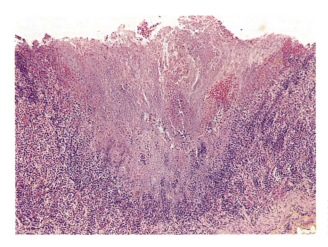

B.–Abb. 4.23. Hämorrhagischer Infarkt der Magenschleimhaut; Fbg. HE, Vergr. 70 ×

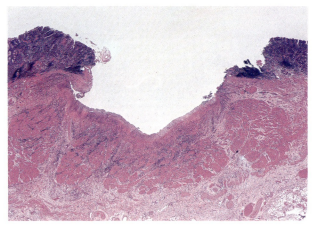

B.–Abb. 4.24. Frisches Ulcus ventriculi; Fbg. HE, Vergr. 15 ×

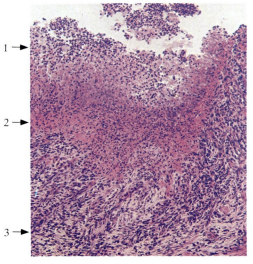

B.–Abb. 4.25. Magenulkus: Geschwürsgrund; Fbg. HE, Vergr. 100 ×

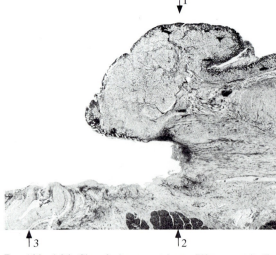

B.–Abb. 4.26. Chronisches penetriertes Ulcus ventriculi; Fbg. HE, Vergr. 6 ×

Magenulkus

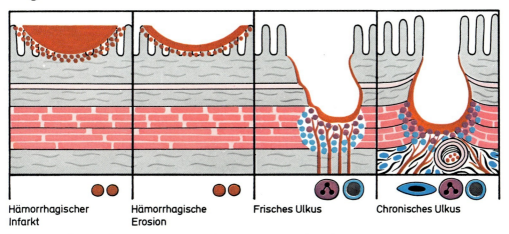

B.–Abb. 4.27. Formale Pathogenese des Magenulkus

Erstes Stadium: **Hämorrhagischer Schleimhautinfarkt** (vgl. Abb. 4.23). Das nekrotische Material wird von der Lichtung her abgedaut *(hämorrhagische Erosion)*. Die Erosion kann abheilen oder die Ulzeration weiter fortschreiten. Das **frische Ulkus** (Abb. 4.24) hat häufig eine treppenförmige Struktur an der oralen Seite, während der aborale Rand steil ansteigt. Das **chronische Ulkus** (Abb. 4.26) ist dagegen meist flaschenförmig gestaltet mit dichter Umscheidung von Narbengewebe.
Merke: *Erosion:* auf die Schleimhaut beschränkter Defekt. *Ulkus:* Defekt der Magenwand.

Hämorrhagischer Infarkt (Abb. 4.23). In der Schleimhaut stellt sich ein keilförmiger Bezirk dar, in dem die Kernfärbung fehlt. Die mittlere Vergrößerung zeigt die kernlose Nekrose untermischt von Erythrozyten, die größtenteils ausgelaugt sind. Die obersten Schleimhautspitzen fehlen (geringe Erosion).
Makroskopisch: Schwarzer, unregelmäßiger Herd mit flachem Schleimhautdefekt = hämorrhagische Erosion.

Frisches Ulcus ventriculi (Abb. 4.24). Die Übersicht zeigt den bis zur Muskularis reichenden Wanddefekt mit überhängender Schleimhaut und Submukosa (am aboralen Rand, im Bild links). Man erkennt im Ulkusgrund eine hellgraurote Zone (Fibrin) und eine dunklere Zone (Nekrose und Granulationsgewebe). Diese Schichten sind bei stärkerer Vergrößerung deutlicher zu analysieren. **Magenulkus: Geschwürsgrund** (Abb. 4.25). Auf die oberste, lockere, aus Fibrin und polymorphkernigen Leukozyten bestehende Schicht (→ 1) folgt die intensiv rot gefärbte, bandförmige fibrinoide Nekrose (→ 2: Nekrose mit Fibrin und Kerntrümmern). Das Granulationsgewebe (→ 3) grenzt die Nekrose ab, wird aber beim Fortschreiten in diese einbezogen. Im Granulationsgewebe sieht man Kapillaren senkrecht zur Oberfläche aufsteigen, Fibroblasten, Lymphozyten und Histiozyten sowie Faserbildung im unteren Drittel.
Makroskopisch: Treppenförmiger oder glatter, runder bzw. ovaler Wanddefekt mit grauem Grund.

Chronisches penetriertes Ulkus (Abb. 4.26). Unser Bild zeigt den aufgeworfenen Schleimhautrand (→ 1) mit gewucherten Pylorusdrüsen und die Bindegewebsvermehrung in der Nachbarschaft des Ulkus. Der Defekt reicht bis an das Pankreas heran (→ 2). Eine größere Arterie wird in die Nekrosen mit einbezogen und eröffnet (→ 3) (klinisch: tödliche Blutung).
Makroskopisch: Runder Wanddefekt mit derber Umgebung und glattem Grund. Die Drüsenläppchen des Pankreas können im Ulkusgrund zu sehen sein.

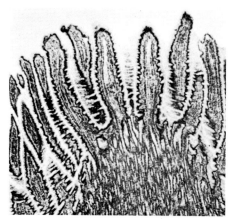

B.–Abb. 4.28. Jejunum (Hund) normal;
Fbg. HE, Vergr. 40 ×

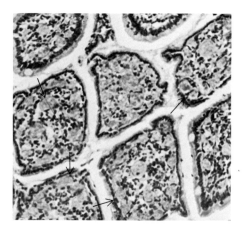

B.–Abb. 4.29. Zottenhyperämie (Querschnitt);
Fbg. HE, Vergr. 170 ×

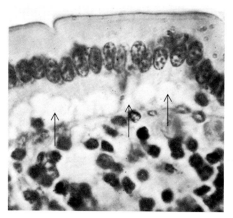

B.–Abb. 4.30. Seröse Exsudation mit Abhebung der Saumzellen;
Fbg. HE, Vergr. 700 ×

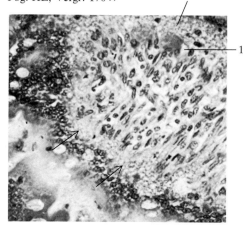

B.–Abb. 4.31. Starke Eiweißexsudation in einen subepithelialen Raum;
Fbg. HE, Vergr. 400 ×

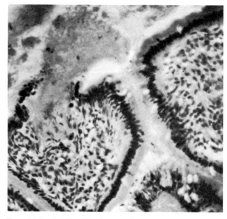

B.–Abb. 4.32. Beginnende Zottenspitzennekrose;
Fbg. HE, Vergr. 180 ×

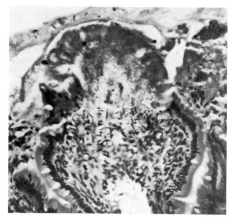

B.–Abb. 4.33. Totale Zottenspitzennekrose;
Fbg. HE, Vergr. 190 ×

Enterokolitis

Die verschiedenartigsten Erreger bzw. deren Toxine und andere toxische Agenzien (z. B. Allergie, Urämie) bewirken an der Darmschleimhaut uniforme Gewebsreaktionen, die wie in einem Film nacheinander ablaufen und in deren Zentrum die Veränderungen der terminalen Strombahn stehen. Im menschlichen Material sind die frühen Stadien nicht so gut zu erfassen (rasch einsetzende Fäulnis) wie in Tierversuchen. Die nebenstehenden Abbildungen geben eine solche Versuchsreihe beim Hund nach Gabe von Ruhrendotoxin intravenös wieder (CRONEBERG u. SANDRITTER, 1952).

Das Ruhrendotoxin führt zu einem **Schock** (s. Allgemeine Pathologie) mit Blutdruckabfall. Dann kommt es zu einer Erhöhung des peripheren Widerstandes mit Kontraktion der Arteriolen. Nachfolgend entwickeln sich Mikrozirkulationsstörungen mit Erythrozytenaggregationen (Sludge-Phänomen) und Blutplättchenaggregaten (vgl. S. 79) mit vermindertem venösen Rückstrom zum Herzen. In der Endphase bilden sich hyaline Thromben in den Kapillaren und in Venolen, die als Ursache der Nekrosen und Blutungen anzusehen sind. Im Zentrum des Schocks stehen demnach die Veränderungen der Blutgerinnung, wobei der Verbrauch von Gerinnungsfaktoren und die Blockade des RES (vgl. S. 20) eine wesentliche Rolle spielen (*Verbrauchskoagulopathie*, LASCH, 1963, 1964; zur Morphologie vgl. SANDRITTER u. LASCH, 1966). Beim Hund ist der Darm als Schockorgan anzusehen. Die Mikrozirkulationsstörungen werden durch **Hyperämie** (Abb. 4.29 → hyperämische Kapillaren) der Dünndarmzotten zuerst sichtbar (vgl. die schlanken Zotten des **normalen Jejunums** in Abb. 4.28). Mit der Hyperämie kommt es gleichzeitig zur Exsudation in das Zottenstroma. Das Exsudat hebt die Epithelien (Saumzellen) ab. Es eröffnet sich hier ein *subepithelialer* Raum (→ in Abb. 4.30). Mit zunehmend stärkerer Kreislaufstörung (hyaline Thromben in den Kapillaren, → 1 in Abb. 4.31) tritt mehr Flüssigkeit aus, so daß das gesamte Epithel abgehoben wird. Unser Bild (Abb. 4.31) zeigt die **körnigen Eiweißmassen** unter dem Epithel (→). Die Stase führt zu einer umschriebenen *Nekrose der Zottenspitzen* (Abb. 4.32), wobei das Zottenstroma, die Epithelien und das ausgetretene Fibrin eine homogene Masse bilden. Schließlich wird das obere Drittel der Zotten in die Nekrose einbezogen (**totale Zottenspitzennekrose**, Abb. 4.33). Im Endstadium sieht man schließlich eine breite Zone nekrotischer Zellen mit Kerntrümmern, Exsudat und Granulozyten.

Diese hier im Experiment beschriebenen Veränderungen können als paradigmatisch für die Entwicklung (formale Pathogenese) von morphologisch faßbaren Folgen des Schocks (vgl. Schockniere, Schocklunge, Blutungen und häm. Erosionen des Darmes beim Schock des Menschen) und von Darmschleimhautentzündungen beim Menschen angesehen werden. Das nekrotische Material wird bei subakuten bis subchronischen Darmerkrankungen sekundär abgeräumt (mechanisch, leukozytäre Demarkation). Es entstehen Ulzera, die weiter in die Tiefe fortschreiten können und die Muskularis freilegen (*ulzeröse Kolitis*, S. 127). In chronischen Fällen kann es dann sekundär zur Schleimhautwucherung am Rande der Ulzera (sog. *Pseudopolyposis*, S. 127) kommen.

In manchen Fällen kann auch die fibrinöse Exsudation im Vordergrund stehen mit mehr oder weniger stark ausgeprägten Nekrosen der Zottenspitzen (pseudomembranöse Kolitis, z.B. bei Urämie[1]). Abb. 4.34 (**fibrinöse und oberflächlich nekrotisierte Kolitis**) zeigt eine solche Entzündung mit breiter Auflagerung von Fibrin und Granulozyten (→ 1) und beginnenden Zottenspitzennekrosen. Die Schleimhaut ist stark hyperämisch und die Submukosa ödematös verdickt (→ 2: Muscularis mucosae).

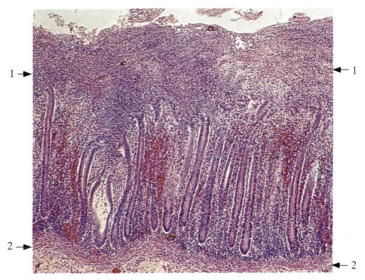

---

[1] Pseudomembranöse Kolitis häufig auch nach Antibiotikatherapie durch Überwuchern von Staphylokokken.

B.–Abb. 4.34. Fibrinöse und oberflächlich nekrotisierte Kolitis; Fbg. HE, Vergr. 46 ×

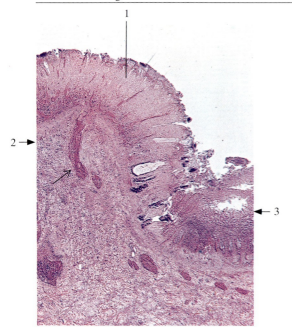

B.–Abb. 4.35. Ruhr;
Fbg. HE, Vergr. 30×

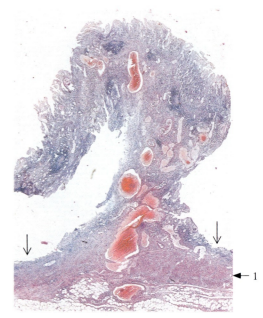

B.–Abb. 4.36. Chronische ulzeröse Kolitis;
Fbg. HE, Vergr. 10×

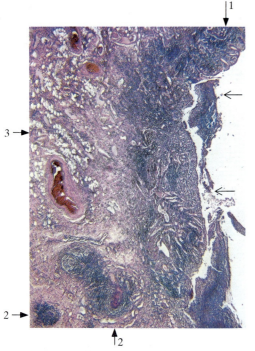

B.–Abb. 4.37. Ileitis terminalis;
Fbg. HE, Vergr. 20×

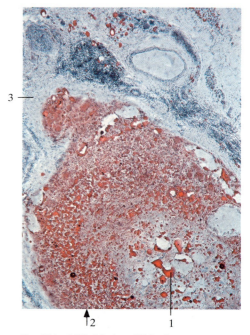

B.–Abb. 4.38. Morbus Whipple;
Fbg. Sudan-Hämatoxylin, Vergr. 60×

Ruhr (Abb. 4.35). *Bakterielle Darminfektion mit Shigellen oder Amöben. Befallen wird der Dickdarm, weniger das untere Ileum. Im Anfangsstadium Ödem und Hyperämie der Schleimhaut mit nachfolgender hämorrhagischer Entzündung und Nekrose sowie Fibrinauflagerungen (pseudomembranös-nekrotisierte Entzündung). Im Endstadium Ulzera. (Amöbenruhr s. S. 330).* Abb. 4.35 zeigt eine ausgedehnte Schleimhautnekrose des Dickdarms (→ 1) und eine erhebliche ödematöse Auflockerung der Submukosa (→ 2) bei Ruhr durch Shigellen. Die Blutgefäße sind stark erweitert, mit Erythrozyten und teilweise Fibrinthromben angefüllt (→). Streckenweise sind pseudomembranöse Fibrinbeläge zu erkennen (→ 3). Für Elektronenmikroskopie vgl. TAKEUCHI u. Mitarb., 1965.

Makroskopisch: Rötung und Ödem der Darmwand. Schleimhautnekrosen mit schmutzig-gelbbraunen, kleieartigen Belägen. Scharfrandige Ulzera mit unterminierten Rändern. Blutiger Schleim als Darminhalt.

Chronische ulzeröse Kolitis (Abb. 4.36). Chronisch-rezidivierende, nichtinfektiöse Entzündung der Dickdarmschleimhaut (Autoaggressionskrankheit mit Schleimhautulzera, Granulationsgewebe → klinisch Blutungen, Vernarbung, polypöse Regenerate und maligne Entartung in etwa 7% der Fälle. Normal 0,3%). Vorwiegend jüngere labile Menschen, aber auch alle Altersklassen! Im vollausgebildeten Stadium findet man histologisch ausgedehnte Geschwüre (→), die bis zur Muscularis propria (→ 1) reichen, sowie inselförmig erhaltene Schleimhautreste. Die Schleimhautinseln sind polypös gewuchert mit bindegewebigem Stiel (Schleimhaut links im Bild artifiziell abgehoben).

Makroskopisch: Ausgedehnte, unregelmäßige, in Längsrichtung angeordnete Schleimhautdefekte mit polypenartig gewucherten Schleimhautinseln. Wandstarre und Lichtungseinengung. Muscularis propria mit Querriffelung zu sehen, s. Makropathologie.

Ileitis terminalis (Enteritis regionalis, Crohnsche Krankheit, Abb. 4.37). Chronisch-rezidivierende, segmentale, ulzerierende und stenosierende Entzündung des unteren Dünndarms und/oder des Dickdarms mit Befall aller Wandschichten des Darmes. Ätiologie unbekannt. Alter 15–35 J. Familiäre Häufung. Nach Ödem, Hyperämie und Blutungen im akuten Stadium findet man im chronischen Stadium ausgedehnte Geschwüre (→ im Bild. →1 erhaltene Schleimhaut) mit chronisch entzündlichen Infiltraten und epitheloidzelligen Granulomen (→ 2) mit Riesenzellen vom Typ der Langhansschen Riesenzellen (keine Tuberkulose! Resorptionsgranulome!). In unserer Abbildung reichen die Geschwüre bis zur Subserosa (→3). Daneben kommt es zur Vermehrung kollagenen Bindegewebes (Vernarbung) und Hypertrophie der Muskularis.

Makroskopisch: Im chronischen Stadium Versteifung und Verdickung der Darmwand, Verwachsungen mit der Umgebung, unregelmäßige Schleimhautdefekte. *Komplikationen:* Perforation, Fistel, Blutung, Stenosen. *Merke:* Häufig mehrere Segmente befallen. Oft Rezidive.

Morbus Whipple (Lipodystrophia intestinalis, Abb. 4.38). *Mit Chylusstauung, Fettablagerung und granulomatöser Entzündung einhergehende Erkrankung des Dünndarms und der mesenterialen Lymphknoten, die wahrscheinlich eine bakterielle Infektion darstellt (Corynebakterien? Hämophilus?* CHEARS u. ASHWORTH, 1961; KJAERHEIM u. Mitarb., 1966). Histologisch sind die Lymphbahnen des Dünndarms erweitert und mit Fett gefüllt. In den vergrößerten mesenterialen Lymphknoten sind die Sinus erweitert, zystisch umgewandelt und mit aufgestautem Fett angefüllt (teilweise herausgelöst, →1). In der Umgebung sieht man ein histiozytäres Granulationsgewebe (→2) mit massenhaft Schaumzellen, die Lipoidtropfen (und Glykoproteide) enthalten. In diesen Zellen lassen sich auch die erwähnten Bakterien nachweisen. Weiterhin ist als Folge des chronisch entzündlichen Prozesses eine Vernarbung nachweisbar (→3).

Makroskopisch: Chylöser Aszites, erweiterte gelbe Chylusgefäße der Darmserosa, vergrößerte Lymphknoten mit Zysten mit gelbem Inhalt. *Pathogenese:* Bakterielle Infektion. *Klinisch:* Häufig rheumatische Beschwerden, Endokarditis, Steatorrhoe, Anämie, Kachexie. Ductus-thoracicus-Verschluß (Stauung?).

Mundhöhle – Magendarmkanal – Pankreas

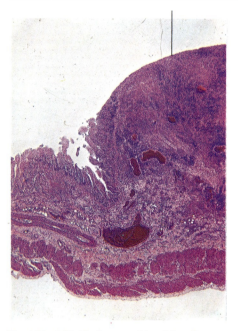

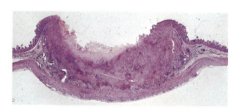

B.–Abb. 4.40. Typhus: Verschorfung mit Ulzeration;
Fbg. HE, Vergr. 6×

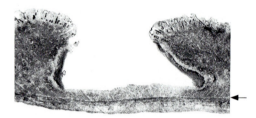

B.–Abb. 4.39. Typhus: markige Schwellung;
Fbg. HE, Vergr. 25×

B.–Abb. 4.41. Typhus: Geschwür;
Fbg. HE, Vergr. 8×

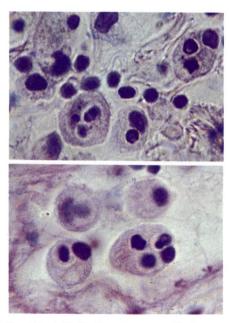

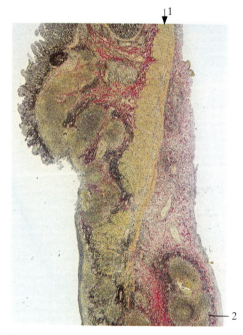

B.–Abb. 4.42. Typhuszellen, sog. »Rindfleischzellen«;
Fbg. HE, Vergr. 640×

B.–Abb. 4.43. Ulzerierte Darmtuberkulose;
Fbg. v. Gieson, Vergr. 10×

Typhus

Das Typhusbakterium (Salmonella typhosa) bewirkt eine charakteristisch ablaufende Erkrankung des unteren Ileums, seltener im Kolon. Im Bereiche der Peyerschen Plaques kommt es zu einer Entzündung mit nachfolgender Nekrose und Ulzeration. Man unterscheidet 4 Stadien; jedes dauert ungefähr 1 Woche. Stärke der Entzündung und zeitlicher Verlauf können stark variieren.

1. Stadium (1. Woche): **Markige Schwellung** (Abb. 4.39), d. h. Vergrößerung der Lymphfollikel, die diffus oder herdförmig von geschwollenen Makrophagen und Lymphozyten durchsetzt sind (Struktur verwischt). In unserem Bild erkennt man eine starke Infiltration (blaurot) der geschwollenen Follikel mit oberflächlichem Schleimhautdefekt und beginnender Nekrose (→). Bei **stärkerer Vergrößerung** (Abb. 4.42) sieht man die vergrößerten abgerundeten Makrophagen mit breitem Plasmaleib, der pyknotische Zellkerne, Kerntrümmer, Erythrozyten und Bakterien in den Phagolysosomen enthält. (Typhuszellen, sog. »Rindfleischzellen«.)

Makroskopisch: Erbsgroße, graurote Knoten oder graue Plaques.

2. Stadium (2. Woche). Die **Verschorfung** (Abb. 4.40) ist durch die Nekrose (kernlos) des markig geschwollenen Gewebes gekennzeichnet, in unserem Bild mit oberflächlicher Ulzeration. Die Nekrose wird von Granulozyten demarkiert.

Makroskopisch: Gelbgrüne Nekrosen durch Imprägnation mit Gallenfarbstoff.

In der 3. Woche wird die Nekrose abgestoßen, und es resultiert das *3. Stadium,* die **Ulzeration** (Abb. 4.41). Man sieht ein bis zur Muskularis (→) reichendes Geschwür. An den beiden Rändern sind noch schmale Streifen des nekrotischen Gewebes zu erkennen.

Im *4. Stadium* (4. Woche) erfolgt schließlich durch Granulationsgewebe eine *Reinigung der Geschwüre.* Das reinigende Granulationsgewebe wird in *Narbengewebe* umgewandelt und von der Nachbarschaft her epithelialisiert. Die Narben sind zart und glatt, da die Follikel fehlen. Nach etwa 4 Monaten erkennt man die zuvor erkrankten Bezirke nur noch an einer Verdünnung der Darmwand. Typhusnarben verursachen niemals Stenosen.

Klinik: Temperaturanstieg 1. Woche auf 39–40 °C, continua bis zur 4. Woche, dann Fieberabfall, erbsbreiartige Durchfälle, Milzschwellung, Hautexanthem.
Komplikationen: Perforation im Stadium der Geschwüre mit Peritonitis (3.–4. Woche), tödliche Darmblutung, Pneumonia typhosa, wachsartige Degeneration der Bauchwandmuskulatur (vgl. S. 233).

Darmtuberkulose

Darmtuberkulose (Abb. 4.43). *Tuberkelbakterien können sich in den Follikeln der Peyerschen Plaques ansiedeln und eine verkäsende Tuberkulose hervorrufen.* In der Übersicht sieht man histologisch einen bis zur Muskularis (→1) reichenden Wanddefekt, dessen Grund von einer schmalen Nekrosezone (Verkäsung) mit reichlich polymorphkernigen Leukozyten bedeckt wird (Sekundärinfektion!). Am Rande des Geschwürs sieht man runde Herde, die sich bei mittlerer und starker Vergrößerung als typische Tuberkel erweisen. Im Geschwürsgrund durchsetzen die Tuberkel die ganze Wand und haben sich auch an der Serosa angesiedelt (→2), die bindegewebig verdickt ist.

Makroskopisch: Flache Geschwüre mit fetzigen Rändern, oft ringförmig mit kleineren weißlichen Knötchen auf der Serosa. Es entwickelt sich eine Lymphangiitis tuberculosa. Die nächstgelegene Lymphknotenstation ist immer mitbefallen. Die Darmtuberkulose tritt entweder als Fütterungstuberkulose (primäre Darmtuberkulose, enteraler Primärkomplex) oder als sekundäre Darmtuberkulose bei offener Lungentuberkulose auf.
Komplikationen: Vernarbung der Geschwüre mit nachfolgender Stenose des Darmes, seltener Perforation in die freie Bauchhöhle oder in benachbarte Hohlorgane. Blutung aus einem tuberkulösen Geschwür. Allgemeine Peritonealtuberkulose.

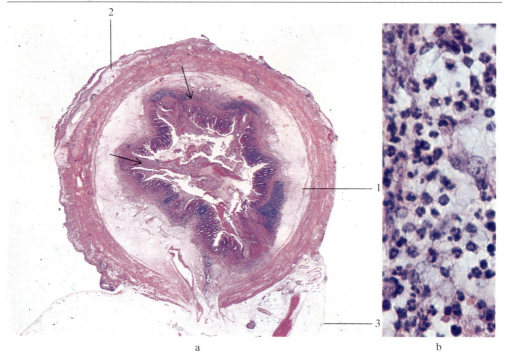

B.–Abb. 4.44. a) Phlegmonöse Appendizitis; Fbg. HE, Vergr. 10×. Abb. 4.44. b) Stärkere Vergrößerung aus der Submukosa; Vergr. 600×

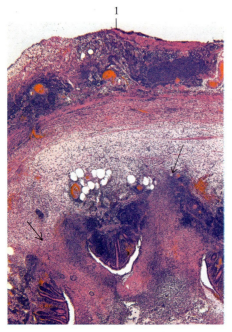

B.–Abb. 4.45. Akute Appendizitis mit sog. Primärinfekten;
Fbg. HE, Vergr. 23×

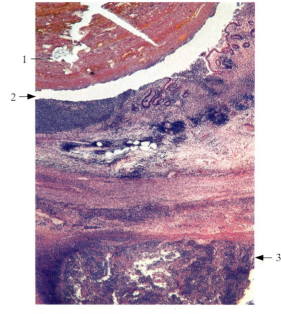

B.–Abb. 4.46. Appendizitis bei Kotstein; Fbg. HE, Vergr. 41×

Appendizitis

Die Entzündungen des Wurmfortsatzes sind meist enterogen bedingt (Ansiedlung von Darmbakterien oder Streptokokken bei Sekret- oder Kotstauungen), seltener hämatogen. Auch bei Infektionskrankheiten, wie Grippe, Varizellen oder Masern, kann eine Appendizitis auftreten.

Die akute *Entzündung* beginnt an einer Stelle der Schleimhaut (*Primärinfekt;* ASCHOFF, 1908) und breitet sich dann meist in Form einer *Phlegmone* auf alle Wandschichten aus. Intramurale Abszesse, sekundäre Ulzerationen, Empyembildung, Gangrän, Wandnekrosen durch Arteriitis und hämorrhagische Infarzierung kommen häufig vor.

Abb. 4.44a zeigt in der Übersicht eine **akute phlegmonöse Appendizitis.** Das Lumen ist mit Fibrin und Granulozyten ausgefüllt. Mehrere Primärinfekte (→) mit Schleimhautnekrosen und Auflagerung von Fibrin und Granulozyten sind zu sehen. Auffällig ist die starke Verbreiterung der Submukosa (Ödem: →1) und lockere Granulozyteninfiltration (stärkere Vergrößerung Abb. 4.44b). Das Peritoneum ist mit Fibrin bedeckt (→2). Die Entzündung greift auch häufig auf das Mesenteriolum über (→3). In Abb. 4.45 sieht man zwei **Primärinfekte** bei stärkerer Vergrößerung (2 Pfeile im Bild). Die Entzündung beginnt in einer Krypte mit einem granulozytären Infiltrat in der Tunica propria. Dann entwickelt sich eine Epithelnekrose, und es kommt zu einer herdförmigen fibrinösen Entzündung mit granulozytärer Reaktion. Später werden die Nekrosen abgeräumt und es entstehen Ulzera *(akute ulzerophlegmonöse Appendizitis).* Die gesamte Wand ist in unserem Bild locker von polymorphkernigen Leukozyten infiltriert (→1: Peritoneum mit Fibrin und Granulozytenauflagerungen).

Eine **Kotstauung** (Abb. 4.46) in der Appendix (ungenügende Peristaltik?) kann zur Entwicklung von Kotsteinen (mit Kalzium- und Magnesiumablagerung) führen. In den Kotsteinen sind häufig noch unverdaute Speisereste nachzuweisen (→1: Reste von Pflanzenzellen). Durch Druck entstehen *Schleimhautulzera* (→2) mit nachfolgender *phlegmonöser Entzündung* in allen Wandschichten. Unser Bild zeigt außerdem *einen intramuralen Abszeß* (→3) im Bereiche der Muskulatur.

Die *akute phlegmonöse Appendizitis* ist eine häufig auftretende Erkrankung, die eine sofortige chirurgische Intervention erfordert. Die Dringlichkeit des Eingreifens wird deutlich, wenn man die Anzahl schwerer Komplikationen bei Appendizitis mit der raschen Heilung nach operativer Entfernung des Wurmfortsatzes vergleicht. Bei **chronischer Appendizitis** (Abb. 4.47) findet sich eine Infiltration des Wurmfortsatzes mit Lymphozyten, Plasmazellen, manchmal erkennt man noch Lymphfollikel (→). Das Lumen kann durch Narbengewebe verschlossen sein (Abb. 4.47), wenn im akuten Stadium die Schleimhaut durch Nekrose zerstört wurde. Die Submukosa ist stark bindegewebig verdickt. Herdförmig hat sich hier Fettgewebe entwickelt (→1). Die chronische Appendizitis ist selten! (2–6% der untersuchten Appendices.)

Komplikationen bei Appendizitis: Perforation, Peritonitis, Perityphlitis mit Abszeß, retroperitoneale Phlegmone, subphrenisches Empyem, pylephlebitische Leberabszesse (vorwiegend im linken Leberlappen), Hydrops, Mukozele.

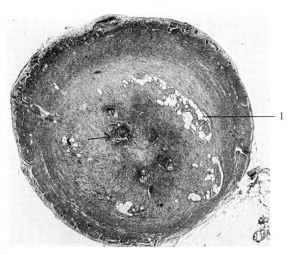

B.–Abb. 4.47. Chronische Appendizitis mit Obliteration;
Fbg. HE, Vergr. 15×

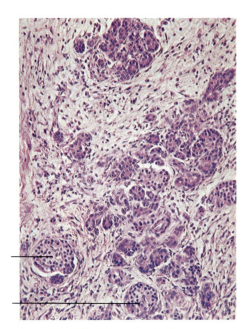

B. – Abb. 4.48. Chronische Pankreatitis;
Fbg. HE, Vergr. 120×

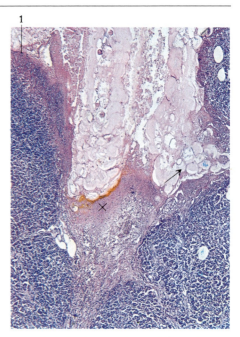

B. – Abb. 4.49. Fettgewebs- und Parenchymnekrose des Pankreas;
Fbg. HE, Vergr. 40×

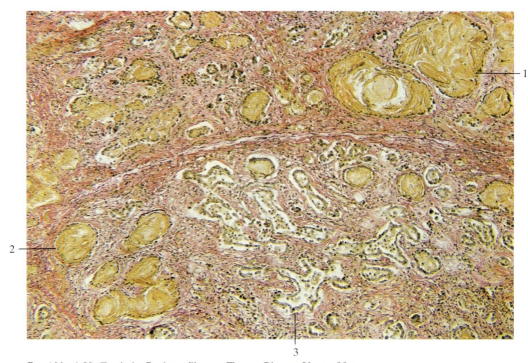

B. – Abb. 4.50. Zystische Pankreasfibrose; Fbg. v. Gieson, Vergr. 80×

Pankreas

Chronische Pankreatitis (Abb. 4.48). *Es handelt sich um eine chronisch-rezidivierende Entzündung mit Untergang und Umbau des exkretorischen Parenchyms und Bindegewebsvermehrung. Die Ätiologie ist vielfältig: primär entzündlich, metabolisch (Alkohol), primär tryptisch (idiopathisch?).* Histologisch sieht man eine starke Bindegewebsvermehrung mit lockeren, chronisch-entzündlichen Infiltraten von Lymphozyten, Plasmazellen und Histiozyten. Das Bindegewebe dringt in die Drüsenazini ein, splittert sie auf und führt endlich zu einem vollständigen Untergang. Manchmal kann man kleine frische Parenchymnekrosen (tryptische Pankreatitis) nachweisen. Der Prozeß verläuft meist langsam, oft in Schüben. Akute große Parenchymnekrosen mit Zystenbildung können auftreten. Bemerkenswert ist, daß die Langerhansschen Inseln lange Zeit erhalten bleiben (→). Im Endstadium, dem »ausgebrannten« Pankreas, gehen sie aber auch zugrunde, so daß sich ein Diabetes mellitus entwickelt. Die Ausführungsgänge können proliferieren. Gangektasien mit Pankreassteinen (Röntgen!) können sich entwickeln.
Klinisch: Pankreasinsuffizienz (Fettstühle, Diarrhoen). In der Vorgeschichte häufig Alkoholabusus. In 50% der Fälle latenter Hyperparathyreoidismus. Beim Pankreaskarzinom liegt häufig eine chronische Pankreatitis vor.

Fettgewebs- und Parenchymnekrose des Pankreas (Abb. 4.49). *Die Parenchym- und Fettgewebsnekrosen des Pankreas werden als eine Autodigestion (Trypsin, Lipase) bei vorangegangener lokaler Kreislaufstörung aufgefaßt. Der Entstehungsmechanismus dieses sehr komplexen Vorganges ist noch umstritten.* Mikroskopisch sieht man Nekrosen des Parenchyms und der Fettgewebsinseln im Pankreas, häufig begleitet von Blutungen *(hämorrhagische Pankreasnekrose)*. Bei mittlerer Vergrößerung kann man in diesen Nekrosen die Grenzen der Fettzellen an manchen Stellen gerade noch schattenhaft erkennen (→). Im übrigen sieht man anstelle von Fettgewebe nur homogene, schwach eosinrote oder bläuliche Massen. Manchmal treten Fettsäurekristalle auf. In unserem Bild erkennt man am Rande der Fettgewebsnekrose eine diffuse Ablagerung von Hämatoidin (×). Die Nekrose greift bei →1 auch auf das Parenchym über, das eosinrot und kernlos erscheint. Die Nekrosen werden im akuten Stadium von Granulozyten demarkiert, später von einem Mantel von Granulationsgewebe bzw. Bindegewebe umgeben, der häufig Schaumzellen enthält. Postmortal auftretende Fettgewebsnekrosen zeigen keine vitale Reaktion in Form einer leukozytären Demarkation.
Makroskopisch: Im Initialstadium Ödem und herdförmige Parenchymnekrosen (großes, schmutziggraues Pankreas), bei hämorrhagischer Nekrose blutig dunkelrotes Pankreas, evtl. sekundäre Einschmelzung mit Höhlenbildung. Fettgewebsnekrosen erscheinen als weiße, kalkspritzerartige Herde. Häufig adipöse Frauen betroffen. Auch bei Alkoholabusus auftretend mit Fettleberhepatitis.

Zystische Pankreasfibrose (Abb. 4.50). *Bei diesem rezessiven Erbleiden sind nicht nur das Pankreas, sondern auch die mukösen und serösen Drüsen (Darm, Gallenwege, Lunge, Speicheldrüsen, Schweiß- und Tränendrüsen) betroffen (Mukoviszidose:* ANDERSON, *1962). Es erkranken vorwiegend Säuglinge, die einen Mekoniumileus aufweisen. Bei Kindern kommt es zu schweren entzündlichen Lungenveränderungen (Bronchiektasen) und schließlich zum chronischen Pankreasfermentschaden, der sich in einer Zöliakie äußert. Die grundlegende krankhafte Störung wird in einer »Dyschylie«, d. h. der Sekretion eines hochviskösen Sekretes mit Stauungserscheinungen, gesehen.* Mikroskopisch sieht man im Pankreas schon in der Übersicht einen Umbau der normalen Läppchenstruktur, der durch Bindegewebsstraßen gekennzeichnet ist. Die Ausführungsgänge (→1) sind stark erweitert und zystisch umgewandelt, ebenso die Azini und die Schaltstücke (→2 u. 3). Als Inhalt der Zysten findet man homogenes oder geschichtetes Sekret. Das Zwischengewebe ist stark vermehrt und durchzieht die Läppchen ganz unregelmäßig (v. Gieson-rotes Bindegewebe). Ferner handelt es sich um einen Organumbau wie bei einer Leberzirrhose.
Makroskopisch: Derbes grauweißes, evtl. kleinzystisches Pankreas mit granulierter Oberfläche.

Leber – Gallenblase

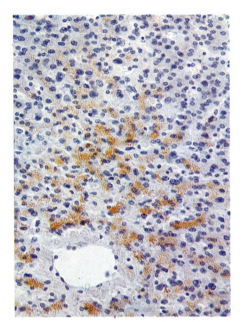

B. – Abb. 5.1. Braune Atrophie der Leber;
Fbg. Hämatoxylin, Vergr. 100×

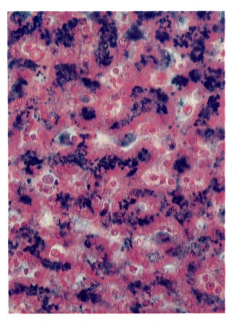

B. – Abb. 5.2. Siderose der Leber;
Fbg. Berliner-Blau-Reaktion, Vergr. 450×

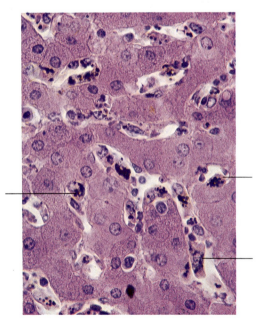

B. – Abb. 5.3. Malariamelanin;
Fbg. HE, Vergr. 500×

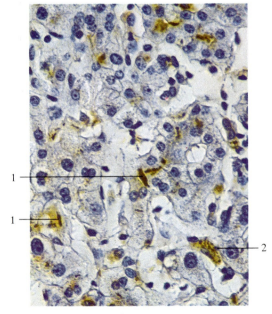

B. – Abb. 5.4. Ikterus der Leber;
Fbg. Hämatoxylin, Vergr. 300×

5. Leber – Gallenblase

Für die histologische Beurteilung von Leberschnitten muß man sich einige Grundtatsachen der Anatomie ins Gedächtnis rufen. Die morphologische Grundeinheit ist das *Leberläppchen*, (1–2 mm Durchmesser). Die Orientierung erfolgt am *Periportalfeld* (Glissonsches Dreieck mit Gallengang [Zylinderepithel], der Arterie [starke, muskuläre Wand] und den Venenästen der Pfortader). Das periportale Feld ist von einer Lamelle von Leberzellen, der *Grenzplatte,* umgeben. Die Leberzellbalken (besser Platten) ziehen begleitet von den Sinusoiden zur Zentralvene. Für das Verständnis pathologischer Veränderungen am Leberläppchen ist zu berücksichtigen, daß verschiedene Anteile des Leberläppchens einzeln erkranken können (z. B. Zentrum oder Peripherie). Dies beruht auf Besonderheiten der Blutströmung und der Enzymausstattung. Die Auffassungen über die funktionelle Grundeinheit der Leber sind unterschiedlich. Dem »klassischen« Leberläppchen mit der Zentralvene im Zentrum *(Zentralveneneinheit)* wird eine sog. *Pfortadereinheit* gegenübergestellt (vgl. RAPPAPORT, 1954). Hier liegt das periportale Feld im Zentrum und die Zentralvenen begrenzen die Peripherie des Leberläppchens. Manche pathologische Veränderungen lassen sich mit dieser Funktionseinheit besser erklären (z. B. Stauungsstraßen). Bei *pathologischen Veränderungen ist zu achten:* auf den Zellgehalt der Periportalfelder, auf die Integrität der Leberzellen und Zellbalken, insbesondere der Grenzlamelle, den Zellgehalt im Parenchym (Sternzellen) und Ablagerung von Pigmenten und anderen Substanzen (z. B. Fett, Amyloid). Für Makroskopie siehe Makropathologie.

Braune Atrophie der Leber (Abb. 5.1). *Bei Atrophie von inneren Organen, insbesondere von Herz und Leber, kann Lipofuszin vermehrt auftreten.* Im histologischen Schnitt wird das Pigment bei der Hämatoxylinfärbung ohne Gegenfärbung mit Eosin gut sichtbar. In der Übersichtsvergrößerung erkennt man im Bereiche der Läppchenzentren einen vorherrschend bräunlichen Farbton. Mit starker Vergrößerung sieht man im Zytoplasma die braunen Körnchen. Unser Bild zeigt die Zentralvene mit den Leberzellbalken, die mit zunehmendem Abstand vom Läppchenzentrum weniger Pigment aufweisen. Auffällig ist weiterhin die Atrophie der Leberzellen mit Verkleinerung der Zellen und dichtliegenden Zellkernen.

Makroskopisch: Verkleinertes, braunes Organ mit runzeliger Kapsel. Siehe Allgemeine Pathologie.

Siderose der Leber (Abb. 5.2). *Ablagerung eines eisenhaltigen Pigmentes, oft Hämoglobineisen, im Zytoplasma der Leberzellen und in den Kupfferschen Sternzellen.* Im Gegensatz zum Lipofuszin findet man das Siderin (vgl. S. 11) vorwiegend in der Läppchenperipherie, bevorzugt in der Zytoplasmaregion, die dem Gallepol der Zelle am nächsten liegt. Dadurch wird die Mittellinie zwischen zwei Leberzellreihen markiert. Das Pigment stellt sich bei Hämatoxylinfärbung gelbbraun dar. Die Berliner-Blau-Reaktion bringt es in einem satten Blauton zum Vorschein. Auch die Kupfferschen Sternzellen zeigen eine Ablagerung von Eisenpigment.

Makroskopisch: Braune, nicht verkleinerte Leber, oft vergesellschaftet mit Siderose anderer Organe (Pankreas, Milz, Speicheldrüsen u.a.), insbesondere beim Krankheitsbild der Hämochromatose (vgl. S. 151).

Malariamelanin (Abb. 5.3). *Schwarzbraunes Pigment, das durch Blutzerfall bei Malaria entsteht und im RES gespeichert wird.* Man findet es dementsprechend in der Leber in den Kupfferschen Sternzellen. Unser Bild zeigt die schwarzen Schollen in den vergrößerten Sternzellen (→). Damit wird die Phagozytosekapazität der Uferzellen der Sinusoide deutlich demonstriert.

Makroskopisch: Rauchgraue Verfärbung von Leber und Milz.

Ikterus der Leber (Abb. 5.4). *Die Gallenfarbstoffe treten beim Ikterus in körniger Form im Zytoplasma der Leberzellen und als Gallezylinder in den Galleröhrchen oder größeren Gallengängen auf.* Bei mittlerer Vergrößerung sieht man in den Galleröhrchen wurstförmige grünliche Ausgüsse (Gallezylinder, fälschlich auch Gallethromben genannt, →1, vgl. S. 156). Vereinzelt erkennt man auch kleine Tröpfchen im Zytoplasma. Beim Stauungsikterus und antehepatischen Ikterus ist insbesondere das Läppchenzentrum befallen, während beim hepatozellulären Ikterus alle Läppchenanteile betroffen sind [1]. Die Kupfferschen Sternzellen können ebenfalls Gallepigment enthalten (→2) oder zugrunde gehende Leberzellen phagozytieren.

Makroskopisch: Grüne Farbe der Leber (Biliverdinikterus), goldbraune Farbe (Bilirubinikterus).

---

[1] Die *Drogencholestase* spielt heute eine besondere Rolle (Geschlechtshormone, Ovulationshemmer, Psychopharmaka wie Chlorpromazine).

Leber – Gallenblase

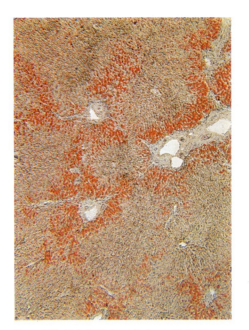

B. – Abb. 5.5. Periphere Leberverfettung;
Fbg. Sudan-Hämatoxylin, Vergr. 20×

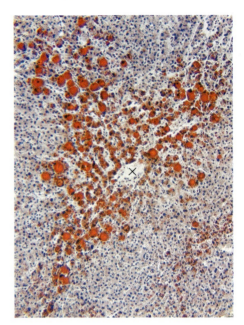

B. – Abb. 5.6. Zentrale Leberverfettung;
Fbg. Sudan-Hämatoxylin, Vergr. 80×

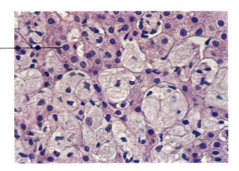

B. – Abb. 5.7. Morbus Gaucher;
Fbg. HE, Vergr. 300×

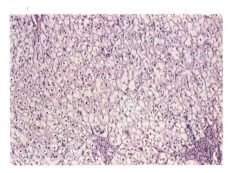

B. – Abb. 5.8. Glykogenspeicherkrankheit
(Morbus Gierke);
Fbg. HE, Vergr. 100×

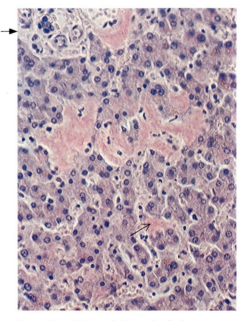

B. – Abb. 5.9. Amyloidose der Leber;
Fbg. Kongorot, Vergr. 280×

Leberverfettung

Die Lipoide der Zellen sind strukturgebunden und normalerweise nicht darstellbar. Treten Fette in Form von Tropfen im Zytoplasma der Zelle auf, so wird dieser Zustand als fettige *Metamorphose* (fettige Degeneration) bezeichnet. In der Leber gibt es drei Formen der Verfettung: *periphere Leberverfettung (Typ:* alimentäre Verfettung), *zentrale Verfettung (Typ:* Sauerstoffmangel oder toxisch) und die *diffuse Verfettung* vor allem beim chronischen Alkoholabusus (s. Fettleberhepatitis). Diffuse Verfettungen ohne entzündliche Reaktion treten auf bei *Überangebot* an Fetten oder Kohlenhydraten (Mastfettsucht), bei Diabetes, Antibiotika-, Zytostatika- oder Kortisongaben.

Für die Pathogenese der Leberverfettung s. Allg. Pathologie (Überangebot, Energiemangel, Hemmung der Proteinsynthese).

Die **periphere Leberverfettung** (Abb. 5.5) ist durch eine großtropfige Verfettung des Zytoplasmas der Leberzellen in der Läppchenperipherie ausgezeichnet. Die Sudanfärbung zeigt bei schwacher Vergrößerung rote Ringe mit einem hellblauen Zentrum. Die mittlere und die starke Vergrößerung lassen erkennen, daß die Leberzellen von großen Fetttropfen ausgefüllt sind; oft handelt es sich um einen großen, runden, kugeligen Tropfen. Der Zellkern ist an den Rand gedrängt.

Makroskopisch: Ringartiges, gelbes Netzwerk mit braunrotem Zentrum.

Bei der **zentralen Leberverfettung** (Abb. 5.6) sieht man ein umgekehrtes Bild. Die Läppchenzentren erscheinen in der Übersicht als rote Herdchen, die von einem blauen Vorhof umgeben sind. Die mittlere Vergrößerung zeigt die Lage des verfetteten Lebergebietes: inmitten der fettig degenerierten Zellbalken liegt die Zentralvene (×). Ein weiterer Unterschied zur peripheren Verfettung besteht darin, daß die Fetttropfen häufig kleiner sind und als feinste Körnchen dicht gelagert im Zytoplasma auftreten.

Makroskopisch: Kleine, gelbe Pünktchen auf braunem Untergrund.

Speicherkrankheiten (Abb. 5.7, 5.8): Die Speicherung verschiedener Substanzen in der Zelle beruht auf einem Gendefekt, bei dem bestimmte lysosomale Enzyme fehlen, so daß ein Abbau von Substanzen nicht möglich ist (s. Allg. Pathologie). Beim **Morbus Gaucher** (Abb. 5.7) handelt es sich um eine Speicherung von Zerebrosiden (Kerasin) durch einen Mangel an Glukozerebrosidase und α-Galaktosidase der Lysosomen. Dadurch können Erythrozytenmembranen in den Zellen des RES nur unvollständig abgebaut werden und stauen sich im Zytoplasma an (Milz, Leber, Knochenmark). Unsere Abbildung zeigt die großen helleosinroten Zellen des RES mit feingranulärem Zytoplasma, die die Leberzellen verdrängt haben oder zur Druckatrophie führten →.

Bei der **v. Gierkeschen Krankheit** (Abb. 5.8) fehlt das lysosomale Enzym Maltase, so daß Glykogen in den Lysosomen nicht abgebaut werden kann. Es sind 9 verschiedene Formen von Enzymdefekten bekannt. Bei *v. Gierkescher Krankheit* sind Leber und Nieren betroffen, bei der *Pompeschen Krankheit* vorwiegend das Herz (Häufigkeit 1:100000 der Geburten). Abb. 5.8 zeigt den typischen Leberbefund. Man sieht pflanzenzellähnliche Zellen mit optisch leerem Zytoplasma. Das Glykogen wurde durch die wäßrige Formalinlösung herausgelöst. Fixiert man in alkoholischer Lösung, so kann das Glykogen durch Spezialfärbungen dargestellt werden (s. S. 157).

Amyloidose der Leber (Abb. 5.9). Dieser pathologische Eiweißkörper lagert sich perivaskulär im Raum zwischen der Wand der Sinusoide und den Leberzellen ab (Disséscher Raum), (periportales Feld →). Im Beginn sieht man nur perikapillär einen schmalen Streifen des homogenen, roten (kongorotpositiven) Materials (→ im Bild). Werden die Ablagerungen zunehmend stärker, so kommt es zur Druckatrophie der Leberzellbalken, die völlig verschwinden können. Auch die Lumina der Sinusoide sind dann hochgradig eingeengt. Das Amyloid läßt sich mit Kongorot oder Methylviolett (rote Metachromasie) darstellen (vgl. S. 167 u. 248). Nach Kongorotfärbung zeigt Amyloid eine Doppelbrechung mit anomaler Polarisationsfarbe (grün).

Leber – Gallenblase

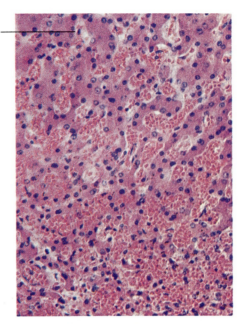

B. – Abb. 5.10. Stauungsleber;
Fbg. HE, Vergr. 250×

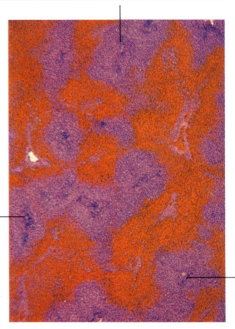

B. – Abb. 5.11. Stauungsstraßen der Leber;
Fbg. HE, Vergr. 30×

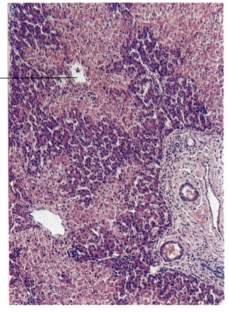

B. – Abb. 5.12. Hypoxämische Lebernekrosen;
Fbg. HE, Vergr. 60 ×

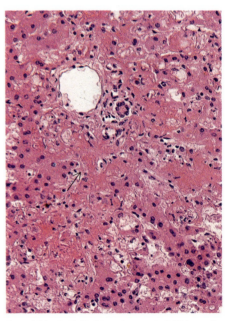

B. – Abb. 5.13. Lebernekrosen bei Eklampsie;
Fbg. HE, Vergr. 200 ×

Makroskopisch: Vergrößertes, hartes Organ von holzartiger Konsistenz und glasiger Schnittfläche. Bei Verdacht auf Amyloidose kann eine Leberpunktion oder Probeexzision aus dem Rektum (höhere Treffsicherheit) vorgenommen werden (MISSMAHL).

Stauungsleber (Abb. 5.10). Die Aufstauung von Blut in der Leber bei Behinderung des venösen Rückstromes zum rechten Herzen (Rechtsherzinsuffizienz) betrifft zunächst das *Läppchenzentrum*. Später bilden sich *Stauungsstraßen* durch Vereinigung der seenartigen Stauungsgebiete eines Läppchenzentrums zu anderen, benachbarten Läppchen aus. Im Beginn der Stauung findet man in der Übersicht rote Läppchenzentren; bei mittlerer und stärkerer Vergrößerung erweiterte Sinusoide. Abb. 5.10 zeigt einen zentralen Läppchenabschnitt (unterhalb des Bildes ist die Zentralvene zu denken) mit den stark erweiterten und mit reichlich Erythrozyten ausgefüllten Sinusoiden. Vergleicht man die Leberzellbalken im oberen Bildabschnitt ohne Stauung mit denen im gestauten Gebiet, so wird deutlich, daß die Leberzellbalken durch die erweiterten Sinusoide komprimiert und druckatrophisch werden. Häufig kommt ein Sauerstoffmangel hinzu, so daß die Zellen auch eine fettige Degeneration aufweisen (→: Kupffersche Sternzelle).

Makroskopisch: Vergrößerte, feste Leber. Auf der Schnittfläche dunkelrote Läppchenzentren, die Peripherie heller braun, oft mit Verfettung, so daß eine gelbe Zeichnung hinzutritt.

Stauungsstraßen der Leber (Abb. 5.11). Dauert die Blutstauung längere Zeit an, so weitet sich die Stauung bis zur Intermediärzone des Läppchens hin aus, schreitet dann aber nicht allseitig zur Peripherie hin fort, sondern nur dort, wo die Leberläppchen aneinanderstoßen. Dadurch entsteht das Bild von *Stauungsstraßen,* die von einem Leberläppchen zum anderen ziehen und so eine *Umkehr der Leberstruktur* hervorrufen: das periportale Feld (→) steht im Mittelpunkt eines roten Stauungsringes (vgl. S. 135, Bemerkungen zur Anatomie). Schon in der Übersicht erkennt man im Präparat die roten Ringe und Straßen, in deren Zentren bei mittlerer Vergrößerung die Sinusoide hochgradig erweitert sind. Die Leberzellen sind hier zugrunde gegangen. Häufig ist die Wand der Sinusoide überhaupt nicht mehr zu erkennen. Es haben sich große Blutseen gebildet. Das erhaltene Parenchym ist meist verfettet.

Makroskopisch: Dunkelrotes, vergrößertes Organ, auf der Schnittfläche dunkelrotes Netzwerk mit gelbem Grund (Verfettung). Sog. Muskatnußleber.

Hypoxämische Lebernekrosen (Abb. 5.12). Nekrosen von Leberzellen können als Einzelzellnekrosen (s. Hepatitis, S. 143) oder Gruppennekrosen entweder in der Intermediärzone des Läppchens oder unregelmäßig verteilt auftreten. Die herdförmigen Nekrosen können *toxisch* bedingt sein (z. B. Diphtherie) oder ihre Ursache in einem *akuten Sauerstoffmangel* haben. Unsere Abbildung zeigt landkartenartige Nekrosen im Läppchenzentrum (→: Zentralvene). Die nekrotischen Leberzellbezirke fallen durch ihre heller eosinrote Farbe auf. Die Kernfärbbarkeit fehlt. Die Kupfferschen Sternzellen sind größtenteils erhalten. Auch bei Schock auftretend.

Lebernekrosen bei Eklampsie (Abb. 5.13). *Die Eklampsie tritt gewöhnlich gegen Ende der Gravidität, vor allem während der Geburt auf. Zur Pathogenese nimmt man heute an, daß in der Plazenta gebildete Toxine direkt auf die Parenchymzellen bzw. über den Umweg von Kreislaufstörungen (Schock?) wirken. Bevorzugt erkranken Leber, Niere und Gehirn.* Im Gegensatz zu den hypoxämischen Lebernekrosen, die im Gebiet des größten Sauerstoffmangels auftreten, sind die Nekrosen bei Eklampsie wahllos über das Leberläppchen verteilt. Bei schwacher Vergrößerung sieht man unregelmäßig gestaltete, landkartenartige, helleosinrote Herde. Die mittlere Vergrößerung zeigt den homogenen roten Bezirk: Leberzellen und Sinusoide sind nicht mehr voneinander zu unterscheiden. Die Zellkerne fehlen. Das Zytoplasma der Leberzellen ist homogen und ohne Strukturierung. Das Blut in den Sinusoiden ist zu einer homogenen Säule (→) geronnen (Stase bzw. Thromben aus Fibrin und Blutplättchen = hyaline Thromben → Hinweis auf Schock als Ursache).

Makroskopisch: Graue bis graugelbe landkartenartige Herde.

Leber – Gallenblase

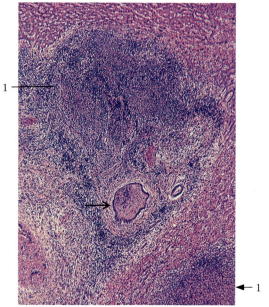

B. – A. 5.14. Aszendierte, abszedierte Cholangitis;
Fbg. HE, Vergr. 50×

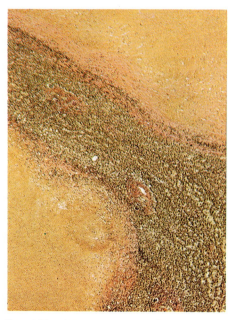

B. – Abb. 5.15. Gumma der Leber;
Fbg. v. Gieson, Vergr. 60×

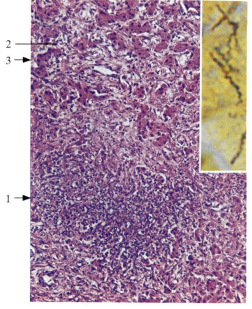

B. – Abb. 5.16. Lues connata der Leber;
Fbg. HE, Vergr. 120×
Ausschnitt: Spirochäten;
Fbg. Levaditi, Vergr. 2350×

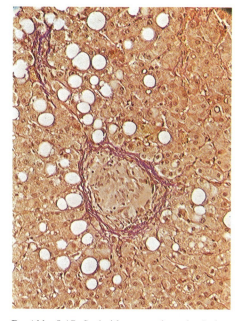

B.–Abb. 5.17. Sarkoidosegranulom der Leber.
Fbg. HE, Vergr. 220×

Aszendierte, abszedierte Cholangitis (Abb. 5.14). *Aufsteigende bakterielle Infektion (meist Escherichia coli) der Gallenwege, bei einer Gallestauung (Steine, Tumoren).* Die Gallengänge der Periportalfelder sind erweitert. Die Lichtung enthält ein an polymorphkernigen Leukozyten reiches Exsudat (→ im Bild). Das gesamte Periportalfeld ist von polymorphkernigen Leukozyten infiltriert, die auch auf das benachbarte Parenchym übergreifen und hier zu einer Gewebseinschmelzung führen können *(cholangitische Abszesse,* →1). In unserem Präparat besteht außerdem eine Vermehrung des periportalen Bindegewebes mit konzentrischen Bindegewebsmänteln (→ im Bild) um die Gallengänge herum. Dies ist oft ein Zeichen dafür, daß schon mehrere cholangitische Prozesse abgelaufen sind (vgl. primäre Cholangitis, S. 147).
Makroskopisch: Ikterus der Leber mit verbreiterten und verwaschenen Periportalfeldern und grünlich verfärbten Einschmelzungsherden (Abszesse).

Gumma der Leber (Abb. 5.15). *Im dritten Stadium der Lues können in den Organen »Gummiknoten« von elastischer Konsistenz auftreten.* Es handelt sich um scharfbegrenzte, runde oder landkartenähnliche Nekrosen, in denen bei Elastica-v.Gieson-Färbung noch Reste von Bindegewebsfasern oder elastischen Fasern, die von der Umgebung her in die Nekrose einstrahlen, nachweisbar sind. In unserem Bild sieht man Nekrosen (v. Gieson gelb, fehlende Kernfärbung), die von einem schmalen Wall von Granulationsgewebe abgegrenzt werden. Das Granulationsgewebe zeigt als »Pioniere« Epitheloidzellen, wie sie auch bei der Tuberkulose (S. 108) beobachtet werden. Sie treten aber in geringerer Zahl auf als bei der Tuberkulose. Dann folgt nach außen ein Granulationsgewebe mit Kapillaren, Fibroblasten und Lymphozyten. In der äußeren Zone tritt Vernarbung auf (v.Gieson rot). Wie bei der Tuberkulose können auch Riesenzellen vom Typ der Langhansschen Riesenzellen vorkommen. Im Unterschied zur Tuberkulose findet man aber im Granulationsgewebe des Gummas häufig Plasmazellen und in der Umgebung endangitische Prozesse.
Makroskopisch: Gelbe, landkartenartige Nekrosen von gummiartiger Konsistenz.

Lues connata der Leber (Abb. 5.16). In der Übersicht kann man die Struktur des Lebergewebes kaum erkennen. Man sieht zahlreiche kleine, blaue Herdchen *(Syphilome)*. Die Leberzellbalken erscheinen durch interstitielle Zellinfiltrate auseinandergedrängt und in einzelne Gruppen von Leberzellen aufgespalten. Die mittlere Vergrößerung zeigt die miliaren Syphilome (→1), d. h. frische Nekrosen mit Kerntrümmern, polymorphkernigen Leukozyten und Lymphozyten. Die Leberzellen sind hier vollständig verschwunden. In der Umgebung hat sich eine chronische interstitielle Hepatitis entwickelt, wobei die Interstitien durch Histiozyten, Fibroblasten, Lymphozyten und Bindegewebsfasern (→ 2) stark verbreitet sind. Dazwischen liegen Reste von Leberzellbalken (→3). Bei Spezialfärbung (Versilberung nach LEVADITI) lassen sich massenhaft **Spirochäten** darstellen (Ausschnitt in Abb. 5.16).
Makroskopisch: Derbe Konsistenz der Leber, auf der Schnittfläche graubraun gefleckt *(Feuersteinleber)*.

Veränderungen der konnatalen Lues lokalisieren sich weiterhin im Skelettsystem *(Osteochondritis syphilitica* [vgl. S. 262], *luetische Sattelnase, Periostitis syphilitica)*, an der Haut *(Pemphigus lueticus)* sowie auch in Lunge *(Pneumonia alba)* und im Gehirn. Ferner kann eine sog. *Hutchinsonsche Trias* bestehen (Keratitis profunda, Innenohrschwerhörigkeit und »Tonnenzähne«).

Sarkoidosegranulom der Leber (Abb. 5.17). Die Sarkoidose *(Morbus Boeck)* breitet sich lymphogen von den Lungenhiluslymphknoten oder hämatogen aus und kann *alle* Organe befallen. Die Leber ist in 60% der Fälle betroffen, so daß eine Leberpunktion diagnostisch hilfreich sein kann. Abb. 5.17 zeigt ein epitheloidzelliges Granulom mit einer typischen ringförmigen Kollagenisierung in der Außenzone (Beginn der Vernarbung). Außerdem besteht eine großtropfige Leberverfettung.

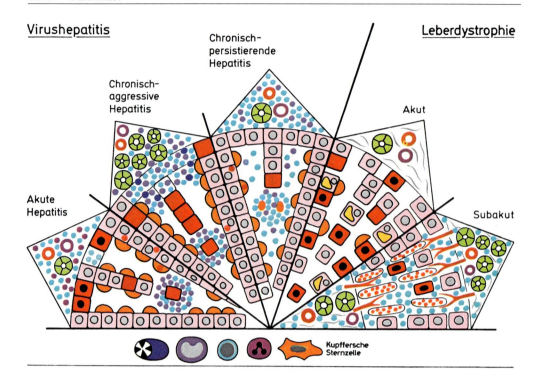

B. – Abb. 5.18. Schematische Übersicht der histologischen Veränderungen bei Virushepatitis, Leberdystrophie und Leberzirrhose

Virushepatitis – Leberdystrophie – Leberzirrhose

Abb. 5.18 zeigt schematisch das histologische Bild dieser drei Krankheiten, die wegen ihrer gemeinsamen formalen und z. T. auch kausalen Pathogenese zusammen betrachtet werden können. *Formalgenetisch handelt es sich um einen Untergang von Leberzellen (Nekrose) mit sekundärer Reaktion des Mesenchyms in Form von Granulationsgewebe mit Resorption und Umbau des Lebergewebes sowie Regeneration des Parenchyms.* In manchen Fällen von Leberzirrhose steht allerdings auch eine *primäre Granulationsgewebswucherung (Entzündung) mit nachfolgendem oder gleichzeitigem Untergang des Parenchyms* im Vordergrund.

Bei der akuten **Virushepatitis** (vgl. a. S. 145 u. 147) wird der Prozeß durch *Einzelzellnekrosen* (azidophile Einzelzellnekrosen) eingeleitet. Diese werden von Histiozyten resorbiert. Die Periportalfelder zeigen lympho-histiozytäre Infiltrate, die die Grenzlamelle durchbrechen und auf das Parenchym übergreifen. In etwa 5% der Fälle kann sich eine *chronische Hepatitis* entwickeln, entweder in Form einer *chronisch-aggressiven Hepatitis* mit mottenfraßähnlichen entzündlichen Infiltraten, die vom periportalen Feld auf das Parenchym übergreifen, oder es kommt zu einer *chronisch-persistierenden Hepatitis* mit jahrelangem Verlauf. Hier finden sich nicht auf das Leberparenchym übergreifende periportale entzündliche Infiltrate.

Die **Leberdystrophie** (vgl. a. S. 147 u. 149) stellt eine Nekrose der gesamten oder eines Teiles der Leber dar. Man ist heute der Ansicht, daß es sich in der Mehrzahl der Fälle um eine *maligne Verlaufsform der Virushepatitis* handelt. Das akute Stadium *(akute gelbe Leberatrophie,* besser *Dystrophie)* zeichnet sich durch eine Dissoziation der Leberzellbalken aus mit Nekrobiose der Zellen und Pyknose der Zellkerne. Im *subakuten Stadium* ist ein großer Teil des Parenchyms schon abgebaut, die Periportalfelder sind zusammengerückt und chronisch-entzündlich infiltriert.

Bei der **Leberzirrhose** (vgl. a. S. 142 u. 151) besteht das Wesen der Erkrankung in einem *fortschreitenden Umbau* der gesamten Leber mit *Untergang* des Parenchyms und Ausbildung von *Pseudolobuli.* Man unterscheidet im wesentlichen zwei Typen der Zirrhose: *1. Ungeordnete Zirrhose* (postnekrotische Zirrhose), *2. Geordnete Zirrhose* (portale Zirrhose, biliäre Zirrhose).

Das Schema auf der gegenüberliegenden Seite zeigt die verschiedenen Möglichkeiten der Entstehung einer Leberzirrhose (nach Thaler, 1969). Bei der **postnekrotischen ungeordneten Zirrhose** (Typ I in Abb. 5.18) kommt es zu großen Parenchymnekrosen, die, wie hier dargestellt, einzelne Abschnitte des Leberläppchens betreffen oder auch häufig mehrere Leberläppchen oder große Parenchymbezirke umfassen. Daraus entwickeln sich ungleich große bindegewebige Felder mit unregelmäßigen stehengebliebenen Parenchymbezirken. Sind zahlreiche Leberläppchen befallen, so kommt es zu großen Narbenfeldern, in denen die Periportalfelder dicht beieinanderliegen und evtl. nur noch kleine Parenchyminseln zu sehen sind (vgl. S. 151). Eine *ungeordnete Zirrhose* kann auch aus einer Fettleberhepatitis hervorgehen (Typ III in Abb. 5.18), wenn chronisch-rezidivierende Nekrosen die Leberläppchen durchziehen.

Die **geordnete Leberzirrhose (Typ II)** verdankt ihre Entstehung einer chronischen Entzündung im periportalen Feld mit sekundärer periportaler Nekrose, so daß häufig ganz regelmäßige gleich große Parenchyminseln entstehen, die von einem bindegewebigen Ring abgegrenzt werden. Die Zentralvene kann im Zentrum, aber auch in der Peripherie der Parenchyminseln liegen (s. S. 151).

Leber – Gallenblase

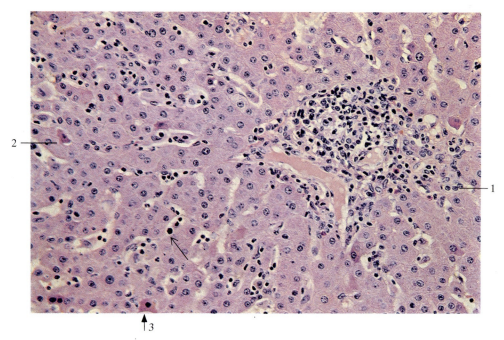

B. – Abb. 5.19. Akute Virushepatitis; Fbg. HE, Vergr. 260×

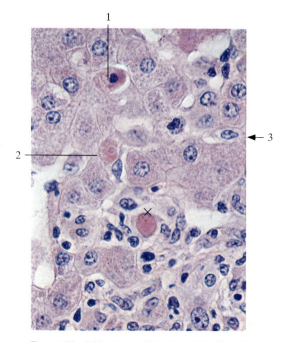

B. – Abb. 5.20. Akute Virushepatitis, Detail; Fbg. HE, Vergr. 500×

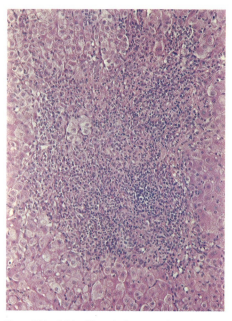

B. – Abb. 5.21. Chronisch-aggressive Hepatitis; Fbg. HE, Vergr. 100×

Virushepatitis

Die akute und die chronische Virushepatitis bieten ein charakteristisches histologisches Bild, so daß in den meisten Fällen klare Aussagen über die verschiedenen Formen und ihre Prognose möglich sind. Durch die Leberpunktionsdiagnostik sind wir über den Ablauf der Erkrankung gut unterrichtet.

Die **akute Virushepatitis** beginnt klinisch mit Müdigkeit, Appetitlosigkeit, Übelkeit und geringem Ikterus, die SGOT ist leicht erhöht. Krankheitsverlauf etwa 6 Wochen. Sie wird durch das Virus A (Hepatitis epidemica) epidemisch oral übertragen. Der Virusnachweis ist durch Übertragung auf Affen gelungen (DEINHARDT u. Mitarb., 1967). Inkubationszeit 15–50 Tage. Die **Serumhepatitis** (Virus B) wird parenteral und enteral übertragen (Bluttransfusion, Injektionen, »Hippie-Hepatitis«). Inkubationszeit 45–160 Tage. Virushüllproteine sind im Blut als korpuskuläres Antigen nachweisbar (sog. Australia-Antigen, Hepatitis-B-Antigen, HB-Antigen). Auch im Zytoplasma der Leberzellen ist HB-Hüllproteinantigen mit Immunfluoreszenz nachweisbar. Lichtmikroskopisch zeigt das Zytoplasma eine milchglasartige Trübung (Vermehrung des endoplasmatischen Retikulums). Die Erkrankung verläuft länger und schwerer als bei Hepatitis A.
Beide Erkrankungen bieten prinzipiell das gleiche histologische Bild, wobei die Einzelzellnekrosen eine sekundäre entzündliche Reaktion der Kupfferschen Sternzellen und des periportalen Feldes hervorrufen. Das Gitterfasergerüst ist erhalten, so daß eine Regeneration ohne Umbau des Lebergewebes möglich ist. Hepatitis A und B können in die verschiedenen Formen der chronischen Hepatitis übergehen.

Akute Virushepatitis (Abb. 5.19 u. 5.20). In der Übersicht fallen die verbreiterten und zellig infiltrierten Periportalfelder auf, sowie kleinste Zellinfiltrate im Parenchym bei erhaltener Leberstruktur. Die mittlere Vergrößerung (Abb. 5.19) zeigt die lymphozytären *Infiltrate in den Periportalfeldern,* untermischt mit einzelnen polymorphkernigen Leukozyten. Diese Infiltrate durchbrechen manchmal in geringem Grade die Grenzlamellen der Leberläppchen und greifen auf das Parenchym über (→1). Zwischen den Leberzellbalken liegen *vergrößerte Kupffersche Sternzellen* und runde einkernige Zellen, die eingewanderte Blutmonozyten darstellen (→ im Bild). Auffällig sind weiterhin kleine, geschrumpfte Leberzellen (→2, →3) mit zipfelig ausgezogenem Zytoplasma und pyknotischen Zellkernen *(azidophile Einzelzellnekrosen).*
Die starke Vergrößerung (Abb. 5.20, **akute Virushepatitis [Detail]**, vgl. S. 142) zeigt die Einzelzellnekrosen und die Reaktion des Lebergewebes. Bei →1 sieht man eine nekrotische Zelle mit Kernpyknose, bei →2 (s. a. ×) einen kernlosen Zellschatten, d. h. ein typisches eosinophiles Körperchen als Rest einer nekrotischen und abgerundeten Leberzelle ohne Zellkern (sog. »hyalin body«, auch »Councilman body« genannt, vgl. S. 158). Diese »hyalin bodies« sind für die Hepatitis nicht spezifisch, sondern kommen auch bei anderen Erkrankungen vor. Umgeben wird die Einzelzellnekrose von Histiozyten mit ovalen, saftigen oder leicht eingekerbten Kernen (vgl. S. 158). Außerdem sieht man Lymphozyten. Bei → 3 stellt sich eine vergrößerte Kupffersche Sternzelle dar. Im akuten Stadium werden darüber hinaus noch ein Ikterus der Leberzellen und Gallezylinder in den Läppchenzentren beobachtet. Mitosen und Amitosen mit mehrkernigen Riesenzellen treten zudem als Ausdruck einer Regeneration von Leberzellen auf.

Makroskopisch: Vergrößerte Leber mit stumpfem Rand, rote Oberfläche und Schnittfläche. 90% der akuten Hepatitiden heilen in 2–6 Monaten aus. Der Rest geht in eine chronische Hepatitis über.
Häufigkeit der akuten Hepatitis: BRD 30 000 Fälle pro Jahr.

Die **chronischen Hepatitiden** entwickeln sich in 3–5% aus einer akuten Hepatitis (häufiger bei Hepatitis B [15%] als bei A [1%]). Es gibt aber auch Fälle mit schleichendem Beginn ohne akute Erscheinungen (SHERLOCK, 1973). Man unterscheidet zwei Formen:

Chronisch-aggressive Hepatitis (Abb. 5.21): Schwerste Form der chronischen Hepatitis, die durch starke entzündliche Infiltrate der Periportalfelder ausgezeichnet ist, die die Grenzlamelle durchbrechen (»mottenfraßähnlich«) und zungenförmig auf das Parenchym übergreifen, so daß

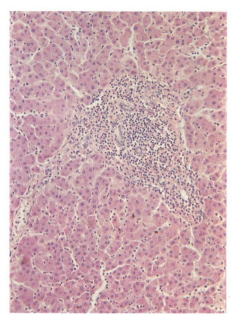

B. – Abb. 5.22. Chronisch-persistierende Hepatitis;
Fbg. HE, Vergr. 100×

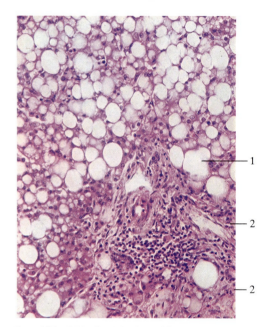

B. – Abb. 5.23. Fettleberhepatitis;
Fbg. HE, Vergr. 170×

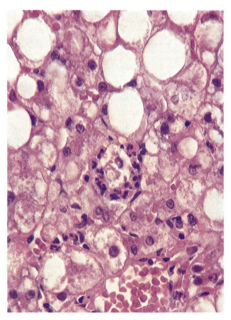

B. – Abb. 5.24. Fettleberhepatitis (Detail);
Fbg. HE, Vergr. 400×

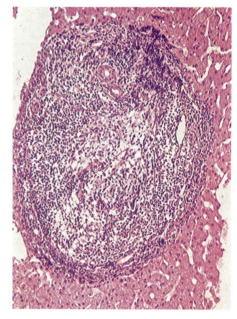

B. – Abb. 5.25. Chronische destruktive Cholangitis;
Fbg. HE, Vergr. 100×

Infiltratbrücken zwischen den Periportalfeldern entstehen, die den zirrhotischen Umbau einleiten. Es handelt sich um lympho-histiozytäre Infiltrate, die die nekrotischen Leberzellen ersetzen. In 3–5 Jahren kann sich eine Leberzirrhose ausgebildet haben. In 30% der Fälle findet man eine Australia-Antigen-positive Reaktion. Als Sonderform wird die »lupoide« chronisch-aggressive Hepatitis abgegrenzt, die insbesondere bei jungen Frauen (20–29 Jahre) auftritt. Man kann hier das LE-Zellphänomen, hohen Antikörpertiter (IgG, IgA) und Antikörper gegen glatte Muskulatur nachweisen. Australia-Antigen negativ. Autoaggressionserkrankung? In den entzündlichen Infiltraten lassen sich auch Plasmazellen nachweisen.

Makroskopisch: Feinhöckrige Oberfläche.

Chronisch-persistierende Hepatitis (Abb. 5.22): Die periportalen Infiltrate bestehen aus Lymphozyten, manchmal mit Ausbildung von Keimzentren, und greifen nicht auf das Parenchym über. Im Parenchym findet man selten Einzelzellnekrosen und Knötchen von Kupfferschen Sternzellen sowie eine allgemeine Vermehrung der Sternzellen. 80% HB-Antikörper. Kein Übergang in Zirrhose. Jahrelanger Verlauf. Keine Erhöhung der Immunglobuline.

Makroskopisch: Glatte Oberfläche.

Fettleberhepatitis (Abb. 5.23, Abb. 5.24). Durch Alkohol bedingte Leberschädigung. Im Beginn der Erkrankung findet man lediglich eine herdförmige oder diffuse Leberverfettung (groß- oder feintropfig). Später entwickeln sich Einzelzellnekrosen von verfetteten oder ballonartig aufgetriebenen Leberzellen (hydropische Degeneration mit Fett) bzw. Fettzysten (Zusammenfließen mehrerer verfetteter Leberzellen, → 1). Typisch sind **Mallory-bodies,** d.h. eine herdförmige Hyalinisierung des Zytoplasmas der Leberzellen (oft geweihartig, s. Abb. 5.26). Die periportalen Felder sind verbreitert (Ödem, Granulozyten, Gallengangswucherungen → 2). Läppchenzentral kommt es sekundär zu einer Faservermehrung (sog. *Maschendrahtfibrose*), wobei einzelne Leberzellen in Bindegewebsfasern eingesponnen werden. Abb. 5.24 zeigt eine verfettete nekrotische Leberzelle, die von Granulozyten resorbiert wird. Ferner besteht eine Vermehrung der Sternzellen, die eine Eisenspeicherung aufweisen (*Säufereisen*). Nach chronischem Alkoholabusus kann sich nach 10–15 Jahren eine geordnete oder ungeordnete Leberzirrhose entwickeln (s. S. 151) (etwa 10–20% aller Alkoholiker). Angriffspunkt des Alkohols unbekannt: Fettsäureoxydation vermindert, Mangel an NADH? Hemmung der Proteinsynthese? Erhöhte Lipolyse? S. Allgemeine Pathologie.

Cholangitis: Eine Entzündung der intrahepatischen Gallenwege tritt meist sekundär bei Gallenstauung durch extrahepatische stenosierende Prozesse auf (Gallensteine, Tumoren, Narben). Meist aszendierende Infektion mit E. coli (s. S. 140). Die primäre Cholangitis wird als **chronische destruktive nichteitrige Cholangitis** bezeichnet (Abb. 5.25). Histologisch findet man ausgedehnte lympho-plasmazelluläre Infiltrate um die Gallengänge und im periportalen Feld (ähnliches Bild wie bei chronisch-aggressiver Hepatitis), mit Zerstörung der Gallengänge und Übergreifen der Entzündung auf das Parenchym, so daß sich eine geordnete portale biliäre Zirrhose entwickelt.

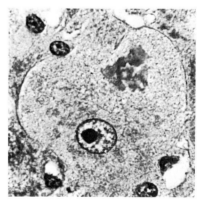

Klinik: Vorwiegend Frauen 30–60 J. Im Mittel nach 7 Jahren biliäre Zirrhose. In 98% der Fälle werden Antikörper gegen Mitochondrien nachgewiesen (Autoaggression?).

B. – Abb. 5.26. Mallory-Körperchen; Fbg. HE, Vergr. 400×

Leber – Gallenblase

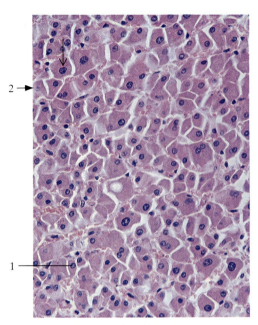

B. – Abb. 5.27. Akute Leberdystrophie mit Dissoziation der Leberzellbalken;
Fbg. HE, Vergr. 270×

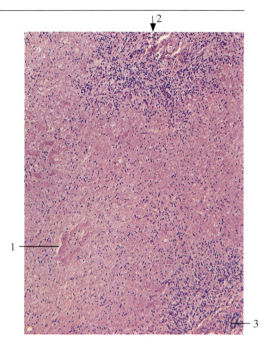

B. – Abb. 5.28. Akute Leberdystrophie (4–6 Tage alt);
Fbg. HE, Vergr. 100×

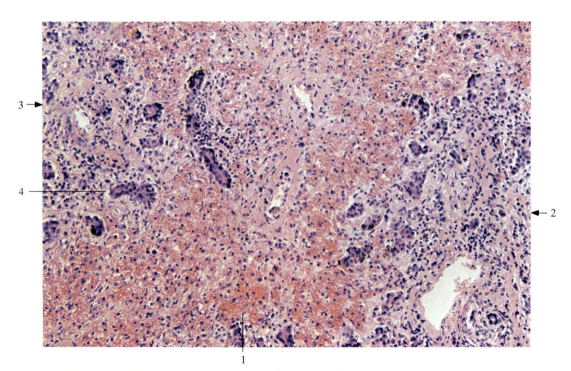

B. – Abb. 5.29. Subakute Leberdystrophie; Fbg. HE, Vergr. 160×

Leberdystrophie

Akute Leberdystrophie (Abb. 5.27 u. 5.28). Die akute Leberdystrophie stellt morphologisch eine Nekrose des gesamten Organs dar. Es handelt sich um eine ätiologisch nicht einheitliche, in wenigen Tagen zum Tode führende Erkrankung. Als auslösende Noxen kommen in Frage: *1. schwere Vergiftungen* (z.B. mit Phosphor, Pilzgiften, Arsen u.a.). Bei dieser toxischen Form besteht im Beginn der Erkrankung eine hochgradige diffuse Verfettung der Leber, die Nekrose tritt erst sekundär bevorzugt in der Läppchenperipherie auf. *2. Ernährungsstörungen* (Eiweißmangel). *3. Virusinfektion*. Diese *fulminante* oder *maligne Form der Virushepatitis* hat in den letzten 20 Jahren besonders stark zugenommen (0,5–5% der akuten Virushepatitisfälle). Das mikroskopische Bild der akuten Dystrophie wechselt mit dem Alter der Erkrankung und der postmortal bis zur Untersuchung vergangenen Zeit. In ganz frischen Fällen (6–8 Stunden nach dem Tode) findet man eine Dissoziation der Leberzellbalken, d. h. die einzelnen Leberzellen sind aus dem Verband herausgelöst und liegen als Einzelelemente mit scharfen Zellgrenzen vor. Die Zellen sind verschieden groß; einzelne sind schon geschrumpft (→1 in Abb. 5.27). Das Zytoplasma ist homogen und stärker blau gefärbt als normal (Glykogenschwund). Die Zellkerne sind verkleinert, häufig pyknotisch (→ im Bild) oder aufgehellt und schwächer gefärbt (Karyolysis, →2). Das vorliegende Präparat stammt von einem Patienten, der akut mit einem klinisch unklaren »Oberbauchsyndrom« erkrankte. Bei der Laparotomie wurde eine gering verkleinerte, gelbliche Leber gefunden und eine Probeexzision entnommen (vgl. Abb. 5.27). 19 Stunden später kam der Patient ad exitum und bot jetzt das »typische« Bild der Dystrophie. Histologisch waren die Leberzellen jetzt völlig kernlos, das Zytoplasma feingranulär und verwaschen. Entzündliche Infiltrate fehlten.

Akute Leberdystrophie, 4–6 Tage alt (Abb. 5.28). Wird die akute Dystrophie um einige Tage überlebt (bis zu 10 Tagen), so findet man eine völlige Auflösung der Leberzellen, so daß jetzt nur noch ein homogenes, eosinrotes Material vorliegt, in dem einzelne Sternzellen erhalten sind. Die bandförmigen, schwach eosinroten Strukturen (→1) stellen noch kernlose Reste der Leberzellbalken dar. Die Periportalfelder (→2) sind entzündlich infiltriert (Lymphozyten), und einzelne Gallengangswucherungen (→3) haben sich entwickelt.

Makroskopisch: Kleine, schlaffe, weiche Leber mit runzeliger Kapsel. Schnittfläche gelb, gelbgrün oder okkergelb. Gewichtsabnahme der Leber bis auf 500 g (Normalgewicht 1500 g). Häufig sind Leuzin- und Tyrosinkristalle auf der Schnittfläche bzw. Oberfläche zu sehen (*mikroskopisch:* runde Drusen bzw. Kristallbüschel).

Subakute Leberdystrophie (Abb. 5.29). Wird nur ein Teil der Leber von der Nekrose betroffen, z. B. ein Lappen oder ein Teil eines Leberlappens, oder verläuft die Erkrankung langsamer, so entwickelt sich die subakute rote Dystrophie, bei der histologisch zwischen den weiten Sinusoiden (→1: sog. Entlastungshyperämie) Zelldetritus aus Resten von Leberzellen nachweisbar ist. Die Resorption des nekrotischen Materials ist also schon weit fortgeschritten. Die Periportalfelder sind dementsprechend nahe aneinandergerückt (→2 u. →3 weisen jeweils auf ein Periportalfeld hin) und zeigen neben lymphozytären Infiltraten zahlreiche gewucherte Gallengänge (→4). Zwischen den Periportalfeldern sieht man in der Mitte des Bildes zwei Zentralvenen. In der Übersicht fallen diese verbreiterten Periportalfelder mit den gewucherten Gallengängen deutlich ins Auge.

Makroskopisch: Verkleinerte, zähelastische Leber mit rot und gelb marmorierter Schnittfläche. Die rote Farbe entspricht den hyperämischen Partien (Entlastungshyperämie). Verfettete Parenchyminseln erscheinen gelb. *Verlauf:* 3–8 Wochen, *Mortalität:* 40% der Fälle.

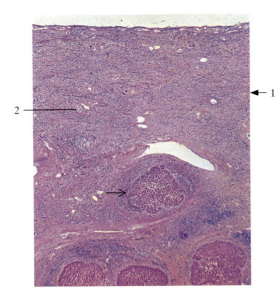

B. – Abb. 5.30. Postnekrotische Leberzirrhose; Fbg. HE, Vergr. 15×

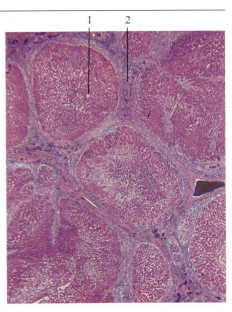

B. – Abb. 5.31. Portale Leberzirrhose; Fbg. HE, Vergr. 30×

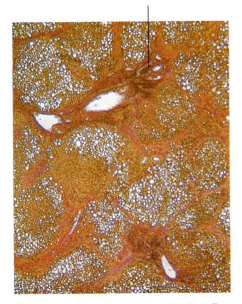

B. – Abb. 5.32. Leberzirrhose mit hochgradiger Verfettung; Fbg. v. Gieson, Vergr. 40×

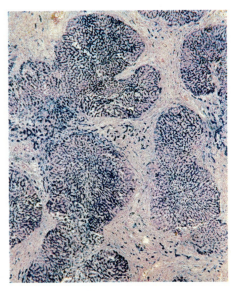

B. – Abb. 5.33. Pigmentzirrhose; Fbg. Berliner-Blau-Reaktion, Verg. 30×

Leberzirrhose

Postnekrotische Leberzirrhose (ungeordnete Leberzirrhose; Abb. 5.30). Die Folgen einer partiellen Nekrose des Parenchyms stehen hier im Vordergrund. In unserem Bild ist ein großer subkapsulärer Bezirk (→1) zugrunde gegangen. Die Läppchen sind verschwunden, die Periportalfelder aneinandergerückt. Auf diese Weise sind *Narbenfelder* mit einem kollabierten bindegewebigen Gerüst und chronisch-entzündlichen Infiltraten entstanden. Die Periportalfelder sind lymphozytär infiltriert und zeigen Gallengangswucherungen (→2). Im Narbengewebe sieht man Inseln von Restparenchym (→), das teilweise noch Zentralvenen oder Periportalfelder aufweist, aber keine regelrechten Azinuseinheiten mehr bildet, da die Nekrosen die Läppchen unregelmäßig durchzogen haben. Auf diese Weise liegen z. B. die Zentralvenen am Rande eines Parenchymbezirkes oder das Periportalfeld in der Mitte *(Pseudolobuli)*. Andere regeneratorisch gewucherte Parenchymeinheiten bilden sich zu Knoten mit architektonisch neu gegliederten Leberzellbalken um *(Regenerationsadenome)*. Man bezeichnet diesen Zirrhosetyp auch als *ungeordnete Leberzirrhose*.

Makroskopisch: Grobhöckerige Leber mit eingesunkenen, größeren und kleineren Narbenfeldern mit grauem, derbem Grund und groben Knoten (regeneriertes Restparenchym). Findet man lediglich ausgedehnte Narben der Leber ohne entzündliche Infiltrate, so spricht man von »Narbenleber« (Kartoffelleber).

Portale Leberzirrhose (geordnete Zirrhose, auch Laennecsche Zirrhose; Abb. 5.31). In der Übersicht findet man verschieden große rote Parenchymbezirke, die von blauroten Straßen abgegrenzt werden. Bei mittlerer Vergrößerung erkennt man Pseudolobuli mit Bindegewebsstraßen, die mit den Periportalfeldern in Verbindung stehen. Auf diese Weise entstehen verschieden große Parenchyminseln, in denen die Zentralvenen (→1) an jeder beliebigen Stelle liegen können. Das Bindegewebe (→2) ist zellig infiltriert (Lymphozyten, Histiozyten, einzelne polymorphkernige Leukozyten) und weist Gallengangswucherungen auf. Das Fortschreiten der Zirrhose ist am Übergreifen der Zellinfiltrate auf das Parenchym zu erkennen.

Makroskopisch: Kleinknotige, ziemlich regelmäßige Höckerung der Leber (sog. Schuhzweckenleber).

Leberzirrhose mit hochgradiger Verfettung (Abb. 5.32). Der Umbau erfolgt hier wie bei der geordneten Zirrhose in regelmäßiger Form von den Periportalfeldern aus. Auf der Übersicht ist kaum zu erkennen, daß es sich um Lebergewebe handelt. Man sieht v. Gieson-rote Bindegewebsstraßen, dazwischen aufgelockerte Gewebsstrukturen. Erst die mittlere Vergrößerung zeigt, daß es sich um Periportalfelder (→) mit lymphozytären Infiltraten und Gallengangswucherungen handelt. Die Leberzellen enthalten optisch leere, runde Tropfen (herausgelöstes Fett). Größere Räume stellen Fettzysten dar (zusammengeflossene, verfettete Zellen) (vgl. a. S. 147). Die Fettzirrhose entsteht oft aus einer Fettleberhepatitis (meist durch Alkoholabusus bedingt. Nachweis von Mallory bodies).

Makroskopisch: Vergrößerte, gelbe, feinhöckerige, derbe Leber. 60–70% der Zirrhosen scheinen toxisch-nutritiv bedingt zu sein (Alkoholabusus). Die akute Virushepatitis geht nur selten in Zirrhose über. Es besteht keine Korrelation zwischen Art der Zirrhose und der Ätiologie.

Pigmentzirrhose (Abb. 5.33). *Sie tritt meist im Rahmen der als Hämochromatose (Bronzediabetes) bezeichneten Erkrankung auf, wobei Pankreas, Milz, Lymphknoten, Speicheldrüsen und viele andere Organe Siderinablagerungen aufweisen.* In der Übersicht findet man bei der Berliner-Blau-Reaktion blaugefärbte, unregelmäßig große Parenchymbezirke, die von verschiedenen breiten, rotgefärbten Bindegewebsstraßen durchzogen werden. Bei stärkerer Vergrößerung sieht man die blaugefärbten Pigmentkörnchen am Gallepol der Leberzellen, in den Kupfferschen Sternzellen und den gewucherten Gallengängen.

Makroskopisch: Verkleinerte, fein- bis grobhöckerige, derbe, braune Leber.

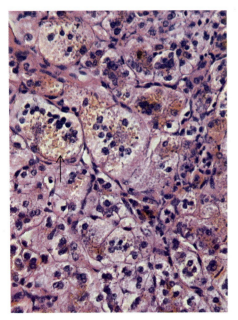

B. – Abb. 5.34. Riesenzellenhepatitis;
Fbg. HE, Vergr. 300×

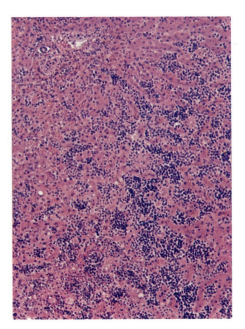

B. – Abb. 5.35. Leber bei chronischer myeloischer Leukämie; Fbg. HE, Vergr. 100×

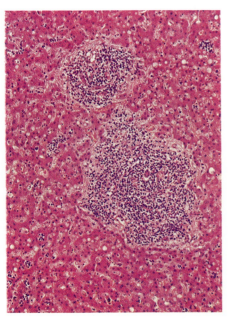

B. – Abb. 5.36. Leber bei lymphatischer
Leukämie;
Fbg. HE, Vergr. 100×

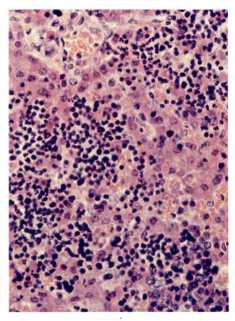

B. – Abb. 5.37. Leber bei Erythroblastose;
Fbg. HE, Vergr. 380×

Riesenzellenhepatitis (Abb. 5.34). *Die Riesenzellenhepatitis des Neugeborenen oder kleinen Kindes ist Ausdruck einer besonderen Reaktionsform der kindlichen Leber auf verschiedene Noxen (meist Virushepatitis, aber auch andere Ursachen möglich).* Klinisch stehen fast immer Symptome eines Verschlußikterus im Vordergrund. Mikroskopisch findet man (Abb. 5.34) statt normaler Leberzellbalken zahlreiche bizarr gestaltete mehrkernige Riesenzellen (→im Bild). Sie nehmen oftmals die Breite von zwei oder mehreren Leberzellbalken ein. Das Zytoplasma der Riesenzellen ist vakuolisiert und oft stark mit Gallepigment angefüllt (→im Bild). Die Riesenzellen sind Ausdruck einer Fehlregeneration oder entstehen durch Konfluenz von Leberzellen. Eine Proliferation von Bindegewebszellen (Sternzellen, Zellen in Periportalfeldern) ist in dieser Phase der Erkrankung sehr gering, später kann sich eine Zirrhose entwickeln.
Makroskopisch: Vergrößerte Leber, intensiv grün verfärbt.

Leber bei chronischer myeloischer Leukämie (Abb. 5.35). *Die schrankenlose Vermehrung von unreifen Frühformen der Granulozyten im Knochenmark mit Ausschwemmung in das Blut führt neben der Infiltration der Milz auch zu einer Ansammlung und Vermehrung von Myeloblasten, Promyelozyten und Myelozyten in den Sinusoiden der Leber* (vgl. auch S. 251). Bei schwacher Vergrößerung ist die Organstruktur erhalten. Die mittlere Vergrößerung zeigt den stark vermehrten Zellgehalt der Sinusoide, die meist erweitert und prall mit großen, kernhaltigen Blutzellen vollgestopft sind (Myelozyten mit runden, lockeren Kernen, evtl. Granulierung des Zytoplasmas; Myeloblasten mit ovalen oder bohnenförmigen Kernen; vgl. S. 251). Die Periportalfelder sind meist nicht oder nur gering infiltriert. Die Leberzellen können druckatrophisch werden und degenerative Veränderungen aufweisen.
Makroskopisch: Vergrößertes, graurotes Organ ohne Läppchenzeichnung. Bei akuten Leukämien, z. B. der Paramyeloblastenleukämie, sind vorwiegend die Periportalfelder betroffen.

Leber bei lymphatischer Leukämie (Abb. 5.36, vgl. auch S. 251). Im Gegensatz zur chronischen myeloischen Leukämie sind bei der chronischen lymphatischen Leukämie die *Periportalfelder* von den unreifen Zellen (Lymphoblasten, Lymphozyten) durchsetzt, während die Sinusoide nur geringe Mengen kernhaltiger Zellen aufweisen. Bei schwacher Vergrößerung fallen schon die stark erweiterten, blau erscheinenden Periportalfelder ins Auge, die meist abgerundet sind. Die mittlere und die starke Vergrößerung zeigen die Infiltration des periportalen Bindegewebes mit Zellen der lymphatischen Reihe mit dichten oder lockeren Zellkernen und schmalem Zytoplasma.
Makroskopisch: Vergrößerung des Organs. Auf der Schnittfläche sind die Periportalfelder oft als kleine weiße Herdchen zu erkennen.

Leber bei Erythroblastose (Abb. 5.37). *Bei der fetalen Erythroblastose handelt es sich um eine hämolytische Anämie des Fetus oder Neugeborenen als Folge einer Immunisierung der Mutter durch fetale, vom Vater ererbte Blutfaktoren. (In der Mehrzahl Rh-Inkompatibilität, seltener AB0-Unverträglichkeit und andere Faktoren.)* Reaktiv ist die Blutbildung im Knochenmark und anderen Bildungsstätten, so auch in der Leber (physiologisch bei Neugeborenen!), stark angeregt. Man sieht daher histologisch zahlreiche herdförmige Infiltrate, die sich bei mittlerer und starker Vergrößerung als intrasinusoidale Blutbildungsherde darstellen. Man findet hier vorwiegend Zellen der erythropoetischen (besonders Erythroblasten, Normoblasten) und der weißen Reihe, weiterhin auch Megakaryozyten. Ferner besteht ein Ikterus der Leberzellen, da die Leber die großen Mengen anfallenden indirekten Bilirubins nicht mehr verarbeiten kann. Außerdem werden Gallezylinder und eine Siderose beobachtet.
Makroskopisch: Große, rote Leber. Ferner bestehen ein *Hydrops congenitus* (allgemeine Ödeme), eine *Anämie* und ein *schwerer Ikterus* (Icterus gravis, oft verbunden mit einem Kernikterus).

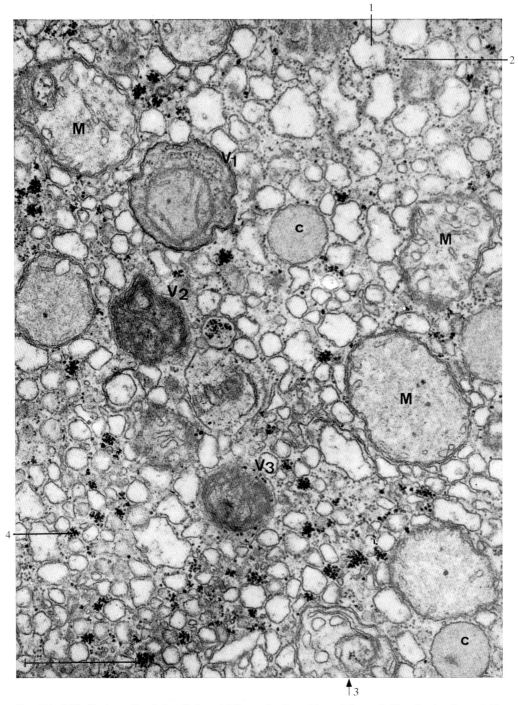

B.–Abb. 5.38. Geringer Grad einer Leberschädigung (isolierte Rattenleber, mit Blut durchströmt mit Zusatz von 10 µg Phalloidin[1]/g Körpergewicht, 30 min). Man sieht eine vakuolige Erweiterung des glatten und rauhen ER ($\rightarrow$1) und nicht membrangebundene Ribosomen ($\rightarrow$2). Ferner reichlich Autolysosomen (Autophagozytosevakuolen) mit gespeicherten Mitochondrien (V_1, vgl. S. 155) und myelinartigem Inhalt (V_2 und V_3) vermutlich als Ausdruck der Verdauung von Membranen in diesen Lysosomen. $\rightarrow$3 = Golgiapparat, M = Mitochondrien, C = Peroxysom, $\rightarrow$4 = Glykogen. Vergr. 32000×. (MILLER)

[1] Amanita phalloides = Knollenblätterpilz.

Elektronenmikroskopie bei Leberschädigung

Die elektronenmikroskopischen Veränderungen an den Organellen der Leberzellen sind recht einförmig und meist nicht spezifisch für bestimmte Krankheiten. Prinzipiell können alle auf S. 18 beschriebenen Veränderungen vorkommen. Bei *akuter toxischer Einwirkung* (Alkohol, Tetrachlorkohlenstoff, partielle Hepatektomie [vgl. Abb. 5.40] oder Sauerstoffmangel) kommt es zu einer Mitochondrienschwellung (trübe Schwellung) und Vakuolenbildung im ER bzw. dem Grundplasma (vakuolige Degeneration). Das Glykogen verschwindet, das RER wird desorganisiert und verliert häufig die Ribosomen (Verminderung der Eiweißsynthese), und die Zisternen werden schließlich fragmentiert, vakuolisiert und zerstört (S. 154). Die Lysosomen enthalten Teile von Zellorganellen (Abb. 5.39). Ähnliche Bilder sieht man bei akuter Virushepatitis, wobei »hyalin bodies«, auch »Councilman bodies« genannt (S. 158), d. h. nekrotische abgerundete Leberzellen, auftreten. Eine *chronische Schädigung* geht vor allem mit einer herdförmigen oder diffusen Vermehrung des glatten endoplasmatischen Retikulums einher (Steigerung der Entgiftungsfunktion [Jones u. Mitarb., 1966]). Bei chronischer *Alkoholintoxikation* treten herdförmig fädige Massen auf (*Mallory-Körperchen*, alkoholisches Hyalin, S. 158). Im Endzustand kann das ER völlig desorganisiert sein. Das glatte endoplasmatische Retikulum kann auch myelinartige (wirbelartige) Figuren ausbilden (Fingerprints). Fetttropfen können sowohl bei akuter wie chronischer Schädigung auftreten. Bei chronischer Hepatitis findet sich zudem eine Vermehrung kollagener Fasern im Disséschen Raum, und eine Basalmembran kann sich ausbilden. Bei intra- (Hepatitis, toxisch) oder extrahepatischer *Cholostase* sind die Galleröhrchen erweitert, die Mikrovilli schwellen zuerst an und verschwinden dann, das perikanalikuläre Zytoplasma ist verdichtet. Lysosomen und Zytosomen (»dense bodies«) nehmen an Zahl zu und sind überall im Zytoplasma verteilt (Aktivierung der sauren Phosphatase). Außerdem sind im Zytoplasma Galletropfen nachweisbar (S. 156). Eine Entscheidung, auf welche Weise Galle ins Blut gelangt (zwischen den Leberzellen, durch die Leberzellen), konnte auch elektronenmikroskopisch nicht getroffen werden. Bei *Leberzirrhose* werden keine charakteristischen Veränderungen gesehen (Vergrößerung der Mitochondrien, Mitochondrienverklumpung, myelinartige Degeneration, Vakuolen des ER, Kollagenfaservermehrung um die Leberzellen, Autophagolysosomen, herdförmiger Zelluntergang, Fettablagerung, herdförmige Glykogenvermehrung, Pigmentablagerung, Gallengangswucherung, evtl. Hämosiderin). S. a. Allgemeine Pathologie.

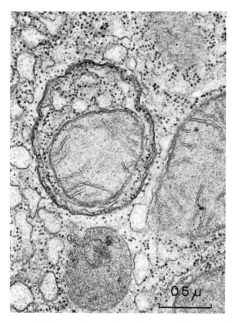

B. – Abb. 5.39. Autophagolysosom (»locus of focal degradation«), Leberzelle, Ratte. Behandlung wie in Abb. 5.38. Innerhalb der abgrenzenden Membran ein gut erhaltenes Mitochondrium und Teile des rauhen endoplasmatischen Retikulums (Ribosomen, Membranen). Vergr. 45 000×. (Miller)

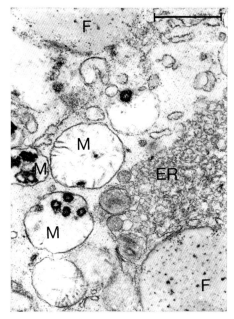

B. – Abb. 5.40. Akute Tetrachlorkohlenstoffvergiftung (nach 24 Stunden, Leber, Maus). Herdförmige Vermehrung des glatten ER (ER), Fetttropfen (F) sowie geschwollene Mitochondrien (Matrixtyp) mit runden, schwarz erscheinenden Matrixaggregaten (Kalziumablagerung Reynaulds, 1963). Vergr. 35 000×. (Hübner)

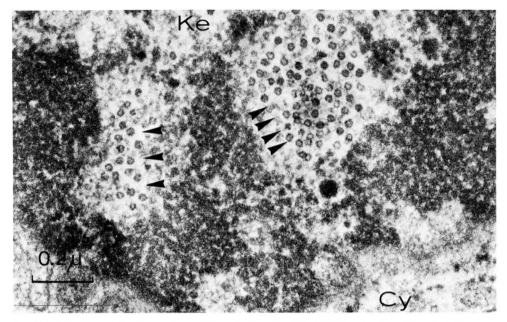

B.–Abb. 5.41. Konnatale, chronisch-persistierende Hepatitis B bei 11 Monate altem Kleinkind. Hepatozytenkern (Ke) mit Ansammlungen von Viruspartikeln (HB_cAg, »core antigen«, Pfeile). Zytoplasma = Cy. Vergr. ca. 80000×. (KISTLER)

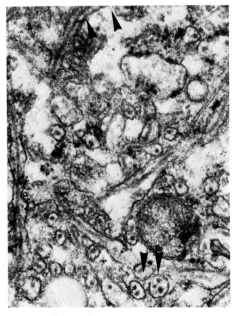

B.–Abb. 5.42. Chronisch-persistierende Hepatitis B (HB) bei 38jährigem Nierentransplantatempfänger. Glattes endoplasmatisches Retikulum (Pfeile) eines Hepatozyten mit längs- und quergetroffenem *HB-Oberflächenantigen* (HB_sAg, »surface antigen«). Vergr. ca. 44000×. (KISTLER)

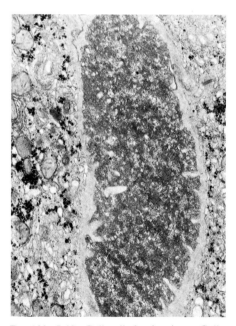

B.–Abb. 5.43. Gallezylinder in einem Galleröhrchen (Mensch, Virushepatitis). Fehlen der Mikrovilli. Im Lumen Gallepigment. Vergr. 12000×. (BIAVA, 1964)

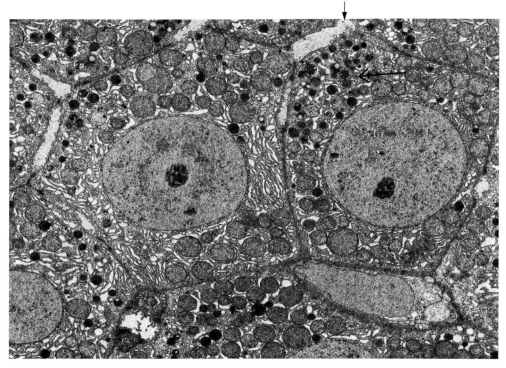

B.–Abb. 5.44. Stark atrophische Leberzellen mit wenig Zytoplasma, dicht gelagerten Organellen und zahlreichen Lysosomen (→) in Nähe der Gallenkapillaren (Pfeil oben). Das Glykogen ist verschwunden. Vergr. 5000×.

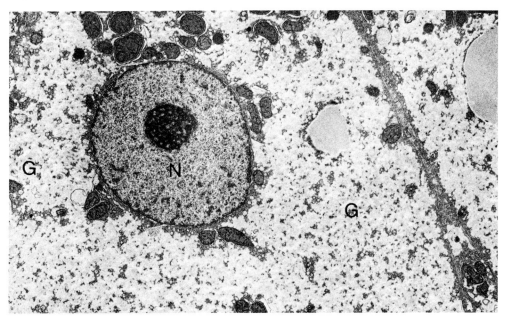

B.–Abb. 5.45. Ausschnitt einer Leberzelle eines Kindes mit Morbus Gierke (= Glykogenose Typ I). Bei dieser Krankheit fehlt die Glukose-6-Phosphatase, ein Enzym des endoplasmatischen Retikulums. Die ganze Zelle enthält praktisch nur noch Glykogen und nur noch rudimentär Zellorganellen (N = Zellkern, G = Glykogen). Vergr. 5500×. (SPYCHER)

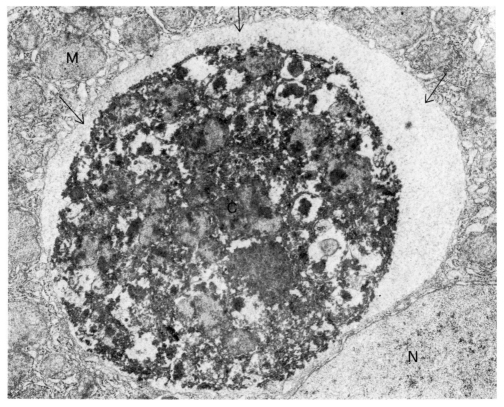

B. – Abb. 5.46. Hyaliner (azidophiler) Körper (»hyalin body« auch »Councilman body« genannt = C) bei Virushepatitis. Die nekrotische abgerundete und geschrumpfte Leberzelle mit Trümmern von Organellen, Pfeile markieren die Lysosomenmembran, ist von einer Leberparenchymzelle phagozytiert (N = Zellkern, M = Mitochondrien der Leberzelle). Vergr. 35 000 ×

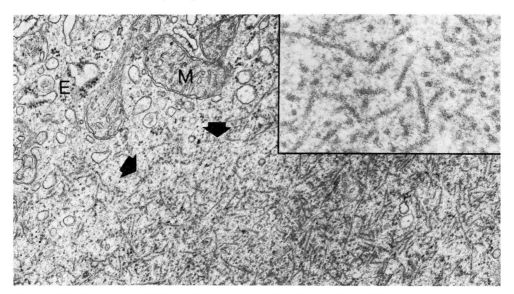

B. – Abb. 5.47. Leberzelle mit Mallory-Körperchen, sog. alkoholisches Hyalin. (Hier: Leber Maus, Gabe von Griseofulvin). Beachte die herdförmig angeordneten Mikrofilamente (→ und Einschnitt oben). Es handelt sich vermutlich um pathologische (Membran) Eiweißkörper (M = Mitochondrien, E = endoplasmatisches Retikulum). Vergr. 22 000×, Einschnitt 39 000×. (DENK)

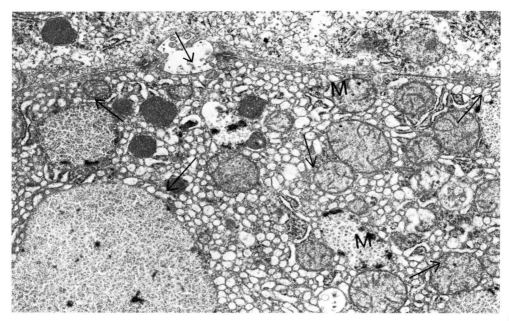

B.–Abb. 5.48. Ausschnitt einer Leberzelle eines Kindes mit Morbus Pompe (= Glykogenose Typ II). Bei dieser Krankheit fehlt das Lysosomenenzym α-Glykosidase. Man sieht riesige lysosomale Speichervakuolen, die mit Glykogen vollgepackt sind (Pfeile) (M = Mitochondrien). Vergr. 14000×. (SPYCHER)

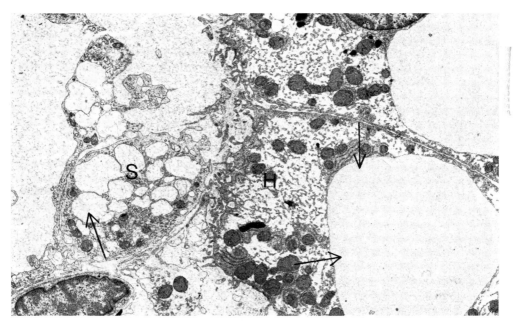

B.–Abb. 5.49. Ausschnitt einer Leberzelle eines Kindes mit GM-1-Gangliosidose. Bei dieser Erkrankung fehlt das Lysosomenenzym β-Galaktosidase. Man sieht im Zytoplasma der Hepatozyten (H) und Kupfferschen Sternzellen (S) riesige lysosomale Speichervakuolen mit GM-1-Gangliosiden (Pfeil). Vergr. 5300×. (SPYCHER)

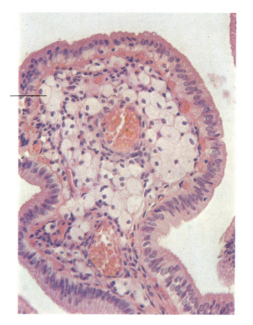

B. – Abb. 5.50. Cholesteatose der Gallenblase;
Fbg. HE, Vergr. 350×

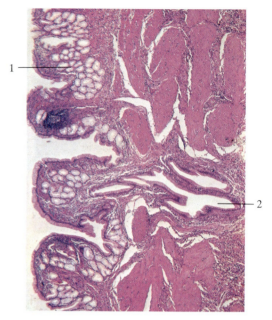

B. – Abb. 5.51. Chronische hypertrophische
Cholezystitis;
Fbg. HE, Vergr. 80×

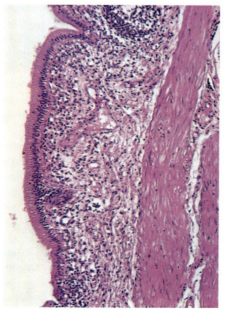

B. – Abb. 5.52. Chronische atrophische
Cholezystitis;
Fbg. HE, Vergr. 100×

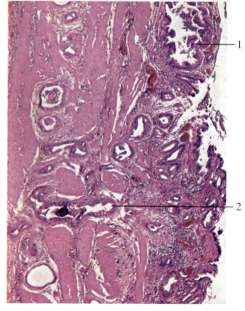

B. – Abb. 5.53. Drüsenbildendes Gallenblasenkarzinom;
Fbg. HE, Vergr. 60×

Gallenblasenerkrankungen

Vorbemerkungen: Die Gallenblase ist ein dünnwandiges Hohlorgan, das von einer Schleimhaut ausgekleidet und von einer geflechtartig angelegten glatten Muskulatur umgeben wird. Die Schleimhaut besteht aus zarten Stromafalten, die an der Oberfläche von einem einschichtigen Zylinderepithel überzogen werden. Gelegentlich erkennt man im Bereich der äußeren Wandschichten aberrierte Gallengänge *(Luschkasche Gänge)*.

Die Cholesteatose der Gallenblase (Abb. 5.50) *ist eine Stoffwechselstörung, die zum Formenkreis der Lipoidosen gehört und histologisch durch das Vorkommen von Pseudoxanthomzellen im Stroma der Schleimhautfalten gekennzeichnet ist.* Unsere Abbildung zeigt bei stärkerer Vergrößerung die aufgetriebene Spitze einer Schleimhautfalte, die von Zylinderepithel überkleidet wird. Das darunterliegende Stroma schließt dicht nebeneinanderliegende große Zellen mit einem zentralen Kern und einem feingranulierten bzw. vakuolisierten Zytoplasma ein. Hier handelt es sich um Makrophagen, die Cholesterin und Cholesterinester (durch die Paraffineinbettung herausgelöst!) speichern (→).

Cholesteatosen (Synonyma: Lipoidose, Stippchen- oder Erbeerengallenblase) kommen – je nach Kollektiv – in 5–40% der untersuchten Gallenblasen vor. Bevorzugt befallen sind Frauen im Alter von 40–70 Jahren. Dieser Organveränderung kommt kein oder nur geringer Krankheitswert zu.

Die Cholezystitis (Abb. 5.51 u. 5.52) *ist in der Regel eine chronisch-rezidivierende und unspezifische Entzündung der Gallenblase.* Akute Entzündungsschübe sind durch Wandnekrosen, Blutungen, diffuse entzündliche Infiltrate der Gallenblasenwand (schwerste Entzündungsformen sind die Phlegmone oder die Gangrän) und der Lichtung (Empyem) charakterisiert. Im Stadium der chronischen Entzündung kann die Schleimhaut verdickt (**chronisch-hyperplastische Cholezystitis,** Abb. 5.51) sein. Die Schleimhautfalten sind infolge einer lymphozytären Infiltration und narbigen Bindegewebsvermehrung plump. Das Deckepithel weist eine mukoid-drüsige Umwandlung auf und erinnert an *Brunnersche Drüsen (intestinale Metaplasie* →1). Der erhöhte Druck in der Gallenblasenlichtung führt zu einer divertikelartigen Ausstülpung der Schleimhaut (*Rokitansky-Aschoff-Sinus* →2). Es handelt sich um Hohlräume, die von Zylinderepithel ausgekleidet werden und bis unter die Muskulatur reichen. In einem fortgeschritteneren Stadium der chronischen Cholezystitis steht die Vernarbung und Abflachung der Schleimhautfalten im Vordergrund (**chronisch-atrophische Cholezystitis,** Abb. 5.52). Im Endstadium dieses Entzündungsprozesses kann die Gallenblasenwand nur noch aus Narbengewebe bestehen: Man spricht dann von einer *Porzellangallenblase*.

Die chronische Cholezystitis kommt häufiger bei älteren, adipösen Frauen vor und wird in über 90% der Fälle von einer Cholelithiasis begleitet. Im akuten Stadium ist die Cholezystitis meist noch abakteriell und wird durch eine Durchblutungsstörung (z. B. durch einen eingeklemmten Zystikusstein) hervorgerufen. Die bakterielle Entzündung entsteht erst später auf intrakanalikulärem, hämatogenem oder lymphogenem Wege.

Das Gallenblasenkarzinom (Abb. 5.53) *ist ein maligner epithelialer Tumor, der von der Schleimhaut ausgeht, sich fast ausschließlich in einer vernarbten Gallenblase entwickelt und histologisch das Bild eines entdifferenzierten soliden Karzinoms, eines drüsenbildenden Adenokarzinoms oder eines Adenokankroids (Plattenepithel- und Adenokarzinom gehen ineinander über) aufweist.* Die Abbildung zeigt dunkelzellige Karzinomverbände, die die Schleimhaut (→1) ersetzen und infiltrierend auf die tieferen Wandschichten (→2) übergreifen.

Gallenblasenkarzinome stellen etwa 15% aller malignen Tumoren dar. Sie werden bei fast 4% der operierten Gallenblasen diagnostiziert. Makroskopisch unterscheidet man einen diffus-infiltrierenden und einen knollig-papillären Typ.

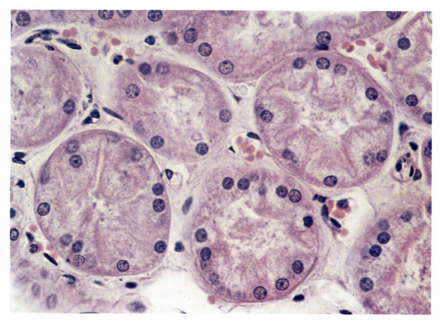

B.–Abb. 6.1. Trübe Schwellung von Hauptstücken der Niere; Fbg. HE, Vergr. 600×

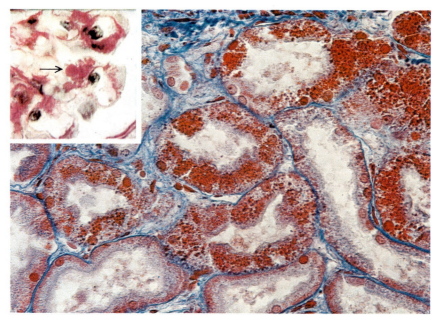

B.–Abb. 6.2. Hyalintropfige Eiweißspeicherung; Fbg. Azan, Vergr. 450×. Ausschnitt: Hyalintropfige Eiweißspeicherung in Deckepithelien eines Glomerulum (Ratte); experimentelle Glomerulonephritis; Fbg. PAS, Vergr. etwa 500×

6. Niere

Bei der histologischen Untersuchung von Nierenschnitten sollte man nach folgenden Richtlinien verfahren: Beurteilung der *Breite* von Mark und Rinde in der Übersicht. *Gefäßveränderungen; insbesondere an der Mark-Rinden-Grenze* und *der Vasa afferentia. Glomerula:* Zellgehalt, Zustand der Basalmembran, parietales Kapselblatt, herdförmiger oder diffuser Befall des Glomerulum. *Tubuli:* Weite, Zellgröße, zytoplasmatische Einlagerungen. Welche Abschnitte sind betroffen? *Interstitien:* Breite, Faser- und Zellgehalt.
Für *Makroskopie* siehe Makropathologie.

Trübe Schwellung (Abb. 6.1). *Es handelt sich um eine Störung im Ionenmilieu der Zelle mit Wasser- und Natriumaufnahme bei gleichzeitigem Kaliumverlust, die mit Schwellung einhergeht.* Insbesondere die Mitochondrien quellen auf. Diese Zunahme der Partikelgröße führt zu einer Vergrößerung der Lichtstreuung und dadurch zu einem »Tyndalleffekt«, d. h. zu einer Trübung. Unsere Abbildung zeigt vergrößerte Hauptstückepithelien, deren Zytoplasma von feinen, hellen Körnchen (geschwollenen Mitochondrien) durchsetzt ist, so daß ein feinwabiger Eindruck entsteht. Im stark eingeengten Lumen der Hauptstücke sieht man feinkörnige Eiweißmassen. Die gleichen Veränderungen treten auch postmortal auf und sind nur schwer von intravitaler trüber Schwellung abzugrenzen. Behandelt man die Gewebsschnitte mit verdünnter Essigsäure, so schlägt sich der Inhalt der Mitochondrien an der Mitochondrienmembran nieder, und das Zytoplasma wird wieder klar.

Makroskopisch: Vergrößertes, weiches Organ mit trüber Schnittfläche. Das Parenchym quillt über die Schnittfläche vor. Vorkommend z. B. bei toxischer Schädigung (Diphtherie).

Bei der *vakuoligen Degeneration* handelt es sich um den gleichen Vorgang, wobei sich jetzt freies Zellwasser in optisch leeren Vakuolen ansammelt (endoplasmatisches Retikulum und Grundplasma). Mikroskopisch ist das Zytoplasma der Zellen von größeren und kleineren optisch leeren Vakuolen durchsetzt. In manchen Fällen treten auch perinukleäre Höfe auf (s. S. 165). Die vakuolige Degeneration wird insbesondere bei akutem Sauerstoffmangel beobachtet. Auch die toxische Fermenthemmung (z. B. Blausäure) oder Substratmangel sowie eine Hemmung der oxydativen Phosphorylierung (z. B. Barbiturate) führen zu dem gleichen Effekt. Alle diese Zustände führen zum ATP-Mangel, so daß es zum Versagen der Natriumpumpe kommt.

Hyalintropfige Eiweißspeicherung (Abb. 6.2, vgl. S. 170). *Durch Rückresorption aus dem Tubuluslumen auftretende Eiweißtröpfchen im Zytoplasma der Hauptstückepithelien bei Proteinurie (z. B. Glomerulonephrose).* Histologisch erkennt man bei mittlerer Vergrößerung eine Anschwellung der Hauptstückepithelien, die durch eine Einlagerung stärker rot gefärbter und etwas stärker lichtbrechender Eiweißtropfen bedingt ist (starke Vergrößerung). Im Lumen sieht man Eiweißzylinder oder körnig ausgefällte Eiweißmassen. Einzelne Epithelzellen, die mit Eiweißtropfen vollgestopft sind, können auch schon abgelöst im Lumen liegen.
Die hyalintropfige Eiweißspeicherung kann in seltenen Fällen auch in den *Deckepithelien der Glomerulumschlingen* vorkommen, die entwicklungsgeschichtlich mit dem Tubulusepithel verwandt sind. In unserem Falle (Ausschnitt in Abb. 6.2) handelt es sich um eine experimentelle Glomerulonephritis der Ratte mit starker Verdickung der Basalmembran sowie Vermehrung der Deck- und Endothelzellen. Der Pfeil zeigt auf eine Deckzelle, in deren Zytoplasma runde, hyaline Tropfen aufgetreten sind (vgl. S. 188).

Makroskopisch: Vergrößerte, grauweiße Nieren, z. B. bei Amyloidose oder beim Plasmozytom (Plasmozytomnephrose).

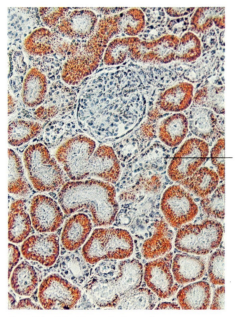

B.–Abb. 6.3. Nierenrindenverfettung; Fbg. Sudan-Hämatoxylin, Vergr. 160×

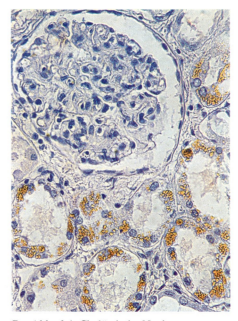

B.–Abb. 6.4. Cholämische Nephrose; Fbg. Hämatoxylin, Vergr. 460×

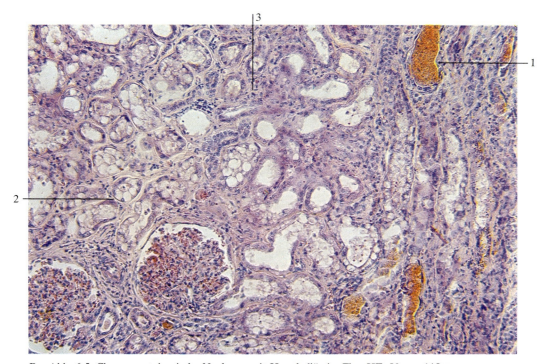

B.–Abb. 6.5. Chromoproteinurische Nephrose mit Hypokaliämie; Fbg. HE, Vergr. 110×

Nichtentzündliche Nierenerkrankungen (sog. Nephrosen)

Als Nephrosen hat man bisher »degenerative« Veränderungen am tubulären System von entzündlichen Nierenerkrankungen abgegrenzt. Dieser pauschale Standpunkt ist heute nicht mehr haltbar. Man muß unterscheiden: a) *Klinisch: Nephrotisches Syndrom:* Nierenerkrankungen mit Proteinurie, Hypoalbuminämie, Hyperlipämie und generalisiertem Ödem. Ursachen: Meist Glomerulonephritis, Amyloidose, diabetische Glomerulosklerose, Quecksilber- und andere Vergiftungen (z.B. Sublimatnephrose). b) *Pathologisch-anatomisch:* Nichtentzündliche Nierenerkrankungen, *die mit* oder *ohne nephrotisches Syndrom einhergehen können und bei denen sich die krankhaften Veränderungen am Glomerulum* (Glomerulonephrosen – besser Glomerulopathien, z.B. Kimmelstiel-Wilsonsche Glomerulosklerose, Amyloidnephrose) *oder am tubulären System manifestieren* (Tubulonephrosen – besser Tubulopathien, z.B. cholämische Nephrose).

Nierenrindenverfettung (Abb. 6.3). *Die Einlagerung von Neutralfetten und Lipoiden in die Tubulusepithelien kann durch Rückresorption (z. B. lipämische Nephrose bei Diabetes), durch Sauerstoffmangel und toxisch zustande kommen.* Unsere Abbildung zeigt eine Nierenrindenverfettung bei hypoxämischer Hypoxydose (Anämie). In der Übersicht sieht man die mit Sudan angefärbte Rinde. Die Grenze zum Mark ist scharf, d. h. die Henleschen Schleifen sind meist nicht betroffen. Bei mittlerer Vergrößerung (Abb. 6.3) erkennt man in der Rinde die Einlagerungen von feinen Fetttröpfchen in die Epithelien der Hauptstücke (Tubuli contorti 1. Ordnung). Die Fetttropfen liegen oft basal oder füllen den ganzen Plasmaleib aus. Die den Glomerula benachbart liegenden Schaltstücke (→) sind nicht betroffen.

Bei der *Lipoidnephrose* (s. S. 183) als eigenständigem Krankheitsbild wird ebenfalls eine hochgradige Verfettung des tubulären Systems beobachtet mit Ablagerung von Neutralfetten und Lipoiden (Doppelbrechung). Außerdem zeigen die Interstitien Fettablagerungen.
Makroskopisch: Geringe Vergrößerung des Organs, gelbe Rinde.

Cholämische Nephrose (Abb. 6.4). *Ablagerung von Gallepigment bei Ikterus in den Hauptstückepithelien (Rückresorption, vgl. S. 170) mit degenerativen Tubulusveränderungen.* Die Färbung mit Hämatoxylin läßt den Gallenfarbstoff mit seiner goldgelben bis grünen Farbe am besten hervortreten. Die mittlere Vergrößerung zeigt eine körnige Ablagerung von Gallepigment im Zytoplasma der Hauptstückepithelien. Außerdem sieht man degenerative Veränderungen in Form von trüber Schwellung oder geringer Verfettung. Einzelne abgelöste Zellen können auch im Lumen der Kanälchen liegen. In den Sammelröhren sieht man außerdem von Gallenfarbstoff imprägnierte Eiweißzylinder. Die Glomerula sind unverändert.
Makroskopisch: Gering vergrößerte Niere, grüne oder mehr gelbbraune Färbung von Rinde und Mark.

Chromoproteinurische Nephrose mit Hypokaliämie (Abb. 6.5: Synonyma: hämoglobinurische Nephrose, myoglobinurische Nephrose, Crush-Niere, Schockniere bei Trauma, »lower nephron-nephrosis«). Es handelt sich um ein akutes, durch verschiedene Noxen (Traumen, Gifte) ausgelöstes Krankheitsbild mit schwerem Schock, Hämolyse oder Myolyse und Degeneration des tubulären Systems bis zur Nekrose. Die Bezeichnung tubulovaskuläres Syndrom weist auf die beiden Komponenten hin, die zur Schädigung führen: *toxische Tubulusdegeneration* und *Durchblutungsstörungen*. Mikroskopisch findet man besonders in den Schaltstücken, Henleschen Schleifen und Sammelröhren Eiweißzylinder, die mit Hämoglobin oder Myoglobin imbibiert sind (braune Zylinder in den Sammelröhren, →1). Auch die Hauptstücke können betroffen sein. Außerdem werden degenerative Veränderungen an den Tubulusepithelien beobachtet (fettige Degeneration, trübe Schwellung), vereinzelt auch Nekrosen. Besteht gleichzeitig eine Hypokaliämie (polyurische Phase der Schockniere), so kommt es zur zystischen Erweiterung des basalen Labyrinthes der Tubulusepithelien (Hauptstücke), so daß mikroskopisch der Eindruck einer vakuoligen Degeneration entsteht (→2). Außerdem kann es zu Tubulorrhexis (Einriß der Harnkanäl-

(Fortsetzung S. 167)

Niere

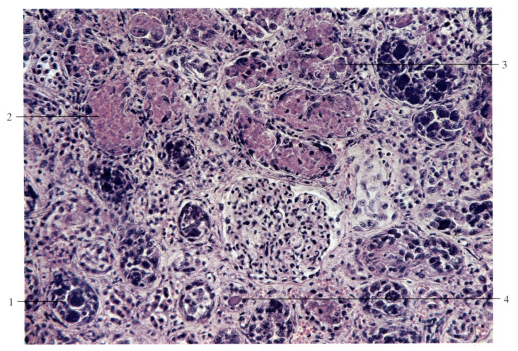

B.–Abb. 6.6. Sublimatnephrose; Fbg. HE, Vergr. 200×

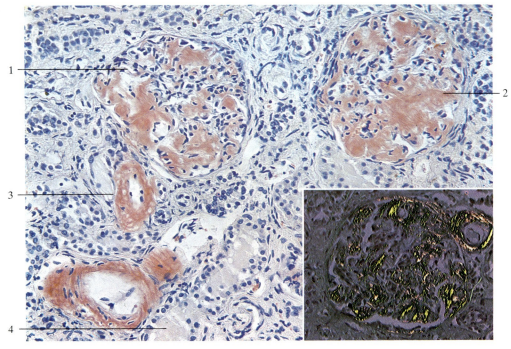

B.–Abb. 6.7. Amyloidnephrose; Fbg. Kongorot-Hämatoxylin, Vergr. 200×
Ausschnitt: Amyloid im polarisierten Licht

chen) kommen. Die Epithelien der Hauptstücke sind in unserem Falle zum größten Teil abgeflacht (Zeichen der Insuffizienz). Die Interstitien sind durch Ödem verbreitert (→3). Die Glomerula sind hyperämisch, die Basalmembranen verbreitert.

Makroskopisch: Vergrößerung der Nieren, schmutzig graubraune Farbe.

Sublimatnephrose (Abb. 6.6). *Das quecksilberhaltige Sublimat führt zu einer schweren nekrotisierenden Nephrose, insbesondere der Hauptstückepithelien, mit sekundärer Verkalkung der nekrotischen Epithelien.* Über den Wirkungsmechanismus und Angriffspunkte des Quecksilbers sind die Meinungen geteilt. Tritt der Tod im akuten Stadium ein, so findet man Nekrosen der Hauptstückepithelien. Diese Nekrosen können schon nach einigen Tagen sekundär verkalken (Matrixaggregate!). Wird das akute Stadium überwunden, so stehen Tubulusregenerate mit flachen Epithelien im Vordergrund des mikroskopischen Bildes.

Histologisch sieht man im akuten und subakuten Stadium schon in der Übersicht die intensiv blau gefärbten Kalkschollen und roten, nekrotischen Kanälchen in der Rinde. Die mittlere Vergrößerung (Abb. 6.6) zeigt unregelmäßig gestaltete, verschieden große, blaue Kalkschollen und teilweise auch ins Lumen abgestoßene, verkalkte Epithelien (→1), so daß der ganze Querschnitt der Hauptstücke davon ausgefüllt ist. An anderen Stellen sind die Tubuli ganz von körnigen, eosinroten Massen ausgefüllt (→2). Hier ist das Epithel nekrotisch und bildet zusammen mit abgestoßenen Epithelien (→3) sowie Eiweißzylindern eine homogene Masse. Auch in anderen Tubulusabschnitten (Schaltstücke, →4) finden sich Eiweißzylinder. Die Interstitien sind ödematös verbreitert. Die Glomerula sind anämisch, zeigen eine zarte Basalmembran und regelrechten Zellgehalt.

Makroskopisch: Vergrößerte, weiche Nieren mit trüber, roter oder grauweißer Oberfläche bzw. Schnittfläche.

Amyloidnephrose (Abb. 6.7). *Es handelt sich um eine Glomerulonephrose, die als Teilerscheinung einer allgemeinen Amyloidose (Milz, Leber, Nebenniere, Darm usw.) auftritt und mit Amyloidablagerungen in den Glomerula und Vasa afferentia einhergeht.*

Bei der HE-Färbung fallen schon in der Übersicht die großen, homogenen, eosinroten, »hyalinen« Glomerula der Rinde auf, bei mittlerer Vergrößerung auch die homogene Wand der Arteriolen. Mit der Kongorot- oder Methylviolettfärbung (Amyloid rot, übriges Gewebe blau) läßt sich die Natur des hyalinen Materials erklären: Die Rotfärbung ist spezifisch für Amyloid. Im gleichen Schnitt sehen wir häufig alle Stadien der Amyloidose der Glomerula. Der pathologische Eiweißkörper erscheint zuerst als feiner, roter Streifen zwischen der Basalmembran und dem Endothel der Glomerula (→1, vgl. S. 189). Mit zunehmender Ablagerung wird die Wand der Glomerulumschlingen dicker und das Schlingenlumen eingeengt. Schließlich werden die Schlingen homogen und kernlos, und bei Befall mehrerer Schlingengruppen entsteht ein roter, homogener Bezirk (→2). Im Endstadium ist das ganze Glomerulum verödet. An den Aa. radiatae und Vasa afferentia spielen sich in der Media die gleichen Vorgänge ab (→3). Die Muskelzellen gehen zugrunde, und die Media erscheint als ein roter, homogener Ring. Sekundär wird Amyloid auch perikapillär im Interstitium und an der Basalmembran der Tubuli abgelagert. Die Hauptstücke sind meist erweitert (sog. Nephrohydrose), und im Lumen findet man kongorotnegative Eiweißzylinder (→4). Das Amyloid gibt nach Kongorotfärbung eine positive Doppelbrechung im polarisierten Licht (Abb. 6.7, Ausschnitt). Hyalintropfige Eiweißspeicherung kommt häufig vor (vgl. S. 162). Eine Amyloidschrumpfniere entwickelt sich sekundär durch die Amyloidose der Glomerula mit nachfolgender Atrophie des tubulären Systems und Vermehrung des interstitiellen Bindegewebes.

Makroskopisch: Speck- oder Wachsniere. Große, weiße, feste Niere mit transparenter, trockener Schnittfläche; Mark meist rötlich und deutlich von der verbreiterten, grauweißen Rinde abgesetzt. Bei Amyloidschrumpfniere verkleinerte, grobbuckelige Nieren.

Niere

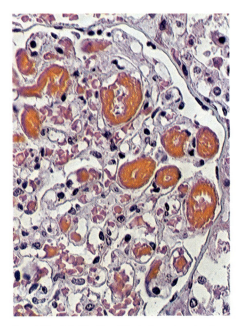

B.–Abb. 6.8. Hyaline Fibrinthromben in einem Glomerulum bei Schock;
Fbg. Goldner, Vergr. 600×

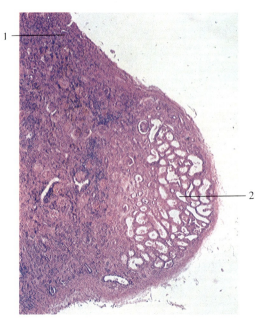

B.–Abb. 6.9. Vernarbte Nierenrindennekrosen mit kompensatorischer Hypertrophie des Restparenchyms nach Schock;
Fbg. HE, Vergr. 20×

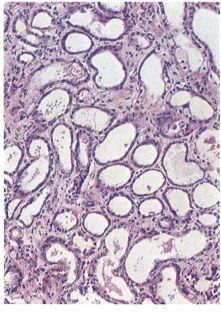

B.–Abb. 6.10. Schockniere mit weiten Tubuli;
Fbg. HE, Vergr. 40×

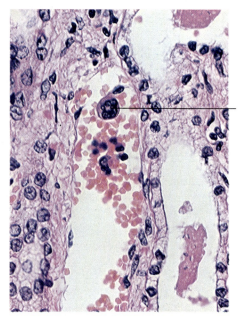

B.–Abb. 6.11. Megakariozyt in einer Venole bei Schock;
Fbg. HE, Vergr. 280×

Schockniere (vgl. Schocklunge u. S. 86)

Bei den verschiedensten Formen des Schocks *(Endotoxinschock, hämorrhagischer Schock, postoperativer Schock, Verbrennungen, Traumen, Anaphylaxie, Herzinfarkt, Eklampsie usw.)* erfährt die Niere eine Minderdurchblutung, so daß eine Anurie auftritt. Im Tierexperiment läßt sich beim Kaninchen eine Form der Schockniere (Schockniere I) leicht erzeugen: Eine zweimalige Injektion von Endotoxin innerhalb von 24 Std. führt zu doppelseitigen Nierenrindennekrosen (s. Makropathologie), als deren Ursache Fibrinthromben in den Arteriolen und Glomerula anzusehen sind. Auch beim Menschen tritt diese Form der Schockniere auf. Abb. 6.8 zeigt bei Goldnerfärbung die roten Fibrinmassen in den Glomerulumschlingen. Diese Form der Schockniere wird nur selten überlebt. Abb. 6.9 zeigt einen solchen seltenen Fall (septischer Abort, Fibrinolysebehandlung und Behandlung mit künstlicher Niere. LASCH) mit sechsmonatigem Überleben. Man sieht ein total vernarbtes Rindengewebe (→1), wobei nur ein kleiner Bezirk von Nierengewebe erhalten geblieben ist mit kompensatorischer Hypertrophie (→2). Die zweite Form der Schockniere (II) ist weitaus häufiger. Makroskopisch findet man große, weiche, graurote Nieren, die histologisch (Abb. 6.10) stark erweiterte Tubuli mit flachen Epithelien sowie ein ausgeprägtes interstitielles Ödem aufweisen. Die Glomerula sind frei, Fibrinthromben lassen sich nicht nachweisen (s. a. S. 165, chromoproteinurische Nephrose = Schock nach Trauma). Als weiteres morphologisches Kennzeichen des Schocks findet man Zellen des Knochenmarks – hier ein Megakaryozyt (Abb. 6.11 →) – in den Venolen des Nierenmarks bzw. an der Rinden-Markgrenze.

Der Schock hat demnach fast immer ein morphologisches Korrelat in Form von hyalinen (Fibrin-Plättchen-) Thromben. Auch **hyaline Kugeln** (Abb. 6.12) werden häufig bei Schock angetroffen (atypische Fibrinpolymerisate, sog. »shock bodies«). Intravitalmikroskopisch kann man die Veränderungen der Blutströmung in den Gefäßen, z. B. des Mesenteriums des Kaninchens, sowie die Entstehung der Thromben gut beobachten. Abb. 6.13 zeigt einen solchen **feingranulären Plättchenthrombus** in einer Venole (→1). Die Stase der Blutsäule mit Homogenisierung ist deutlich zu sehen (→2).

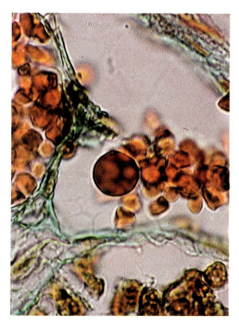

B.–Abb. 6.12. Hyaline Kugeln in einer Venole bei Schock;
Fbg. Goldner, Vergr. 500×

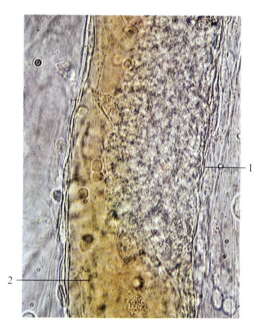

B.–Abb. 6.13. Plättchenthrombus in einer Venole des Mesenterium des Kaninchens;
Intravitalmikroskopie. Vergr. 400×

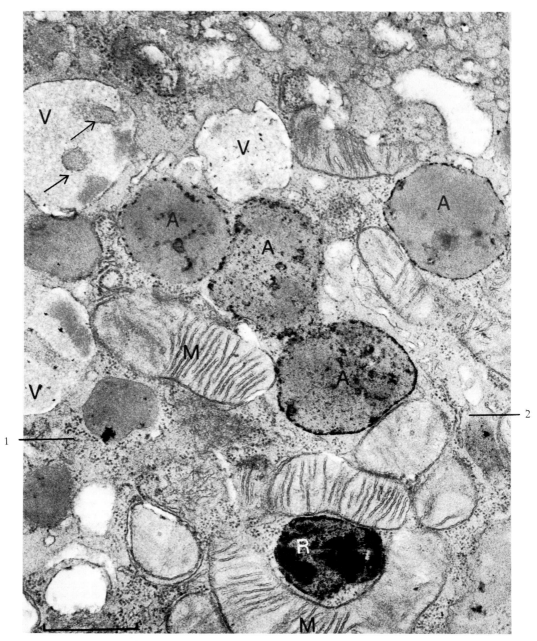

B.–Abb. 6.14. *Hämoglobinrückresorption*. Ausschnitt vom apikalen Zellbereich (B = unter Anteil des Bürstensaumes) einer proximalen Tubuluszelle der Niere (Maus, 1 Stunde nach i. p. Injektion von Ochsenhämoglobin). Alle Stadien der Aufnahme und Eindickung des Hämoglobins sind von oben nach unten zu verfolgen. Die Vakuolen (V) enthalten neben körnigem Eiweiß Hämoglobintröpfchen (→). In den mit A (= Absorptionstropfen mit einfacher Membran) bezeichneten Körpern ist das Hämoglobin schon stärker konzentriert. Die schwarzen Partikel stellen Niederschläge von Bleiphosphaten dar (= histochemischer Nachweis von saurer Phosphatase). Damit sind die Organellen als Lysosomen gekennzeichnet. R = Restkörper mit starker saurer Phosphataseaktivität und stark konzentriertem Hämoglobin, M = Mitochondrien, →1 = Ribo- und Polysomen, →2 = rauhes endoplasmatisches Retikulum. Vergr. 24000×. (MILLER u. Mitarb., 1964)

Feinstruktur der tubulären Rückresorption

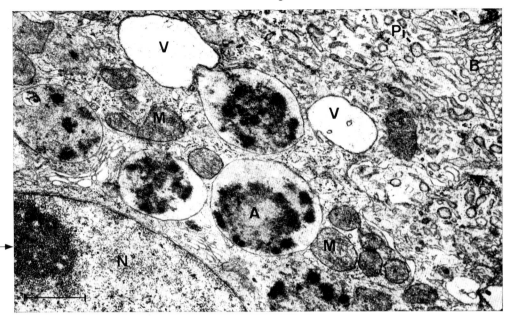

B.–Abb. 6.15. *Eiweißabsorptionstropfen* im proximalen Tubulus bei *Eiweißnephrose* des Menschen. Teil einer Tubulusepithelzelle mit Anschnitt des Bürstensaumes (B), an dessen Grund Pinozytenbläschen (Pi) abgeschnürt werden. Diese geben das aufgenommene Eiweiß an Resorptionsvakuolen (V) ab, aus denen sich die Eiweißresorptionstropfen (A) entwickeln. M = Mitochondrien, N = Zellkern, →Nukleolus. Vergr. 16 000×. (THOENES, 1965)

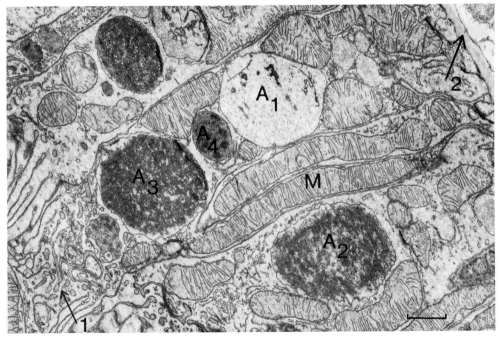

B.–Abb. 6.16. *Eiweißabsorptionstropfen* (eiweißspeichernde Phagosomen) in den Hauptstückepithelien der Niere bei chronischer Bleivergiftung der Ratte (nach 5wöchiger intraperitonealer Gabe von insgesamt 50 mg Bleiazetat). Große, von einer einfachen Membran begrenzte Körper mit einem feinkörnigen elektronendurchlässigen (A 1) sowie mit eingedicktem osmiophilem elektronendichtem (A 2 bis A 4) Inhalt. M = Mitochondrien. Zahlreiche Pinozytosevesikel an der Basis des Bürstensaumes (→1), →2 = peritubuläre Basalmembran. Vergr. 10 500×. (TOTOVIC)

Vaskuläre Nierenerkrankungen

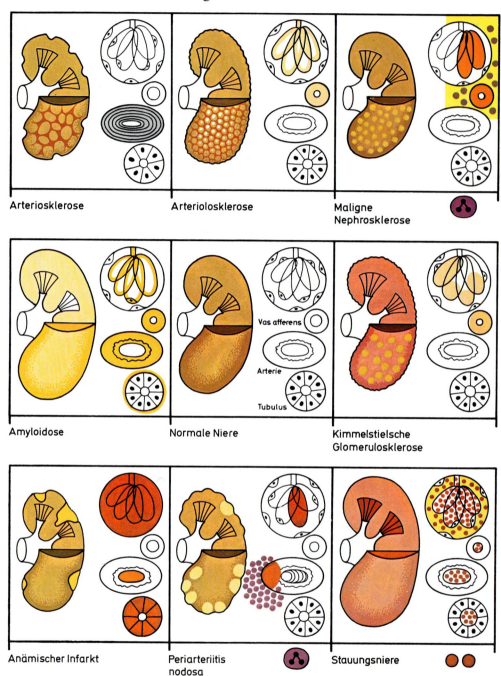

B.–Abb. 6.17. Schematische Übersicht der makroskopischen und mikroskopischen Veränderungen bei vaskulären Nierenerkrankungen

Vaskuläre Nierenerkrankungen

Die Gefäßerkrankungen der Nieren (Abb. 6.17) betreffen entweder die größeren Nierenarterienäste oder die Arteriolen. Sekundär werden fast immer die Glomerula in Mitleidenschaft gezogen, so daß schließlich auch das tubuläre System erkrankt.

Die **Arteriosklerose** (vgl. A. 6.18) kann sich in seltenen Fällen am Abgang der Nierenarterie aus der Aorta oder an der A. renalis selbst abspielen (fibromuskuläre Dysplasie, s. S. 66). Die Folgen der Einengung bestehen in einer Atrophie der Niere mit renal bedingtem Hochdruck *(Goldblattmechanismus)*. Die Arterien vom Typ der Aa. interlobulares, arcuatae oder radiatae werden in Form einer konzentrischen, das Lumen einengenden Sklerose und Elastose befallen. Die Glomerulumveränderungen (hyaline Verödung) sind von der Stärke der Sklerose abhängig.
Makroskopisch: Gering eingezogene Narben mit rotem Grund.

Die **Arteriosklerose** (vgl. S. 175) stellt eine Hyalinose der Vasa afferentia mit Lumeneinengung dar. Die verminderte Durchblutung führt zu einer hyalinen Verdickung der Glomerulumschlingen und schließlich zur vollständigen hyalinen Verödung des Glomerulum. Dieses Hyalin wird wahrscheinlich von den Zellen des Mesangium gebildet (Mesangiummatrix, siehe Glomerulonephritis). Ist der Prozeß stark ausgeprägt, so kommt es zu einer Nierenschrumpfung: *rote Granularatrophie (primäre Schrumpfniere)*. Arterio- und Arteriolosklerose können häufig kombiniert vorkommen (arterio-arteriolosklerotische Schrumpfniere).
Makroskopisch: Feinhöckerige Nierenoberfläche mit rotem Grund der kleinen Narben, evtl. mit hochgradiger Verkleinerung des Organs und stark verschmälerter Rinde (primäre Schrumpfniere, rote Granularatrophie). Bei Kombination mit Arteriosklerose zudem größere rote Narben.

Die **maligne Nephrosklerose** (vgl. S. 177) wird als »Intensitätsvariante« der Arteriolosklerose aufgefaßt, die sich auch auf eine Arteriolosklerose aufpfropfen oder unveränderte Gefäße befallen kann. Kennzeichnend ist die *fibrinoide Nekrose der Vasa afferentia und Glomerulumschlingen*.
Makroskopisch: Gering vergrößerte Niere mit bunter, fleckiger Oberfläche, in manchen Fällen zusammen mit Arteriolosklerose.

Die **Amyloidose** (vgl. Abb. S. 167) kann man im eigentlichen Sinne nicht zu den vaskulären Nierenerkrankungen rechnen; sie ist hier zum Vergleich mit den anderen makroskopischen und histologischen Bildern aufgeführt.

Die **Kimmelstiel-Wilsonsche Glomerulosklerose** (vgl. S. 177) stellt eine besondere Form der Arteriolosklerose der Niere dar. Sie geht mit Hyalinose der Vasa afferentia und efferentia sowie diffuser hyaliner Verdickung der Glomerulumschlingen einher, wobei kennzeichnende herdförmige bzw. kugelförmige Hyalinosen der Schlingen beobachtet werden. Das makroskopische Bild entspricht weitgehend dem einer Arteriolosklerose. Oft besteht gleichzeitig eine Verfettung der Tubuli, so daß ein buntes Bild entsteht (rote und gelbe Flecken).

Beim **anämischen Infarkt** (vgl. S. 177) findet man einen embolischen oder thrombotischen Verschluß einer Nierenarterie mit keilförmiger oder rechteckiger, gelber, trockener Nekrose, die mit zunehmender Vernarbung eingezogen erscheint und einen weißen Grund aufweist.

Die **Periarteriitis nodosa** (vgl. S. 71) zeigt im akuten Stadium das Bild einer graugelb gefleckten Niere, evtl. mit feinfleckigen narbigen Einziehungen (ältere Nekroseherde). Die Arterien erkranken in Form einer fibrinoiden Nekrose mit granulomatöser Entzündung und Vernarbung.

Die **Stauungsnieren** erscheinen vergrößert mit Venensternchen an der Oberfläche. Düsterrote Farbe insbesondere Markkegel. Die Glomerula sind hyperämisch und enthalten Eiweiß und Erythrozyten im Kapselraum. Außerdem besteht ein interstitielles Ödem.

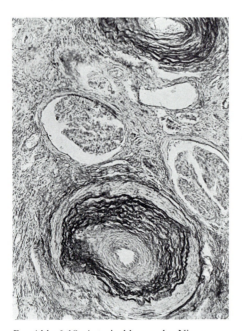

B.–Abb. 6.18. Arteriosklerose der Niere;
Fbg. Elastica-v. Gieson, Vergr. 70 ×

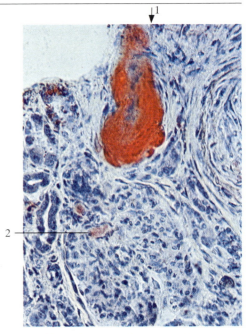

B.–Abb. 6.19. Arteriolosklerose der Niere;
Fbg. Sudan-Hämatoxylin, Vergr. 380 ×

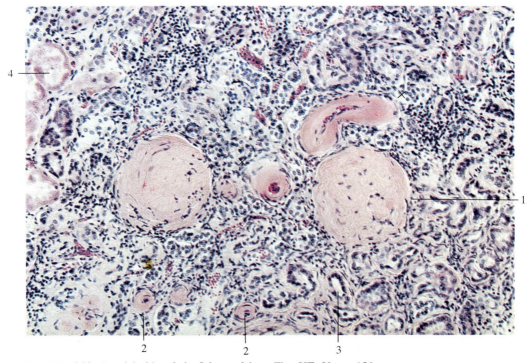

B.–Abb. 6.20. Arteriolosklerotische Schrumpfniere; Fbg. HE, Vergr. 156 ×

Arteriosklerose der Niere (Abb. 6.18). Histologisch bietet sich im Prinzip das gleiche Bild, wie wir es schon bei der Sklerose der Herzkranzarterien (vgl. S. 64) gesehen haben, allerdings nicht mit einer halbmondförmigen, sondern einer eher konzentrischen Sklerose. In der Übersicht fallen die größeren Arterien besonders im Mark der Niere durch die verdickte Wand auf. Die mittlere Vergrößerung zeigt die elastisch-hyperplastische Intimawucherung. Es handelt sich dabei um eine Vermehrung und Aufsplitterung der elastischen Fasern (im Bild schwarz) sowie Wucherung eines zellarmen Fasergewebes (Sklerose), die zu einer hochgradigen Lumeneinengung geführt haben. Die Glomerula sind teilweise hyalinisiert, die zugehörigen Harnkanälchen atrophisch mit interstitieller Bindegewebsvermehrung in diesem Bereich und lockeren lymphozytären Infiltraten. Sind mehrere Glomerula gruppenförmig hyalinisiert, so bedingen die Atrophie des Kanälchensystems und narbige Schrumpfung des Zwischengewebes eine Einsenkung der Nierenoberfläche (arteriosklerotische Narbe). Der Anfänger verwechselt die arteriosklerotischen Narben mit den lymphozytären Infiltraten leicht mit einer chronischen Pyelonephritis – die schweren Arterienveränderungen und die im Vergleich zur Pyelonephritis geringfügigen lymphozytären Infiltrate sollten den richtigen Weg weisen.

Arteriolosklerose (Abb. 6.19, vgl. S. 61 u. S. 173). Bei der Arteriolosklerose tritt Hyalin zwischen Intima und Media auf mit Lumeneinengung und Atrophie der Media. Das Gewebsbild ist überall gleichartig, unabhängig davon, ob es sich um eine Hyalinose der Arteriolen des Gehirns, des Herzmuskels, der Milz oder der Nieren handelt. Bei HE-Färbung ist die Wand der Arteriolen rot, homogen und kernlos (vgl. Abb. 6.20). Am besten stellen sich die hyalinisierten Gefäße bei einer Fettfärbung dar. Schon in der Übersicht sieht man dabei in der Nierenrinde zahlreiche kleine rote Punkte, die sich bei mittlerer und starker Vergrößerung als Vasa afferentia (→ 1) darbieten, deren Wand mit Neutralfetten überschwemmt ist. Die Media ist hochgradig atrophisch – einzelne Zellkerne sind noch in den äußersten Mediaschichten zu erkennen (vgl. auch Abb. 6.20, → 2). Die Gefäßlichtung, kenntlich an einigen noch erhaltenen Endothelzellkernen, ist hochgradig eingeengt. Bemerkenswert ist die Fettablagerung im Zwischengewebe der Glomerula (→ 2: Mesangium). Den Glomerula benachbarte Kanälchen sind atrophisch.

Arteriolosklerotische Schrumpfniere (Abb. 6.20). Schreitet der Prozeß der Hyalinisierung der Vasa afferentia fort, so daß der größte Teil der Gefäße betroffen ist, und gesellt sich noch eine Sklerose mittlerer Gefäße hinzu, so kommt es zur hyalinen Verödung vieler Glomerula und zum Untergang des tubulären Systems. In der Übersichtsvergrößerung fallen die verschmälerte Nierenrinde sowie zahlreiche runde, rote Scheiben auf. Bei stärkerer Vergrößerung stellen sich die Glomerula als eosinrote, runde, evtl. gering konzentrisch geschichtete Gebilde dar mit einzelnen erhaltenen Zellkernen (→ 1). In der Umgebung solcher Glomerula sieht man die Vasa afferentia mit typischen Wandveränderungen (×): Die Intima ist stark verbreitet und das Lumen eingeengt, wobei die Endothelzellen im Lumen gerade noch sichtbar sind. Die Muskelfasern der Media sind hochgradig atrophisch oder ganz verschwunden. Bei HE-Färbung ist das Gewebsbild dem der Amyloidose ähnlich. Die Kongorotfärbung ist aber negativ, und bei der v. Gieson-Färbung stellen sich die hyalinisierten Glomerula und Arteriolen rot dar (frisches Hyalin gelb, vgl. S. 13). In unserer Abbildung sieht man ein längsgetroffenes Vas afferens (× rechts oben), → 2 und × in Bildmitte zeigen auf quergetroffene Arteriolen. Als Folge der Hyalinose der Glomerula findet man eine Atrophie des zugehörigen Kanälchensystems (→ 3) mit verkleinerten Kanälchen, schmalem Lumen und atrophierten Epithelien. Einige Kanälchenabschnitte sind völlig zugrunde gegangen. Das Zwischengewebe ist dementsprechend verbreitet und lymphozytär infiltriert (narbige Einziehung). Andere Rindenabschnitte mit erhaltenen Glomerula sind kompensatorisch hypertrophisch (→ 4) und können makroskopisch als kleine Buckel vorspringen.

Klinisch: »Benigne« Hypertonie (essentieller Hochdruck), wobei die Arteriosklerose nicht als Ursache, sondern als Folge der Blutdruckerhöhung angesehen wird. Kann aber später renal »fixiert« werden.

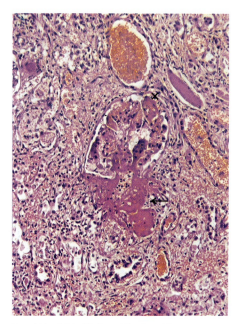

B.–Abb. 6.21. Maligne Nephrosklerose;
Fbg. HE, Vergr. 120×

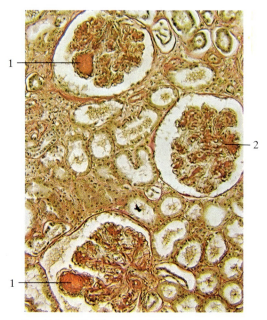

B.–Abb. 6.22. Kimmelstiel-Wilsonsche Glomerulosklerose;
Fbg. v. Gieson, Vergr. 120×

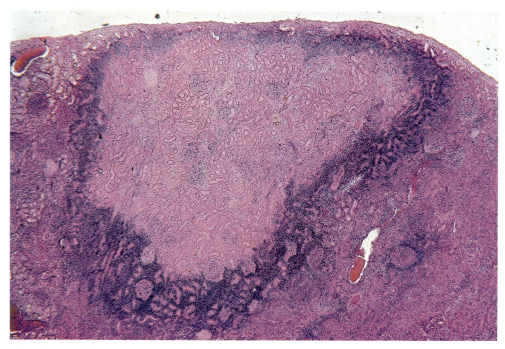

B.–Abb. 6.23. Anämischer Niereninfarkt; Fbg. HE, Vergr. 30×

Maligne Nephrosklerose (Abb. 6.21). *Es handelt sich um eine »stürmisch« verlaufende Arteriolosklerose mit fibrinoider Wandnekrose der Vasa afferentia und der Glomerulumschlingen.* Histologisch bietet sich ein der Hyalinose zunächst ähnliches Gewebsbild: homogene Wand der Arteriolen mit Lumeneinengung (→). Bei der HE-Färbung fällt aber schon ein stärkerer, leuchtendroter Farbton dieses »hyalinen« Materials auf, das sich bei v. Gieson-Färbung zudem gelb darstellt (vgl. S. 13, S. 25 u. S. 31). Außerdem fehlt selten eine, wenn auch geringe, zelluläre Reaktion mit einzelnen polymorphkernigen Leukozyten. Häufig findet man auch Erythrozyten im fibrinoiden Material – ein Zeichen für den »stürmischen« Eintritt von Blutplasma in die Gefäßwand. Die fibrinoide Nekrose greift fast immer auf die Glomerulumschlingen über (×), wobei einzelne Schlingen oder Schlingengruppen befallen werden. Pfropft sich die maligne Nephrosklerose auf eine Arterio- bzw. Arteriolosklerose der Niere auf, so findet man neben der Sklerose mittlerer Gefäße und Hyalinose der Arteriolen zudem die fibrinoiden Nekrosen.

Makroskopisch: Bunte, fleckige Niere mit unscharfen grauweißen Herden auf rotem Grund. *Klinisch* entwickelt sich eine »maligne« Hypertonie (hoher Blutdruck, kurzer Verlauf bei jungen Menschen mit Tod in Urämie oder durch Apoplexie). Ein Wechsel der »Gangart« der Hypertonie, zunächst »gutartig«, dann »maligne«, mit dem kombinierten Bild der Arteriolosklerose und malignen Nephrosklerose kommt bei älteren Patienten (50–60 Jahre) vor.

Kimmelstiel-Wilsonsche Glomerulosklerose (Abb. 6.22). *In etwa 20% der Fälle von chronischem Diabetes mellitus auftretende Nierenkomplikation (klinisch: Albuminurie, Hypertonie, geringe Niereninsuffizienz) mit typischer Hyalinose der Glomerulumschlingen.* Es handelt sich histologisch um ein sehr charakteristisches Gewebsbild: In zahlreichen Glomerula findet man eine Hyalinisierung einzelner oder mehrerer Schlingen, die zu kugelförmigen Konglomeraten umgewandelt sind (v. Gieson rot, teilweise auch rotgelb, → 1). Die übrigen Schlingen des Glomerulus sind frei von Veränderungen oder zeigen Anfangsstadien der Hyalinose. In manchen Glomerula wird auch eine diffuse hyaline Verdickung (→ 2) der Wand der Glomerulumschlingen beobachtet. Oft sind die Basalmembranen aufgesplittert. Eine Hyalinose der Vasa afferentia und efferentia tritt häufig hinzu. Elektronenmikroskopisch handelt es sich um eine Vermehrung von Basalmembraneiweißkörpern, vorwiegend im Mesangium.

Makroskopisch: Feinhöckerige, wenig geschrumpfte Niere.

Anämischer Niereninfarkt (Abb. 6.23). *Embolischer Verschluß eines Nierenarterienastes mit meist keilförmiger Koagulationsnekrose.* In der Übersicht sieht man einen hellroten, keilförmigen Herd, der in einem frühen Stadium von einem roten Saum (hämorrhagische Randzone) und später von einer blauen, zellreichen und der schmalen roten Zone umgeben wird. Betrachtet man das Zentrum des Herdes bei mittlerer und stärkerer Vergrößerung, so findet man die typischen Zeichen der *Nekrose:* die Zellkerne sind ungefärbt, das Zytoplasma der Zellen ist homogen oder feinkörnig. Die Zellkerne der Interstitien oder der Glomerula können noch als Schatten erkennbar sein. Im ganzen sind in einem frühen Stadium noch schattenhaft die Umrisse der Kanälchen und Glomerula zu erkennen. In der *zellreichen Randzone* sind bei stärkerer Vergrößerung *polymorphkernige Leukozyten* zu sehen sowie alle Stadien des Unterganges von Zellkernen mit Pyknose, Rhexis und Lysis. Außerdem finden sich reichlich teilweise staubförmige Kerntrümmer. Darauf folgt nach außen meist eine *hyperämische Randzone,* die in unserem Präparat nicht so deutlich ausgeprägt ist. Beachtenswert ist eine schmale, erhaltene, subkapsuläre Zone. Dieses Gebiet erhält Blut von den Gefäßen der Nierenkapsel.

Makroskopisch: Gelber, trockener, fester Herd. Ältere Herde sind eingezogen (Resorption durch Granulationsgewebe), und schließlich resultiert eine tief eingezogene Narbe mit weißem Grund. Als Quelle der Embolie kommen am häufigsten eine verruköse Endokarditis und parietale Thromben im Herzen (z.B. bei Herzinfarkt) oder in der Aorta in Frage. Weitere Ursachen: arteriosklerotisch bedingte Thrombose und Periarteriitis nodosa.

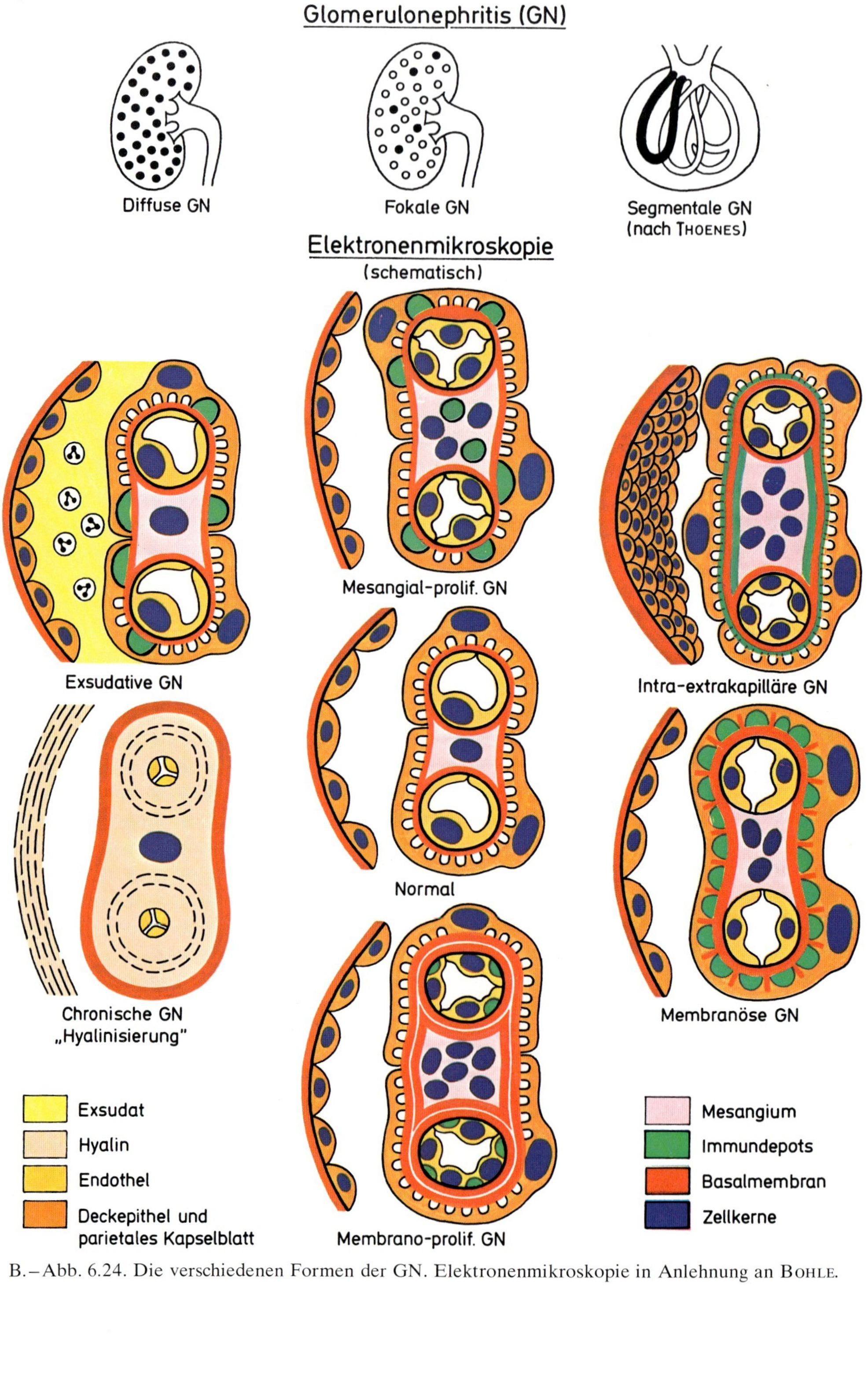

Glomerulonephritis (GN)

Diffuse GN — **Fokale GN** — **Segmentale GN** (nach Thoenes)

Elektronenmikroskopie
(schematisch)

- Exsudative GN
- Mesangial-prolif. GN
- Intra-extrakapilläre GN
- Normal
- Membranöse GN
- Chronische GN „Hyalinisierung"
- Membrano-prolif. GN

Legende:
- Exsudat
- Hyalin
- Endothel
- Deckepithel und parietales Kapselblatt
- Mesangium
- Immundepots
- Basalmembran
- Zellkerne

B.–Abb. 6.24. Die verschiedenen Formen der GN. Elektronenmikroskopie in Anlehnung an Bohle.

B.–Tab. 6.1. Einteilung der Glomerulonephritis (GN)[1]

Bezeichnung	Morphologie »Leitbild«	Pathogenese Immunologie	Klinik
Exsudative GN (akute exsudativ-proliferative GN)	Granulozyten, Exsudation und geringe Mesangium- und Endothelproliferation.	**Postinfektiös** (Streptokokkeninfekte, Scharlach, Angina). Auch bei Serumkrankheit. **Immunkomplexnephritis.** Subepitheliale Immundepots.	Hoher Antistreptolysintiter, RR +, Albuminurie, Hämaturie, häufig gute Prognose, kann jedoch übergehen in mesangial-proliferative GN.
Mesangial-proliferative GN (»intrakapilläre« GN) akute → chronische	Mesangium- und Endothelproliferation.	**Postinfektiös** (Streptokokken) IgA-, IgG-Nephritis. Immunkomplexnephritis. Subepitheliale Immundepots an der Schlinge und/oder im Mesangium.	Hämaturie, Proteinurie. Häufige Form der GN. Steroidtherapie +. Gute Prognose. Manchmal nephrotische Verlaufsform.
Intra-extrakapilläre proliferative GN (»extrakapilläre« GN) rapid, progressiv	Prolif. parietales Kapselblatt »Halbmonde«. Endothel- und Mesangiumproliferation. Variante: nekrotisierend.	**Antibasalmembrannephritis** z. B. bei Goodpasture-Syndrom. Immunglobuline diffus linear in der Basalmembran.	**Schlechte Prognose.** Rapid progressiv, »subakut«, RR ++.
Membranöse GN (perimembranöse GN)	Basalmembran stark verdickt, sog. Spikes. Keine Zellproliferation.	**Immunkomplexnephritis** (evtl. Autoantikörper), subepitheliale Immundepots, Spikes, Virus? (Nerze der Aleuten).	**Nephrotisches Syndrom** Steroidtherapie (+), 30% Heilung, 50–70% Persistenz.
Membrano-proliferative GN	Basalmembran verdickt (doppelkonturiert), Mesangiumproliferation.	**Hypokomplementämie,** vorw. subendotheliale Immundepots.	60% nephrotisches Syndrom, Steroidtherapie +, gute Heilungstendenz.
Minimale GN (»minimal changes«)	Glomerula lichtmikroskopisch unauffällig oder nur minimale Mesangiumproliferation.		»genuine« Lipoidnephrose, Steroidtherapie +, 60% Heilung.
Fokale und/oder segmentale GN	Einzelne Glomerula betroffen und/oder einzelne Schlingengruppen. Proliferierend oder sklerosierend[2].	Im Rahmen bestimmter Grundkrankheiten auftretend: Purpura Schoenlein-Henoch, Lupus erythematodes, Goodpasture-Syndrom oder idiopathisch.	Proliferierende Form: häufig günstige Prognose. Sklerosierende Form: häufig Lipoidnephrose.

[1] Nach W. Thoenes (1973); H. U. Zollinger (1971); P. Royer, R. Hahib, H. Mathieu (1967).
[2] Sklerosierend = Vermehrung der Matrix des Mesangium.

Entzündliche Nierenerkrankungen (außer GN)

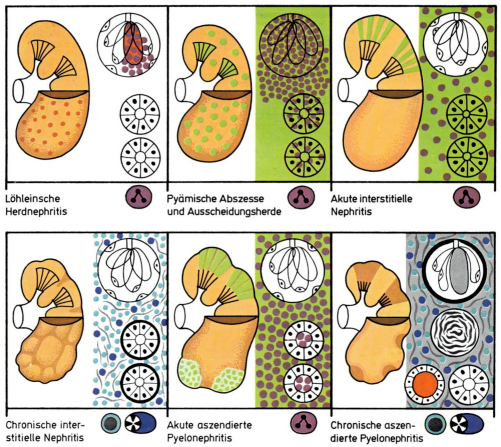

B.–Abb. 6.25. Schematische Übersicht des makroskopischen und histologischen Bildes der entzündlichen Nierenerkrankungen (außer Glomerulonephritis)

Die **Löhleinsche Herdnephritis** (s. S. 184) zeigt in einzelnen Glomerula eine fibrinoide Nekrose einzelner Schlingen oder Schlingengruppen.
Makroskopisch: Gering vergrößerte Nieren mit einzelnen Blutpunkten.
Bei den **embolischen pyämischen Nierenabszessen** (s. S. 184) sieht man kleine Abszesse im Bereich einzelner Glomerula.
Makroskopisch: Diffus verstreute gelbe Herdchen mit rotem Randsaum.
Werden die Bakterien ausgeschieden und sammeln sich im Mark an, so findet man hier makroskopisch gelbliche, streifige Herde, die mikroskopisch länglichen Abszessen mit Bakterienrasen entsprechen *(Ausscheidungsherde)*.
Bei der **akuten interstitiellen serösen, eitrigen oder nichteitrigen Nephritis** (s. S. 187) sind die Interstitien durch ein seröses Exsudat auseinandergedrängt (z.B. bei Verbrennungen, vgl. Schockniere), oder es stellen sich streifenförmige leukozytäre bzw. lympho-histiozytäre Infiltrate dar.
Makroskopisch: Graugelbe, vergrößerte Niere.
Die **chronische interstitielle Nephritis** (s. S. 187) ist durch lympho-histiozytäre Infiltrate mit einer interstitiellen Bindegewebsvermehrung gekennzeichnet.
Makroskopisch: Grobbucklige, graurote Nieren.
Bei der **akuten bzw. chronischen aszendierten Pyelonephritis** (s. S. 187) werden ein oder mehrere Lobuli der Niere befallen. Die Entzündung breitet sich von den Papillen der Pyramiden aufsteigend aus. Im akuten Stadium stellen sich herdförmig gruppiert stehende Abszesse und streifige Infiltrate, im chronischen Stadium flache, rötliche oder grauweiße, eingezogene Narben dar.

Glomerulonephritis (GN)

Die Glomerulonephritis stellt eine Entzündung der Glomerula dar, wobei entweder alle Glomerula beider Nieren gleichmäßig (diffuse GN) oder einzelne Glomerula bevorzugt (fokal betonte GN) betroffen sind (s. S. 178). Meist sind alle Schlingen eines Glomerulum in den Entzündungsprozeß einbezogen, oder es ist nur ein Teil der Schlingen betroffen (segmental, wie z. B. bei Löhleinscher Herdnephritis).

Die Entzündung am Glomerulum gehorcht prinzipiell den allgemeinen Gesetzmäßigkeiten von Entzündungen: Exsudation bedeutet Durchtritt von Blutplasma und Anschoppung von Granulozyten (exsudative GN). Die Proliferation von Zellen kann das Mesangium und Endothel allein betreffen (Mesangial- bzw. endokapillär-proliferative GN) oder das parietale Kapselblatt mit einbeziehen (intra-extrakapilläre proliferative GN). Bei den sog. membranösen GN ist vorwiegend die Basalmembran betroffen (verdickt). Eine Zellproliferation ist nur gering ausgeprägt. Die Basalmembran ist abnorm durchlässig. Eine Kombination von Basalmembranverdickung und Proliferation finden wir bei der membrano-proliferativen GN.

Bei fast allen Formen der GN lassen sich Immunkomplexe in oder an der Basalmembran nachweisen, so daß eine Antigen-Antikörper-Reaktion als grundlegender pathogenetischer Mechanismus angenommen werden kann. Bei der Antigen-Antikörper-Reaktion kommt es zur Komplementaktivierung (C_1–C_9). Damit können alle morphologischen Erscheinungsbilder, wie Exsudation, Granulozytenanschoppung bis zur Nekrose, erklärt werden.

Bei der chronischen Glomerulonephritis, gleichgültig aus welchem Typ der GN sie sich entwickelt, kann die Einschränkung der glomulären Filtration durch die Vermehrung der Mesangiummatrix erklärt werden, die sich unter dem Endothel auf der Basalmembran vorschiebt, bis das Schlingenlumen vollständig verlegt ist (verödetes Glomerulum, auch als »hyalinisiertes« Glomerulum bezeichnet).

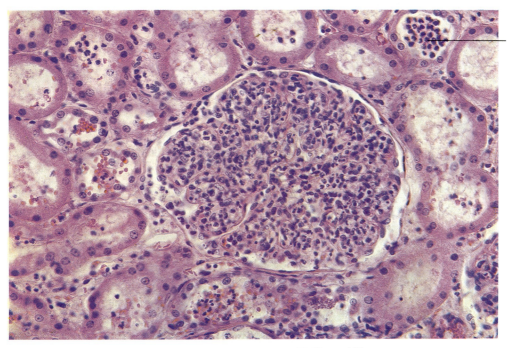

B.–Abb. 6.26. Akute exsudative Glomerulonephritis; Fbg. HE. Vergr. 300 ×

Niere

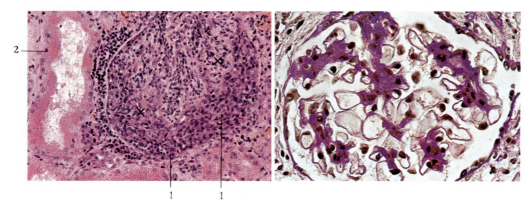

B.–Abb. 6.27. Intra-extrakapilläre-proliferative
Glomerulonephritis;
Fbg. HE, Vergr. 160 ×

B.–Abb. 6.28. Mesangial-proliferative
Glomerulonephritis;
Fbg. PAS Htx., Vergr. 160 ×[1])

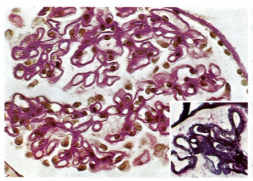
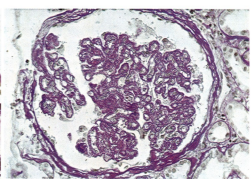

B.–Abb. 6.29. Membranöse Glomerulonephritis;
Fbg. PAS-Htx., Vergr. 160 ×.
Einschnitt: Jones-Chromotrope R Färbung;
Vergr. 400 ×

B.–Abb. 6.30. Membrano-proliferative
Glomerulonephritis;
Fbg. PAS-Htx., Vergr. 100 ×

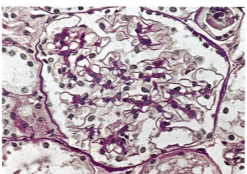
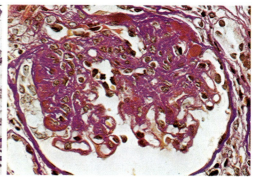

B.–Abb. 6.31. Minimale Glomerulonephritis;
Fbg. PAS-Htx., Vergr. 150 ×

B.–Abb. 6.32. Fokal-segmentale sklerosierende
Glomerulonephritis;
Fbg. PAS-Htx., Vergr. 150 ×

Für die Abb. 6.28 bis 6.32 danken wir Prof. THOENES (Mainz).

Abb. 6.26 zeigt das **akute Stadium einer exsudativen Glomerulonephritis.** Schon bei Lupenvergrößerung fallen die vergrößerten, zellreichen Glomerula auf. Die Schlingen füllen den Kapselraum prall aus; sie sind erweitert und enthalten zahlreiche Granulozyten. Die Basalmembran der Glomerula ist verbreitert. Im Kapselraum und in den Kanälchen findet man Erythrozyten, Eiweiß und polymorphkernige Leukozyten (→). Die Interstitien sind ödematös verbreitert mit einzelnen Granulozyten (geringe Periglomerulitis). Die Kanälchenepithelien sind vergrößert, oft mit trüber Schwellung.

Makroskopisch: Große, saftreiche Nieren, die aus der gespannten Kapsel beim Einschneiden hervorquellen. Flohstichartige Blutpunkte auf der Oberfläche.

Intra-extrakapilläre proliferative Glomerulonephritis (nach alter Nomenklatur: extrakapilläre GN, Abb. 6.27). Man sieht zellreiche Glomerula mit einer hochgradigen Vermehrung und Vergrößerung der Deckzellen des parietalen Kapselblattes mit *halbmondförmiger Proliferation* großer länglicher Zellen mit ovalen Zellkernen (→ 1 und × × zeigen die Grenzen des Halbmondes an). Die Glomerulumschlingen werden durch die Zellwucherung komprimiert. Diese sind ebenfalls zellreich, mit Proliferation der Endothelzellen und des Mesangium. In den Halbmonden kommt es mit zunehmender Krankheitsdauer zur Faserbildung, und Glomerulumschlingen veröden. Die Interstitien sind verbreitert, mit seröser Exsudation und geringen lymphozytären Infiltraten. Die Hauptstückepithelien zeigen eine hyalintropfige Eiweißspeicherung (→ 2) und oft Verfettung. Diese Form der Glomerulonephritis kann im Tierexperiment beim Kaninchen erzeugt werden (Masuginephritis. Antibasalmembrannephritis. Beim Menschen Goodpasture-Syndrom).

Makroskopisch: Große, bunte Niere (rötlich und gelb gefleckt).

Mesangial-proliferative Glomerulonephritis (Abb. 6.28, nach alter Nomenklatur: intrakapilläre GN). Unser Bild zeigt in einer PAS-Färbung (Anfärbung von Mukopolysacchariden) das Wesentliche dieses Prozesses sehr deutlich: Das Mesangium ist stark verbreitert und tritt deutlich hervor, während die Basalmembran der Glomerulumschlingen zart erscheint. Die Zellkerne des Mesangiums sind vermehrt, auch die Endothelzellen erscheinen gering vermehrt und vergrößert. Das parietale Kapselblatt ist unverändert. Wie in Tab. 6.1 angegeben, tritt diese Art der GN auch akut auf mit Hämaturie und Proteinurie und kann einen chronischen Verlauf nehmen (nephrotische Verlaufsform). Die Prognose ist unter Steroidtherapie gut.

Membranöse (perimembranöse) GN (Abb. 6.29). Bei Betrachtung dieses Bildes wird man sich mit Recht fragen, wo man hier Zeichen einer Entzündung sieht (...itis), da eine zelluläre Reaktion weitgehend fehlt. Man sieht vielmehr eine starke Verbreiterung der Basalmembran aller Glomerulumschlingen ohne stärkere Zellproliferation. Die Basalmembran zeigt zudem stachelartige Ausläufer (sog. »Spikes«), die sich bei Spezialfärbungen darstellen lassen (siehe Einschnitt). Zwischen den Spikes lassen sich Immunkomplexe nachweisen. Im Vordergrund des morphologischen und klinischen Bildes steht die Membranschädigung mit nephrotischem Syndrom.

Membrano-proliferative Glomerulonephritis (Abb. 6.30). Wie der Name sagt, ist bei dieser Glomerulumerkrankung die Basalmembran betroffen bei gleichzeitiger Proliferation des Mesangium. Die Basalmembranen zeigen bei Versilberung eine Doppelkonturierung (Aufsplitterung). Häufig besteht ein nephrotisches Syndrom.

Minimale Glomerulonephritis (»minimal changes«) (Abb. 6.31). Die Veränderungen am Glomerulum sind so gering, daß der Ungeübte den Unterschied zu einem normalen Glomerulum kaum sehen wird. Höchstens eine Verbreiterung des Mesangiums findet sich. Trotz dieser minimalen Veränderungen besteht klinisch eine schwere Proteinurie mit hoher Lipoidausscheidung (sog. genuine Lipoidnephrose).

Fokal-segmentale Glomerulonephritis (Abb. 6.32). Bei dieser Form der GN sind einzelne Glomerula und/oder nur einzelne Schlingengruppen (Segmente) stärker betroffen. Unser Bild zeigt

Niere

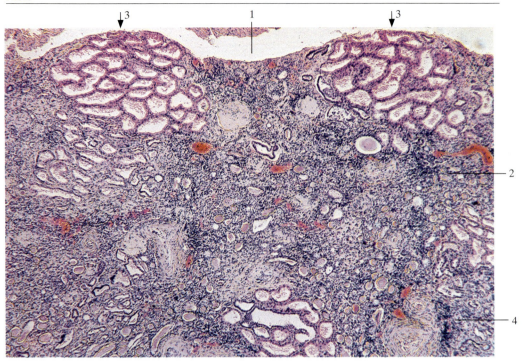

B.–Abb. 6.33. Chronische Glomerulonephritis; Fbg. HE, Vergr. 40 ×

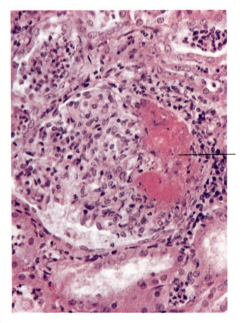

B.–Abb. 6.34. Löhleinsche Herdnephritis; Fbg. HE, Vergr. 280 ×

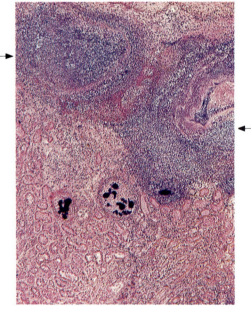

B.–Abb. 6.35. Embolische Nierenabszesse; Fbg. HE, Vergr. 750 ×

eine Verödung (Sklerosierung mit Hyalineinlagerung) der meisten, aber nicht aller Schlingen eines Glomerulums. Es besteht nur eine geringe Zellvermehrung. Die Verödung der Glomerulumschlingen wird vorwiegend durch die Vermehrung der Mesangiummatrix bewirkt (sog. fokale Sklerose). Klinisch kann eine Lipoidnephrose bestehen.

Chronische Glomerulonephritis (Abb. 6.33). In der Übersicht fällt eine deutliche Verschmälerung der Nierenrinde mit teils zellreichen und an der Oberfläche eingesunkenen, teils zellarmen und kleinzystischen Partien auf. Die mittlere Vergrößerung zeigt, daß die meisten Glomerula jetzt vollständig hyalin verödet sind. Manchmal kann man noch die Halbmonde der extrakapillären Glomerulonephritis erkennen. Das zugehörige Kanälchensystem ist hochgradig atrophisch (→ 1), wobei kleine runde oder ovale, von einem flachen Epithel ausgekleidete Lumina von Eiweißzylindern ausgefüllt sind (→ 2). Das interstitielle Bindegewebe ist dementsprechend verbreitert und lymphozytär infiltriert. Neben diesen Narbenbezirken (mit Einziehung der Nierenoberfläche, → 1) sieht man kompensatorisch hypertrophische Bezirke (→ 3) mit erhaltenen Glomerula und stark erweiterten Nierenkanälchen mit kubischen Epithelien. Neben vollständig hyalinisierten Glomerula kann man auch solche mit frischen entzündlichen Veränderungen antreffen. Die Gefäße zeigen häufig eine Arterio- und Arteriolosklerose (→ 4). Im Endstadium sind die verschiedenen Formen der Glomerulonephritis nicht mehr voneinander zu trennen; auch eine Unterscheidung zur arterio- oder arteriolosklerotischen Schrumpfniere kann in manchen Fällen schwierig sein.
Makroskopisch: Kleine, derbe Nieren mit granulierter Oberfläche von graugelber Farbe. Manchmal auch glatte Oberfläche, insbesondere bei chronischer intrakapillärer Glomerulonephritis.

Löhleinsche Herdnephritis (Abb. 6.34). *Entzündung der Schlingen einzelner Glomerula bei Endocarditis lenta.* Im akuten Stadium sieht man eine fibrinoide Verquellung bzw. Nekrose einzelner Glomerulumschlingen oder von Schlingengruppen. Diese sind in eine homogene, kernlose, eosinrote Masse umgewandelt (→). Im Fibrinoid lassen sich häufig Erythrozyten nachweisen. Das fibrinoide Material liegt in den Schlingen (Fibrinthromben) und hat die Wand der Glomerulumschlingen mit einbezogen. Die übrigen Schlingen sind intakt und zeigen höchstens eine geringe Zellvermehrung und Basalmembranverbreiterung. Im Kapselraum und in den Kanälchen liegen körnige Eiweißmassen, evtl. Erythrozyten und polymorphkernige Leukozyten. Nach der Ausheilung sieht man herdförmige Schlingennarben, die mit dem parietalen Kapselblatt verwachsen sind.
Makroskopisch: Gering vergrößerte Niere mit flohstichartigen Blutpunkten an der Oberfläche.

Embolische Nierenabszesse (Abb. 6.35). *Bei Sepsis oder Pyämie auftretende hämatogene Nierenrindenabszesse und eitrige Ausscheidungsherde im Mark.* Das histologische Bild ist in der Übersicht durch verstreut in der Rinde liegende zellreiche Herde gekennzeichnet. Die mittlere Vergrößerung zeigt eine herdförmige Ansammlung von polymorphkernigen Leukozyten mit Gewebseinschmelzung im Bereich einzelner Glomerula (→: Abszesse). An anderen Stellen sieht man blaue Bakterienhaufen in den Glomerulumschlingen oder in Kapillaren, mit leukozytärer Infiltration der Umgebung und beginnender Gewebseinschmelzung. Das interstitielle Bindegewebe enthält ebenfalls Granulozyten. In den Lumina der Hauptstücke finden sich körnige Eiweißmassen. Die *Ausscheidungsherde im Nierenmark* entstehen durch Bakterien, die durch die Glomerula ausgeschieden werden und sich im Mark ansammeln. Es bilden sich hier *streifenförmige Abszesse* mit zentralen Bakterienrasen (blau) bei einer häufig bestehenden perizentralen Nekrosezone und granulozytärem Randstreifen.
Makroskopisch: Diffus an der Nierenoberfläche bzw. in der Rinde verteilte 1–2 mm große, graugelbe Abszesse bzw. gelbgraue, streifige Herde in den Markstrahlen.

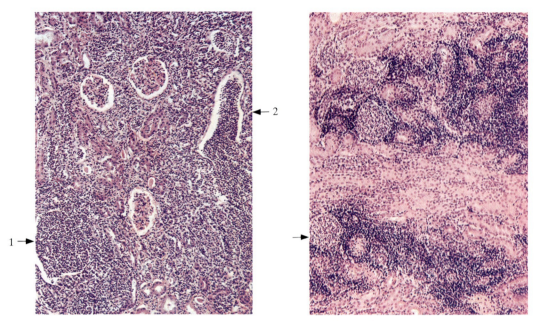

B.–Abb. 6.36. Aszendierte Pyelonephritis;
Fbg. HE, Vergr. 80×

B.–Abb. 6.37. Interstitielle Scharlachnephritis;
Fbg. HE, Vergr. 60×

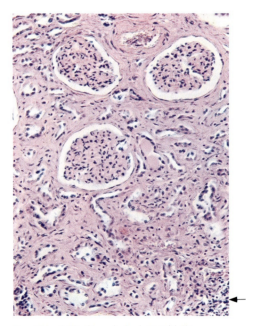
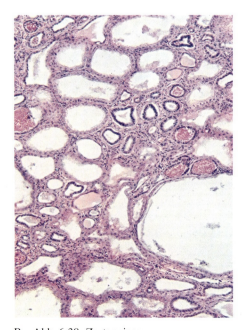

B.–Abb. 6.38. Chronische interstitielle
Nephritis;
Fbg. HE, Vergr. 150×

B.–Abb. 6.39. Zystenniere;
Fbg. HE, Vergr. 70×

Aszendierte Pyelonephritis (akute interstitielle Nephritis, Abb. 6.36). *Aufsteigende kanalikuläre oder lymphogene Harnwegsinfektion (E. coli) bei Stauung, z. B. Prostatahypertrophie und Uretereinengung mit eitriger, teilweise abszedierender Entzündung in Mark und Rinde.* Die Pyelonephritis kann auch hämatogen entstehen (Nephropyelitis). Bei schwacher Vergrößerung erkennt man streifenförmig im Bereiche einer oder mehrerer Markpyramiden (Lobus renalis) und des entsprechenden Rindenabschnittes einen vermehrten Zellgehalt. Bei näherer Betrachtung sieht man polymorphkernige Leukozyten im Interstitium und in den Harnkanälchen (→ 2). Die Infiltrate ordnen sich streifenförmig an. Die Kanälchenepithelien sind meist abgeflacht. Im Lumen tritt Eiweiß auf. In der Rinde entwickeln sich bei weiterem Fortschreiten der Erkrankung auch Abszesse (→ 1). Bei Ausheilung der akuten Entzündung kommt es zu einer Verödung der Glomerula und Kanälchen mit interstitieller Bindegewebsvermehrung und lymphozytärer Infiltration. Der Prozeß beschränkt sich fast immer nur auf eine Pyramide und den entsprechenden Rindenabschnitt, so daß im Gegensatz zu hämatogenen Nierenabszessen die Entzündung herdförmig lokalisiert bleibt.

Makroskopisch: Gruppiert stehende Abszesse bzw. flächenförmige, flach eingesunkene Narben mit grauem Grund. Die Erkrankung verläuft schleichend über Jahre mit sekundärer Niereninsuffizienz und Hypertonie in 40% der Fälle. Urämie tritt in 30% der Fälle auf. Peri- und paranephritische Abszesse können als Komplikationen vorkommen.

Interstitielle Scharlachnephritis (akute interstitielle Begleitnephritis, Abb. 6.37). Die nichteitrigen, serösen oder lymphozytären Entzündungen der Interstitien treten meist *während* einer Infektionskrankheit auf (z.B. Scharlach, 7. Tag der Erkrankung, im Gegensatz zur Glomerulonephritis, 3 Wochen nach Erkrankung). Mikroskopisch sieht man herdförmige oder diffuse lymphozytäre, evtl. histiozytäre und plasmazelluläre Infiltrate in den Interstitien mit Verdrängung der Harnkanälchen. Die Glomerula sind unverändert (→). Es kommen auch vorwiegend seröse interstitielle Entzündungen vor.

Makroskopisch: Vergrößerte, grauweiße, trübe Nieren.

Chronische interstitielle Nephritis (Abb. 6.38). Man sieht hier chronisch-entzündliche Infiltrate und eine interstitielle Faservermehrung, bei der das Zwischengewebe die Kanälchen auseinandergedrängt hat und diese ein schmales Lumen und flache Epithelien aufweisen. Die Basalmembran der Tubuli ist häufig verdickt. Herdförmig findet man lympho-histiozytäre Infiltrate (→), insbesondere auch an der Mark-Rinden-Grenze. Diese Form wird z.B. nach Phenazetinabusus beobachtet. Pathogenetisch ist in diesen Fällen eine deszendierende oder aszendierende Entzündung bei gleichzeitiger toxischer Nierenschädigung anzunehmen. Bei diffus sklerosierenden Formen nimmt man eher eine hämatogene Entstehung an.

Makroskopisch: Buckelige Nierenoberfläche.

Zystenniere (Abb. 6.39). *Meist doppelseitige erbliche Nierenmißbildung mit multiplen Zysten. Kleinzystische Formen werden bei Säuglingen beobachtet.* Mikroskopisch wird das Bild von zahlreichen, meist optisch leeren oder mit eosinroten, homogenen Massen ausgefüllten Zysten in Mark und Rinde beherrscht. Die größeren Zysten haben eine flache, endothelartige Auskleidung. Bei kleineren Zysten ist das Tubulusepithel noch kubisch. In manchen Zysten kann man mehr oder weniger stark druckatrophische Glomerula erkennen. Zwischen den zystischen Bezirken können noch geringe Reste von funktionierendem, häufig aber atrophiertem Parenchym nachgewiesen werden.

Makroskopisch: Bei Jugendlichen und Erwachsenen große, dicht nebeneinanderliegende Zysten mit Atrophie des Nierengewebes. *Formalgenetisch* handelt es sich nach neueren Untersuchungen (POTTER u. Mitarb., 1964) um zystische Dilatationen einzelner Tubulusabschnitte (kleinzystische Zystenniere der Säuglinge, Tod in Urämie) oder um Teilungshemmungen der Ureterenknospen in einem frühen Stadium mit Zystenbildung in jedem Teil des Nephrons (Zystenniere der Erwachsenen) (s. auch Makropathologie).

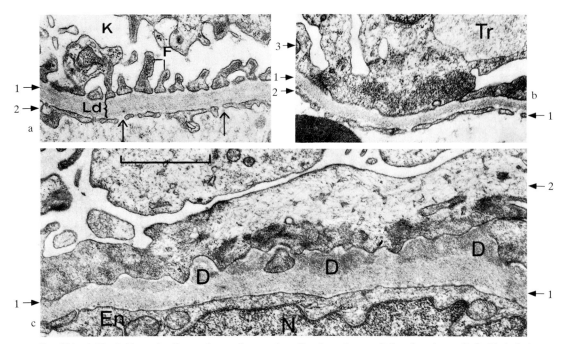

B.–Abb. 6.40. a) *Normales Rattenglomerulum.* →1 = Basalmembran mit Lamina densa (Ld), Endothel (→2) mit Poren (→ im Bild), oben Fußfortsätze (F) der Deckzellen (Podozyten) und Kapselraum (K). Vergr. 22000×. b) *Aminonukleoidnephrose* der Ratte als Beispiel glomerulärer Veränderungen bei *Glomerulonephrose*. Basalmembran (→1) und Endothelzellausläufer unverändert (→2), Deckepithelien (→3) geschwollen mit starker Verbreiterung der Fußfortsätze, Tr = tropfenförmige Eiweißspeicherung in der Deckzelle (vgl. Ausschnitt in Abb. 6.2). Vergr. 22000×. c) *Membranöse Glomerulonephritis* des Menschen (klinisch reine Nephrose) mit starken Substanzdepots (D) (vgl. Abb. 6.29) auf der epithelialen Seite (→ 2 = Deckepithelzelle) der verbreiterten Basalmembran (→ 1). Unten Ausschnitt einer Endothelzelle (En) mit Zellkern (N). Die Endothelzellen bleiben hier lange Zeit unverändert, während die Deckzellen (→ 2) durch Umformung der Fußfortsätze breite geschlossene Platten bilden. Vergr. 22000×. (Abb. a–c THOENES)

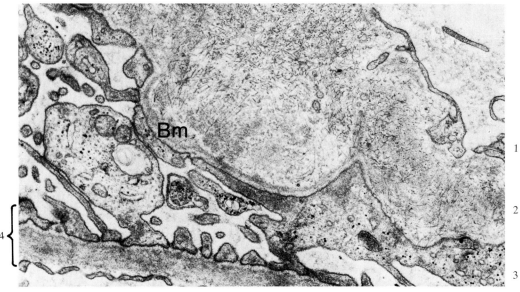

B.–Abb. 6.41. *Amyloidose einer Glomerulumschlinge* des Menschen (Nierenbiopsie). Das feinfibrilläre Amyloid (2) liegt zwischen Endothel (1) und Basalmembran (Bildmitte). Deckepithel (3) mit breiten Platten. Vergleiche dazu unten eine normale Kapillarschlinge (4). Vergr. 25.500 ×

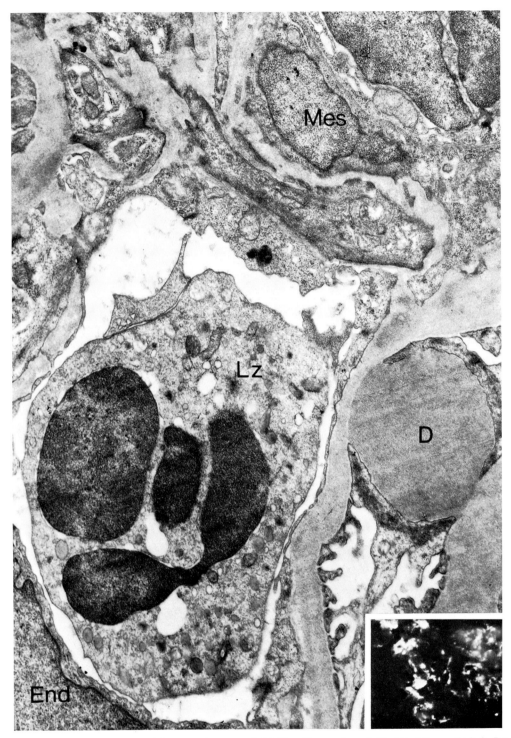

B.–Abb. 6.42. *Exsudativ-proliferative, akute, postinfektiöse Glomerulonephritis* (Punktionszylinder). Im Vordergrund des Bildes steht eine Vergrößerung der Endothelzellen (End) und eine Vermehrung der Mesangiumzellen (Mes). Im Kapillarlumen treten vermehrt neutrophile Granulozyten (Lz) auf. Auf der Außenseite der Basalmembran, die selbst zart bleibt, sieht man rechts im Bild ein großes Immundepot (D, »hump«). Vergr. 16300 ×. Fluoreszenzmikroskopisch (eingeschobenes Bild rechts unten) läßt sich in diesen Immundepots humanes γ-Globulin nachweisen (weiße Punkte), das bei gleichzeitig fluoreszenzoptisch darstellbarem Komplement als Teil des krankheitserzeugenden Immunkomplexes anzusehen ist (THOENES)

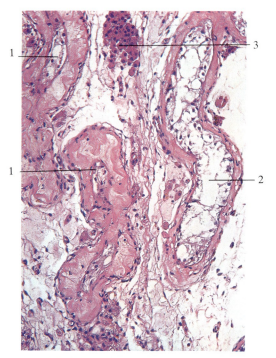

B. – Abb. 7.1. Hodenatrophie;
Fbg. HE, Vergr. 100×

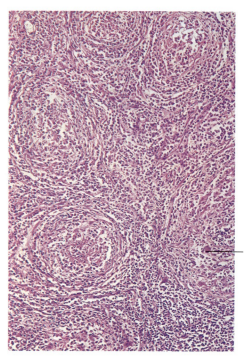

B. – Abb. 7.2. Granulomatöse Orchitis;
Fbg. HE, Vergr. 80×

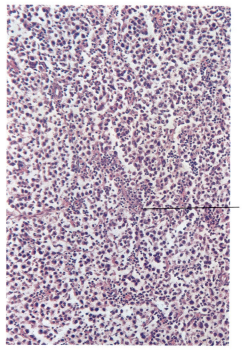

B. – Abb. 7.3. Seminom;
Fbg. HE, Vergr. 100×

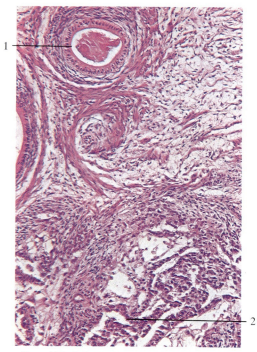

B. – Abb. 7.4. Hodenteratom vom intermediären Typ (MTI);
Fbg. HE, Vergr. 90×

7. Genitale – Schwangerschaft

Männliches Genitale: Hodenerkrankungen

Bei der **Hodenatrophie** (Abb. 7.1) *kommt es infolge einer lokalen oder allgemein wirkenden Schädigung zu einer Verödung der Hodenkanälchen mit partieller oder vollständiger Aufhebung der Spermiogenese.* Die Abb. zeigt zwei vollständig hyalinisierte und verödete Kanälchen (→1). Ein drittes Hodenkanälchen (→2) weist eine deutlich verdickte Basalmembran und eine nur noch teilweise von *Sertolischen Stützzellen* ausgekleidete Lichtung auf, die keine Spermatozoen mehr einschließt. Im aufgelockerten und infolge des Kanälchenschwundes relativ vermehrten Zwischengewebe erkennt man die inselförmig hyperplastischen, eosinroten *Leydigschen Zwischenzellen* (→3).

Der Hoden gehört zu den empfindlichsten Organen. Er reagiert auf mechanische (Trauma), chemische (Chemotherapeutika), thermische (Hitze bei Bauch- oder Leistenhoden) Reize, Entzündungen (Gonorrhoe), Hormone (z. B. Hyperöstrogenismus bei Leberzirrhose oder Therapie eines Prostatakarzinoms) und auf Strahleneinwirkungen mit einer unterschiedlich starken, nur selten reversiblen Atrophie. Im fortgeschrittenen Alter kommt es zu einer Hodeninvolution *(Involution = physiologischer, Atrophie = pathologischer Prozeß!).* Die Hodenatrophie kann auch *genetisch* bedingt sein, so z. B. beim KLINEFELTER-Syndrom (Männer mit eunuchoidem Hochwuchs, Gynäkomastie, Sterilität, XXY-Chromosomen).

Die **granulomatöse Orchitis** (Abb. 7.2) *ist eine wahrscheinlich multifaktoriell bedingte, chronisch verlaufende Entzündung des Hodens, die durch ein granulomatös-riesenzellhaltiges Bild charakterisiert ist und klinisch wie ein Tumor imponiert.* Histologisch ist der normale Aufbau der Hodenkanälchen vollständig aufgehoben und wird durch eine granulomatöse Entzündung ersetzt. Sie besteht aus Lymphozyten, Plasmazellen, Histiozyten und vereinzelten mehrkernigen Riesenzellen (→), die gelegentlich an *Langhanssche Riesenzellen* erinnern.

Die granulomatöse Orchitis kommt bevorzugt im Alter von 50–60 Jahren vor. Als Ursachen werden Samenaustritt (Samengranulome kommen bei 40% der Fälle vor), spezifische und unspezifische, bakterielle und mykotische Entzündungen, Traumen, Autoimmunerkrankungen sowie primäre Gefäßveränderungen diskutiert.

Vorbemerkungen zu den Hodentumoren: Die häufigsten Hodentumoren lassen sich vom Keimepithel ableiten: Zu ihnen zählen das Seminom und die Teratome. Unter den »Nicht-Keimgeschwülsten« sind der androgenproduzierende *Leydig-Zelltumor* (Pseudopubertas praecox), der *Sertoli-Zelltumor,* das Adenoma tubulare testis (entspricht der *Sertoli-Zellhyperplasie* beim Kryptorchismus) sowie Lymphome und mesenchymale Tumoren zu erwähnen. Hodentumoren kommen in allen Altersklassen vor. Etwa 6% der Geschwülste entwickeln sich in einem nicht deszendierten Organ.

Das **Seminom** (Abb. 7.3) *besteht aus typischen insel- oder strangförmig angeordneten hellen Zellen, die herdförmige Ansammlungen von Lymphozyten einschließen* (→).

Hodentumoren, die nur aus einer seminomatösen Komponente bestehen (Ausschluß eines Teratokarzinoms durch Serienschnitte!), sind von relativ guter Prognose. Sie metastasieren bevorzugt lymphogen.

Die **Hodenteratome** (Abb. 7.4) *zeigen unterschiedlich reife Gewebs- und Organstrukturen, die sich von den 3 Keimblättern ableiten lassen.* Bei dem reifen Teratom (**TD** = **d**ifferenziertes **T**eratom = Teratoma adultum) erkennt man differenzierte Drüsen, respiratorisches Epithel, glatte und quergestreifte Muskelfasern, Knorpel- und Knochengewebe. Beim entdifferenzierten Teratom (**MTU** = **m**alignes **u**ndifferenziertes **T**eratom = embryonales Karzinom) können die Zeichen der Ausreifung fehlen. Eine Zwischenform (**MTI** = **m**alignes **i**ntermediäres **T**eratom = intermediäres Karzinom) zeigt unser Bild mit differenzierten Drüsen (→1) und soliden, anaplastischen Geschwulstverbänden (→2).

Von besonderer klinischer und prognostischer Bedeutung ist das *Chorionepitheliom,* (MTT = **m**alignes **t**hrophoblastisches **T**eratom), das aus mehrkernigen Riesenzellen besteht, makroskopisch als blutreicher Tumor imponiert und klinisch durch seine hohe Malignität (frühzeitige hämatogene Metastasierung) und Gonadotropinbildung charakterisiert ist. Seminome, Teratome und Chorionepitheliome können kombiniert vorkommen (s. a. S. 201).

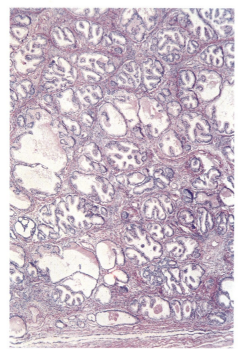

B. – Abb. 7.5. Adenomyomatose der Prostata (Übersicht);
Fbg. HE, Vergr. 20×

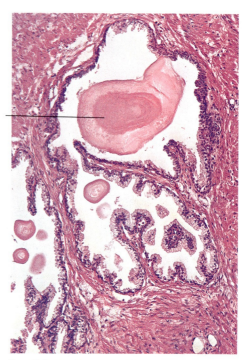

B.–Abb. 7.6. Prostatakonkremente;
Fbg. HE, Vergr. 120×

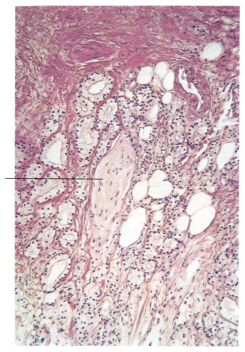

B. – Abb. 7.7. Hellzelliges hochdifferenziertes Prostatakarzinom;
Fbg. HE, Vergr. 100×

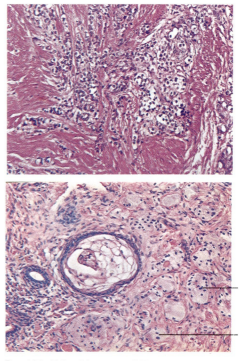

B.–Abb. 7.8. Oben: entdifferenziertes Prostatakarzinom. Unten: Plattenepithelmetaplasie nach Östrogentherapie und Karzinominvolution.
Fbg. HE, Vergr. 100×

Prostata

Bei der **Adenomyomatose der Prostata** (sog. Prostatahypertrophie Abb. 7.5 u. 6) *handelt es sich um hormonell[1] bedingte Hyperplasie und Hypertrophie der periurethralen Prostatadrüsen (sog. Prostatainnendrüse), die mit einer diffusen oder knotigen Vermehrung der glatten Muskelfasern einhergehen.* Die Prostataaußendrüse (Ursprung des Prostatakarzinoms!) wird zur Peripherie verdrängt und bildet die sog. chirurgische Kapsel. Histologisch erkennt man im **Übersichtsbild** (Abb. 7.5) die vermehrten und unterschiedlich weiten Drüsen. Bei **stärkerer Vergrößerung** (Abb. 7.6) zeigen sie eine unregelmäßig gestaltete Lichtung infolge des pseudopapillären Aufbaus des auskleidenden Epithels. Diese Zellen sind zylindrisch, weisen einen basalen Kern auf und ein helles Zytoplasma. Die Einschichtigkeit bleibt erhalten (Vorsicht bei der Beurteilung von Flachschnitten!). Im Stroma finden sich langgestreckte, eosinrote Muskelfasern. Manchmal zeigt ein Prostataknoten einen reinen leiomyomatösen Aufbau (harte Konsistenz täuscht klinisch ein Karzinom vor). In den Drüsenlichtungen kommen amorphe, eosinrote Sekretmassen, Entzündungszellen sowie konzentrisch geschichtete, gelegentlich verkalkte Eiweißmassen *(Corpora amylacea* oder *Prostatakonkremente,* →) vor.

Die Adenomyomatose der Prostata ist die Erkrankung des alten Mannes. *Makroskopisch* beobachtet man eine Vergrößerung beider Seitenlappen, häufiger kommt es auch zur Ausbildung eines Pseudomittellappens. Nicht selten wird die Adenomyomatose von einer *Sphinktersklerose* begleitet: *Histologisch* sieht man dann eine bandartig aufgebaute Sphinktermuskulatur, die von einem kollagenfaserreichen Bindegewebe eingeschlossen wird. Eine maligne Entartung der Adenomyomatose kommt extrem selten vor.

Vorbemerkungen zum Prostatakarzinom: Auch das Prostatakarzinom ist eine Erkrankung des alten Mannes. Es kommt praktisch erst nach dem 50. Lebensjahr vor und nimmt dann zahlenmäßig stark zu. *Histologisch* unterscheidet man aus prognostischen und therapeutischen Gründen die *hochdifferenzierten Prostatakarzinome* (hell-, seltener eosinophilzellige Adenokarzinome) von den *mittelgradig differenzierten* und *entdifferenzierten Karzinomen* (s. a. S. 339). Als *Sonderformen* sind das kribriforme (s. Abb. 228), das Plattenepithelkarzinom (sehr selten), das Übergangszellkarzinom (entspricht dem Harnblasenkarzinom) und das Gallertkarzinom (Abgrenzung vom Rektum–Ca.!) zu nennen. Mesenchymale Neubildungen oder Metastasen kommen in der Prostata nur selten vor.

Das **Prostatakarzinom von hoher Gewebsreife** (Abb. 7.7) *zeigt diffus verteilte, infiltrierend wachsende, englumig und hellzellig aufgebaute drüsige Karzinomverbände.* Typisch, aber nicht pathognomonisch ist die perineurale Tumorausbreitung (Pfeil zeigt auf einen Nerven).

Hochdifferenzierte Prostatakarzinome weisen die beste Prognose auf. Häufiger werden sie bei älteren Menschen (nach dem 70. Lebensjahr) als Zufallsbefund im Rahmen einer Prostatektomie wegen Adenomyomatose entdeckt. Sind sie klinisch stumm, dann bezeichnet man sie als *latente Karzinome* (bei den *okkulten Karzinomen* ist der Sitz des metastasierenden Primärtumors nicht bekannt. Beispiele: Magen-, Mamma-, Prostata- und Lungenkarzinome).

Das **entdifferenzierte Prostatakarzinom** (Abb. 7.8 oben) *besteht aus soliden oder strangförmig angeordneten Tumorzellen mit den zytologischen Zeichen der Verwilderung (Zell- und Kernpolymorphie, Kernhyperchromasie, Mitosen).*

Entdifferenzierte Prostatakarzinome kommen bereits vor dem 60. Lebensjahr vor und weisen einen progredienten, malignen Verlauf auf. Sie infiltrieren die Organkapsel (Stadium T_2), greifen auf benachbarte Organe (T_3 Infiltration des Blasenhalses und T_4 Infiltration der periprostatischen Organe) über. Später setzen sie lymphogene (N_1) und hämatogene (M_1) Fernmetastasen (besonders osteoplastische Knochenmetastasen).

Plattenepithelmetaplasien (Abb. 7.8 unten) *kommen in der Prostata besonders in der Umgebung von Infarkten und nach Östrogentherapie wegen Karzinoms vor.* Die Abbildung zeigt in der Mitte eine Epithelinsel mit plattenepithelartiger Differenzierung. In der Umgebung finden sich infolge der Hormontherapie regressiv veränderte Karzinomverbände (geschrumpfte Drüsen mit pyknotischen Zellkernen). Ursprünglich handelte es sich bei diesem Fall um ein hellzelliges, hochdifferenziertes Prostatakarzinom (→).

---

[1] Wahrscheinlich nicht (oder nicht nur) Östrogene, sondern Androgene (5α-Dihydroxytestosteron).

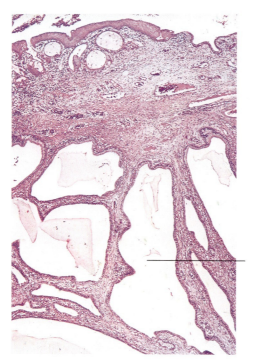

B. – Abb. 7.9. Ektropion;
Fbg. HE, Vergr. 20×

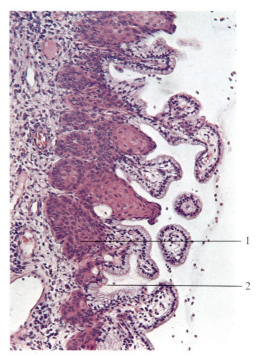

B. – Abb. 7.10. Zervixmukosa mit Plattenepithelmetaplasien;
Fbg. HE, Vergr. 110×

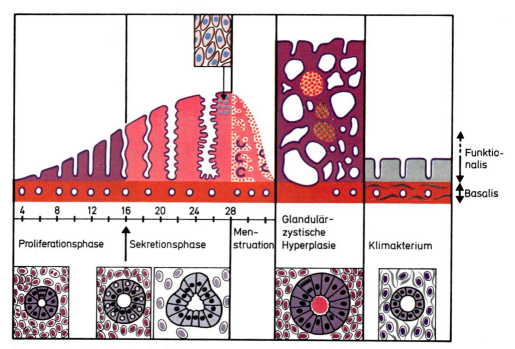

B. – Abb. 7.11. Schema des Genitalzyklus

Weibliches Genitale: Ektropion – Plattenepithelmetaplasien – Genitalzyklus

Portioektropion (Abb. 7.9): *Es handelt sich um eine Ausstülpung der Zervixschleimhaut in Richtung Portiooberfläche.* Das gegen mechanische und chemische Reize besonders empfindliche Zylinderepithel der Zervixmukosa wird später progressiv durch Plattenepithel ersetzt. Diese Umwandlung findet sowohl von der Peripherie her *(aszendierende Überhäutung)* als auch lokal über eine Plattenepithelmetaplasie statt. Das Vollbild einer **von Plattenepithel überhäuteten Pseudoerosion** *(Ektropionierung mit anschließender Überhäutung,* s. Abb. 7.1) zeigt an der Oberfläche ein mehrschichtiges, unverhorntes Plattenepithel, das sich über zervikale Drüsen lagert (→). Dadurch wird der Sekretabfluß der Zervixdrüsen behindert, so daß sich Retentionszysten entwickeln *(Ovula nabothi).*

Bei der *Erosion* handelt es sich um einen echten Schleimhautdefekt, der allerdings nur selten die Ursache einer Rötung der Portiooberfläche ist. Wesentlich häufiger wird ein Schleimhautdefekt nur vorgetäuscht. Durch die dünne, evertierte Zervixmukosa sind die hyperämischen Blutgefäße und Zervixdrüsen deutlich zu erkennen. Man spricht von einer *glandulären Pseudoerosion,* die infolge der chronischen Reizeinwirkung papillär umgewandelt wird *(glandulär-papilläre Pseudoerosion).*

Als Folge einer chronischen lokalen Reizeinwirkung (z .B. einer chronischen Entzündung) kann sich das Zylinderepithel der Zervixschleimhaut in ein **metaplastisches Plattenepithel** (Abb. 7.10) *umwandeln.* Diese Metaplasie erfolgt über eine Vermehrung der basalen Reservezellen, die normalerweise in der Schleimhaut vorhanden sind und die progressiv das Zylinderepithel abheben und letztlich abstoßen. Abb. 7.10 zeigt die plumpe, zottig aufgebaute Zervixschleimhaut mit dem entzündlich infiltrierten Stroma, die von der Tiefe her von dem eosinroten metaplastischen Plattenepithel (→ 1) ersetzt bzw. abgestoßen (→ 2) wird.

Der normale Zyklus der Uterusschleimhaut (Abb. 7.11): Das Endometrium besteht aus einer *Pars functionalis* (mit einer oberflächlichen *Kompakta* und der darunterliegenden *Spongiosa),* die in ihrer Funktion und in ihrem Aufbau der Steuerung der Ovarialhormone unterliegt, und einer schmalen, dem Myometrium aufliegenden *Basalis,* die nach der Menstruation zurückbleibt und somit eine Aufbauschicht darstellt. Bei einem **normalen Zyklus** kommt es zwischen dem 4. und dem 14. Tag infolge der Einwirkung des Follikelhormons *(Östradiol)* zu einer **Proliferationsphase,** die durch eine Vermehrung und Verdickung der endometrialen Drüsen und des zytogenen Stromas gekennzeichnet ist. Am 15. Tag findet der Follikelsprung statt. Zwischen dem 15. und dem 28. Zyklustag setzt unter dem Einfluß des Corpus-luteum-Hormons *(Progesteron)* die **Sekretionsphase** ein. Sie wird am 28. Tag durch die in der Regel 3 Tage dauernde **Menstruation** oder **Abstoßung** abgeschlossen. Bei einem normalen Zyklus sind die Gewebs- und Zellveränderungen während der verschiedenen Phasen recht charakteristisch.

Proliferationsphase (4. bis 14. Zyklustag): Die tubulären Drüsen sind langgestreckt, das zytogene Stroma ist sehr zelldicht. Auf Querschnitten zeigen die Drüsen eine kleine, rundliche, optisch leere Lichtung, die von kubischen bis zylindrischen dunklen Zellen ausgekleidet wird. Mitosen kommen sowohl bei den Drüsen als auch bei den Stromazellen häufiger vor.

Sekretionsphase (15. bis 28. Zyklustag): Kleine basale oder retronukleäre Vakuolen in den Drüsenepithelien sind die ersten Zeichen der Sekretion, sie enthalten Glykogen. Im Verlauf der Sekretionsphase nehmen die endometrialen Drüsen eine korkenzieherartige Schlängelung an, die Drüsenlichtungen sind unregelmäßig. Die Epithelien weisen ein helles Zytoplasma auf, die Kerne wandern basalwärts. Die Stromazellen sind aufgelockert und groß (helles Stroma). Am Ende der Sekretionsphase weisen sie im Bereich der Kompakta (unter der Oberfläche) eine großzellige oder pseudodeziduale Umwandlung auf (deziduaähnliche Stromazellen, s. Abb. 7.22).

Abstoßung oder **Menstruation** (1. bis 3. Zyklustag): Nach der Sekretionsphase kommt es zur Blutung: Man erkennt aus dem Verband gelöste und in Blut eingebettete Drüsenepithelien und Stromastücke. Die Zeichen der Gerinnung (Fibrinthromben) fehlen.

Senile Involution: Physiologischer Vorgang (daher nicht als Atrophie zu bezeichnen), der mit der Menopause einsetzt. Die Uterusschleimhaut ist insgesamt verschmälert. Das Stroma ist zell- und faserdicht, die Drüsen klein, rund und zahlenmäßig vermindert. Nicht selten sieht man ausgeweitete Drüsenlichtungen, die mit einem eosinroten Material angefüllt sind und von abgeflachten kubischen Epithelien ausgekleidet werden.

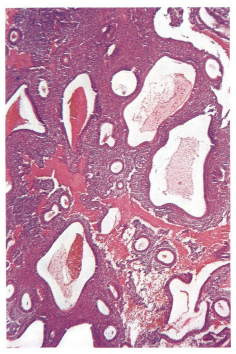

B. – Abb. 7.12. Granulär-zystische Hyperplasie des Korpusendometrium;
Fbg. HE, Vergr. 32×

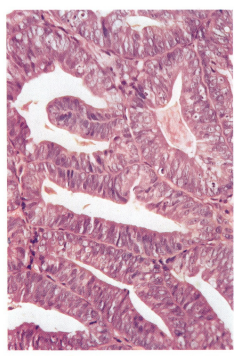

B. – Abb. 7.13. Adenomatöse Hyperplasie des Korpusendometrium;
Fbg. HE, Vergr. 200×

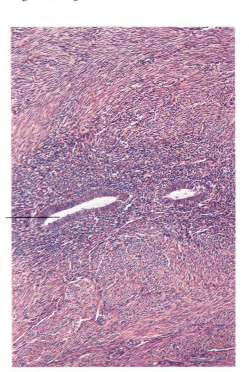

B. – Abb. 7.14. Endometriosis interna;
Fbg. HE, Vergr. 80×

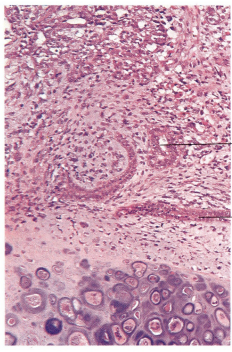

B. – Abb. 7.15. Karzinosarkom des Endometrium;
Fbg. HE, Vergr. 90×

Erkrankungen des Endometrium

Bei der **glandulär-zystischen Hyperplasie des Korpusendometrium** (Abb. 7.12) *handelt es sich um eine durch Hyperöstrogenismus bedingte Hyperplasie des Stromas und der Drüsen.* Die Diagnose wird in der Regel am Abradat gestellt, das aus unterschiedlich großen, in Blut eingebetteten Gewebsstücken besteht. Betrachtet man den Schnitt mit bloßen Augen, dann fällt schon auf, daß reichlich Material vorliegt und daß einzelne Gewebsstücke besonders groß sind. Bei stärkerer Vergrößerung erkennt man eine Korpusmukosa in der Proliferation mit einem dichtzelligen Stroma. Zystisch ausgeweitete endometriale Drüsen beherrschen das feingewebliche Bild. Sie bestehen aus einem einreihigen Zylinderepithel. Neben dem noch erhaltenen Endometrium findet man auch kleinere drüsenlose Stromastücke sowie aus dem Verband gelöste Drüsen und Epithelien. Dieser Befund entspricht einer *Abstoßung*. Von diagnostischer Bedeutung ist der Nachweis von kleineren, eosinroten, homogenen oder feinstgranulierten Fibrinthromben, die das morphologische Substrat einer *Durchblutungsstörung* darstellen.

Die glandulär-zystische Hyperplasie ist die Folge einer hormonellen Zyklusstörung, bei der es zu einer verstärkten und verlängerten Östrogensekretion kommt. Zu den häufigsten Ursachen dieses Hyperöstrogenismus zählt die *Follikelpersistenz,* die bevorzugt im Präklimakterium (nach dem 40. Lebensjahr) beobachtet wird. Bei jüngeren Frauen werden Veränderungen nach Art einer glandulär-zystischen Hyperplasie in den ersten Zyklen nach vorausgegangener Schwangerschaft (*sog. Anpassungshyperplasie*) nachgewiesen. Bei älteren Frauen in der Menopause liegt nicht selten ein hormonproduzierender Ovarialtumor (Granulosa- oder Thekazelltumor) vor.

Nach lang dauernder Östrogeneinwirkung kann eine glanduläre oder glandulär-zystische Hyperplasie in eine **adenomatöse** oder **atypische Hyperplasie** (Abb. 7.13) übergehen. Histologisch sieht man kleinere, nicht ausgeweitete endometriale Drüsen, die »Rücken an Rücken« liegen (»dos à dos«-Stellung). Die einzelnen Drüsen bestehen aus einem unregelmäßig geschichteten, hohen Epithel, das häufiger Mitosen zeigt. Die adenomatöse Hyperplasie ist bereits als Präkanzerose zu deuten und läßt sich – besonders bei sehr ausgeprägten Fällen – nicht immer von einem Karzinom von hoher Gewebsreife abgrenzen. Lediglich bei jüngeren Frauen ist die Differentialdiagnose von prognostischer und therapeutischer Bedeutung, da in dieser Altersklasse die adenomatöse Hyperplasie noch rückbildungsfähig ist. Beim *Korpuskarzinom* handelt es sich um ein drüsenbildendes oder anaplastisches Karzinom. Beim *Adenokankroid* kommen neben drüsigen Strukturen auch Plattenepitheldifferenzierungen vor.

Bei der **Endometriosis uteri interna** (Abb. 7.14) *handelt es sich um eine inselförmige Verlagerung oder Ektopie des Endometrium.* Histologisch sieht man im Myometrium kleinere Ansammlungen von endometrialen Drüsen (→), die von einem zytogenen Stroma eingeschlossen werden. Das ruhige Zellbild und das umgebende Stroma schließen die Diagnose »Karzinom« aus.

Die Endometriose kommt am häufigsten im Myometrium vor und kann hier zu einer knotigen muskulären Hyperplasie *(Adenomyosis)* oder noch häufiger zu einer *diffusen Myohyperplasie* (Uteruswand über 20 mm stark) führen. Die Endometriose kann aber auch in anderen Organen, z. B. im Ovar *(Schokoladenzyste),* im Dünndarm, Nabel und in Hautnarben vorkommen. Es handelt sich um eine gutartige Veränderung, die nur sehr selten entartet (Adenokankroid auf dem Boden einer Endometriosezyste im Ovar).

Das **Karzinosarkom** (Abb. 7.15) *ist eine maligne Neubildung mit einer sarkomatösen und einer karzinomatösen Komponente.* Das histologische Bild zeigt unscharf begrenzte, angedeutet drüsig differenzierte Karzinomverbände (→), die in einem polymorphzelligen Stroma liegen. Im unteren Drittel der Abbildung erkennt man eine knorpelartige Stromadifferenzierung.

Karzinosarkome sind sehr seltene Geschwülste. Zu den bekanntesten malignen Mischgeschwülsten zählt das Adenomyosarkom oder Wilms-Tumor der Niere. Neben diesen Neubildungen sind Karzinosarkome am häufigsten in Endometrium, Lunge, Ösophagus, Mamma und Schilddrüse beschrieben worden. Bezüglich ihrer Alters- und Geschlechtsverteilung entsprechen sie den Karzinomen dieser Organe. Die – häufiger vorkommenden – Fernmetastasen können einen rein sarkomatösen, karzinomatösen oder einen gemischten Aufbau zeigen. Formalpathogenetisch unterscheidet man *die Kollisionstumoren* (zufälliges Zusammentreffen von einem Sarkom und einem Karzinom) von den *Kompositionstumoren* (gleichzeitige Entartung von Stroma und Parenchym in einem Organ) und den *Kombinationstumoren* (gemeinsames Tumormuttergewebe mit unterschiedlicher Differenzierung, z. B. Wilms-Tumor).

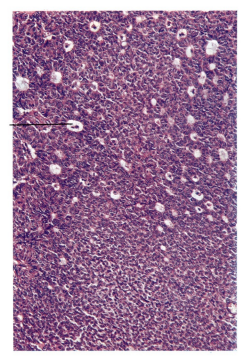

B. – Abb. 7.17. Granulosazelltumor des Ovars;
Fbg. HE, Vergr. 40×

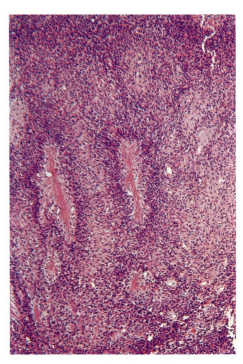

B. – Abb. 7.18. Thekazelltumor des Ovars;
Fbg. HE, Vergr. 80×

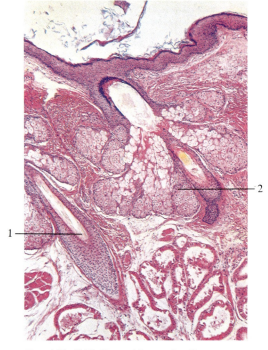

B. – Abb. 7.19. Dermoidzyste des Ovars;
Fbg. HE, Vergr. 45×

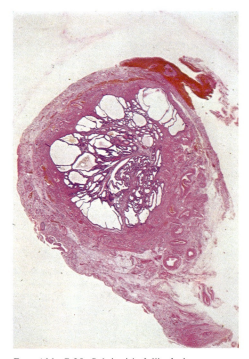

B. – Abb. 7.20. Salpingitis follicularis;
Fbg. HE, Vergr. 15×

Ovarialzysten, -tumoren, Salpingitis

Ovarialzysten (Abb. 7.16) stellen einen sehr häufigen Befund dar, der aber nur selten Krankheitswert besitzt. Die Zysten können vom Follikel, vom Corpus luteum, von Embryonalresten (Epoophoron) oder vom bedeckenden Peritoneum (Serosazysten) abgeleitet werden. Häufiger läßt sich aber der Ursprung einer Ovarialzyste nicht mehr bestimmen, man spricht dann von einer *einfachen Ovarialzyste.* Die Abbildung zeigt drei Ovarialzysten: Die beiden oberen sind **Follikelzysten,** die untere ist eine **Corpus-luteum-Zyste** (zwischen einem zystischen Corpus luteum und einer Corpus-luteum-Zyste gibt es fließende Übergänge).

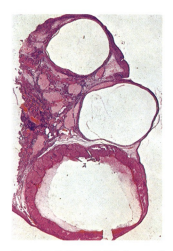

Ovarialzysten stellen in der Regel nur einen Zufallsbefund dar. Selten kommt es zu Komplikationen, wie z. B. Ruptur, Zystenblutung oder Torsion mit Infarzierung. Wenn das Organ von Zysten durchsetzt ist, spricht man von einem polyzystischen Ovar. *Stein-Leventhal-Syndrom:* große, weiße polyzystische Ovarien mit verdickter Kapsel, kein Corpus luteum vorhanden, Sterilität und Hirsutismus.

B.–Abb. 7.16. Follikel- und Corpus-luteum-Zysten im Ovar; Fbg. HE, Vergr. 15×

Vorbemerkungen zu den Ovarialtumoren: Die Systematik der Ovarialtumoren zeichnet sich durch die zahlreichen pathologisch-anatomischen und klinischen Sonderformen aus. Man unterscheidet Geschwülste, die vom *paramesonephrischen Zölomepithel* (z. B. Kystome, *Brenner-Tumor*), vom *nicht differenzierten Gonadenmesenchym* (gut- und bösartige mesenchymale Tumoren), vom *sexuell differenzierten Gonadenmesenchym* (Granulosa-, Thekazelltumoren, Androblastome, Hiluszelltumor, Gynandroblastome), von den *Keimzellen* (Dermoidzyste und Teratome) und vom *mesonephrischen System* (Mesonephrome) ausgehen. Ferner kommen im Ovar auch *Metastasen* vor, insbesondere von Magen- (*Krukenberg-Tumor*) und Mammakarzinomen.

Der **Granulosazelltumor des Ovars** (Abb. 7.17) *gehört zu den fakultativ bösartigen Tumoren, die vom differenzierten Ovarialmesenchym abgeleitet werden und häufiger eine endokrine Aktivität (Östrogenbildung) aufweisen.* Histologisch handelt es sich um einen zelldichten Tumor, der einen soliden, trabekulären, mikrofollikulären oder sarkomatoiden Aufbau zeigen kann. Typisch sind Hohlräume (→), die rosettenartig von Tumorzellen umgeben werden *(Call-Exner-Bodies).*

Granulosazelltumoren können in jeder Altersklasse vorkommen. Etwa 30% dieser Tumoren weisen Zeichen der Malignität auf (Metastasen sind selten), bei den restlichen 70% können Rezidive vorkommen. Histologisch ist die Dignität (S. 289) eines Granulosazelltumors nicht mit Sicherheit zu bestimmen.

Auch die **Thekazelltumoren** (Abb. 7.18) sind Germinaltumoren (differenziertes Ovarialmesenchym) mit endokriner Aktivität. Histologisch erkennt man langgestreckte, manchmal wirbelartig angeordnete Zellen, die von reichlich kollagenen Fasern umgeben werden. Typisch ist die stärkere Verfettung, die diesem fibromartigen Tumor einen gelblichen Farbton verleiht *(Fibroma thecacellulare xanthomatodes* oder *Priesel-Tumor).* Die Entartungsrate beträgt 3%.

Die **Dermoidzyste des Ovars** (Abb. 7.19) *ist eine dysontogenetische Neubildung, die von der Keimzelle abgeleitet wird und aus Epidermis, Hautanhangsgebilden, nicht selten auch aus Knochen und Zähnen besteht.* Histologisch handelt es sich um einen größeren Hohlraum, der von einer epidermisähnlichen Plattenepithelschicht ausgekleidet wird. Darunter erkennt man Haarfollikel (→1) und Talgdrüsen (→2). Im unteren Drittel des Bildes sind leicht ausgeweitete Schweißdrüsen zu finden.

Salpingitis follicularis (Abb. 7.20): *Narbiger Restzustand einer abgelaufenen chronisch-interstitiellen Salpingitis, die durch Verwachsung der Schleimhautfalten untereinander und Ausbildung eines sog. Tubenlabyrinths gekennzeichnet ist.* Histologisch sieht man im Übersichtsbild der Tube zahlreiche unterschiedlich große Lichtungen, die von Schleimhaut ausgekleidet sind.

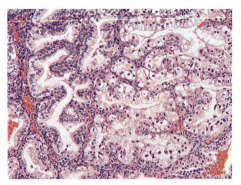

B. – Abb. 7.21. Sezernierendes Korpusendometrium bei EUG *(Arias-Stella-Phänomen);* Fbg. HE, Vergr. 80×

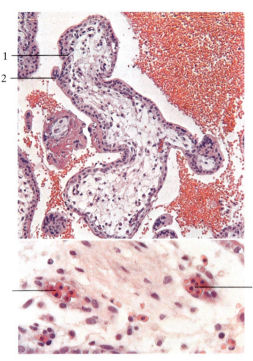

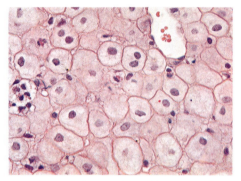

B. – Abb. 7.22. Dezidua; Fbg. HE, Vergr. 250×

B. – Abb. 7.23. Plazentarzotte; Fbg. HE, Vergr. 100×. Unten: kernhaltige Erythrozyten. Fbg. HE, Vergr. 250×

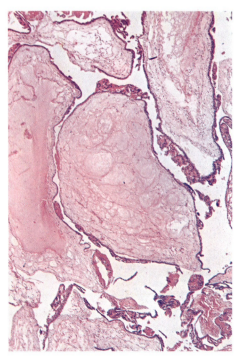

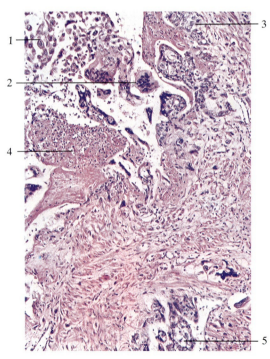

B. – Abb. 7.24. Blasenmole; Fbg. HE, Vergr. 20×

B. – Abb. 7.25. Chorionepitheliom; Fbg. HE, Vergr. 100×

Schwangerschaft: Abort – Blasenmole – Chorionepitheliom

Abort oder **Fehlgeburt** (Abb. 7.21–23): *Intrauteriner Tod und Abstoßung einer Frucht vor der 28. Schwangerschaftswoche.* Histologisch zeigt das Abrasionsmaterial ein sezernierendes oder aus einer Sekretion sich zurückbildendes Korpusendometrium (Abb. 7.21), ein dezidual umgewandeltes zytogenes Stroma (Abb. 7.22) und Plazentarzotten (Abb. 7.23). Nicht selten sieht man außerdem eine stärkere, aus segmentkernigen Leukozyten bestehende Infiltration, die in der Regel aber nicht bakteriell bedingt ist, sondern eine *Abbau-* oder *Demarkationsendometritis* darstellt.

Das Korpusendometrium zeigt in der Schwangerschaft – unter der Einwirkung des Corpus luteum graviditatis – Sekretionszeichen, die sich nach dem Absterben des Keimes zurückbilden. Man sieht dann sternförmig gestaltete Drüsen mit vorspringenden Zellen, die ein helles Zytoplasma und einen dunklen, pyknotischen Kern aufweisen. Diese Veränderungen, die in besonders ausgeprägter Form als **Arias-Stella-Phänomen** (Abb. 7.21) bezeichnet werden, sind lediglich Ausdruck einer *verzögerten Abstoßung,* deren häufigste Ursache die Gravidität ist. Zeigt das Abradat das Bild einer verzögerten Abstoßung, aber keine Zotten, dann muß der Verdacht auf das Vorliegen einer *extrauterinen Gravidität (EUG)* geäußert werden. *Merke:* Die EUG ist durch die histologische Untersuchung des Korpusendometrium weder mit letzter Sicherheit auszuschließen noch nachzuweisen.

Die **Deziduazellen** (Abb. 7.22) sind große zytogene Stromazellen mit deutlichen Zellgrenzen, reichlich Zytoplasma und einem rundlichen zentralen Kern. Sie stellen den maternalen Anteil der Plazenta dar. Da Deziduazellen auch nach exogener Hormoneinwirkung vorkommen, sind sie nicht als pathognomonisches Schwangerschaftszeichen zu werten.

Zu dem feingeweblichen Bild des Abortes gehört auch der Nachweis von **Plazentarzotten** (Abb. 7.23), die bei der EUG und bei älteren kompletten Fehlgeburten fehlen können. Sie bestehen aus einem zarten, zellarmen, aufgelockerten Stroma, das Kapillaren einschließt. In der reifen Plazenta zeigen diese Gefäße **kernhaltige Erythrozyten** (Abb. 7.23 unten. Pfeile). Die Oberfläche der Plazentarzotte besteht aus einer inneren Schicht von kubischen Zellen (*Zytotrophoblast = Langhanssche Zellen* →1) und aus einer äußeren Schicht mit großen, mehrkernigen Riesenzellen ohne sichtbare Zellgrenze *(Synzytiotrophoblast* →2).

Blasenmole (Mola hydatidosa. Abb. 7.24): Man nimmt an, daß es infolge einer mangelhaften oder fehlenden Ausbildung von fetalen Gefäßen zu einer Auftreibung des Zottenstromas und zu einer verstärkten Proliferation der Trophoblasten kommt. Histologisch sieht man stark vergrößerte Zotten mit einem seeartig umgewandelten, zell- und faserarmen Stroma, das an der Oberfläche ein herdförmig **gewuchertes Chorionepithel** (Abb. 7.24 und 7.26) zeigt.

Das **Chorionepitheliom** (Abb. 7.25) *gehört zu den bösartigsten Neubildungen und wird vom chorialen Epithel der Zotten abgeleitet.* Der Tumor zeigt durch die zyto-histolytische Aktivität der Trophoblasten ein stark destruktives Wachstum und setzt frühzeitig Metastasen. Die Abb. zeigt ein Myometrium, das von großen Zellkomplexen (→ 1) infiltriert wird. Es kommen polymorphe, mehrkernige Riesenzellen (→ 2) sowie kleinere Gruppen von kubischen Zellen (→ 3: entsprechen den *Langhansschen Zellen)* vor. Ferner lassen sich Nekrosen und Fibrinablagerungen finden (→ 4). Von diagnostischer Bedeutung ist der Nachweis von Gefäßeinbrüchen (→ 5: Geschwulstverbände in einer Venenlichtung).

Das Chorionepitheliom entsteht meist auf dem Boden einer Blasenmole (etwa 60% der Fälle). Primärtumor und Metastasen sind besonders blutreich. Die Tumorzellen produzieren Gonadotropine (ihr Nachweis ist von diagnostischer und prognostischer Bedeutung). Chorionepitheliome kommen auch beim Mann in Hodenteratomen vor.

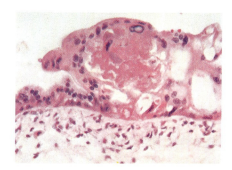

B.–Abb. 7.26. Blasenmole;
Fbg. HE, Vergr. 200×

Innersekretorische Drüsen

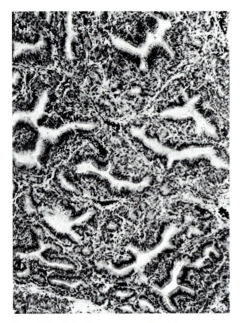

B. – Abb. 8.1. Struma parenchymatosa;
Fbg. HE, Vergr. 100×

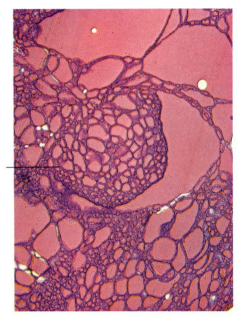

B. – Abb. 8.2. Struma colloides nodosa;
Fbg. HE, Vergr. 40×

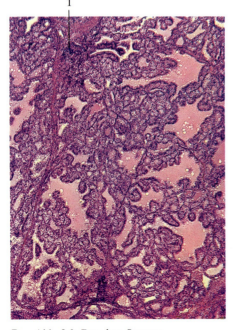

B. – Abb. 8.3. Basedow-Struma;
Fbg. HE, Vergr. 40×

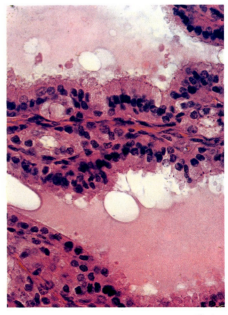

B. – Abb. 8.4. Basedow-Struma;
Fbg. HE, Vergr. 400×

8. Innersekretorische Drüsen

Für die Drüsen der inneren Sekretion müssen wir uns auf einige typische Beispiele beschränken – eine ausführliche Darstellung würde den Rahmen dieses Lehrbuches überschreiten. Die Überfunktion geht gewöhnlich mit einer Organvergrößerung, Zell- und Kerngrößenzunahme und Zellvermehrung, evtl. Adenombildung einher. Bei Unterfunktion findet man dagegen Atrophie des Organs und Verkleinerung der Zellen mit Vermehrung des interstitiellen Bindegewebes.

Struma (Kropf): *Vergrößerung der Schilddrüse, die das Normalgewicht von 20–25 g beim Erwachsenen überschreitet. Sie kann bedingt sein durch: Funktionsstörungen (Unter-, Überfunktion), Entzündungen oder Tumoren.*

Der euthyreote Knotenkropf (Struma colloides nodosa des Erwachsenen) entwickelt sich aus einer **Struma parenchymatosa** (Abb. 8.1), d. h. einer diffusen Hyperplasie der Schilddrüse bei Jugendlichen (vorwiegend Frauen) bis zur Pubertät. Mikroskopisch sind die Schilddrüsenläppchen vergrößert und bestehen aus kolloidfreien Follikeln oder verzweigten Drüsen mit hochzylindrischem Epithel bzw. soliden Zellkomplexen.

Struma colloides nodosa (Abb. 8.2). *Die knotige Hyperplasie der Schilddrüse und die Schilddrüsenadenome kommen endemisch (mehr als 20% der Jugendlichen) in bestimmten Gegenden (z. B. Schweiz) aber auch sporadisch vor und können als Anpassungshyperplasien* (BÜNGELER) *bei Jodmangel (Aminosäuremangel?, Hemmungen der Thyroxinsynthese?) aufgefaßt werden (kompensatorische Hyperplasien).* Die Kolloidstruma bietet ein vielfältiges morphologisches Erscheinungsbild (vgl. WEGELIN, 1926, RICCABONA, 1972). Unser Bild (Abb. 8.2) zeigt einen Ausschnitt von einer Struma colloides nodosa macrofollicularis. Mikroskopisch stellen sich in der Übersicht Kolloidknoten dar, die von einer Bindegewebskapsel umgeben sind und aus verschieden großen Follikeln bestehen. Das Lumen der Follikel ist von Kolloid ausgefüllt. Das Epithel ist flach kubisch. Bei stärkerer Vergrößerung sieht man polsterförmige Wucherungen des Epithels *(Sandersonsche Polster),* die sich so stark ausprägen können, daß in diesen Polstern neue Follikel entstehen (→). Regressive Veränderungen (zentrale Nekrosen, Zysten, Blutungen, Narben, Verkalkungen) entstehen durch Kreislaufstörungen. Die Gefäße der Bindegewebskapsel werden durch den Wachstumsdruck der Kolloidknoten eingeengt (Sauerstoffmangel!).

Makroskopisch: Vergrößerte, knotige Schilddrüse mit glasigen Knoten und gelben Herden (regressive Veränderungen) auf der Schnittfläche. Häufiger bei Männern vorkommend. 200 Mill. Menschen leiden unter Struma colloides. *Pathogenese:* Jodmangel führt zu einer diffusen Hyperplasie (TSH-Überproduktion) – bei Jodgabe Kolloidanreicherung in bestimmten Bezirken → Kolloidknoten. Warum herdförmig, ist unklar. *Toxisches Adenom:* Adenom mit Hormonüberproduktion. Histologisch keine Korrelation zwischen ^{131}J-Aktivität und Zeichen morphologischer Aktivität (hohes helles Epithel und fehlendes Kolloid).

Basedow-Struma (Abb. 8.3 u. 8.4). *Es handelt sich um eine Überfunktion der Schilddrüse mit vermehrter Sekretion von Schilddrüsenhormonen (Thyreotoxikose).* Histologisch zeigt die Übersicht (Abb. 8.3) vielgestaltige größere und kleinere, teilweise weitverzweigte Follikel mit eiweißarmem oder fehlendem Kolloid. Die unregelmäßige Lichtung der Follikel kommt dadurch zustande, daß das Epithel polsterförmig wächst (pseudopapilläre Wucherungen), teilweise mit einem bindegewebigen Grundstock (papilläre Wucherung). Im Kolloid findet man besonders an der Oberfläche der Epithelien zahlreiche Vakuolen. Recht charakteristisch sind einzelne Lymphozytenhaufen, in denen auch Plasmazellen vorkommen (→ 1 in Abb. 8.3). Bei **stärkerer Vergrößerung** (Abb. 8.4) sieht man ein hochzylindrisches Follikelepithel mit hellem Zytoplasma und basal stehenden Zellkernen. Stellenweise ist das Epithel mehrschichtig. Die sog. Resorptionsvakuolen stellen sich hier gut dar. Es handelt sich um einen Fixationsartefakt, der anzeigt, daß ein dünnflüssiges Kolloid vorliegt.

Die Ursache der Hyperthyreose ist unbekannt. Eine vermehrte Produktion von TRF »thyrotropin releasing factor« im Zwischenhirn und TSH ließ sich nicht bestätigen. Inzwischen ist ein »long acting thyroid stimulator«, ein IgG (Immunoglobulin), gefunden worden, das an die Schilddrüsenzellmembran gebunden werden soll und die Aktivität wie TSH steigert. Zirkulierende Antikörper gegen Thyreoglobuline und die Anwesenheit von Lymphozyten und Plasmazellen in der Basedow-Struma lassen an eine Autoimmunerkrankung denken. *Makroskopisch:* Vergrößerte Schilddrüse mit Pankreas-ähnlicher Schnittfläche.

Innersekretorische Drüsen

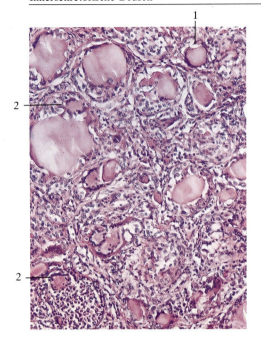

B. – Abb. 8.5. Subakute nichteitrige Thyreoiditis (de Quervain);
Fbg. HE, Vergr. 160×

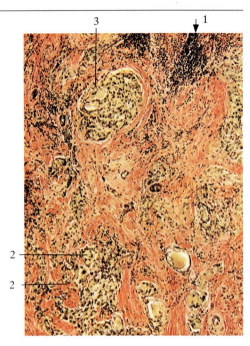

B. – Abb. 8.6. Chronische hypertrophische Thyreoiditis (eisenharte Struma Riedel);
Fbg. v. Gieson, Vergr. 100×

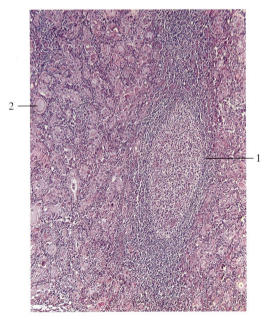

B. – Abb. 8.7. Struma lymphomatosa (Hashimoto); Fbg. HE, Vergr. 60×

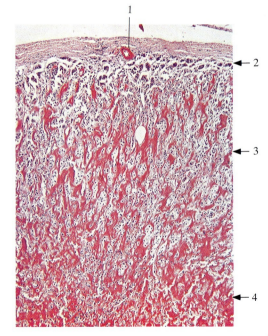

B. – Abb. 8.8. Amyloidose der Nebenniere;
Fbg. Kongorot, Vergr. 120×

Thyreoiditis

Die unspezifischen Entzündungen der Schilddrüse sind zwar selten, bieten aber histologisch recht einprägsame und charakteristische Bilder. Neben den *akuten* und *subakuten eitrigen bzw. nichteitrigen Entzündungen* [*Thyreoiditis* (DE QUERVAIN, 1936)] gibt es zwei Formen der *chronischen Thyreoiditis* – die chronische hypertrophische Thyreoiditis [*sog. eisenharte Struma* (RIEDEL, 1896)] und die *Struma lymphomatosa* (HASHIMOTO, 1912).

Subakute nichteitrige Thyreoiditis (de Quervain) (Abb. 8.5). Das histologische Bild zeigt Follikel verschiedener Größe mit kubischen bis zylindrischen Epithelien, die teilweise Epithelpolster bilden. Daneben sieht man kleinere Follikel ohne Kolloid. Das relativ dickflüssige Kolloid und eingedickte Kolloidschollen (→1) werden infolge Untergang des Follikelepithels von epithelialen (teilweise auch mesenchymalen) Riesenzellen resorbiert (→2) (Fremdkörperreaktion). Zwischen den Follikeln findet man lockere Infiltrate von Lymphozyten, Plasmazellen und einzelnen Granulozyten. Keine Hypothyreose. Oft Virusinfekt in der Vorgeschichte (Mumps).

Chronische hypertrophische Thyreoiditis (Abb. 8.6). Die eisenharte Struma (Riedel) geht mit einer Schilddrüsenvergrößerung einher. Das Organ ist derb, auf der Schnittfläche sieht man weißliches Schwielengewebe. Mikroskopisch wird das Bild von Zügen hyalinisierten Narbengewebes beherrscht mit eingestreuten lymphozytären Infiltraten (→1). Die Follikel sind bis auf wenige Reste zugrunde gegangen. Vereinzelt findet man Gruppen stehengebliebener Follikel (→2), die auch regeneratorisch wuchern können, so daß kleine Adenome entstehen (→3). Entscheidend für die Diagnose ist die Beteiligung (Übergreifen?) der chronisch sklerosierenden Entzündung auf die Halsweichteile, insbesondere die Muskulatur. Oft nur ein Schilddrüsenlappen befallen.

Struma lymphomatosa (Hashimoto) (Abb. 8.7). Es handelt sich um eine chronische, mit lymphozytären Infiltraten einhergehende Entzündung mit Atrophie der Schilddrüsenfollikel und Untergang der Follikelepithelien. Unser Bild zeigt diffuse lymphozytäre interstitielle Infiltrate (manchmal Plasmazellen) mit Ausbildung eines regelrechten Lymphfollikels und einem Reaktionszentrum (→1). Die Schilddrüsenfollikel sind klein, die meisten ohne Kolloid, andere mit eingedicktem Kolloid (→2).
Klinisch: Hypothyreose, oft Myxödem. *Makroskopisch:* Geringe Schwellung, derb, bräunliche Schnittfläche mit weißen Fleckchen.
Pathogenese: In 65% der Fälle von chronischer Thyreoiditis lassen sich mit serologischen Methoden Autoantikörper gegen Schilddrüsengewebe nachweisen (Autoimmunkrankheit). Im Tierversuch kann man mit Injektion von Schilddrüsenextrakt eine Thyreoiditis erzeugen, die histologisch der Struma lymphomatosa sehr ähnlich ist (WITEBSKY, 1962). Auch Antikörper gegen Belegzellen des Magens und Intrinsic factor (Perniziosa, in 40% der Patienten); in 3% der Fälle Karzinome der Schilddrüse. Bei vielen anderen Erkrankungen ist ein solcher Mechanismus (Autoaggression) wahrscheinlich oder sicher: allergische Enzephalitis, Lupus erythematodes, immunhämolytische Anämie, Agranulozytose, Thrombopenie, chronische Glomerulonephritis, Leberzirrhose, Myasthenia gravis, ulzeröse Kolitis.

Amyloidose der Nebenniere (Abb. 8.8). *Eine Amyloidablagerung in der Nebennierenrinde kommt bei allgemeiner Amyloidose (Niere, Milz, Leber) regelmäßig vor. Bei höheren Graden kann eine primäre Nebennierenrindeninsuffizienz klinisch in Erscheinung treten.* In unserem Bild sieht man in der Wand einer kleinen Arterie (→1) der Bindegewebskapsel der Nebennierenrinde die Ablagerung der homogenen, rotgefärbten Substanz. In der Rinde selbst liegt das Amyloid perikapillär. Die Zona glomerulosa ist frei von Ablagerungen (→2). In der Zona fasciculata (→3) und reticularis (→4) haben breite Bänder von Amyloid zu einer Druckatrophie der Nebennierenrindenzellen geführt.

Makroskopisch: Vergrößertes, glasiges Organ.

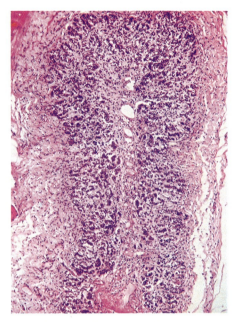

B. – Abb. 8.9. Nebennierenrindenatrophie;
Fbg. HE, Vergr. 60×

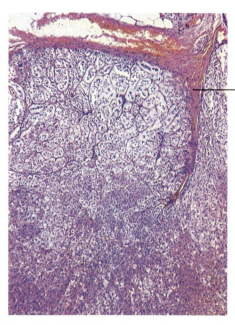

B. – Abb. 8.10. Nebennierenrindenhyperplasie
bei Morbus Cushing;
Fbg. HE, Vergr. 60×

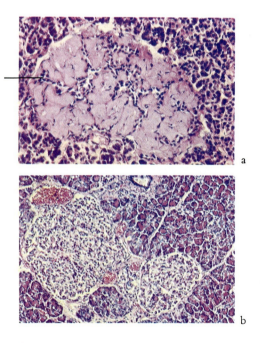

B.–Abb. 8.11. a) Inselhyalinose (Diabetes);
Fbg. HE, Vergr. 170×. b) Inselhyperplasie
(Neugeborenes bei Diabetes der Mutter);
Fbg. HE, Vergr. 130×

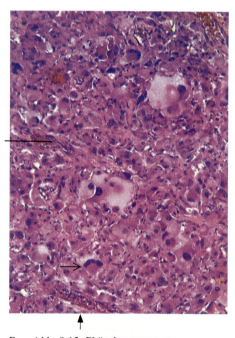

B. – Abb. 8.12. Phäochromozytom;
Fbg. HE, Vergr. 130×

Nebennierenrindenatrophie (Abb. 8.9). Die *Nebennierenrindeninsuffizienz* mit verminderter Hormonproduktion kann durch eine *Schädigung der Nebennierenrinde selbst* bedingt sein (Nebennierentuberkulose, zytotoxische Schrumpfnebenniere, Blutungen usw. = sog. *primäre Nebenniereninsuffizienz*. Klinisch: *Morbus Addison*) oder *sekundär* durch *ungenügende hypophysäre Stimulation* (ACTH-Mangel) ausgelöst werden [z. B. postpartale Hypophysenvorderlappennekrosen bzw. -narben (SHEEHAN, 1955), Entzündungen, Traumen]. Unser Bild zeigt eine *sekundäre Nebennierenrindenatrophie bei Sheehan-Syndrom*. Man sieht, daß die Nebennierenrinde hochgradig verschmälert und die normale zonale Gliederung völlig aufgehoben ist. Die Rinde besteht nur noch aus Zellballen oder Gruppen von Zellen, die in ihrer Anordnung etwa an die Zona glomerulosa erinnern. Das interstitielle Bindegewebe ist vermehrt.
Makroskopisch ist die Nebenniere papierdünn. *Klinisch* besteht das Bild des Panhypopituitarismus, sog. Simmondssche Krankheit.

Nebennierenrindenhyperplasie bei Morbus Cushing (Abb. 8.10): *Beim Cushingsyndrom besteht eine Überproduktion von Nebennierenrindenhormonen (Glukokortikoiden) mit Stoffwechselumstellung vom Eiweißaufbau zur Glukose- und Fettproduktion.* Gelegentlich findet man eine Nebennierenrindenhyperplasie, die durch vermehrte ACTH-Produktion bei basophilem oder chromophobem Hypophysenadenom bedingt ist. Häufig kann kein Hypophysentumor nachgewiesen werden (primäre Hyperplasie; Ursache?). Auch echte Nebennierenrindenadenome (oder Karzinome, Kinder!) kommen als Ursache in Betracht. Unser Bild zeigt einen Ausschnitt der stark verbreiterten Nebennierenrinde (vgl. mit Abb. 8.9 – gleiche Vergrößerung!), wobei hier nur ein Teil der Rinde gezeigt werden kann. Die Zona fasciculata reicht bis zur Bindegewebskapsel – im oberen Teil lipoidreiche Zellen (Fett herausgelöst), die sich in Zellballen anordnen, →: einstrahlendes Bindegewebsseptum (beginnende Adenombildung, knotige Hyperplasie).
Makroskopisch: Große Nebennieren mit breiter, gelber Rinde und knötchenförmigen Wucherungen bis zu Adenomen. *Klinisch:* Stammfettsucht, Vollmondgesicht, dicker Hals, Striae, Hypertonie, Osteoporose, Diabetes.

Inselhyalinose bei Diabetes (Abb. 8.11a). Eine Hyalinose (Amyloid?) der Kapillaren der Langerhansschen Inseln wird oft beim Altersdiabetes (nicht bei Jugendlichen!) gefunden. Ob Ursache oder Folge des Diabetes, ist umstritten. Das hyaline Material lagert sich in der Kapillarwand ab, führt zur Lumeneinengung und sekundär zur Atrophie der Inselzellen (→). **Inselhyperplasie (Neugeborenes bei Diabetes der Mutter)** (Abb. 8.11b). Aufgefaßt als »Anpassungshyperplasie« der Langerhansschen Inseln des Fetus bei Hyperglykämie (Diabetes der Mutter). Man sieht zahlreiche Rieseninseln schon bei schwacher Vergrößerung. Mit stärkerer Vergrößerung erkennt man die stark vergrößerten Zellkerne, oft auch mehrkernige Riesenzellen (B-Zellhyperplasie).

Phäochromozytom (Abb. 8.12, 8.13). *Es handelt sich um einen gutartigen (maligne Fälle sind sehr selten) Tumor des Nebennierenmarks (meist einseitig, 40–50jährige), der meistens inkretorisch aktiv ist (anfallsweise Ausschüttung von Adrenalin und Noradrenalin. Klinisch: Blutdruckkrisen, Hyperglykämie).* Histologisch findet man ein epitheliales Tumorgewebe in Strängen oder Zellballen angeordnet, oft in perivaskulärer Lagerung (→: Gefäße) mit unterschiedlich großen, runden oder polygonal begrenzten Zellen und polymorphen, häufig exzentrisch gelegenen Zellkernen. Oft sind auch Riesenzellen zu sehen. Häufig ausgedehnte Blutungen. Die Chromreaktion (Dichromsalze) stellt Adrenalin (feine Granula) und Noradrenalin bildende Zellen (grobe Granula) in brauner Farbe dar (Abb. 8.13). Mit Kaliumjodat ist Noradrenalin nachzuweisen (KRACHT u. Mitarb., 1958, WEBER, 1949, SHERWIN u. Mitarb., 1965). Häufig findet man Blutungen und als Reste davon Hämosiderin (Abb. 8.13).

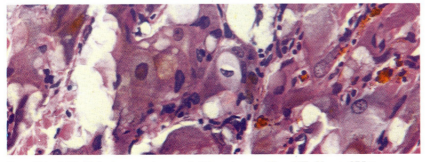

B. – Abb. 8.13. Phäochromozytom nach Chromierung; Fbg. HE, Vergr. 375×

Innersekretorische Drüsen

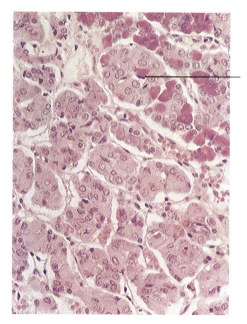

B.–Abb. 8.14. Fokale Hyperplasie der
ACTH-Zellen;
Fbg. HE, Vergr. 400×

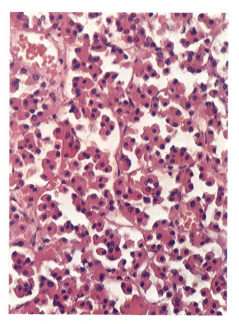

B.–Abb. 8.15. Eosinophiles Adenom des
Hypophysenvorderlappens;
Fbg. HE, Vergr. 130×

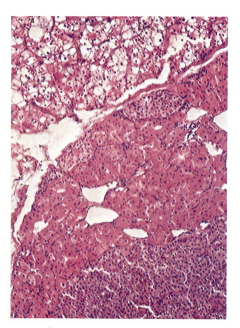

B. – Abb. 8.16. Epithelkörperchenadenom;
Fbg. HE, Vergr. 130×

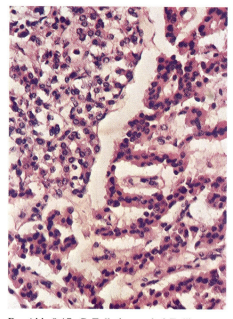

B.–Abb. 8.17. G-Zelladenom bei Zollinger-
Ellison-Syndrom;
Fbg. HE, Vergr. 400×

Fokale Hyperplasie der ACTH-Zellen bei primärer Nebennierenrindeninsuffizienz (Abb. 8.14): Unser Bild zeigt den Randbereich einer fokalen Hyperplasie der stimulierten ACTH-Zellen. In der HE-Färbung erscheinen die Zellen groß und polygonal begrenzt, mit einem granulierten »grau gefärbten« Zytoplasma. Da die ACTH-Granula keine eindeutige Färbung erkennen lassen, wurden diese Zellen früher häufig zu den chromophoben Zellen gerechnet oder als »Amphophile« bzw. als »Neutrophile« bezeichnet. Die ACTH-Zellen sind meist follikelähnlich gruppiert (→) und können im Zentrum einen Kolloidtropfen einschließen. In der oberen rechten Ecke der Abbildung sind einige azidophile (stark rot gefärbte) STH-Zellen zu sehen.

Die klassische, auf SCHÖNEMANN (1892) zurückgehende, auf der HE-Färbung beruhende Unterteilung der Hypophysenvorderlappenzellen in azidophile, basophile und chromophobe Zellen wird den modernen funktionsmorphologischen Anforderungen nicht mehr gerecht. Mit Hilfe der Fluoreszenz-Antikörper-Technik und durch neue histologische Färbeverfahren (PEARSE, 1950; ADAMS and SWEETENHAM, 1958; HERLANT, 1960) ist eine genauere funktionelle Zuordnung der verschiedenen Zelltypen des Hypophysenvorderlappens möglich. Dadurch können die klassischen »Basophilen«, die weitgehend identisch sind mit den perjodsäurepositiven Mukoidzellen, unterteilt werden in *TSH-Zellen* (alzianblaupositive »S-Zellen«), *FSH- und LH-Zellen* (alzianblaunegative, pupurfarbene Zellen), *ACTH-Zellen* (alzianblaunegative, schwach purpurfarbene »R-Zellen«) und *MSH-Zellen* (WITTKOWSKI, 1971).

Eosinophiles Adenom des Hypophysenvorderlappens (Abb. 8.15): Etwa 30% der Hypophysenvorderlappenadenome bestehen ganz oder überwiegend aus eosinophilen (azidophilen) Zellen. Histologisch handelt es sich um kompakte Ansammlungen mittelgroßer, gleichförmiger, polygonaler Zellen, deren Zytoplasma sich in der HE-Färbung leuchtendrot darstellt (Abb. 8.15). Die Hohlräume zwischen den Zellgruppen sind auf einen Schrumpfungsartefakt zurückzuführen.

Eosinophile Adenome können vermehrt Wachstumshormon produzieren und dadurch eine *Akromegalie* oder einen *Gigantismus* hervorrufen.

Epithelkörperchenadenom (Abb. 8.16): Histologisch zeigen die Nebenschilddrüsenadenome (Abb. 8.16) im Gegensatz zu den Hyperplasien abgegrenzte Knoten, die aus den 3 für die Epithelkörperchen typischen Zellen aufgebaut sind: 1. kleine Hauptzellen (unten im Bild), 2. oxyphile Zellen mit einem breiten eosinroten Zytoplasma (Bildmitte), 3. wasserhelle Hauptzellen (oben im Bild). Die Hauptzellen enthalten Glykogen, das während der Fixierung und Färbung in wäßriger Lösung extrahiert wird. Die wasserhellen Hauptzellen stellen die funktionell aktiven parathormonbildenden Zellen dar, während die oxyphilen Zellen als eine Involutionsform der Hauptzellen angesehen werden (CASTLEMAN, 1952).

Autonome gutartige Epithelkörperchenadenome sind die Ursache von etwa 90% aller Fälle mit einem *primären Hyperparathyreoidismus*. Die restlichen 10% werden durch primäre Hyperplasien und Hypertrophien der Parathyreoidea oder durch funktionell aktive Nebenschilddrüsenkarzinome hervorgerufen.

G-Zelltumoren bei Zollinger-Ellison-Syndrom (Abb. 8.17): Histologisch handelt es sich um solide, »endokrinoid« aufgebaute Tumorknoten, die aus Nestern und Strängen gleichförmiger Epithelien mit einem eosinroten Zytoplasma aufgebaut sind. Häufig kommen Pseudoazini vor, die im Gegensatz zu echten Drüsen im Zentrum ein schmales, artifiziell geschrumpftes Stroma (→) enthalten. In der oberen linken Bildseite ist exkretorisches Pankreasgewebe zu sehen.

G-Zelltumoren sind Geschwülste der Gastrin-bildenden Zellen, die hauptsächlich in den Pankreasinseln vorkommen. *Gastrin* ist ein Polypeptidhormon mit den zytochemischen Eigenschaften der Polypeptid-sezernierenden endokrinen Zellen *(APUD-Serie[1])*, zu denen u.a. auch die ACTH-Zellen, die MSH-Zellen, die α-Zellen (Glukagon), die β-Zellen (Insulin) der Langerhansschen Inseln, die C-Zellen der Schilddrüse (Calcitonin) sowie die argyrophilen (Cholezystokinin, Pankreozymin) und enterochromaffinen Zellen des Dünndarmes (Sekretin) gerechnet werden (PEARSE, 1969). G-Zelltumoren mit *Zollinger-Ellison-Syndrom* (klinische Trias: Pankreastumor, Hypersekretion und Hyperazidität des Magensaftes, therapieresistente, häufig rezidivierende typisch [Magen, Duodenum] oder atypisch lokalisierte [Jejunum] Ulzera).

---

[1] APUD = Amin precursor uptake decarboxylation

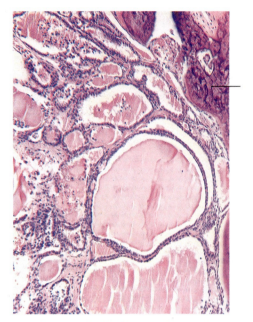

B. – Abb. 8.18. Folliculäres Schilddrüsenkarzinom;
Fbg. HE, Vergr. 80×

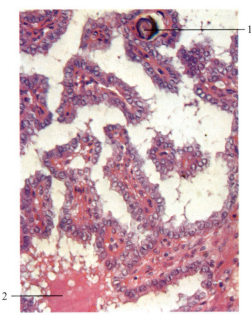

B. – Abb. 8.19. Papilläres Schilddrüsenkarzinom;
Fbg. HE, Vergr. 200×

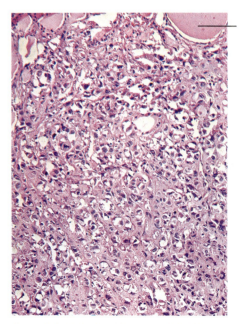

B. – Abb. 8.20. Anaplastisches Schilddrüsenkarzinom;
Fbg. HE, Vergr. 100×

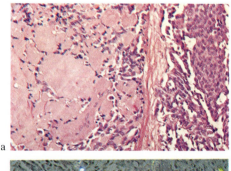
a

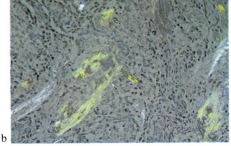
b

B. – Abb. 8.21. a) Medulläres Schilddrüsenkarzinom mit Amyloidstroma.
Fbg. HE, Vergr. 100×. b) Doppelbrechendes Amyloid im polarisierten Licht;
Fbg. Kongorot, Vergr. 80×

ZDF-Lotterie DER GROSSE PREIS

Dieser Abschnitt gilt als Jahreslos

betrifft:

Postscheckkonto Nr. 36-505

DM	Pf
36	

Jahres-los Nr. b 12136821

Absender (mit Postleitzahl) der Zahlkarte bzw. Postüberweisung, Fernspr.

Absender der Zahlkarte

PSchA .... Postscheckkonto Nr. des Absenders

DM	Pf	für Postscheckkonto Nr.
36		36-505

Zahlkarte / Postüberweisung

DM	Pf
36	

Jahreslos Nr. b J

für
ZDF-Lotterie DER GROSSE PREIS
zu Gunsten »Aktion Sorgenkind«

5300 Bonn

Ausstellungsdatum   Unterschrift

Die **stark umrandeten Felder** sind nur auszufüllen, wenn ein **Postscheckkontoinhaber** das Formblatt als **Postüberweisung** verwendet (Erläuterung siehe Rückseite)

Bitte dieses Feld nicht beschreiben und nicht bestempeln.

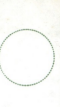

Postscheckkonto Nr.
36-505
Postscheckamt
Köln

⌐12136821⌐

Für Vermerke des Absenders

Bitte umseitige Hinweise beachten!

Postscheckkonto Nr. des Absenders

Einlieferungsschein / Lastschriftzettel

DM	Pf
36	

Jahres-los Nr. b 12136821

für Postscheckkonto Nr.
36-505

ZDF-Lotterie DER GROSSE PREIS
zu Gunsten »Aktion Sorgenkind«

5300 Bonn   Postscheckamt **Köln**

Postvermerk

Fix 11,77 / 65432
210 × 105,8, Kl. 79

923 954 022

Einlieferungsschein / Lastschriftzettel
Gebühr für die Zahlkarte: 1 DM
(wird bei der Einlieferung bar erhoben)
Bei Verwendung als Postüberweisung gebührenfrei

DER GROSSE PREIS
Fernsehlotterie zu Gunsten der
»Aktion Sorgenkind«
Spielplan und Teilnahmebedingungen (Auszug)

Einsatz 36 DM:
Volle Anschrift des Einzahlers in Blockschrift gut lesbar auf dem als Los bezeichneten linken Abschnitt dieses Formblatts vermerken.

Monatliche Auslosung:
Dieses Los nimmt an den – dem nächsten Einzahlungsstichtag folgenden – 12 Hauptziehungen in den öffentlichen Fernsehveranstaltungen »DER GROSSE PREIS« teil. Ausgelost wird eine vierstellige Zahl.

Gewinne bei der monatlichen Auslosung:
25 % des Spielkapitals. Nur Barpreise: 100 DM, 1000 DM, 10 000 DM, 100 000 DM. Gewonnen hat jeder, dessen 3 bzw. 4 Endziffern der Losnummer in der richtigen Reihenfolge mit der ausgelosten Zahl übereinstimmen (bei drei Endziffern 100 DM, bei vier Endziffern 1000 DM). Aus diesen Gewinnlosen werden die Hauptgewinne gezogen.

Wöchentliche Prämienziehung:
Des weiteren nimmt das Los ein Jahr lang einmal pro Monat an einer der wöchentlichen Prämienziehungen teil.

Gewinne bei der Prämienziehung:
Es werden dabei drei zusätzliche Gewinne (unabhängig von der Losnummer) von je 9 999 DM gezogen.

Reinertrag:
Für die »Aktion Sorgenkind«.

Mit der Einzahlung erkennt der Teilnehmer die Teilnahmebedingungen an.

Hinweis für Postscheckkontoinhaber:
Dieses Formblatt können Sie auch zur Postüberweisung benutzen, wenn Sie die stark umrandeten Felder ausfüllen. Ihren Absender (mit Postleitzahl) brauchen Sie nur auf dem linken Abschnitt anzugeben.

1. Abkürzung für den Namen Ihres Postscheckamts (PSchA) s. unten.
2. Im Feld »Postscheckteilnehmer« genügt Ihre Namensangabe.
3. Die Unterschrift muß mit der beim Postscheckamt hinterlegten Unterschriftsprobe übereinstimmen.
4. Bei Einsendungen an das Postscheckamt bitte den Lastschriftzettel nach hinten umschlagen.

Abkürzungen für die Ortsnamen der PSchÄ:

Bln W	= Berlin West	Kln	= Köln
Dtmd	= Dortmund	Lshfn	= Ludwigshafen am Rhein
Esn	= Essen		
Ffm	= Frankfurt am Main	Mchn	= München
		Nbg	= Nürnberg
Hmb	= Hamburg	Sbr	= Saarbrücken
Han	= Hannover	Stgt	= Stuttgart
Klrh	= Karlsruhe		

Bedienen Sie sich
der Vorteile eines
eigenen Postscheckkontos

Auskunft hierüber erteilt jedes Postamt

Lesezone für Klarschriftleser!

Feld
für
postdienstliche
Zwecke

Maligne Schilddrüsentumoren

Vorbemerkungen: Die malignen Schilddrüsentumoren werden unter dem Sammelbegriff »Struma maligna« zusammengefaßt und von dem Follikelepithel oder von den parafollikulären, Calcitonin-produzierenden C-Zellen abgeleitet. Unter den Follikelepitheltumoren unterscheidet man die hochdifferenzierten, organoiden Karzinome von den aplastischen oder entdifferenzierten Formen. Als zytologische Sonderform ist das Onkozytom zu erwähnen. Andere, ältere Bezeichnungen (wie z.B. *wuchernde Struma Langhans, Hürthle-Zell-Tumor, sklerosierende Struma Graham, malignes Papillom Wegelin)* finden heute keine oder nur noch selten Anwendung (s. Empfehlung der Dtsch. Gesell. f. Endokrin. zur Nomenklatur der Schilddrüsentumoren). Die Struma maligna stellt 0,1% der zum Tode führenden malignen Tumoren dar und steht in der Häufigkeitsskala der Malignome an 11. Stelle. Sie kommt bevorzugt zwischen dem 40. und 60. Lebensjahr vor: organoide Neubildungen früher, die entdifferenzierten Karzinome später. Frauen sind 2–3,5mal häufiger befallen als Männer.

Das **follikuläre Karzinom** (Abb. 8.18) *gehört zu den »organoiden« malignen Neubildungen der Schilddrüse und ist häufig nur durch den Nachweis einer Metastase von dem normalen Schilddrüsengewebe oder von einem Adenom abzugrenzen* (daher die frühere Bezeichnung »metastasierendes Adenom«). Unser Bild zeigt die Wirbelsäulenmetastase eines follikulären Schilddrüsenkarzinoms mit unterschiedlich großen Follikeln, die mit einem eosinroten, homogenen Kolloid angefüllt sind (auch die Metastase kann ^{131}J speichern!). Der Pfeil weist auf das bläulich angefärbte (unentkalkte) Knochenbälkchen des Wirbelkörpers hin.

Das **papilläre Schilddrüsenkarzinom** (Abb. 8.19) besteht aus einem astförmig verzweigten, unterschiedlich breiten Stroma, das an der Oberfläche von einem einreihigen Epithel überzogen wird. Diese Zellen zeigen einen chromatinarmen Kern, der gelegentlich eine große rundliche leicht azidophile Vakuole einschließt (Invagination des Zytoplasma: s. Abb. 338). Im Stroma kann man bläuliche, konzentrisch geschichtete Kalkablagerungen (Psammomkörperchen 1→) finden. Zwischen den Tumorverbänden erkennt man kleine Kolloidmassen (2→).
Das papilläre Schilddrüsenkarzinom kommt häufiger bei Kindern und Jugendlichen vor. Es wächst zunächst sehr langsam und metastasiert in die Halslymphknoten, die nicht selten über längere Zeit (Monate!) die erste und einzige klinische Manifestation des Tumors darstellen. *Merke:* Solitäre Schilddrüsenknoten sind bei Jugendlichen wesentlich häufiger maligne als bei Erwachsenen. Papilläre Tumoren der Schilddrüse werden aus prognostisch-therapeutischen Gründen immer als Karzinome diagnostiziert.

Das **anaplastische Schilddrüsenkarzinom** (Abb. 8.20) *ist eine entdifferenzierte Geschwulstform, bei der sich keine organoiden Formationen nachweisen lassen.* Der Tumor zeichnet sich histologisch durch die Verwilderung aus, d. h. durch die Zell- und Kernpolymorphie sowie durch vermehrte und atypische Mitosen. Gelegentlich ist das anaplastische Schilddrüsenkarzinom nicht mehr von einem spindelzelligen Sarkom abzugrenzen (»sarkomartig wachsende Karzinome«). Unser Bild zeigt das sehr polymorphe Karzinom, das die Schilddrüsenfollikel (→) infiltriert und zerstört.
Anaplastische Schilddrüsenkarzinome sind besonders maligne. Sie kommen bevorzugt bei älteren Menschen (nach dem 60. Lebensjahr) vor, infiltrieren frühzeitig die Organkapsel, Gefäße (hämatogene Metastasen→ Lunge) und die Trachea. Histologisch unterscheidet man spindel-, rund-, polymorph- und hellzellige (entsprechend dem hypernephroiden Nierenkarzinom) Formen.
Das Onkozytom besteht aus großen Zellen mit einem eosinroten, feingranulierten (mitochondrienreichen!) Zytoplasma und einem chromatindichten runden Kern. Onkozytome kommen als Adenome oder Karzinome vor und weisen gegenüber den follikulären und anaplastischen Geschwulsten keine klinischen Besonderheiten auf. Onkozyten (= geschwollene Zellen) kommen auch in anderen Organen vor (so z. B. in den Epithelkörperchen, Speicheldrüsen, Trachea, Leber u. a). Onkozytome der Schilddrüse wurden früher als *Hürthle-Zell-Tumor* bezeichnet.

Medulläre Schilddrüsenkarzinome mit Amyloidstroma (Abb. 8.21) *sind langsam wachsende, spät metastasierende Karzinome, die von den C-Zellen ausgehen.* Die Geschwulstzellen bilden größere medulläre Inseln, die von einem homogenen, eosinroten Stroma umgeben werden (Abb. 8.21a). Das Kongorot-gefärbte Präparat (Abb. 8.21b) zeigt im polarisierten Licht die für das Amyloid typische gelblich-grünliche Doppelbrechung.

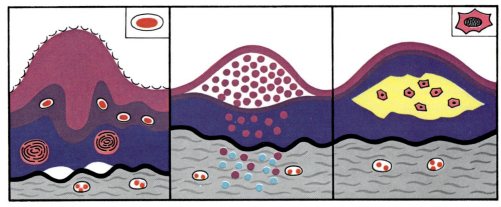
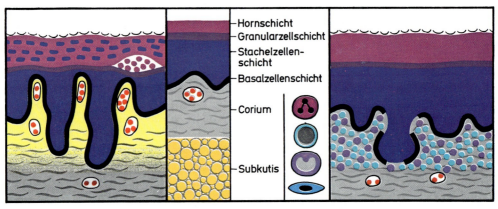
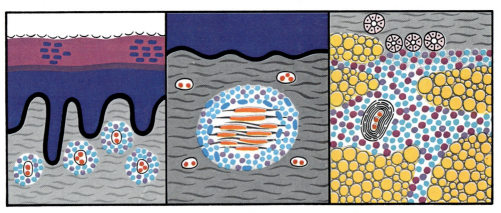

B. – Abb. 9.1. Übersicht der verschiedenen Formen von Hautveränderungen

9. Haut – Mamma

Vorbemerkungen: Die Histopathologie der Haut stellt ein besonders umfangreiches und schwieriges Kapitel dar. Die feingeweblichen Hautveränderungen lassen sich in der Regel nur bei Kenntnis des genauen klinischen Bildes (Alter, Geschlecht, Verlaufsdauer) und des makroskopischen Befundes (Lokalisation, Ausdehnung, Form, Farbe usw.) richtig interpretieren. Im Rahmen dieses Beitrages können nur einige Hauterkrankungen besprochen werden, die wegen ihrer klinischen oder didaktischen Bedeutung ausgesucht wurden.

1. Störungen der Verhornung: Sie kommen bei zahlreichen angeborenen *(Genodermatosen)* und erworbenen Haut- und Allgemeinerkrankungen vor. Bei der *Ichthiosis congenita,* die sich von der Ichthyosis vulgaris nur durch die Stärke der Veränderung unterscheidet, steht die orthokeratotische Verhornung mit Verschmälerung der Körnchenzellenschicht im Vordergrund. Hyperkeratosen können Folge einer chronischen, lokalen Reizeinwirkung *(Schwiele)* sein, sie kommen auch bei virusbedingten Warzen, beim Cornu cutaneum, bei der chronischen Arsenvergiftung (Hyperkeratosis palmaris et plantaris) und bei anderen Leiden vor. Bei der **Dyskeratosis follicularis Darier** (Abb. 9.1/1) handelt es sich um eine Hyper- und Dyskeratose, bei der es durch suprabasale Spaltbildung (Akantholyse) zur Bildung von Blasen und Lakunen kommt. Typisch sind die »corps ronds« (große, eosinrote, bevorzugt im Stratum spinosum et granulosum vorkommende Zellen mit deutlicher Membran und basophilem Kern) und »grains« (kleinere, in der Hornschicht lokalisierte Zellen mit langgestrecktem Kern).

2. Epidermisveränderungen: Die Impetigo (Abb. 9.1/2) zählt zu den bakteriellen (Staphylo- und Streptokokken) Hauterkrankungen, die durch Blasenbildungen unter der Hornschicht gekennzeichnet sind. In der Blasenlichtung finden sich segmentkernige Leukozyten. Auch beim **Pemphigus vulgaris** (Abb. 9.1/3) steht die Blasenbildung im Vordergrund. Es handelt sich um intraepidermale, suprabasal lokalisierte Akantholyseblasen mit eingeschlossenen degenerierten Stachelzellen (sog. Tzanck-Zellen). Der Boden der Blase zeigt eine Hyperplasie des Papillarkörpers, der nur noch von Basalzellen bedeckt wird.

3. Epidermis- und Koriumveränderungen: Die **Psoriasis vulgaris** (Abb. 9.1/4) ist eine familiär gehäuft auftretende Hauterkrankung, die durch scharf begrenzte erythemathöse und makulopapulöse Effloreszenzen mit silberhellen aufgelagerten Schuppen charakterisiert ist. Histologisch findet man eine parakeratotische Hyperkeratose (kernhaltige Schuppen), Akanthose (Verlängerung der Epidermissäulen) und Papillomatose (Ausdehnung des Papillarkörpers bis unter die Hornschicht). Im Stratum papillare et reticulare erkennt man erweiterte Blutgefäße, perivaskuläre Ödeme und entzündliche Infiltrate, seltener die subkornealen, aus Leukozyten bestehenden Munroschen Abszesse. Beim **Lichen ruber planus** (Abb. 9.1/5) handelt es sich um jukkende, polygonal begrenzte, rötlich-livide Papeln. Histologisch erkennt man eine Hyperkeratose, eine Verdickung der Epidermis durch Akanthose und ein dichtes, bandförmiges, entzündliches Koriuminfiltrat, das sich gegen die Epidermis legt und sie unter Zerstörung der Basalmembran infiltriert. Das **chronische Ekzem** (Abb. 9.1/6) gehört zu den häufigsten Dermatosen und wird unter Berücksichtigung der Ätiologie, des Verlaufes oder der Morphe unterteilt. Histologisch handelt es sich um eine vorwiegend orthokeratotische Hyperkeratose mit nur vereinzelten eingeschlossenen Parakeratoseinseln. Die Reteleisten sind verlängert, das Korium bevorzugt perivaskulär infiltriert.

4. Korium- und Subkutisveränderungen: In diesem Bereich kommen entzündliche, degenerative Erkrankungen sowie Ablagerungen (z. B. Hautamyloidose) vor. Das **Granuloma anulare** (Abb. 9.1/7) zeigt eine herdförmige Degeneration des Kollagens im Koriumbereich, die mit entzündlicher Reaktion und Fibrose einhergeht. Der Krankheitsherd besteht aus einer Koagulationsnekrose mit den Zeichen einer Homogenisierung und Fragmentierung der kollagenen Fasern, die von Lymphozyten, Histiozyten und Fibroblasten infiltriert werden. Differentialdiagnostisch sind besonders die Necrobiosis lipoidica und das rheumatische Knötchen abzugrenzen. Beim **Erythema nodosum** (Abb. 9.1/8) handelt es sich um leicht erhabene Hautknoten, die in den oberen Abschnitten der Subkutis liegen. Im frischen Stadium erkennt man mehrere kleinere aus Neutrophilen und Lymphozyten bestehende Infiltrate. Kleinere Gefäße, insbesondere Venen, sind häufiger befallen. Sie zeigen eine entzündliche Wandinfiltration und Endothelproliferation. In einem älteren Stadium kommen kleine, herdförmige Ansammlungen von Histiozyten und mehrkernigen Riesenzellen vom Fremdkörpertypus vor.

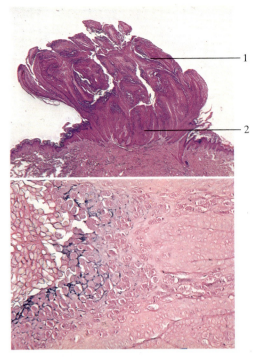

B. – Abb. 9.2. Oben: Verruca vulgaris; Fbg. HE, Vergr. 8×. Unten: Molluscum contagiosum; Fbg. HE, Vergr. 80×

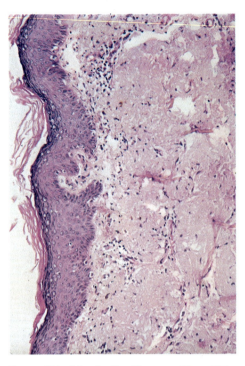

B. – Abb. 9.3. Senile Elastose; Fbg. HE, Vergr. 100×

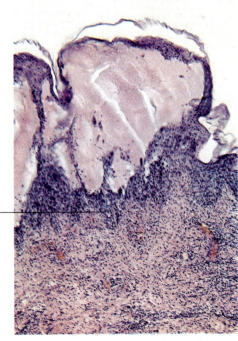

B. – Abb. 9.4. Varizellen; Fbg. HE, Vergr. 60×

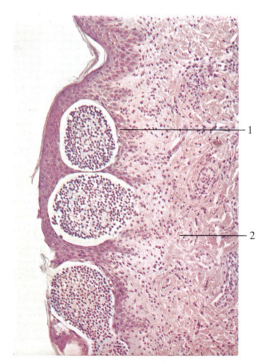

B. – Abb. 9.5. Dermatitis herpetiformis; Fbg. HE, Vergr. 80×

Verruca vulgaris (Abb. 9.2): *Vorwiegend bei Kindern und Jugendlichen vorkommende, gutartige, virusbedingte Neubildung der Haut, die durch Hyperkeratose, Akanthose, Papillomatose und Zelleinschlüsse gekennzeichnet ist.* Histologisch erkennt man an der Oberfläche eine sehr ausgeprägte teils ortho-, teils parakeratotische (kernhaltige Hornschicht) Verhornung (→1). Die darunterliegende Epidermis zeigt eine Akanthose und Papillomatose (→2), stellenweise auch vermehrte Keratohyalingranula. In den oberen Schichten des Stratum spinosum et corneum finden sich durch Ödem ballonierte Zellen. Bei der Verruca vulgaris kommen zwei Typen von Einschlüssen vor: intranukleäre, basophile, DNS-haltige (Feulgen-Reaktion-positive) Inklusionen und intrazytoplasmatische, eosinrote, Feulgen-negative Einschlüsse, die besondere Formen der Keratohyalingranula darstellen.

Es gibt verschiedene Typen von Viruswarzen, die wahrscheinlich nur durch ihre unterschiedliche Lokalisation abweichende morphologische Bilder zeigen. *Die Verruca plantaris befindet sich unter dem Hautniveau. Die Schleimhautwarzen* (z. B. in der Lippe) zeichnen sich durch die geringe Verhornung aus. Bei der *Verruca plana juvenilis* – die in eine Verruca vulgaris übergehen kann – stehen Akanthose und Hyperkeratose im Vordergrund, die Papillomatose fehlt. **Das Molluscum contagiosum** (Abb. 9.2 unten) stellt ein »infektiöses Akanthom« dar, das unter dem Hautniveau liegt. Typisch sind die Molluskumkörperchen (»corps ronds«): verhornte Epithelzellen mit Kernresten und Viruselementarkörpern. Sie sind eosinrot und zunächst septiert, später homogen.

Bei der **senilen Elastose** (Abb. 9.3) *liegt eine homogene Degeneration der kollagenen Fasern des oberen Korium vor.* Das Gewebe ist einheitlich dargestellt und färbt sich mit der Elasticafärbung intensiv schwarz an. Die bedeckende Epidermis ist unterschiedlich breit und weist eine leichte Hyperkeratose auf.

Die senile Degeneration ist von dem **Keratoma senile** abzugrenzen. Hier zeigt die Epidermis ausgeprägte Veränderungen: Sie ist teilweise atrophisch, in anderen Bereichen hypertrophisch. Die Oberfläche zeigt eine ausgeprägte Hyperkeratose, die darunterliegende Epidermis schließt Zellatypien und Mitosen ein (sog. Dysplasie). Diese Veränderungen, die besonders in einer wetter- und lichtexponierten Haut (Landmanns- oder Seemannshaut) vorkommen, sind als Präkanzerosen zu werten.

Vesikula bei Varizellen (Abb. 9.4): *Virusbedingte Hauterkrankung, die mit einem generalisierten, vesikulösen und pustulösen Exanthem einhergeht.* Histologisch sieht man wie bei Variola, Zoster und Herpes simplex eine intraepidermale Blase, die mit einem eosinroten, homogenen Material angefüllt ist. Die oberste Epidermisschicht bildet die äußere Begrenzung, eine schmale Basalzellenschicht (→) die Grenze zum locker lymphozytär infiltrierten Korium.

Die intraepidermalen Blasen entstehen durch eine ballonierende Degeneration von Epidermiszellen, wobei gelegentlich intranukleäre Einschlüsse (Lipschützsche Körperchen) auftreten können. Ähnliche Bläschen – ohne Einschlußkörper – kommen auch bei Verbrennungen und Erfrierungen vor.

Dermatitis herpetiformis (Abb. 9.5): *Allergische Dermatose, die mit starkem Juckreiz einhergeht und bevorzugt den Stamm, die Nates und den behaarten Kopf befällt.* Das histologische Bild ist im Gegensatz zum Pemphigus vulgaris (= intraepidermale Blase) durch eine subepidermale Blase gekennzeichnet (→1). In den vesikulären Effloreszenzen findet man zahlreiche eosinophile Leukozyten. Der dem Hautbindegewebe angehörende Blasenboden zeigt eine entzündliche Infiltration (→2). Neben einem Ödem kommen erweiterte Gefäße sowie eosinophile Leukozyten und Lymphozyten vor.

Makroskopisch: Das klinische Bild ist sehr polymorph. Neben den gruppierten, herpetiformen Bläschen kommen erythematöse, urtikarielle und papulöse Effloreszenzen vor. Eine symmetrische Verteilung ist häufiger gewahrt.

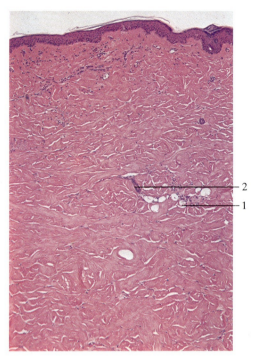

B. – Abb. 9.6. Sklerodermie; Fbg. HE, Vergr. 40×

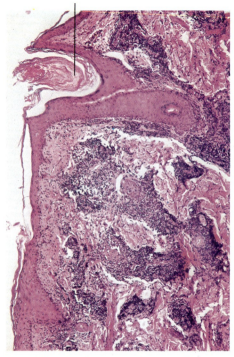

B. – Abb. 9.7. Chronischer Lupus erythematodes; Fbg. HE, Vergr. 30×

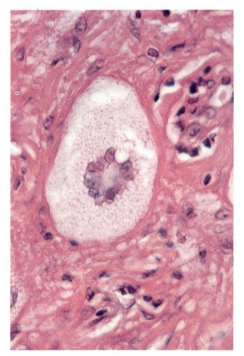

B. – Abb. 9.8. Toutonsche Riesenzelle bei Xanthom; Fbg. HE, Vergr. 320×

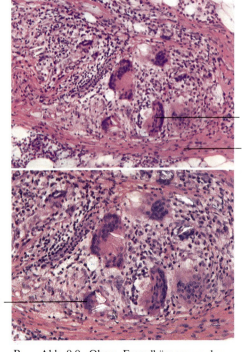

B. – Abb. 9.9. Oben: Fremdkörpergranulom; Fbg. HE, Vergr. 80×. Unten: Doppelbrechende Fremdkörper im polarisierten Licht. Fbg. HE, Verg. 100×

Sklerodermie (Abb. 9.6): *Isoliert oder generalisiert vorkommendes Krankheitsbild, das zum Formenkreis der »Kollagenosen« gehört und klinisch durch die Koriumverdickung infolge einer Kollagenfaservermehrung gekennzeichnet ist.* Histologisch erkennt man eine deutlich verschmälerte Epidermis. Das darunterliegende Korium zeigt die verdickten, vermehrten und sklerotischen, zu breiten Bündeln angeordneten kollagenen Fasern. Die Fibroblasten sind zahlenmäßig vermindert, die Hautanhangsgebilde fehlen (Atrophie). Der Nachweis von eingeschlossenen Fettzellen (→1) und Schweißdrüsen (→2) weist darauf hin, daß das Korium auf Kosten des Panniculus adiposus verbreitert ist.

Klinisch unterscheidet man eine *zirkumskripte, lokalisierte, gutartige Sklerodermie* von einer *progressiven, diffusen, generalisierten Form,* die mit Beteiligung innerer Organe (Herzmuskel, Darm, Ösophagus, Niere) einhergeht. Übergänge zwischen beiden Formen kommen nicht vor. Nur durch die histologischen Hautveränderungen lassen sie sich nicht unterscheiden. *Makroskopisch* handelt es sich um unregelmäßig geformte Hautherde, die sich durch Verdickung und Retraktion manifestieren, besonders an den Händen und im Gesicht *(Akrosklerose).*

Auch der **Lupus erythematodes** (Abb. 9.7) gehört zu dem Formenkreis der Kollagenosen. Er kann sich als akutes, generalisiertes oder als chronisches, auf die Haut beschränktes Leiden manifestieren. Übergänge und Zwischenformen kommen vor. Beim **chronischen diskoiden Lupus erythematodes** treten folgende Hautveränderungen auf: 1. In der *Epidermis* erkennt man eine Hyperkeratose, Hypergranulosis (Vermehrung der Keratohyalingranula), eine Atrophie des Stratum spinosum (es fehlen die Reteleisten) und eine fokale Liquefaktion (ödematöse Auflösung) der Basalmembran. 2. Die *Hautanhangsgebilde* zeigen eine Atrophie der Talgdrüsen und Haarfollikel sowie konische, keratotische Pfröpfe (→). 3. Im *Korium* lassen sich lymphozytäre Infiltrate nachweisen, die auf Epidermis und Haarfollikel übergreifen. Ferner kommen noch Teleangiektasien, Ödeme und eine Zerstörung elastischer Fasern vor.

Beim akuten Lupus erythematodes steht die fibrinoide Degeneration der kollagenen Fasern im Bereich der inneren Organe (Herz, Niere, Milz u. a.), seltener der Haut im Vordergrund.

Toutonsche Riesenzellen (Abb. 9.8) sind mehrkernige »Schaumzellen« (infolge Verfettung feinvakuolisiertes Zytoplasma). Typisch für diesen Zelltyp sind die zentral kranzförmig angeordneten Kerne, die ein homogenes, eosinrotes Zytoplasma einschließen.

Schaumzellen kommen bei zahlreichen stoffwechselbedingten, entzündlichen, traumatischen und tumorartigen Krankheiten vor, so z. B. bei der primären hypercholesterinämischen Xanthomatose, bei Xanthomen und Xanthofibromen, Histiozytomen, Riesenzelltumoren der Gelenke, bei lokalen Fettablagerungen (Xanthelasmen der Augenlider) und bei verfettenden (xanthomatösen) Entzündungen der Gallenblase, des Nierenbeckens u. a. Organe.

Bei dem **Fremdkörpergranulom** (Abb. 9.9) *handelt es sich um eine granulomatöse, in der Peripherie vernarbende* (→1) *und im Zentrum zellreiche* (Lymphozyten, Histiozyten, Gefäße) *Entzündung mit typischen mehrkernigen Riesenzellen vom »Fremdkörpertypus«.* Diese lagern sich um unterschiedlich große »Fremdkörper« (→2). Doppelbrechende Fremdkörper (z. B. Talkumkristalle) lassen sich im polarisierten Licht (Abb. 9.9 unten) besonders deutlich darstellen.

Als *Fremdkörper* kommen sowohl *körpereigene* (auskristallisiertes Cholesterin, ausgetretener epithelialer Schleim, Hornschüppchen eines geplatzten Atheroms) sowie *körperfremde Stoffe* (Holz, Talkum, Metalle, ölige Stoffe, Paraffin) in Frage. Fettlösliche Fremdstoffe sind oft nur noch als »Kristallücken« darstellbar.

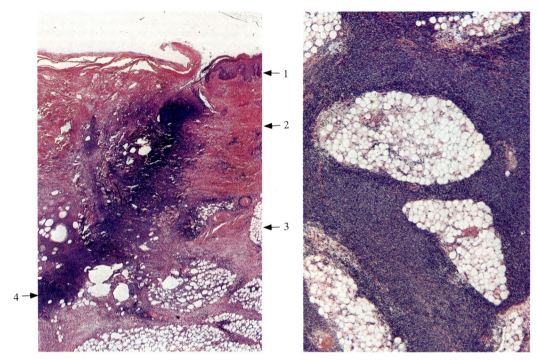

B. – Abb. 9.10. Dekubitus; Fbg. HE, Vergr. 15×

B. – Abb. 9.11. Phlegmone des subkutanen Fettgewebes; Fbg. HE, Vergr. 42×

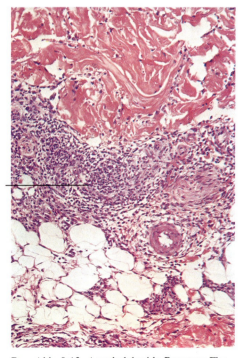

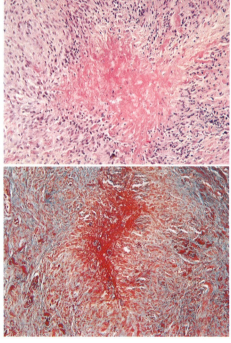

B. – Abb. 9.12. Anaphylaktoide Purpura; Fbg. HE, Vergr. 80×

B. – Abb. 9.13. Rheumatismus nodosus; Fbg. HE (oben) und Azan (unten), Vergr. 80×

Dekubitus (Abb. 9.10): Als Beispiel einer Hautnekrose wird der Dekubitus besprochen. *Dabei handelt es sich um einen örtlichen Gewebstod infolge einer lang dauernden Druckeinwirkung (Mangeldurchblutung durch Gefäßkompression).* Derartige Hautnekrosen kommen häufiger bei älteren, bettlägerigen Kranken und bei Querschnittgelähmten vor. Histologisch sieht man rechts im Bild die noch erhaltene Epidermis (→1) mit Korium (→2) und Subkutis (→3). Quer durch das Bild zieht eine bläuliche Zone, die aus Leukozyten und Kerntrümmern besteht (→4). Daran schließt sich links oben die kernlose Nekrosezone an. Später wird diese Nekrose durch Granulationsgewebe demarkiert und abgestoßen, so daß ein Ulkus entsteht.

Phlegmone des subkutanen Fettgewebes (Abb. 9.11): *Es handelt sich um eine sich schrankenlos ausbreitende, aus segmentkernigen Leukozyten bestehende entzündliche Infiltration des subkutanen Fettgewebes, die meist durch Streptokokken hervorgerufen wird.* Im histologischen Bild sieht man das streifenförmig angelegte dunkelblaue entzündliche Infiltrat, das vereinzelte noch erhaltene Fettzelleninseln einschließt.

Anaphylaktoide Purpura Schoenlein-Henoch (Abb. 9.12): *Entzündliche Vaskulitis der Haut auf infektiöser oder medikamentös-allergischer Basis, nicht selten unbekannter Genese, die mit Hämorrhagien (Petechien und Ekchymosen) – häufiger auch mit Beteiligung innerer Organe (Darm, Niere, Gelenke) – einhergeht.* In einem **frischen Herd** sieht man histologisch die geschwollenen Endothelzellen, Nekrosen der Gefäßwand und in der Umgebung der Gefäße (→) dichte Ansammlungen von segmentkernigen Leukozyten (seltener Eosinophile oder Lymphozyten). Typisch sind auch die zahlreichen Kerntrümmer, die durch den Zerfall der Neutrophilen entstehen *(Leukozytoklasis).* Die älteren Herde sind durch den Austritt von Erythrozyten gekennzeichnet.

Die entzündliche Purpura kommt bei verschiedenen bakteriellen Erkrankungen (z. B. bei der Meningokokkensepsis oder bei der subakuten bakteriellen Endokarditis) vor. Die durch Arzneimittelallergie hervorgerufene Purpura zeigt das gleiche histologische Bild wie die anaphylaktoide Purpura.

Rheumatismus nodosus (Abb. 9.13): *Sowohl beim akuten fieberhaften Rheumatismus (s. S. 51) als auch bei primär chronischer Polyarthritis (s. S. 271) vorkommende Hautknötchen, die durch eine zentrale fibrinoide Nekrose und palisadenartig gestellte Histiozyten gekennzeichnet sind.* Im Hämatoxylin-Eosin-gefärbten Schnitt (Abb. 9.13 oben) erkennt man die zentrale, eosinrote, kernlose Nekrose, die von wallartig aufgebauten Histiozyten mit einem langgestreckten Kern umgeben werden. Typisch für die fibrinoide Nekrose ist ihr roter Farbton in der Azan-Färbung (Abb. 9.13 unten).

Die rheumatischen Hautknötchen kommen bevorzugt am Ellenbogen, Kniegelenk und am Fußknöchel vor. Sie können einen Durchmesser von 2 und mehr cm erreichen. Der Rheumatismus nodosus tritt vorwiegend in den tieferen Hautschichten, d. h. im Panniculus adiposus auf. Das Granuloma anulare ist im Korium, also oberflächlicher lokalisiert, sonst liegt eine weitgehende Übereinstimmung im feingeweblichen Bild vor.

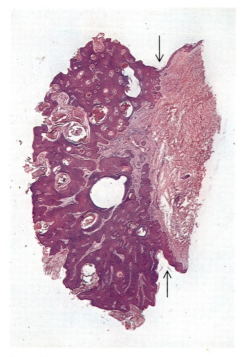

B. – Abb. 9.14. Seborrhoische Hautwarze; Fbg. HE, Vergr. 5×

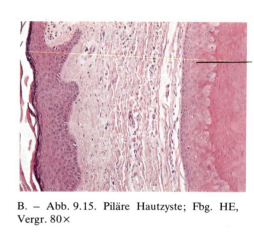

B. – Abb. 9.15. Piläre Hautzyste; Fbg. HE, Vergr. 80×

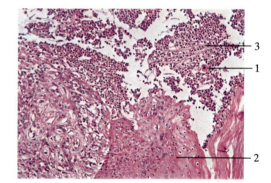

B. – Abb. 9.16. Geplatzte Epidermiszyste; HE, Vergr. 80×

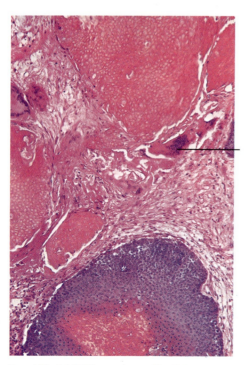

B. – Abb. 9.17. Pilomatrixom; Fbg. HE, Vergr. 80×

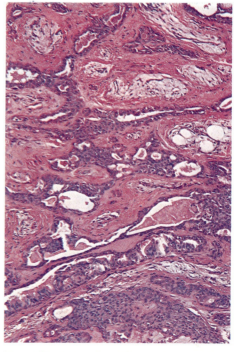

B. – Abb. 9.18. Schweißdrüsenadenom; Fbg. HE, Vergr. 80×

Seborrhoische Keratose (Abb. 9.14): Synonyma: seborrhoische Hautwarze, senile Warze, Basalzellenpapillom): *Es handelt sich um eine häufiger bei älteren Menschen im Bereich der nicht belichteten Hautpartien vorkommende gutartige Neubildung, die durch eine Proliferation von basaloiden Zellen und eine orthokeratotische Verhornung gekennzeichnet ist.* Im histologischen Übersichtsbild sieht man eine der Hautoberfläche (← →) kappenartig aufsitzende Geschwulst, die aus basalzellähnlichen Zellen besteht (daher die starke Basophilie). An der Oberfläche und zwischen den Zellen erkennt man eine Verhornung, die über eine Granulosazellschicht erfolgt. Die basalen Anteile des Tumors sind stärker melaninpigmentiert. Eine entzündliche Stromainfiltration kommt nur nach chronischer Reizeinwirkung vor.

Die seborrhoische Keratose gehört – nach den Atheromen – zu den häufigsten Neubildungen der Haut. Bei jüngeren Menschen sieht man oft kleine eingeschlossene Stachelzelleninseln *(Basal-Stachelzellenakanthom)*. Differentialdiagnostisch ist die seborrhoische Keratose vom Basalzellkarzinom abzugrenzen, das die Tiefe infiltriert und selten verhornt.

Die **Hautzysten** werden unter dem klinischen Sammelbegriff *Atherom* zusammengefaßt. Dabei kommen vorwiegend zwei Typen vor: 1. die **piläre Hautzyste** (Abb. 9.15 oben), die von der äußeren epithelialen Haarwurzelscheide abgeleitet wird. Histologisch erkennt man einen Hohlraum, der von einem mehrschichtigen Epithel (→1) ausgekleidet wird und in seiner Lichtung amorphe, azidophile, häufiger zentral verkalkte Massen mit Cholesterinlücken einschließt. 2. Im Gegensatz zur pilären Zyste zeigt die **epidermale Zyste** (Abb. 9.16 unten) ein orthokeratotisch verhornendes Epithel als Auskleidung und geschichtete Hornlamellen als Inhalt. Nach Ruptur einer Hautzyste kommt es zu einer ausgeprägten *Fremdkörperreaktion* mit Entzündungszellen und Riesenzellen (→1), die sich um Reste des Epithels (→2) und um Hornlamellen (→3) lagern.

Hautzysten gehören zu den häufigsten Neubildungen der Haut. Echte Dermoidzysten sind – abgesehen vom *Pilonidalsinus* – selten. Als *Sakraldermoid* oder *Pilonidalsinus* bezeichnet man die Fremdkörperreaktion der Haut, die durch eingepreßte und abgebrochene Haare im Korium hervorgerufen wird.

Das **Pilomatrixom** (Abb. 9.17. Synonym: Epithelioma calcificans Malherbe) *ist ein gutartiger Tumor, der von dem Haarmatrixepithel ausgeht.* Histologisch besteht er aus zum Teil noch erhaltenen, basophilen Epithelverbänden (unten im Bild), zum Teil sind diese bereits nekrotisch, d. h. kernlos (sog. Schattenzellen: oben im Bild). Diese Nekrosen können verkalken, gelegentlich sogar verknöchern. Typisch ist ferner die Fremdkörperreaktion im Stroma mit mehrkernigen Riesenzellen (→).

Die **Schweißdrüsentumoren** können einen sehr verschiedenen feingeweblichen Aufbau aufweisen. Als Beispiel sei das **Syringom** (Abb. 9.18) aufgeführt, das aus Spalträumen besteht, die von einem zweireihigen Epithel umgeben werden. Das Stroma ist faserreich, das Zellbild insgesamt regelmäßig.

Unter den *gutartigen Schweißdrüsentumoren* kommen zahlreiche Varianten vor, die hier lediglich aufgezählt werden können: das papilläre Syringadenom, das ekkrine Spiradenom (Myoepitheliom), das ekkrine Akrospirom (hellzellige Myoepitheliom), das chondroide Syringom mit einem knorpelähnlichen Stroma, das ekkrine dermale Zylindrom und das Hidrokystom. Als besondere maligne Variante der Schweißdrüsentumoren ist das muzinöse Adenokarzinom der Haut zu nennen.

Haut – Mamma

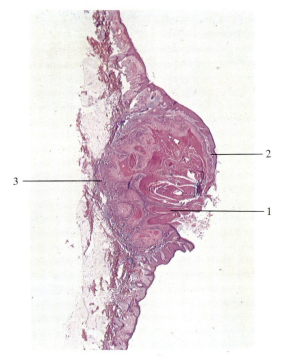

B. – Abb. 9.19. Keratoakanthom; Fbg. HE, Vergr. 8×

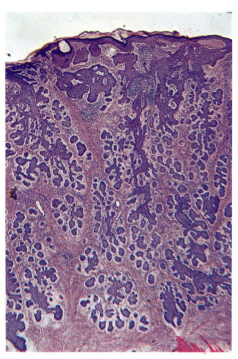

B. – Abb. 9.20. Basalzellenkarzinom; Fbg. HE, Vergr. 25×

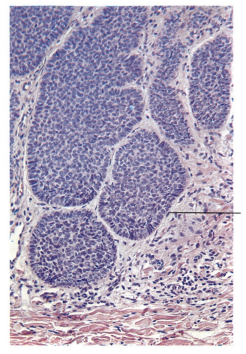

B. – Abb. 9.21. Basalzellenkarzinom; Fbg. HE, Vergr. 80×

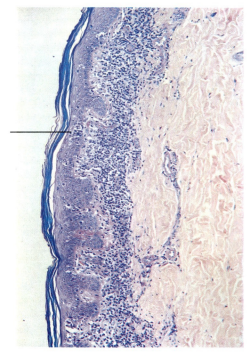

B. – Abb. 9.22. Mycosis fungoides; Fbg. HE, Vergr. 80×

Das **Keratoakanthom** (Abb. 9.19. Synonyma: Molluscum pseudocarcinomatosum, »selbstheilender Stachelzellenkrebs«, »tumour-like keratosis«) *ist eine gutartige, schnellwachsende, wahrscheinlich virusbedingte Neubildung der Haut, die bevorzugt bei älteren Menschen im Bereich des Gesichts vorkommt.* Das histologische Übersichtsbild ist sehr typisch. Man erkennt einen umschriebenen, an der Oberfläche sich vorwölbenden Tumor, der aus proliferierten Stachelzellen besteht. Die Oberfläche ist muldenförmig eingezogen (→1) und zeigt eine stärkere Hyperkeratose, die teilweise von einer lippenartig ausgezogenen Epidermis (→2) überkleidet wird. Zur Tiefe hin (→3) zeigt das Keratoakanthom ein deutliches invasives Wachstum.

Keratoakanthome kommen vorwiegend isoliert vor, entwickeln sich innerhalb eines Monats und bilden sich dann wieder spontan zurück. Liegt nur ein Teil des Tumors zur histologischen Untersuchung vor, dann kann die Differentialdiagnose gegenüber einem hochdifferenzierten Plattenepithelkarzinom sehr schwierig sein!

Das **Basalzellenkarzinom** (Abb. 9.20 u. 9.21. Synonyma: Basaliom, Ulcus rodens, Basalzellenepitheliom) *ist eine lokal destruierend wachsende, extrem selten metastasierende Neubildung der Haut, die histologisch aus basaloiden Zellen besteht.* Histologisch handelt es sich um einen Tumor, der vorwiegend unter dem Hautniveau lokalisiert ist und ein ausgeprägtes Tiefenwachstum zeigt (Abb. 9.20). Bei **stärkerer Vergrößerung** (Abb. 9.21) weisen die Geschwulstinseln einen soliden, dunkelzelligen Aufbau (zytoplasmaarme Zellen) auf und zur Peripherie hin eine typische palisadenartige Differenzierung, die an das Stratum basale der Epidermis erinnert (→). Das umgebende Stroma ist häufiger fibrosiert und entzündlich infiltriert.

Basalzellenkarzinome (moderne Bezeichnung der WHO für das Basaliom) kommen bevorzugt bei älteren Menschen im Bereich der licht- und wetterexponierten Haut vor. Sie werden auch bei jüngeren Patienten mit chronischer Arsenintoxikation, beim Xeroderma pigmentosum und beim nävoiden Basalzellenkarzinom-Syndrom (Gorlin-Goltz-Syndrom: multiple pigmentierte Basalzellenkarzinome, von Plattenepithel ausgekleidete Kieferzysten und andere nicht obligat auftretende Anomalien oder Mißbildungen) beobachtet. *Histologische Sonderformen des Basalzellenkarzinoms:* Man unterscheidet solide, zystische, fibroepitheliale (Pinkus-Tumor) und oberflächlich-multizentrische Formen. Von klinischer Bedeutung ist lediglich die Abgrenzung der sklerosierenden Form (Morphaeatyp), die nicht bestrahlt werden sollte. Das mit Verwilderung, Stachelzelldifferenzierung und Verhornung einhergehende »metatypische Basaliom« wird heute als eigenständige Tumorform *(intermediäres Karzinom)* geführt, da es gelegentlich metastasiert.

Die **Mycosis fungoides** (Abb. 9.22) *ist eine lympho-histiozytäre, in Stadien ablaufende Erkrankung der Haut, die heute zu den Nicht-Hodgkin-Lymphomen (»lymphoma low-grade malignancy«) gezählt wird, also zu den echten Neoplasien.* Im ersten, erythematösen oder prämykosiden Stadium ist das Krankheitsbild sowohl klinisch als auch histologisch noch uncharakteristisch. Lediglich der Nachweis von Infiltraten in den tieferen Koriumschichten kann von diagnostischer Bedeutung sein. Im zweiten, infiltrativen Plaquestadium (Abb. 9.22) kommen bereits typische feingewebliche Veränderungen vor. Die akanthotisch verbreiterte und hyperkeratotische Epidermis schließt kleine Ansammlungen von lympho-histiozytären Zellen ein (→), die als *Pautriersche Mikroabszesse* bezeichnet werden. Im subepidermalen Korium erkennt man ein dichtes, bandförmiges Infiltrat, das durch die Pleormorphie seiner Zellzusammensetzung und die Polymorphie der atypischen lymphoiden Zellen gekennzeichnet ist. Diese sog. *Mycosis-fungoides-Zellen* weisen unterschiedlich große, chromatindichte Kerne auf (s.a. Abb. 15.2).

Die Mycosis fungoides kommt bevorzugt jenseits des 40. Lebensjahrs vor. Nach einer längeren Verlaufsdauer von 5–10 Jahren geht die Krankheit von dem 2. infiltrativen Plaquestadium in das 3. Tumorstadium über. Dabei nimmt die Zahl an atypischen Zellen und Mitosen zu, auch das tiefere Korium und die Subkutis werden infiltriert. In etwa 60–80% der Fälle kommt eine Beteiligung der subkutanen Lymphknoten, aber auch der inneren Organe (Leber, Lunge, Milz, Nieren) vor.

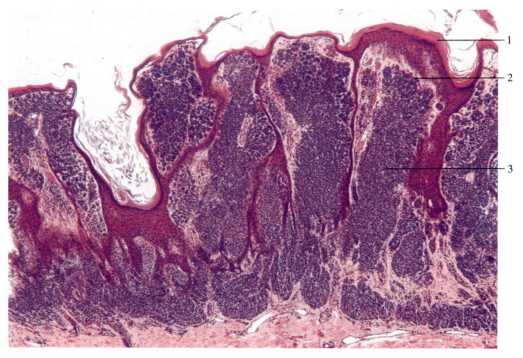

B. – Abb. 9.23. Intradermaler Nävuszellnävus (Pigmentnävus); Fbg. HE, Vergr. 50×

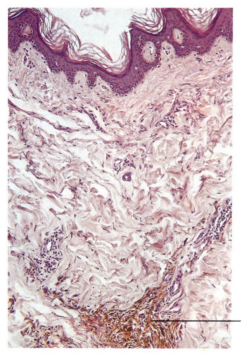

B. – Abb. 9.24. Blauer Nävus; Fbg. HE, Vergr. 80×

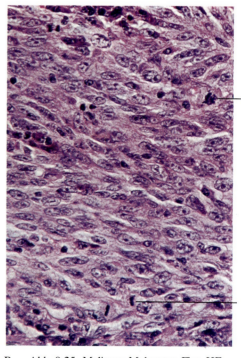

B. – Abb. 9.25. Malignes Melanom; Fbg. HE, Vergr. 350×

Pigmenttumoren

Vorbemerkungen: Der Begriff »Nävus« (Mal) umfaßt verschiedene tumorartige Fehlbildungen (Hamartome) der Haut, die aus neugebildeten Kapillaren *(Naevus vasculosus)*, aus hyperplastischen Talgdrüsen *(Naevus sebaceus)*, aus einer papillomatösen und hyperkeratotischen Epidermis *(Naevus verrucosus)* oder aus melaninhaltigen Zellen *(Naevus pigmentosus)* bestehen können. Zu den nicht tumorartigen Pigmentstörungen, die mit einer Vermehrung von melaninhaltigen Zellen einhergehen, zählen die *Lentigo* (infantile und senile Form) und der *Mongolenfleck*. Zu den gutartigen Neubildungen gehören der *Pigmentnävus* und der *blaue Nävus* und zu den bösartigen Pigmentgeschwülsten das *maligne Melanom*.

Der **Nävuszellnävus** *(Abb. 9.23. Synonym: Pigmentnävus) besteht aus ballenförmig angeordneten, im Papillarkörper lokalisierten Nävuszellen, die von den Melanoblasten abgeleitet werden und dementsprechend neuroektodermalen Ursprungs sind.* Das histologische Übersichtsbild (Abb. 9.23) zeigt die papillär aufgebaute, an der Oberfläche stärker verhornte Epidermis (→1). Zwischen den verlängerten Reteleisten erkennt man die dunkelblau angefärbten Nävuszellen (→3). Unter der Epidermis liegt der zellfreie subepidermale Bindegewebsstreifen (→2). Die Nävuszellen können unterschiedlich stark melaninpigmentiert sein.

Unter den Pigmentnaevi unterscheidet man *Naevi mit Grenzflächenaktivität* (Junktionsnaevi: Nävuszellen sind als kleine Inseln am Stratum basale lokalisiert. Sie kommen bevorzugt bei Kindern vor und können durch Abtropfung den Compoundnaevus bilden). *Kombinierte Naevi* bestehen aus intradermalen Nävuszellnaevi, die noch gleichzeitig eine Grenzflächenaktivität zeigen. Die reinen *korialen* oder *intradermalen Nävuszellnaevi* entsprechen dem oben beschriebenen Typ. Sie können flach, erhaben oder verrukös gestaltet sein.

Der **blaue Nävus** (Abb. 9.24) *stellt ein rundes, umschriebenes Hautknötchen von dunkelblauer Farbe dar und besteht aus langgestreckten, stark melaninpigmentierten Zellen (Melanozyten mesodermalen Ursprungs).* Histologisch erkennt man unter einer normalen Epidermis im Bereich des mittleren Koriums langgestreckte Zellen, die ein bräunliches, grobgekörntes Pigment speichern (→). Dieses Pigment ist eisennegativ und läßt sich durch eine **Versilberung nach Masson** als schwarze intrazytoplasmatische Ablagerung darstellen (Abb. 9.24a).

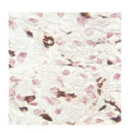

B.–Abb. 9.24a. Blauer Nävus; Fbg. Versilberung nach MASSON, Vergr. 320×

Das **maligne Melanom** (Abb. 9.25) *ist die bösartige Variante der Pigmenttumoren, die sich biologisch durch ihre Metastasierungshäufigkeit auszeichnet.* Histologisch besteht der Tumor aus Zellen, die an ein Karzinom oder an ein Sarkom erinnern. Diese teils sarkomatöse, teils karzinomatöse Gestaltung ist geradezu typisch für das maligne Melanom (sarkomatös wachsende Karzinome kommen auch in der Schilddrüse und beim hypernephroiden Nierenkarzinom vor). Feingewebliche Merkmale der Malignität sind die Zellatypien (unterschiedlich große Zellen), die Mitosen (→) und die Infiltration der Epidermis sowie die entzündliche Reaktion im Stroma. Etwa 10% der malignen Melanome bilden kein Pigment (amelanotische Formen).

Maligne Melanome kommen bevorzugt bei über 40 Jahre alten Menschen vor. Am häufigsten ist die weiße Rasse in den Tropen befallen. Bevorzugte Lokalisationen sind die Haut (Gesicht, Extremitäten), Genitale, Auge, Mundhöhle und Dickdarm. Unter den Hautmelanomen unterscheidet man die horizontal sich ausbreitende Form (intraepidermale Metastasierung = *»superficial spreading melanoma«*), die vertikal infiltrierende Form *(der noduläre, vorwölbende Typ)* und Melanome auf dem Boden einer *Lentigo maligna* (diffuse Durchsetzung der Epidermis mit Pigmentzellen ohne Infiltration des Korium = *Melanoma in situ* = *Melanosis praeblastomatosa circumscripta Dubreuilh*).
Maligne Melanome kommen praktisch nur nach der Pubertät vor. Bei Kleinkindern beobachtet man gelegentlich Pigmenttumoren mit ausgeprägter Zellpolymorphie, manchmal auch mit infiltrativem Wachstum. Diese Pigmenttumoren sind gutartig und werden als *juvenile benigne Melanome* oder als *Spitz-Allen-Tumoren* bezeichnet.

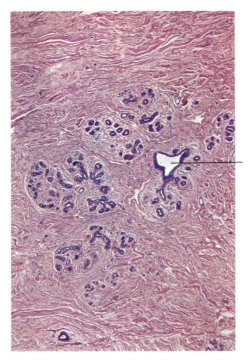

B. – Abb. 9.26. Fibröse Mastopathie; Fbg. HE, Vergr. 32×

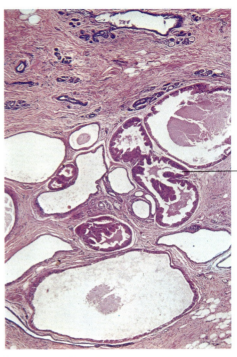

B. – Abb. 9.27. Fibrös-zystische Mastopathie; Fbg. HE, Vergr. 32×

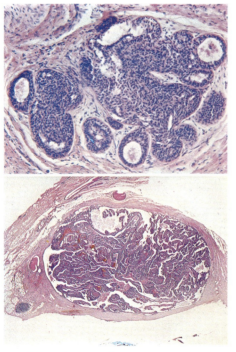

B. – Abb. 9.28. Oben: Mastopathie mit »Epitheliosis«; Fbg. HE, Vergr. 80×. Unten: intraduktal proliferierende Mastopathie; Fbg. HE, Vergr. 10×

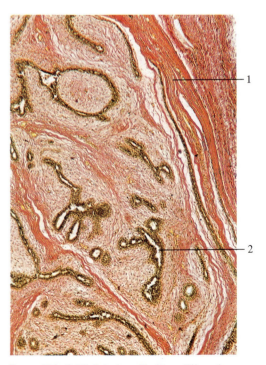

B. – Abb. 9.29 Intrakanalikuläres Fibroadenom; Fbg. van Gieson, Vergr. 50×

Mamma

Vorbemerkungen: Die Mastopathie ist eine Erkrankung der weiblichen Brustdrüse, bei der Atrophie, Hyperplasie und Metaplasie gleichzeitig, mit unterschiedlicher Ausprägung vorkommen. Es handelt sich um eine Dysfunktion der Sexualhormone, die formale Pathogenese ist noch unbekannt. Aus prognostischen und therapeutischen Gründen unterscheidet man heute eine *einfache Mastopathie* von der *proliferierenden Mastopathie*.

Bei der *einfachen Mastopathie* kann eine intra- und perilobuläre Bindegewebsvermehrung deutlich im Vordergrund stehen: Man spricht dann von einer **fibrösen Mastopathie** (Abb. 9.26). Die Abbildung zeigt die in einem kollagenfaserreichen Stroma eingeschlossenen Mammaläppchen mit auseinandergedrängten Azini. Der Pfeil weist auf einen ausgeweiteten Ausführungsgang hin. *Bei der* **fibrös-zystischen Mastopathie** *(Abb. 9.27) wird das histologische Bild durch die Zystenbildungen beherrscht. Es handelt sich um z.T. präexistente ausgeweitete Ausführungsgänge, z.T. um neugebildete Zysten, die von einem abgeflachten Epithel ausgekleidet werden. Einzelne Zysten zeigen ein eosinrotes, hohes Epithel mit apokriner Sekretion (von-Saarsches Epithel), das an Schweißdrüsenepithelien erinnert (daher die Bezeichnung Schweißdrüsenmetaplasie →). Im oberen Drittel des Bildes ist die fibröse Komponente der Mastopathie zu erkennen.*

Bei der einfachen Mastopathie sind auch die Myoepithelien (Myothelien oder Korbzellen) hypertrophiert. Man erkennt sie in der Umgebung der Azinusepithelien als große, in einem blasig aufgetriebenen Zytoplasma eingeschlossene dunkle Kerne. Manchmal beobachtet man sie als umschriebene, solide Herde, die zentral sklerosiert sein können. Man bezeichnet diese Veränderung als *Adenosis* bzw. als *sklerosierende Adenosis*. Sie ist von diagnostischer Bedeutung, da man sie bei schwacher Vergrößerung oder im Gefrierschnitt mit einem szirrhösen Karzinom verwechseln kann.

Bei der **proliferierenden Mastopathie** *(Abb. 9.28) kommt es zu einer stärkeren intraduktalen Wucherung der Gangepithelien mit Ausbildung von soliden, adenoiden oder papillären Formationen.* Bei der **Epitheliosis** (Abb. 9.29 oben) werden kleinere Ausführungsgänge von gewucherten Epithelien ausgefüllt. Diese können auch einen **papillären Aufbau** (Abb. 9.29 unten) aufweisen, das heißt, sie bestehen aus einem verzweigten Stroma, das von Epithel überzogen wird (*pseudopapilläre Wucherungen* bestehen dagegen nur aus Epithelien). Von besonderer prognostischer Bedeutung ist der Nachweis von Zellatypien (polymorphe Zellen mit hyperchromatischen Kernen, vermehrte Mitosen), die bei der *atypisch proliferierenden Mastopathie* vorkommen.

Die einfache Mastopathie ist häufig, kommt praktisch in jeder Mamma nach dem 25. Lebensjahr vor und ist nicht als Präkanzerose zu werten. Bei der *atypisch proliferierenden Mastopathie* liegt dagegen ein erhöhtes Krebsrisiko vor: Diese Frauen erkranken bis zu 30mal häufiger an Mammakrebs als »normale Frauen«. Weitere Mammakrebs-Risikofaktoren sind: frühe Menarche, späte Menopause, keine oder nicht gestillte Kinder, langfristige Östrogentherapie sowie Mammakrebs bei Geschwistern.

Das **Fibroadenom der Mamma** *(Abb. 9.29) ist eine gutartige echte Mischgeschwulst mit einer epithelialen und einer mesenchymalen Tumorkomponente, die bevorzugt bei jüngeren Frauen vorkommt.* Die Abbildung zeigt ein **intrakanalikulär wachsendes Fibroadenom** mit den schlauchförmig angelegten, verzweigten, dunklen Epithelien, die eine spaltförmige Lichtung einschließen (→2). Das Bindegewebe in unmittelbarer Nachbarschaft des Epithels ist »myxomatoid« aufgelockert und färbt sich nicht so intensiv van-Gieson-rot an wie das ortsständige Bindegewebe (→1). Bei einigen Fibroadenomen lagert sich das Bindegewebe konzentrisch um die tubulär differenzierten Epithelproliferationen (*perikanalikulär wachsendes Fibroadenom*).

Fibroadenome der Mamma sind solide, grauweiße, grobgelappte Knoten von fester Beschaffenheit. Sie lassen sich leicht ausschälen. Nur selten kommt es zu einer verstärkten und atypischen Zellproliferation insbesondere der mesenchymalen Tumorkomponente. Diese Neubildungen, die eine beträchtliche Größe erreichen können, werden als *Cystosarcoma phylloides* bezeichnet. Sie sind vorwiegend von örtlicher Malignität, da sie nur selten Fernmetastasen setzen.

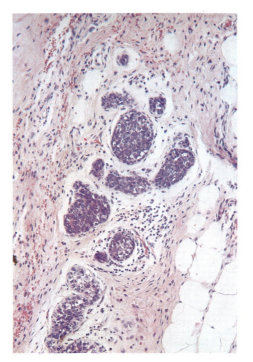

B. – Abb. 9.30. Carcinoma lobulare in situ der Mamma; Fbg. HE, Vergr. 100×

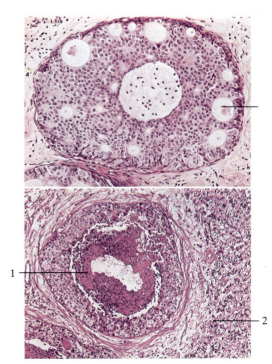

B. – Abb. 9.31. Oben: kribriformes Mammakarzinom; Fbg. HE, Vergr. 50×. Unten: Komedokarzinom; Fbg. HE, Vergr. 50×

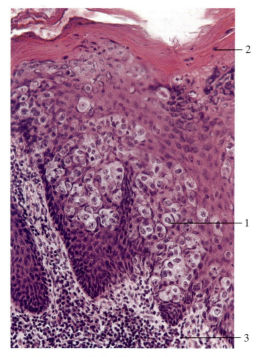

B. – Abb. 9.32. Morbus Paget der Mamma; Fbg. HE, Vergr. 200×

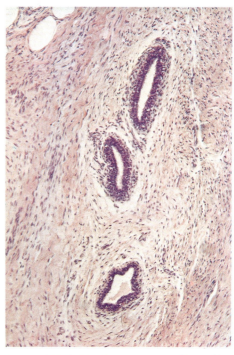

B. – Abb. 9.33 Gynäkomastie; Fbg. HE, Vergr. 80×

Mammakarzinom – Gynäkomastie

Vorbemerkungen: Das Mammakarzinom gehört bei der Frau zu den häufigsten zum Tode führenden malignen Tumoren (etwa 22% aller bösartigen Neubildungen). Das Durchschnittsalter der erkrankten Frauen liegt bei 60 Jahren. Die internationale WHO-Systematik der Mammakarzinome unterscheidet folgende Gruppen. Gruppe I: intraduktale und lobuläre, nicht infiltrierende Karzinome. Gruppe II: infiltrierend wachsende Karzinome (Szirrhus, Carcinoma solidum simplex, medulläres Karzinom). Gruppe III: besondere Karzinomtypen (papilläre, kribriforme, verschleimende Karzinome, medulläre Karzinome mit lymphoider Stromainfiltration, Plattenepithelkarzinome, Morbus Paget, Karzinome auf dem Boden eines Fibroadenoms). Die Karzinome der Gruppe II machen etwa 92% aus, die beiden anderen Gruppen zusammen 8%.

Das **lobuläre Carcinoma in situ der Mamma** (Abb. 9.30) stellt in der Regel einen histopathologischen Zufallsbefund dar. In der Abbildung erkennt man die soliden, inselförmig aufgebauten atypischen Zellen, die einen Lobulus ausfüllen bzw. ersetzen. Die Basalmembran ist erhalten, das heißt, es liegt keine Stromainfiltration vor.

Die meisten Autoren sind heute der Meinung, daß es sich bei dem *lobulären Carcinoma in situ der Mamma* um eine Präkanzerose handelt und nicht um ein echtes, »in situ wachsendes Karzinom« (s. S. 317).

Zu den bevorzugt intraduktal wachsenden Mammatumoren gehören das papilläre, das kribriforme Karzinom und das Komedokarzinom. Das **kribriforme Mammakarzinom** (Abb. 9.31) besteht aus Geschwulstzellen, die größere und mittelgroße Ausführungsgänge ausfüllen und dabei kleinere Lichtungen bilden (→»Drüsen in Drüsen«), die dem Tumor ein charakteristisches siebartiges Aussehen verleihen. Auch beim **Komedokarzinom** (Abb. 9.31 unten) liegt eine intraduktale Ausbreitung eines solid wachsenden Karzinoms vor. Typisch für diese Karzinomart sind die eosinroten, zentralen Nekrosen (→1) – gelegentlich mit körnigen Kalkablagerungen – und die ausgeprägte Tumorzellpolymorphie. Beim Komedokarzinom liegt häufiger eine Tumorinfiltration des Stromas (→2) vor.

Beim **Morbus Paget der Mamma** (Abb. 9.32) *handelt es sich um eine intraepidermale Ausbreitung eines Milchgangskarzinoms, die klinisch im Bereich der Mamille als Ekzem auftritt.* In der Abbildung erkennt man die großen, hellen Karzinomzellen (→1), die in allen Schichten der Epidermis zu finden sind. Sie weisen eine deutliche Polymorphie auf, Mitosen kommen häufiger vor. Die Oberfläche der Epidermis zeigt eine Hyperkeratose (→2), das darunterliegende Stroma eine chronische entzündlich-zellige Infiltration (→3).

Die therapieunabhängige Prognose des Mammakarzinoms: In den letzten Jahren hat man festgestellt, daß die Prognose verschiedener maligner Tumoren (insbesondere des Mammakarzinoms) entscheidend von dem pathologisch-anatomischen Befund abhängt. Das spätere Schicksal einer Frau mit Mammakarzinom wird nicht durch den Primärtumor bestimmt, sondern durch die lymphogenen (Achselhöhle, Supraklavikulargrube) und die hämatogenen (Lunge, Leber, Knochen) Fernmetastasen. Liegt eine Lymphknotenmetastasierung bereits vor, dann überlebt nur ein geringer Prozentsatz dieser Frauen die 5-Jahres-Grenze. Lymphknotenmetastasen kommen häufiger bei den über 2 cm im Durchmesser großen Primärtumoren vom infiltrativen Typ (Gruppe II) vor. Relativ hoch sind dagegen die 5- und 10-Jahres-Überlebensraten beim Gallertkarzinom, dem medullären Karzinom mit lymphoidzelligem Stroma und bei den nicht infiltrierend wachsenden Karzinomen der Gruppe I.

Die **Gynäkomastie** (Abb. 9.33) *ist eine hormonell bedingte Hyperplasie der männlichen Brustdrüse.* Histologisch erkennt man eine leichte Proliferation des duktalen Epithels. Das Bindegewebe ist vermehrt und in der Umgebung der Ausführungsgänge konzentrisch geschichtet sowie myxomatoid aufgelockert. Eine Ausbildung oder Differenzierung von Azini kommt praktisch nicht vor. Bei der *Pseudogynäkomastie* ist die Verdickung auf eine Fettzelldurchwachsung zurückzuführen.

Die Gynäkomastie wird regelmäßig am Beginn der Pubertät beobachtet und bildet sich spontan zurück. Ferner kommt sie auch bei Männern mit Leberzirrhose sowie nach langfristiger Östrogentherapie (z. B. bei Prostatakarzinom) vor. *Das Mammakarzinom des Mannes* ist eine Rarität (weniger als 1% aller Mammakarzinome). Es ist besonders nach Östrogenbehandlung und beim Klinefelter-Syndrom beobachtet worden.

Muskulatur

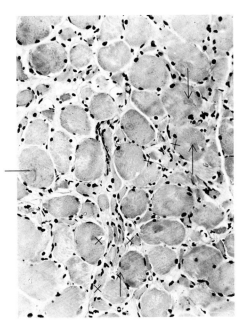

B. – Abb. 10.1. Frische Muskelatrophie mit Faserdegeneration bei akuter Polyneuritis; Fbg. HE, Vergr. 170×

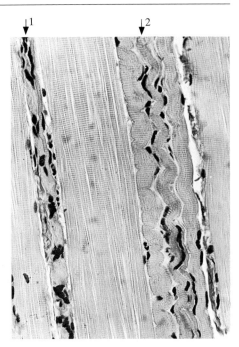

B.–Abb. 10.2. Chronische neurogene Muskelatrophie bei Polyneuritis; Fbg. HE, Vergr. 320×

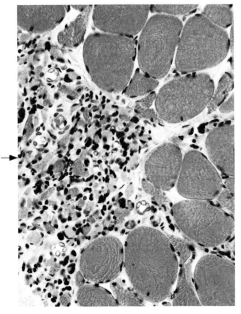

B. – Abb. 10.3. Spinale progressive Muskelatrophie (frühinfantile Form, Werdnig-Hoffmann); Fbg. HE, Vergr. 230×

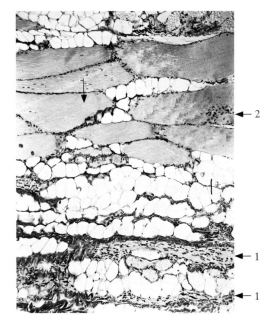

B. – Abb. 10.4. Spinale progressive Muskelatrophie (pseudomyopathische Form); Fbg. v. Gieson, Vergr. 60×

10. Muskulatur

Die Skelettmuskulatur kann in Form *eigenständiger Prozesse* erkranken und bei *Allgemeinerkrankungen* mit betroffen sein. In beiden Fällen kommt es entweder zu *degenerativen Veränderungen an den Muskelfasern* selbst, oder aber die Erkrankung geht von den *Interstitien* aus und zieht das Parenchym erst sekundär in Mitleidenschaft. Bei den degenerativen Veränderungen müssen die akuten Zerfallsprozesse bis zur Nekrose von den sich chronisch entwickelnden Atrophien der Muskelfasern unterschieden werden.
Die Muskelatrophien sind Folge von neurogenen oder myogenen Erkrankungen. Den *neurogenen Atrophien* liegt eine periphere Denervierung zugrunde, deren Ursache primär im Vorderhorn des Rückenmarkes *(spinale Muskelatrophien)* oder im Verlaufe des *peripheren motorischen Nerven* gelegen sein kann.

Die Anfangsstadien der **neurogenen Muskelatrophie** trifft man am häufigsten bei der Polyneuritis an. Abb. 10.1 **(frische Muskelatrophie bei akuter Polyneuritis)** zeigt im Querschnitt eine Atrophie einzelner Muskelfasergruppen (zwischen den Kreuzen). Man sieht, daß die Fasern schmäler sind und die Zellkerne dichter beieinanderliegen. Die übrigen Muskelfasern sind in ihrem Volumen noch erhalten, zeigen aber bereits eine frische Degeneration in Form eines Verlustes der regelmäßigen fibrillären Feinstruktur (vgl. dazu z. B. Abb. 10.3) mit sehr charakteristischer herdförmiger Verklumpung der kontraktilen Substanz (schießscheibenähnliche Faserveränderungen = »target fibers« [→]).
Entwickelt sich die neurogene Atrophie langsam, so begegnen uns im histologischen Bild neben vollständig intakten Muskelfasern hochgradig atrophische Muskelfasergruppen, die jeweils einem ausgefallenen motorischen Axon bzw. einer Axonkollaterale zugeordnet sind **(chronische neurogene Muskelatrophie bei Polyneuritis)**. Abb. 10.2 zeigt einen Längsschnitt durch die Muskelfasern mit typischer neurogener Gruppenatrophie, wobei die Fasergruppe bei →1 stärker atrophisch ist als die bei →2. Die Atrophie umfaßt hier nur kleinere Muskelgruppen, die jeweils einer sog. Untereinheit der motorischen Einheit entsprechen.

Motorische Einheit = Vorderhornzelle mit zugehörigem peripherem motorischem Axon, dessen Axonkollateralen, motorischen Endplatten und Muskelfasern. Auf eine motorische Einheit kommen je nach Art des Muskels 800–1700 und mehr Muskelfasern.

Bei **spinalen Muskelatrophien** infolge Untergangs der motorischen Vorderhornzellen im Rückenmark betrifft die Atrophie immer ganze motorische Einheiten und nicht nur Untereinheiten, wobei alle Muskelfasern der motorischen Einheit dementsprechend felderförmig von der Atrophie betroffen sind. Abb. 10.3 **(spinale progressive Muskelatrophie, frühinfantile Form,** Werdnig-Hoffmann) zeigt, daß dementsprechend größere Gruppen von Muskelfasern atrophisch werden (→). Man sieht hier die stark verschmälerten Fasern im Querschnitt, wobei die Zellkerne näher aneinanderrücken und eine Zellkernvermehrung stattgefunden hat (frustrane Regenerate). Die übrigen Muskelfasern sind mit ihrer fibrillären Feinstruktur voll erhalten.
Die spinale progressive Muskelatrophie des Erwachsenen (Abb. 10.4, **spinale progressive Muskelatrophie, pseudomyopathische Form**) schreitet nur sehr langsam fort, so daß Umbau und Anpassungsvorgänge besonders deutlich hervortreten. Unsere Abbildung zeigt atrophische Muskelfaserbündel im Längsschnitt (→1), umgeben von Bindegewebszügen und einer lipomatösen Ersatzwucherung (Vakatwucherung). Die erhaltenen Muskelfasergruppen werden infolge Mehrbelastung kompensatorisch hypertrophisch, wobei es zur Zellkernvermehrung im Zentrum von Muskelzellen kommt (→2). Der lipomatös-sklerotische Umbau der Muskulatur mit mehr oder weniger starker Vakatwucherung des Fettgewebes ist ein unspezifisches Symptom des chronisch fortschreitenden Muskelschwundes. Er begegnet uns dementsprechend sowohl bei den spinalen progressiven Muskelatrophien als auch bei chronischen myogenen Atrophien auf degenerativer (vgl. Abb. 10.5) oder entzündlicher Basis.

Die Abb. 10.1–10.7 verdanken wir Herrn Prof. ERBSLÖH (ehem. Direktor der Neurologischen Universitätsklinik Gießen), dem wir auch für die myologische Beratung zu danken haben.

Muskulatur

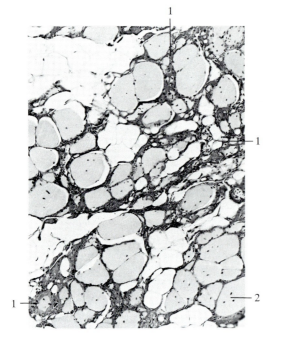

B. – Abb. 10.5. Progressive Muskeldystrophie (Erb); Fbg. v. Gieson, Vergr. 80×

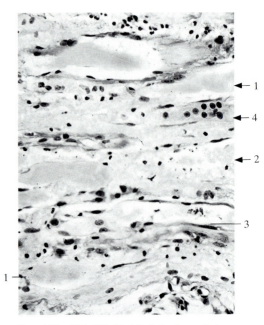

B. – Abb. 10.6. Frische Muskelnekrose bei akuter Polymyositis; Fbg. HE, Vergr. 200×

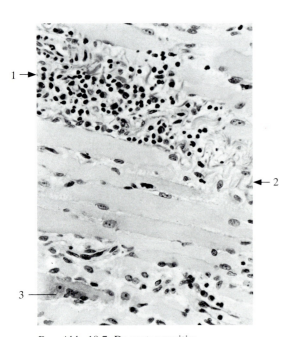

B. – Abb. 10.7. Dermatomyositis; Fbg. HE, Vergr. 250×

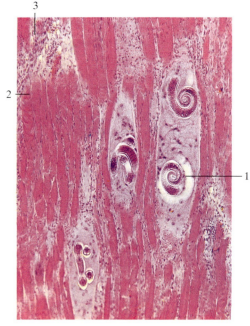

B. – Abb. 10.8. Trichinose; Fbg. HE, Vergr. 78×

Progressive Muskeldystrophie (Erb) (Abb. 10.5). Im Gegensatz zur spinalen progressiven Muskelatrophie liegt bei den Muskeldystrophien die *primäre Störung in den Muskelzellen selbst* (hereditäre Stoffwechselstörung unbekannter Art). Dementsprechend liegt keine den motorischen Einheiten entsprechende Gruppenatrophie vor, sondern ein disseminierter Befall einzelner Fasern ohne ein bestimmtes Verteilungsmuster.

Unser Bild zeigt neben den atrophischen Fasern (→1) zahlreiche normale sowie hypertrophische Fasern mit zentralen Zellkernen (→2). Außerdem sind die Muskelfasern von Bindegewebe eingeschlossen, und anstelle der atrophischen untergegangenen Fasern hat sich Fettgewebe entwickelt *(lipomatös-sklerotischer Umbau)*. Die Narbenzüge können zu einer sekundären läppchenähnlichen Gruppierung von Muskelfasern führen, so daß ein zirrhoseähnliches Bild entsteht. Im dystrophischen Muskel finden sich häufig frische Stadien des Muskelfaseruntergangs, wie sie bei *Allgemeinerkrankungen, z. B.* wachsartiger Degeneration der Bauchmuskulatur bei Typhus, auftreten. Abb. 10.6 **(frische Muskelnekrose bei akuter Polymyositis)** zeigt verschiedene Formen der Muskelfaserdegeneration bis zur Nekrose. Am Anfang des degenerativen Prozesses steht häufig die wachsartige Degeneration (→1), wobei es zu einer Homogenisierung der Faserproteine und Auslöschung der Querstreifung kommt. Dann entwickelt sich ein scholliger Zerfall (→2) mit Untergang der Zellkerne, vollständiger Auflösung und Herauslösung des Sarkoplasmas, so daß nur noch leere Sarkolemmschläuche (→3) vorhanden sind (vgl. S. 42). Herdförmig können Gruppen von Muskelzellkernen als Zeichen regeneratorischer Tendenzen auftreten (→4). Ein derartig akuter starker Muskelzerfall führt zum sog. *Crush-Syndrom* (vgl. S. 165) und tritt nicht nur bei nekrotisierter Myositis, sondern auch nach *Intoxikationen* (z. B. CO-Vergiftung) oder in der Umgebung schwerer Muskeltraumen auf.

Bei der **Dermatomyositis** (Abb. 10.7) handelt es sich um eine *nekrotisierende Panmyositis* mit *Dermatitis*, bei der im akuten Stadium die oben beschriebenen degenerativen und nekrotisierenden Vorgänge im Vordergrund stehen, aber gleichzeitig eine starke lymphozytäre und plasmazelluläre Entzündung auftritt. Im subakuten und chronischen Stadium der schubweise verlaufenden Erkrankung beobachtet man vorwiegend interstitielle Zellinfiltrate (→1) und einen narbigen Ersatz (→2) mit Gewebsumbau. Außerdem kommt es zu ausgeprägten regenerativen Vorgängen an den Muskelfasern selbst (→3).

Die *nekrotisierende Polymyositis* verläuft klinisch unter dem Bild ausgedehnter proximaler Muskellähmungen, die wegen ihrer Ähnlichkeit mit den Muskellähmungen bei Trichinose auch als Pseudotrichinose bezeichnet werden.

Trichinose der Skelettmuskulatur (Abb. 10.8). *Die Embryonen von Trichinella spiralis gelangen von den Chylusgefäßen des Darmes mit dem Blutstrom in die quergestreifte Muskulatur und entwickeln sich hier zu spiralig aufgerollten Larven.*

Die geschlechtsreifen Fadenwürmer leben im Dünndarm (Mensch, Schwein, Hund usw.). Gelangen die Muskeltrichinen in den Magen, so entwickeln sie sich zu geschlechtsreifen Würmern. Bei massivem Trichinenbefall stehen zuerst Darmerscheinungen im Vordergrund (Durchfall) und dann Muskelschmerzen (Myolyse). Später können lang dauernde Beschwerden im Sinne eines Muskelrheumatismus bestehen.

Histologisch sieht man schon bei schwacher Vergrößerung die spiraligen, quer oder teilweise tangential angeschnittenen Trichinellen, die von einer hyalinen Kapsel (→1) umgeben sind. In der Umgebung erkennt man degenerative Muskelfaserveränderungen, z. B. in Form von scholligem Zerfall und wachsartiger Degeneration (→2). In den Interstitien kommt es zur Ansammlung von eosinophilen Leukozyten und chronisch-entzündlichen Infiltraten (→3).

Makroskopisch: Kleine, weiße Herdchen.

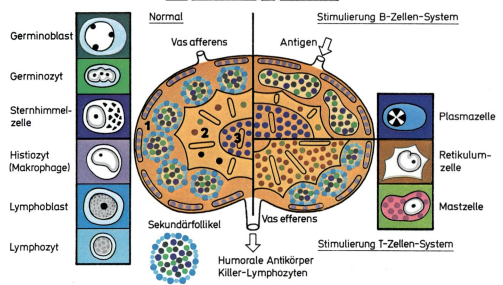
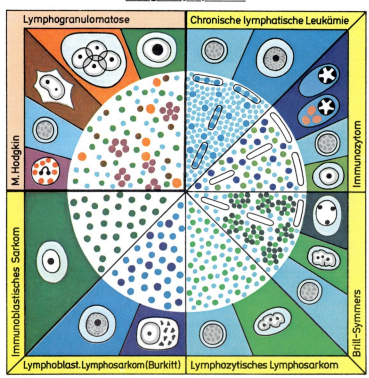

A.–Abb. 11.1. Schematische Darstellung des normalen Lymphknotens, der unspezifischen Lymphadenitis und der malignen Lymphome

11. Lymphknoten – Milz

Lymphknoten: Die Fortschritte der Immunologie haben zu der Erkenntnis geführt, daß der Immunantwort des Lymphknotens verschiedene Regionen zugeordnet werden müssen (Abb.11.1 oben). Erreicht ein Antigen den Lymphknoten über das Vas afferens, so kann die *humorale Antikörperbildung (***B-Zellen-System** = »bone marrow«-abhängiges System) oder das *zellgebundene Immunsystem* (**T-Zellen** = thymusabhängiges System) stimuliert werden. Das B-Zellen-System wird repräsentiert durch die Lymphknotenrinde mit den Sekundärfollikeln mit Keimzentren (1 in Abb. 11.1 oben) und das Lymphknotenmark (3 in Abb. 11.1 oben), das T-Zellen-System durch die Parakortikalzone (zwischen Mark und Rinde gelegen: 2 in Abb. 11.1 oben). Experimentell: Thymektomie bei Neugeborenen. Parakortikalzone fehlt.

Bei **Stimulation des B-Zellen-Systems** (Abb. 11.1 oben rechts) führt die Antigenzufuhr zu einer Vergrößerung der Reaktions- bzw. Keimzentren der Sekundärfollikel, die riesenhaft groß werden können, mit Vermehrung von Germinoblasten und Germinozyten sowie Kerntrümmerphagen (sog. Sternhimmelzellen). Man muß annehmen, daß das Antigen von Zellen des Keimzentrums aufgenommen und verarbeitet wird. Die Bildung humoraler Antikörper erfolgt durch Plasmazellen im Mark des Lymphknotens. Die Markzone ist dann verbreitert mit massenhaft Plasmazellen. Auf welche Weise die immunologische »Botschaft« von der Rinde in das Mark gelangt, ist unbekannt (zellulär, lymphogen?). Wird das **T-Zellen-System** (Abb. 11.1 oben rechts) durch ein Antigen stimuliert, so kommt es zu einer Verbreiterung der Parakortikalzone mit Vermehrung von T-Lymphozyten, Retikulumzellen und Mastzellen. In der Milz entsprechen die Follikel dem B-Zellen-System und die Pulpa dem T-Zellen-System. Diese verschiedenen Reaktionsformen des Lymphknotens haben in jüngster Zeit eine praktische Bedeutung erlangt: Wird im Drainagegebiet von Karzinomen (Mammakarzinom, Portiokarzinom) eine Stimulation der T-Zellen (Parakortikalzone) beobachtet, so besteht bei den Patienten eine bessere Prognose als bei der Aktivierung der B-Zellen-Region oder keiner Reaktion des Lymphknotens.

Bei **unspezifischer Lymphadenitis** wird eine Vermehrung der Sinushistiozyten beobachtet, die vielleicht als erste Station der Antigenaufnahme anzusehen sind. Das lymphatische Gewebe kann in Form der follikulären Hyperplasie (große Reaktionszentren), vergrößertes Mark (B-Zellen-Stimulation) oder in Form einer lymphatischen Hyperplasie (Verbreiterung der Parakortikalzone) reagieren. Auch beides zusammen kommt vor.

Spezielle Reaktionsformen des Lymphknotens: *Kleinherdige Epitheloidzellreaktion* (Piringer): Kleine, aus wenigen gruppiert stehenden Epitheloidzellen bestehende Herdchen mit unspezifischer Lymphadenitis findet man bei Toxoplasmose in der Lymphknotenrinde mit Sinushistiozytose. Wird auch bei Karzinomen beobachtet und in ganz frühen Stadien der Lymphogranulomatose. *Morbus Boeck:* Epitheloidzelliges Granulom (größer als bei Piringer). *Verkäsende Tuberkulose:* Verkäsung (Nekrose mit epitheloidzelliger Demarkation und Langhansschen Riesenzellen). *Pseudotuberkulose:* 1. *Pseudotuberkulose Masshoff* (Yersinia pseudotuberculosis), vorwiegend Mesenteriallymphknoten. 2. *Tularämie* (Pasteurella tularensis), von Wildbret übertragen (Pelzverarbeiter, Wildhändler). 3. *Katzenkratzkrankheit (Viren der Miyagawanella-Gruppe)*. Alle Formen haben gleiches Erscheinungsbild. Zunächst herdförmige Retikulumzellwucherungen, sekundär zentrale Einschmelzungen, dann Begrenzung durch Epitheloidzellen bzw. Retikulumzellen.

Lymphknotentumoren (Abb. 11.1 unten): Die primären Lymphknotentumoren sind in der Regel maligne (Ausnahme: Das gutartige *Lymphozytom Castleman,* das bevorzugt im Mediastinum vorkommt und Keimzentren mit zwiebelschalenartig gelagerten Lymphozyten zeigt) und werden unter dem Sammelbegriff **Lymphoma malignum** zusammengefaßt. Unter diesen Tumoren hat sich lediglich der **Morbus Hodgkin** als eigenständiges Krankheitsbild herauskristallisiert, die restlichen Tumoren werden als **Nicht-Hodgkin-Lymphome** (s. S. 243) bezeichnet.

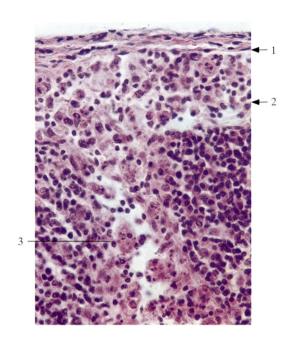

B. – Abb. 11.2. Sinuskatarrh des
Lymphknotens;
Fbg. HE, Vergr. 360×

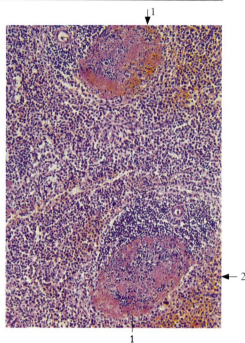

B. – Abb. 11.3. Follikelnekrosen bei
Diphtherie;
Fbg. HE, Vergr. 100×

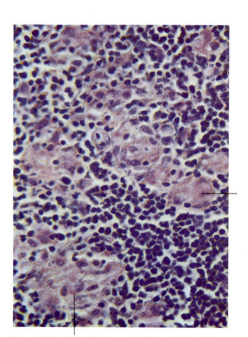

B. – Abb. 11.4. Piringersche Lymphadenitis
(kleinherdige Epitheloidzellreaktion);
Fbg. HE, Vergr. 420×

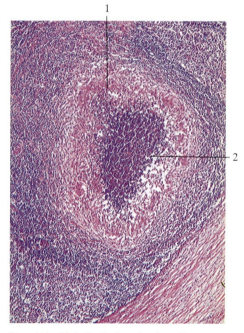

B. – Abb. 11.5. Retikulozytär abszedierte
Lymphadenitis (Masshoff);
Fbg. HE, Vergr. 120×

Reaktionsformen des Lymphknotens

Der **Sinuskatarrh des Lymphknotens** (Abb. 11.2) ist eine Teilerscheinung der Lymphadenitis (vgl. S. 235). Das histologische Bild entsteht durch eine Proliferation der Retikulumzellen (Histiozyten) der Sinus, wenn in erhöhtem Maße zu resorbierende Substanzen (Eiweißabbauprodukte [z. B. bei Karzinomen im Quellgebiet], Bakterien, Toxine usw.) angeschwemmt werden. Diese vermehrten Retikuloendothelien (Retothelien) lösen sich in reichlicher Menge aus dem retikulären Zellverband und liegen dann isoliert als abgerundete, ovale Histiozyten mit leicht exzentrischem Kern in der Sinuslichtung: *Sinushistiozytose*. Unser Bild zeigt den Randsinus eines Lymphknotens bei einer unspezifischen Lymphadenitis mit Erweiterung der Sinus (→1 und →2: Grenze des Sinus), die mit großen zytoplasmareichen Zellen angefüllt sind. Es handelt sich um abgelöste Retikulumzellen, die in ihrem Zytoplasma Kerntrümmer gespeichert haben (→3). Außerdem sind einzelne Lymphozyten und Granulozyten nachweisbar.

Follikelnekrosen bei Diphtherie (Abb. 11.3). Eine besonders stark ausgeprägte Lymphadenitis mit Nekrosen in den Reaktionszentren der Sekundärfollikel findet man häufig bei Diphtherie (direkter toxischer Effekt). Auch bei akuter Enteritis bei Kleinkindern in den Mesenteriallymphknoten zu sehen. Histologisch sind die Zentren der Follikel in eine eosinrote Nekrose umgewandelt (→1), in der noch Kerntrümmer nachweisbar sind. In den Randpartien der Follikel ist ein schmaler Lymphozytenwall erhalten. Im übrigen Lymphknoten sieht man Zeichen der akuten Exsudation, häufig mit Blutungen (→2).

Kleinherdige Epitheloidzellreaktion (PIRINGER) (Abb. 11.4). *Die Piringersche Lymphadenitis* (PIRINGER-KUCHINKA, 1953) *ist in den meisten Fällen Ausdruck einer Lymphknotentoxoplasmose* (vgl. auch S. 281), *die bevorzugt (75%) in den Halslymphknoten auftritt*. Die charakteristischen histologischen Veränderungen sind eine kleinherdige Epitheloidzellreaktion, eine unreife Sinushistiozytose, Hyperplasie der Lymphfollikel mit Ausbildung großer Keimzentren und eine Perilymphadenitis. Unsere Abbildung zeigt mehrere Zellgruppen, die aus 4–8 großen, saftreich erscheinenden Epitheloidzellen mit hell eosinrotem Zytoplasma bestehen (→). Die Kerne dieser Zellen sind oval oder katzenzungenförmig und besitzen eine lockere Chromatinstruktur. Eine ähnliche kleinherdige Epitheloidzellreaktion in Lymphknoten findet man in Frühstadien der Lymphogranulomatose, bei der infektiösen Mononukleose und bei Tumorzerfall im Lymphquellgebiet.

Retikulozytär abszedierte Lymphadenitis (MASSHOFF, Abb. 11.5). Die retikulozytär abszedierte Lymphadenitis wird durch verschiedene Infektionen hervorgerufen: durch *Yersinia pseudotuberculosis*[1] mit Befall der mesenterialen und ileozökalen Lymphknoten vorwiegend bei Kindern und Jugendlichen unter dem klinischen Bild einer Appendizitis (MASSHOFF, 1953); durch *Pasteurella tularensis* und Erreger der Katzenkratzkrankheit (Viren) mit Befall der regionären Lymphknoten der jeweiligen Eintrittspforte (Primärkomplex).

Diese verschiedenen infektiösen Lymphknotenerkrankungen zeigen ein gleichartiges histologisches Bild. Im vollausgebildeten Stadium findet man inmitten einer ausgedehnten herdförmigen Retikulumzellproliferation (→1) zentral eine Ansammlung polymorphkerniger Granulozyten mit Gewebseinschmelzung (Abszeß, →2). Der Abszeß wird von Retikulumzellen abgegrenzt. Außerdem erkennt man Sekundärfollikel mit deutlichen Reaktionszentren und sog. Sternhimmelzellen (Phagozyten, die Kerntrümmer gespeichert haben). Weitere Veränderungen bei dieser Erkrankung – auf dieser Abbildung nicht dargestellt – sind die meist erhebliche Perilymphadenitis und Endophlebitis sowie Endarteriitis benachbarter Blutgefäße.

---

[1] Alte Bezeichnung: *Pasteurella pseudotuberculosis.*

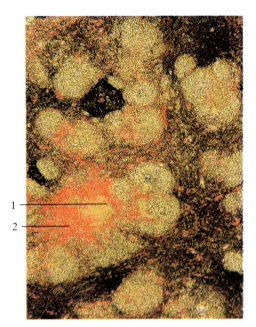

B. – Abb. 11.6. Epitheloidzellige Lymphknotentuberkulose;
Fbg. v. Gieson, Vergr. 40×

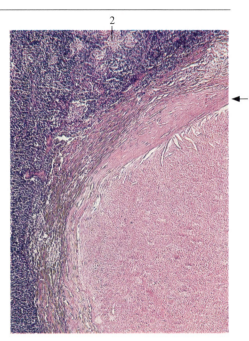

B. – Abb. 11.7. Verkäste Lymphknotentuberkulose;
Fbg. HE, Vergr. 60×

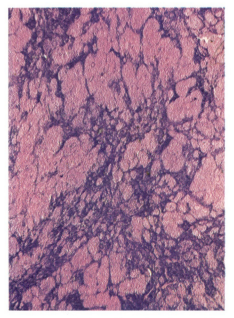

B. – Abb. 11.8. Sarkoidose eines Lungenhiluslymphknotens;
Fbg. HE, Vergr. 40×

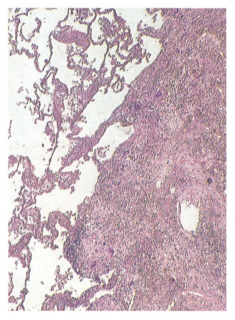

B. – Abb. 11.9. Vernarbende Sarkoidose der Lunge;
Fbg. HE, Vergr. 100×

Spezifische Lymphknotenentzündungen

Epitheloidzellige Lymphknotentuberkulose (Abb. 11.6). Man sieht mikroskopisch zahlreiche, dichtstehende Tuberkel, die lediglich aus Epitheloidzellen zusammengesetzt sind. Bei schwacher Vergrößerung treten diese runden, oft konfluierten Herde sehr deutlich hervor. Mit stärkerer Vergrößerung sind die typischen Epitheloidzellen zu sehen (vgl. S. 32). Vereinzelt kommen Langhanssche Riesenzellen vor. Im Zentrum der Epitheloidzelltuberkel können sich sekundär Nekrosen entwickeln (→1). In älteren Herden tritt zunehmend mehr hyalines Bindegewebe auf (→2), so daß schließlich eine Narbe resultiert.

Bei der **verkästen Lymphknotentuberkulose** (Abb. 11.7) beherrschen die Nekrosen ganz das histologische Bild, während das spezifische Granulationsgewebe nur als schmaler Saum sichtbar wird oder wie in dieser Abbildung zum größten Teil schon durch eine fibröse Kapsel (→1) ersetzt ist. Mit unbewaffnetem Auge sieht man anstelle des lymphatischen Gewebes große, homogene, eosinrote Massen (Verkäsung). Die mittlere und die stärkere Vergrößerung zeigen den ausgedehnten feinscholligen Nekrosebezirk ohne Reste der ursprünglichen Gewebsstruktur. Außerhalb des Käseherdes finden sich einige epitheloidzellige Granulome ohne Verkäsung (→2).

Makroskopisch: Gefelderte Schnittfläche mit herd- oder landkartenförmigen gelben, trockenen Bezirken.

Morbus Boeck (Sarkoidose) (Abb. 11.8, 11.9, 11.10): Die Sarkoidose stellt eine Krankheitseinheit sui generis dar. Das morphologische Substrat ist der Epitheloidzelltuberkel ohne Verkäsung. Praktisch alle Organe können betroffen sein. Im Beginn der Erkrankung sind die Lungenhiluslymphknoten befallen (klinisch Stadium I, 40% heilen aus).

Abb. 11.8 zeigt in der Übersicht einen Lungenhiluslymphknoten, der dicht von z. T. zusammenfließenden epitheloidzelligen Granulomen durchsetzt ist. Bei stärkerer Vergrößerung bietet sich das gleiche histologische Bild wie in Abb. 3.43 auf S. 108: Dichtgelagerte, meist saftige Epitheloidzellen mit ovalen oder katzenzungenähnlichen Zellkernen sowie Langhanssche Riesenzellen bilden ein Granulom. Im Gegensatz zur Tuberkulose fehlt die Verkäsung, und die epitheloidzelligen Granulome neigen zur Fibrosierung, die von der Peripherie zum Zentrum hin fortschreitet. In den Epitheloidzellen werden häufig muschelschalenförmig verkalkte Körperchen, sog. »*Conchoid bodies*« (Schaumann-Körperchen, Abb. 11.10), beobachtet (Zelleinschlüsse: Verkalkter Inhalt von Lysosomen? in 80% der Fälle bei Sarkoidose nachweisbar; bei Tuberkulose nur in 6%). Unser Bild zeigt diese Körperchen im polarisierten Licht mit doppelbrechendem Zentrum.

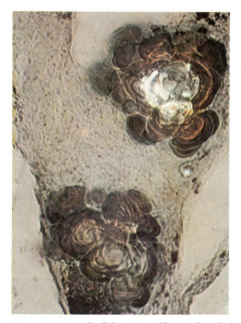

Von den Lungenhiluslymphknoten greifen die Granulome lymphogen auf die Lunge über (interintraalveolär, perivaskulär und in der Bronchialwand). II. Stadium. 40% heilen aus. Abb. 11.9 zeigt schon ein beginnendes III. Stadium (Lungenfibrose. Tod in Dyspnoe) mit vernarbendem Granulomgewebe und einzelnen Riesenzellen vom Langhans-Typ. In den Randpartien besteht ein Narbenemphysem. Bei der hämatogenen Aussaat können alle Organe betroffen sein (s. S. 140).

Beachte: Epitheloidzellige Granulome kommen vor bei Tuberkulose, Sarkoidose, Berylliumeinwirkung, Kunststoffen, in den Lymphknoten des Drainagegebietes von malignen Tumoren, bei Ileitis terminalis, Toxoplasmose usw. Es handelt sich also um eine relativ unspezifische Reaktion des Gewebes bei den verschiedensten Einwirkungen. Die Diagnose eines Morbus Boeck muß klinisch abgesichert werden.

Vorwiegend junge Frauen betroffen. Häufigkeit 1:1000.

B. – Abb. 11.10. Schaumann-Körperchen bei Sarkoidose (polarisiertes Licht); Fbg. Hämatox., Vergr. 700×

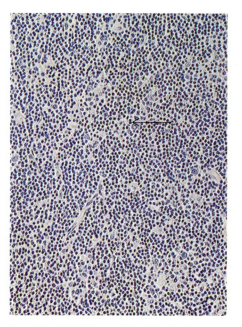

B.–Abb. 11.11. Morbus Hodgkin, lymphozytenreiche Form;
Fbg. HE, Vergr. 250×

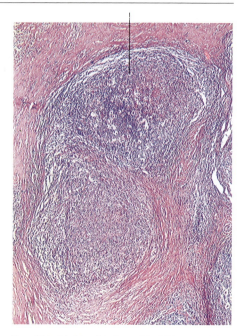

B.–Abb. 11.12. Morbus Hodgkin, noduläre Sklerose;
Fbg. HE, Vergr. 100×

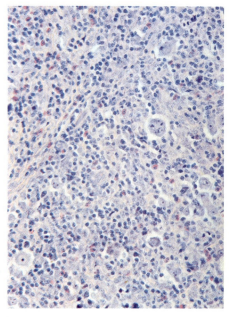

B.–Abb. 11.13. Morbus Hodgkin, gemischte Form;
Fbg. Giemsa, Vergr. 200×

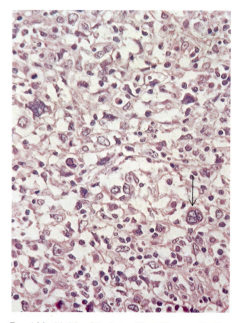

B.–Abb. 11.14. Morbus Hodgkin, retikuläre Form;
Fbg. HE, Vergr. 200×

Morbus Hodgkin (Lymphogranulomatose)

Das **Lymphoma malignum Hodgkin** (Lymphogranulomatose. Abb. 11.11–11.15) *ist die häufigste bösartige Erkrankung des Lymphknotens* (50% der primären Lymphknotentumoren). *Es handelt sich um ein destruierend wachsendes Granulom von spezifischem Gewebscharakter.* Das typische histologische Bild wird von folgenden Kriterien bestimmt: Zerstörung der normalen Struktur des Lymphknotens durch ein Granulom, bestehend aus atypischen Retikulumzellen (evtl. Epitheloidzellen), Lymphozyten, eosinophilen Granulozyten, Hodgkin- und Sternbergschen Riesenzellen (s.a. Abb. 11.15). Der für dieses Krankheitsbild charakteristische Zelltyp, die Hodgkin-Zelle, entsteht aus Retikulumzellen oder Lymphoblasten (× u. → in Abb. 11.15). Die Hodgkin-Zellen haben einen auffallend hellen, blasigen Kern mit deutlicher Kernmembran inmitten eines schmalen, bei Giemsa-Färbung blaß basophilen, unscharf begrenzten Zytoplasma. Von solchen Hodgkin-Zellen leiten sich die mehrkernigen Sternbergschen Riesenzellen ab. Ihre ebenfalls blasig beschaffenen Kerne überlappen sich teilweise, das Zytoplasma ist meist reichlich vorhanden (Abb. 11.15 →2). Man unterscheidet heute nach den Untersuchungen von LUKES (vgl. KAPLAN, 1972) verschiedene Formen des Morbus Hodgkin mit unterschiedlicher Prognose:

1. **Lymphozytenreiche Form** (diffus oder nodulär): Früher als Paragranulomatose bezeichnet. Abb. 11.11 zeigt, daß Lymphozyten vorherrschen, während nur wenig atypische Retikulumzellen und Hodgkin-Zellen (→) vorhanden sind. Eosinophile Granulozyten fehlen meistens. Meist junge Männer betroffen (30–40 Jahren). Gute Prognose (50–60% leben länger als 6 Jahre). Übergang in gemischte Form und retikuläre Form aber möglich.

2. **Nodulär-sklerosierende Form:** Sonderform, die selten in eine andere Art der Lymphogranulomatose übergehen soll. Abb. 11.12 zeigt den typischen Befund: Der Lymphknoten ist von breiten Bändern kollagenen Bindegewebes (im polarisierenden Licht doppelbrechend) durchsetzt, die sich ringförmig anordnen. Das Granulomgewebe besteht vorwiegend aus Lymphozyten, einigen atypischen Retikulumzellen und sog. »lacunar cells« (Histiozyten mit feingranulärem Zytoplasma), die in Abb. 11.12 als kleine helle runde Zellen zu sehen sind (→). Meist junge Frauen betroffen. 60% leben länger als 6 Jahre.

3. **Gemischte Form** (Abb. 11.13): Typisches Granulomgewebe wie oben im Text beschrieben mit atypischen Retikulumzellen, Lymphozyten, eosinophilen Granulozyten, Sternbergschen Riesenzellen und Hodgkin-Zellen. Überlebensrate: 25% leben länger als 6 Jahre. Bei Männern und Frauen gleich häufig vorkommend.

4. **Lymphozytenarme Formen:**

a) **Diffuse Fibrose:** Kollagenes Narbengewebe mit nur noch wenig Granulomgewebe. Spärlich Lymphozyten, reichlich atypische Retikulumzellen und Sternbergsche Riesenzellen.

b) **Retikuläre Form** (Hodgkin-Sarkom): Abb. 11.14 zeigt, daß die Zellwucherung vorwiegend aus atypischen Retikulumzellen und Hodgkin-Zellen bzw. Sternbergschen Riesenzellen (→) besteht. Lymphozyten fehlen fast vollständig. Hämatogene Metastasierung. Beide Geschlechter sind gleich häufig betroffen. Verlauf: Nur 20% leben länger als 2 Jahre.

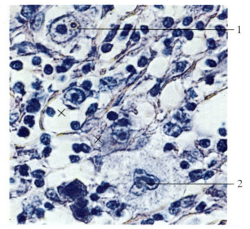

B.–Abb. 11.15. M. Hodgkin; Sternbergsche Riesenzelle;
Fbg. Giemsa, Vergr. 400×

Lymphknoten – Milz

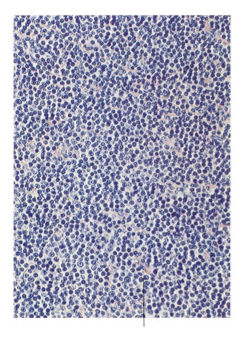

B.–Abb. 11.16. Chronische lymphatische Leukämie;
Fbg. HE, Vergr. 300×

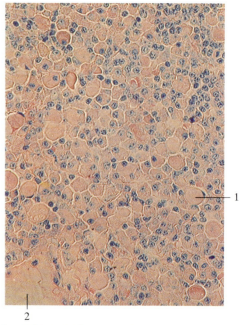

B.–Abb. 11.17. Immunozytom;
Fbg. Giemsa, Vergr. 300×

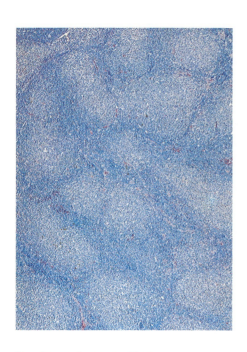

B.–Abb. 11.18. Morbus Brill-Symmers;
Fbg. Giemsa, Vergr. 40× (STEIN)

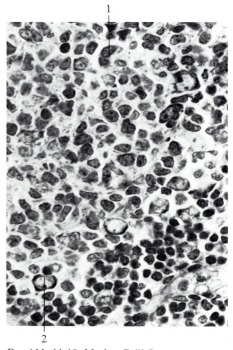

B.–Abb. 11.19. Morbus Brill-Symmers;
Fbg. Giemsa, Vergr. 500× (STEIN)

Nicht-Hodgkin-Lymphome

Maligne Lymphome *(Nicht-Hodgkin-Lymphome)* (vergl. Schema S. 234). In der Klassifizierung der malignen Lymphome hat sich durch eine subtilere Untersuchungstechnik (Giemsa-Färbung, Elektronenmikroskopie) und durch die Fortschritte auf dem Gebiet der Immunologie ein grundlegender Wandel angebahnt, wobei auch durch retrograde klinische Studien Aussagen über die Prognose möglich sind (LENNERT u. Mitarb., 1975). Leider ist die Nomenklatur noch nicht einheitlich. Man unterscheidet heute maligne Lymphome mit *niedriger Malignität* (Verlauf im Mittel 5–15 Jahre: Chronisch-lymphatische Leukämie, Immunozytom, lymphozytisches Lymphosarkom, Morbus Brill-Symmers), von solchen mit *hoher Malignität* (Verlauf bis 3 Jahre: Immunoblastisches Sarkom, lymphoblastisches Lymphosarkom).

Chronisch-lymphatische Leukämie *(CLL.* Abb. 11.16). Mit aleukämischem (sog. Lymphadenose), subleukämischem oder leukämischem Blutbild auftretend. Histologisch (Abb. 11.16) sieht man eine diffuse Wucherung typischer Lymphozyten und nur wenig Lymphoblasten (→). Die Sinus des Lymphknotens sind meist erhalten. In der Milz sind die Follikel infiltriert, in der Leber die Periportalfelder. Auch Knochenmarksbefall.

Häufigste aller Leukosen. Alter 60–70 Jahre, ♂:♀ = 2:1. Verlauf 3–10 Jahre. Im Gewebe lassen sich Immunoglobuline (IgM) nachweisen.

Immunozytom *(lympho-plasmozytoides Immunozytom.* Abb. 11.17). Diese Fälle liefen früher unter der Bezeichnung *Morbus Waldenström,* der ein etwas anderes Gewebsbild bietet (lymphoide Plasmazellen, Mastzellen, Eiweißseen) und immer mit einer Vermehrung von IgM im Blut einhergeht. Unsere Abbildung zeigt die typische Vermehrung von Plasmazellen, die in ihrem Zytoplasma Russelsche Körperchen (→) aufweisen (Sekretionsstörung von Immunglobulin). Außerdem sieht man lymphoide Elemente, die teilweise lymphoide Plasmazellen darstellen. Auch Immunoblasten kommen vor, ähnlich wie in Abb. 11.21. Bei →2 Teil eines Eiweißsees. IgM und IgG lassen sich im Gewebe nachweisen, nicht immer im Blut.

Höheres Lebensalter: Männer häufiger betroffen als Frauen. Langer Verlauf. Kortikoidtherapie.

Großfollikuläres Lymphoblastom (Synonyma: Germinoblastom, *Morbus Brill-Symmers,* »follicle center cell tumor«. Abb. 11.18, 11.19). Unsere Abbildung zeigt, daß der Lymphknoten dicht von heller erscheinenden »Keimzentren« durchsetzt ist, die meistens kleiner sind als bei unspezifischer Lymphadenitis. Bei starker Vergrößerung (Abb. 11.19) sieht man Zellen des Keimzentrums: Germinozyten mit ovalen Zellkernen (→1) und Germinoblasten mit randständigen Nukleolen sowie basophilem Zytoplasma (→2). Makrophagen mit Kerntrümmern wie bei unspezifischer Lymphadenitis fehlen.

Alter: 20–30jährige und 60jährige. Häufiger Männer betroffen. 60% leben länger als 5 Jahre. 50% der Fälle gehen in ein Sarkom über (germinoblastisches Sarkom). IgM oder IgG im Gewebe vermehrt.

Lymphozytisches Lymphosarkom: Diffuse Wucherung von lymphozytenähnlichen Zellen, deren Zellkerne aber heller sind als die von Lymphozyten, nicht rund, sondern mehr gekantet erscheinen, ohne deutliches Zytoplasma. Nach LENNERT handelt es sich um Germinozyten (diffuses Germinozytom). Auch leukämische Ausschwemmungen. Alle Altersklassen betroffen. Prognose wird unterschiedlich angegeben (Monate – Jahre). IgM im Gewebe nachweisbar.

Lymphoblastisches Lymphosarkom (Abb. 11.20): Bekanntester Vertreter dieser Gruppe ist der *Burkitt-Tumor* (s. S. 290), der meist in Afrika, heute in zunehmendem Maße aber auch außerhalb Afrikas beobachtet wird. Es handelt sich um eine Wucherung großer Lymphoblasten mit runden Zellkernen und 1–2 Nukleolen sowie einem basophilen Zytoplasma, die von B-Lymphozyten abgeleitet werden. Sehr charakteristisch sind zahlreiche Histiozyten (→), die Kerntrümmer gespeichert haben.

Es sind vorwiegend Kinder betroffen. ♂:♀ = 3:1. Beim Burkitt-Lymphom konnte Epstein-Barr-Virus bzw. dessen Genom nachgewiesen werden, wie beim Nasopharyngealkarzinom der Chinesen.

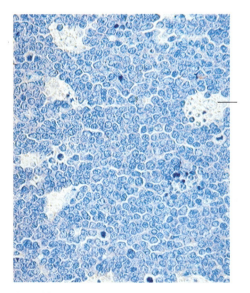 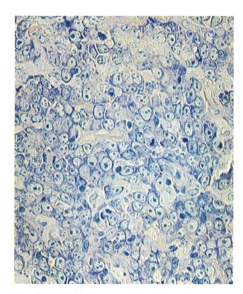

B.–Abb. 11.20. Lymphoblastisches Lymphosarkom; Fbg. Giemsa, Vergr. 300×

B.–Abb. 11.21. Immunoblastisches Sarkom; Fbg. Giemsa, Vergr. 400×

Immunoblastisches Sarkom (frühere Bezeichnung Retikulosarkom): Abb. 11.21 zeigt eine diffuse Wucherung großer Zellen mit basophilem Zytoplasma und runden bis ovalen Zellkernen mit deutlicher Kernmembran und einem großen Nukleolus. Elektronenmikroskopisch lassen sich im Zytoplasma reichlich Poly- und Ribosomen nachweisen. Gitterfasern, die früher als typisch für das Retikulosarkom angesehen wurden, lassen sich manchmal darstellen. IgM kann im Tumorgewebe fast immer nachgewiesen werden. Alter 60–70 Jahre. Verlauf ½–1 Jahr.

Beispiele zur Immunologie

Wie auf S. 245 dargestellt, unterscheidet man im Lymphknoten eine B- und T-Zellen-Region. Die Immunantwort des Organismus kann die **B-Zellen** betreffen (= »bone marrow lymphocytes«) mit Stimulierung der Lymphknoten (Abb. 11.23: Vergrößerung und Auflockerung des Zellkernes, Ausbildung eines breiten Zytoplasmas mit reichlich rauhem endoplasmatischem Retikulum und Mikrovilli an der Zellmembran) zu **Immunoblasten** (Vermehrung aller Organellen, vor allem Ribosomen) bis zur Ausdifferenzierung von **Plasmazellen** (Bildung humoraler Antikörper = Immunglobuline). Gleichzeitig setzt eine Zellvermehrung durch Mitosen ein.

Wird das **T-Zellen-System** (thymusabhängige Lymphozyten) stimuliert, so entwickeln sich die gleichen zellulären Vorgänge (stimulierter Lymphozyt, Immunoblast). Die weitere Differenzierung führt aber zu Lymphozyten, die als »Killer-Lymphozyten« bezeichnet werden, da sie die Fähigkeit haben, fremde, nicht dem Organismus zugehörige Zellen zu erkennen und mittels Lymphotoxinen zu vernichten (z. B. Zerstörung von Tumorzellen). Bei Autoimmunerkrankungen können auch körpereigene Zellen angegriffen werden. Die Killer-Lymphozyten sind morphologisch nicht von »ruhenden«, noch nicht mit Antigen in Berührung gekommen Lymphozyten und sog. »Memory-Zellen« zu unterscheiden. »Memory-Zellen« sind mit einem Antigen schon einmal in Berührung gekommen, haben Antikörper gebildet und besitzen ein immunologisches Gedächtnis für dieses Antigen, so daß eine Antikörperbildung bei neuem Antigenkontakt sofort wieder erfolgen kann (s. a. Allgemeine Pathologie).

Man ist heute der Ansicht, daß Antigene zuerst von Makrophagen aufgenommen und von diesen verarbeitet werden und daß eine spezifische immunologische Botschaft an die Lymphozyten weitergegeben wird. Abb. 11.22 zeigt, daß Lymphozyten spezifische Antigenrezeptoren (Immunglobuline) an ihrer Oberfläche tragen, die das Antigen (hier Schaferythrozyten) durch Immunadhärenz binden können.

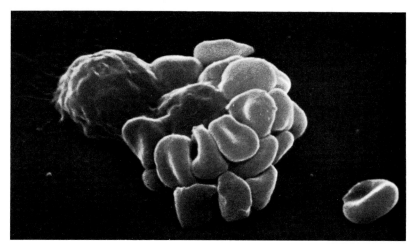

B.–Abb. 11.22. Antigenbindung durch Lymphozyten (Maus): Rasterelektronenmikroskopische Aufnahme zur Immunadhärenz des Antigens (Schaferythrozyten) an einen Lymphozyten mit antigenspezifischen Oberflächen, Immunglobulin-Rezeptoren (Rosettentest nach BIOZZI). Vergr. 4700×. (BRÜCHER, GUDAT u. VILLIGER)

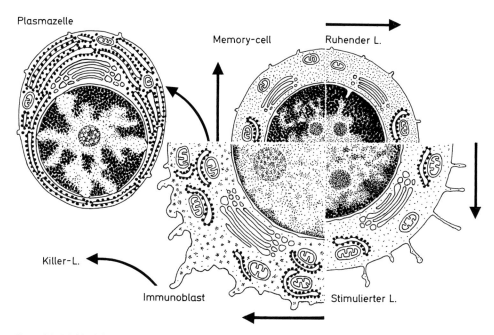

B.–Abb. 11.23. Schema der Entwicklung von B- und T-Zellen.

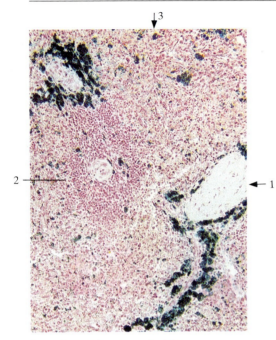

B.–Abb. 11.24. Siderose der Milz;
Fbg. Berliner-Blau-Reaktion, Vergr. 100×

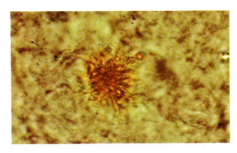

B.–Abb. 11.25. Hämatoidinkristalle in einem Milzinfarkt;
Fbg. HE, Vergr. 400×

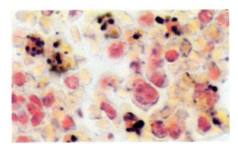

B.–Abb. 11.26. Formalinpigment in der Milz;
Fbg. Kernechtrot, Vergr. 950×

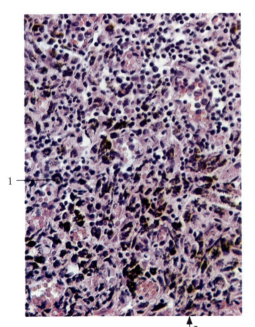

B.–Abb. 11.27. Anthrakose eines Lymphknotens;
Fbg. HE, Vergr. 300×

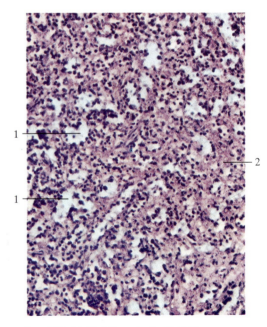

B.–Abb. 11.28. Fibroadenie der Milz;
Fbg. HE, Vergr. 180×

Milz

Bei pathologischen Veränderungen ist in der Milz darauf zu achten, inwieweit die Architektur der Trabekel, der Sinus der roten Pulpa sowie die weiße Pulpa erhalten sind. Insbesondere sind zu beurteilen: Blutgehalt, Fasergerüst, Art und Zahl der Zellen und fremde Ablagerungen.

Siderose der Milz (Abb. 11.24). *Bei vermehrtem Erythrozytenzerfall (hämolytischen Anämien, häufigen Bluttransfusionen) und bei parenteraler Eisenzufuhr in größerer Menge wird in den Retikulumzellen der Milz Eisenpigment gespeichert* (vgl. S. 20). Histologisch sieht man bei schwacher Vergrößerung nach Berliner-Blau-Reaktion grünblaue schollige Massen herdförmig in der roten Pulpa und in der Umgebung der Trabekel (→1), (→2: Follikel). Die starke Vergrößerung zeigt, daß das Siderin in braunen, bei Berliner-Blau-Reaktion in blauen Schollen im Zytoplasma von Retikulumzellen liegt. Man muß dazu allerdings eine Stelle aufsuchen, in der das Pigment nicht so dicht liegt, und eine gut abgrenzbare Einzelzelle einstellen (→3).

Hämatoidinkristalle in einem Milzinfarkt (Abb. 11.25). Hierbei handelt es sich um kristallisiertes Bilirubin, das in Form von roten bis gelbroten Nadeln oder rhombischen Tafeln vorliegt. Bei Blutzerfall ohne zelluläre Resorption, z.B. im Zentrum von Hämatomen oder, wie im dargestellten Beispiel, im Innern eines Milzinfarktes, bildet sich dieses eisenfreie Pigment aus dem aus Erythrozyten freigewordenen Hämoglobin (vgl. S. 11).

Formalinpigment (Abb. 11.26) ist ein Kunstprodukt. Die dunkelbraunen, körnigen, doppelbrechenden, vielfach in Gruppen angeordneten Ablagerungen entstehen durch Reaktion des Formaldehyds mit freigesetztem Hämoglobin (wahrscheinlich Protoporphyrin). Sie geben eine positive Benzidinprobe und sind in schwachen Säuren löslich (Kadasewitsch-Reaktion).

Makroskopisch: In Formalin fixiertes Blut erscheint braun bis schwarzbraun.

Anthrakose eines Lymphknotens (Abb. 11.27): Von der Lunge aufgenommenes Kohlepigment gelangt über die Lymphbahnen in die regionären Lymphknoten des Lungenhilus, kann aber auch weiter in die paraaortalen Lymphknoten verschleppt werden. Bei Einbruch von stark anthrakotischen Lymphknoten in Blutgefäße des Lungenhilus wird das Kohlepigment auch auf dem Blutweg verbreitet, und es können in verschiedenen Organen sog. Pigmentmetastasen entstehen. Das den Hiluslymphknoten zugeführte körnige Kohlepigment wird zunächst von den Sinushistiozyten phagozytiert. Bei weiterem Pigmentangebot findet man es auch in Histiozyten der Pulpa von Rinde und Mark, bevorzugt perifollikulär. Bei starker Vergrößerung erkennt man die Kohlepigmentkörnchen in den einzelnen Histiozyten, wobei der Zellkern eine Aussparung in den Ablagerungen bedingt (→1). In fortgeschrittenen Stadien kommt es zu einem Schwund des lymphatischen Gewebes und zu einer Fibrosierung des Lymphknotens. Abb. 11.27 zeigt diese Verarmung an Lymphozyten bei →2.

Makroskopisch: Anfangs diffuse oder fleckige graue Verfärbung der Lymphknoten, später einheitlich schwarze Farbe (feuchte Schnittfläche im Gegensatz zur Silikose).

Fibroadenie der Milz (Abb. 11.28): *Man versteht darunter die chronische Stauungsinduration der Milz bei portaler Hypertonie, z. B. bei Leberzirrhose.* Nach einer Erweiterung der Sinus bei akuter Stauung entwickelt sich mit zunehmender Dauer zwischen den Sinusoiden eine Retikulumzell- und Retikulumfaservermehrung. Nach Kollagenisierung dieser vermehrten Gitterfasern werden die Sinusoide, die in dieser Abbildung weitgehend frei von Erythrozyten sind (→1), von starren verbreiterten Wänden umgeben (→2). Gleichzeitig kommt es zur Atrophie der weißen Pulpa.

Makroskopisch: Starke Milzvergrößerung. Milzgewicht häufig über 500 g. Fibröse Verdickung der Milzkapsel, oft mit Kapselhyalinose. Ausbildung einer zäh-elastischen Konsistenz. Schnittfläche dunkelrot. Nach Verblutung, z.B. Ösophagusvarizen, hellrot, derb-elastisch.

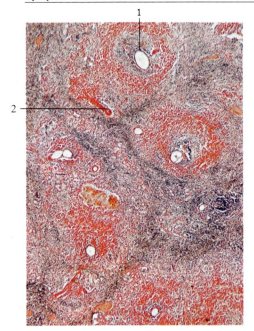

B.–Abb. 11.29. Follikelamyloidose der Milz; Fbg. Kongorot, Vergr. 25×

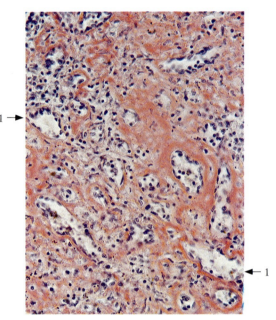

B.–Abb. 11.30. Pulpaamyloidose der Milz; Fbg. Kongorot, Vergr. 260×

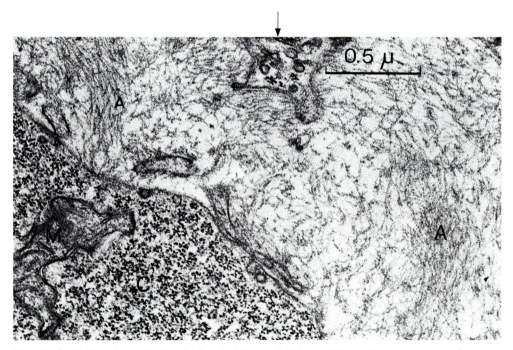

B.–Abb. 11.31. Experimentelle Amyloidose der Maus nach Gabe von Natriumkaseinat. A = faseriges Amyloid außerhalb des Zytoplasmas (C) einer Retikulumzelle der Milz. Im Zytoplasma massenhaft aggregierte Ribosomen (Polysomen) als Zeichen einer hohen Proteinsynthese. M = Verschmelzung von Mitochondrien (Riesenmitochondrien), → = Teile einer Nachbarzelle. Vergr. 49000×. (CAESAR)

Amyloidose

Beim Amyloid handelt es sich um eine glasig-durchscheinende, homogene Substanz von fester Konsistenz, die sich mit Eosin rot anfärbt und eine positive Kongorotprobe gibt (vgl. S. 13). Amyloid besteht zu 90% aus Eiweiß (Aminosäuresequenz wie Immunglobuline). Amyloidfibrillen bestehen aus den variablen Fragmenten von »light chains« von Antikörpermolekülen (GLENNER, 1972)] und 1% Kohlenhydraten (Chondroitinsulfat und Neuraminsäure). Die Bindung des Kongorots erfolgt wahrscheinlich an die Kohlenhydratkomponente des Amyloids, wobei ein Abstand von 10 Å der reaktiven Gruppen des Farbstoffs gefordert wird (ähnlich bei Zellulose; PUCHTLER u. Mitarb., 1965). Als Beweis für die gerichtete Einlagerung des Farbstoffs an die Amyloidfasern kann die Tatsache angesehen werden, daß nach Kongorotfärbung das Amyloid doppelbrechend ist. Elektronenmikroskopisch liegt Amyloid in Fasern von etwa 80 Å (50–150 Å) Dicke vor (Abb. 11.31 u. 11.32), die gewöhnlich keine Innenstruktur aufweisen (CAESAR, 1961). Mit besonderen Techniken wurde neuerdings beobachtet, daß die Fasern aus 2 Fibrillen von je 25 Å Durchmesser bestehen, die eine Doppelhelix bilden mit 25 Å Zwischenraum. Die beiden Fibrillenstränge sind umeinandergewickelt, so daß eine Querstreifung mit 40 Å Periodik sichtbar wird (BOERÉ u. Mitarb., 1965). Nach BENDITT u. Mitarb., 1966, gibt es zudem globuläre Untereinheiten von 30–37 Å Durchmesser. Amyloid wird von Mesenchymzellen (Zellen des RES, Endothelzellen; COHEN u. Mitarb., 1965) gebildet, deren hoher Gehalt an Ribosomen für eine starke Proteinsynthese spricht (SCHNEIDER, 1964, vgl. Abb. 11.31). COHEN u. Mitarb. sahen die Amyloidfibrillen auch im Zytoplasma der Zellen, so daß sie annehmen, daß die Fibrillen schon intrazellulär gebildet oder aus zirkulierenden Immunglobulinen phagozytiert werden. Eine Hypothese besagt, daß »light chains« von Zellen aufgenommen und nach begrenzter Proteolyse als Amyloidfibrillen sezerniert werden. Es gibt aber auch Fälle von Amyloidose, in denen das Amyloid wenig oder keine Immunglobuline enthält. (GLENNER u. Mitarb., 1974)

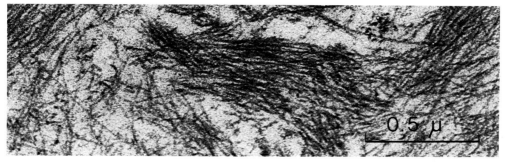

B.–Abb. 11.32. Amyloidfasern ohne deutliche Innenstruktur bei experimenteller Amyloidose der Maus. Vergr. 63000×. (CAESAR)

Man unterscheidet: 1. **Typische Amyloidosen:** Milz, Niere, Leber, Nebennieren, Darmschleimhaut (Rektumbiopsie unter Einbeziehung der Submukosa zur Sicherung der Diagnose). 2. **Atypische Amyloidosen:** Alle Organe außer den obengenannten können betroffen sein. *Altersamyloidose,* insbesondere Herz, bei über 70jährigen in 3% der Fälle. 3. **Tumorförmige Amyloidose:** Herdförmig, z. B. Zunge mit Plasmazellinfiltration. Auch bei Tumoren der Inselzellen des Pankreas und den C-Zellen-Tumoren (calcitoninproduzierende Zellen) der Schilddrüse. *Einteilung nach der Ätiologie:* 1. **Primäre erbliche Amyloidosen,** z. B. familiäres Mittelmeerfieber (typische Amyloidose), neuropathische Amyloidose (atypische Amyloidose). 2. **Sekundäre erworbene Amyloidosen:** (typische Amyloidosen) bei chronischen Entzündungen (Tuberkulose 50% der Amyloidosen, Osteomyelitis 12%, chronische Entzündungen der Lunge 10%, andere chronische Entzündungen 12% (Hyperimmunisierung). Bei primär-chronischer Polyarthritis wird in 20% der Fälle eine Amyloidose beobachtet. *Experimentell:* wiederholte Gabe von Fremdeiweiß.

Follikelamyloidose (Abb. 11.29): Schon bei schwacher Vergrößerung erkennt man bei Kongorot-Färbung die rotgefärbten Follikel als rote Kreise oder Scheibchen, evtl. mit einer Follikelarterie im Zentrum (→1). →2: Amyloidose einer Arterie der Pulpa. Die Follikel sind frei von Lymphozyten, die Pulpa ist zellarm. *Makroskopisch:* Multiple glasige Knötchen = Sagomilz.

Pulpaamyloidose (Abb. 11.30): Hier sieht man bei schwacher Vergrößerung rote, homogene Bezirke mit ausgeprägten runden, hellen Kreisen, die den Follikeln entsprechen. Die mittlere und die starke Vergrößerung zeigen, daß das Amyloid zwischen den Sinus liegt, die teilweise erweitert sind und vergrößerte Endothelien aufweisen (→1).
Makroskopisch: Vergrößerte, feste Milz, holzartige Konsistenz, schinkenartige glasige Schnittfläche.

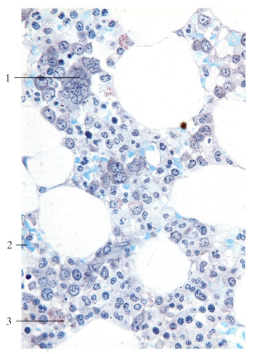

B.–Abb. 12.1. Normales Knochenmark;
Giemsa-Färbung, Vergr. 320×

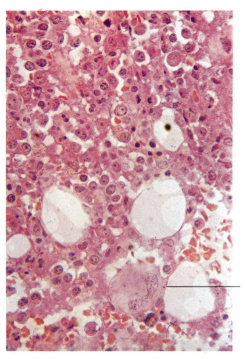

B.–Abb. 12.2. Polycythaemia vera;
Ladewig-Färbung, Vergr. 320×

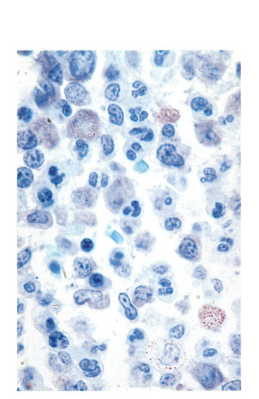

B.–Abb. 12.3. Chronische (reifzellige) myeloische Leukämie; Giemsa-Färbung, Vergr. 600×

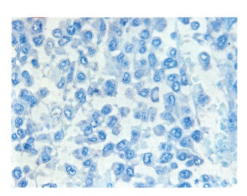

B.–Abb. 12.4. Akute (unreifzellige) myeloische Leukämie; Fbg. Giemsa, Vergr. 320×

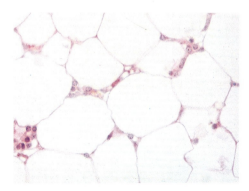

B.–Abb. 12.5. Knochenmarksaplasie;
nach Ladewig-Färbung, Vergr. 200×

12. Blut – Knochenmark

Vorbemerkungen: Die Diagnose einer Bluterkrankung wurde an Ausstrichen des peripheren Blutes und des Knochenmarkes gestellt und war in der Regel eine Aufgabe der Hämatologie, also der Inneren Medizin. Mit der Einführung der Knochenmarksbiopsie und der Anwendung pathologisch-anatomischer Untersuchungsmethoden (Paraffineinbettung, histologische Färbungen, histochemische Reaktionen und Elektronenmikroskopie) sieht sich heute auch der Pathologe immer häufiger mit der Erfassung und Interpretation hämatologischer Befunde konfrontiert. Die Knochenmarksbiopsie (Beckenkamm) zeigt gegenüber dem Ausstrich deutliche Vorteile, ohne ihn jedoch zu ersetzen: Die Zellen werden im Verband und nicht isoliert beurteilt, ferner lassen sich auch andere Bestandteile des Knochenmarkes erfassen, so z. B. Knochenbälkchen, Osteoblasten, Osteoklasten und Gefäße. Besonders vorteilhaft erweist sich die Biopsie gegenüber dem Ausstrich bei der Beurteilung des *zellarmen Knochenmarks,* das durch Fettzellen (z.B. bei der **Knochenmarksaplasie**, Abb. 12.5) oder durch Bindegewebe (bei der *Osteomyelofibrose*) ersetzt wird. Der größte Nachteil der Knochenmarkshistologie war bis jetzt die schwierige zytomorphologische Zelldifferenzierung an den über 5 µ dicken Paraffinschnitten. Dieser Nachteil konnte erst durch die Einführung der Kunststoffeinbettung behoben werden. Heute lassen sich von dem in Methakrylat eingebetteten Material 0,1–2 µ dicke Semidünnschnitte anfertigen, an denen sich Routinefärbungen (HE, Giemsa, Ladewig, Gomori) oder histochemische Reaktionen (PAS, Berliner Blau) durchführen lassen, ohne daß es zu störenden Zell- und Kernüberlagerungen kommt.

Das **normale Knochenmark**[1] (Abb. 12.1) ist zelldicht und sehr bunt in seiner Zusammensetzung. Im Semidünnschnitt kann man die einzelnen Vorstufen der Myelo- und Erythrozytopoese differenzieren. Besonders deutlich lassen sich die mehrkernigen Megakaryozyten (→1), die dunkelblauen Erythrozyten (→2) und die Granula der Eosinophilen (→3) darstellen. Im Knochenmark eingeschlossen finden sich große Fettzellen (optisch leere Hohlräume).

Bei der **Polycythaemia vera** (Abb. 12.2) *liegt eine Vermehrung aller blutbildenden Vorstufen vor: also eine Polyglobulie, eine Leukozytose und eine Thrombozytose.* Besonders typisch ist der Nachweis der vermehrten Megakaryozyten (→), die sich häufiger um Marksinus lagern.

Die Polycythaemia vera kommt bevorzugt zwischen dem 50. und 60. Lebensjahr vor. Sie geht nach längerer Verlaufsdauer in eine Osteomyelosklerose oder in eine chronische Myelose (etwa 10% der Fälle) über. Die reine Hyperplasie der Erythrozytopoese, bei der die peripheren Erythrozyten Werte von über 10 Mio/mm³ erreichen, wird als *Polyglobulie* bezeichnet. Neben der *idiopathischen Form* kommt sie *sekundär,* d. h. als Folge anderer Grundleiden (chronische Lungenerkrankungen, bei hypernephroiden Nierenkarzinomen [durch vermehrte Erythropoetinbildung]) vor.

Die **Leukämie** (besser **Leukose**) *ist eine neoplastische Erkrankung mit abnormen, autonom schnell oder langsam proliferierenden Zellen des blutbildenden Systems.* Dabei können alle Reihen der Hämopoese betroffen sein *(myeloische, lymphatische, monozytäre, Erythro-, Megakaryoblasten-* oder *Plasmazellenleukämien).* Unter Berücksichtigung des Reifegrades und der Verlaufsdauer unterscheidet man *reifzellige (chronische)* und *unreifzellige (akute) Leukämien.* Die chronischen Formen gehen in der Regel mit einer Ausschwemmung in das periphere Blut einher, so daß Leukozytenwerte von 500 000 bis über 1 000 000 Zellen/mm³ gezählt werden. Bei den akuten Leukämien treten häufiger normale oder subnormale *(aleukämische)* Formen auf. Infolge der Vermehrung der Leukämiezellen kommt es im Knochenmark zu Verdrängungserscheinungen, die zu einer Herabsetzung der Erythrozytopoese (→Anämie) und der Thrombozytopoese (→Thrombozytopenie →hämorrhagische Diathese) führen. In Abb. 12.6 und Tab. 12.1 sind die verschiedenen Leukämieformen mit den Häufigkeitsangaben, pathologisch-anatomischen und histochemischen Befunden aufgeführt.

Bei der **reifzelligen chronischen myeloischen Leukämie** (Abb. 12.3) zeigt der Giemsa-gefärbte Semidünnschnitt des Knochenmarkes ein zelldichtes und buntes Bild. Neben reifen, polysegmentierten Granulozyten erkennt man unreife Formen, insbesondere Pro- und Metamyelozyten. Bei der **unreifzelligen**, sog. **akuten myeloischen Leukämie** überwiegt dagegen ein isomorphes Zellbild. Es finden sich vorwiegend Paramyeloblasten (Abb. 12.4). Im Ausstrich des peripheren Blutes lassen sich Paramyeloblasten sowie segmentierte Leukozyten finden, aber keine Zwischenformen *(Hiatus leucaemicus).*

---

[1] Für die Überlassung der Semidünnschnitte danken wir Herrn Priv.-Doz. Dr. MÖBIUS (Freiburg).

Leukämien

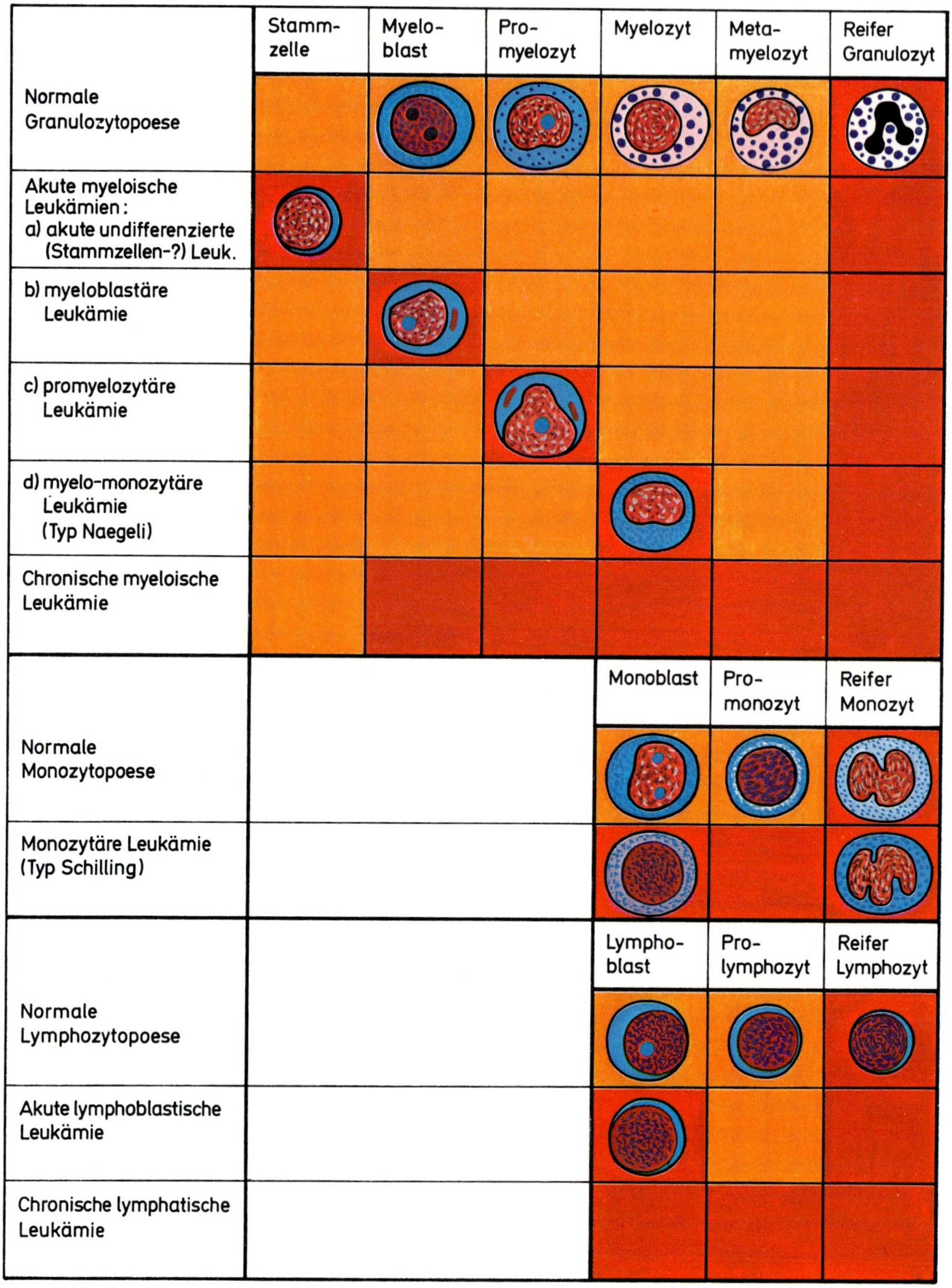

	Stamm-zelle	Myelo-blast	Pro-myelozyt	Myelozyt	Meta-myelozyt	Reifer Granulozyt
Normale Granulozytopoese		●	●	●	●	●
Akute myeloische Leukämien: a) akute undifferenzierte (Stammzellen-?) Leuk.	●					
b) myeloblastäre Leukämie		●				
c) promyelozytäre Leukämie			●			
d) myelo-monozytäre Leukämie (Typ Naegeli)				●		
Chronische myeloische Leukämie						

				Monoblast	Pro-monozyt	Reifer Monozyt
Normale Monozytopoese				●	●	●
Monozytäre Leukämie (Typ Schilling)				●		●

				Lympho-blast	Pro-lymphozyt	Reifer Lymphozyt
Normale Lymphozytopoese				●	●	●
Akute lymphoblastische Leukämie				●		
Chronische lymphatische Leukämie						

B. – Abb. 12.6. Schematische Darstellung der Leukämien, Orange: Knochenmark. Rot: peripheres Blut.

B.–Tab. 12.1. Übersicht der morphologischen, hämatologischen und klinischen Befunde bei Leukämien

Typ der Leukämien	PAS	Esterase	Peroxidase	Alkalische Phosphatase	Leber: Infiltrate	Leber: Hepatomegalie	Knochenmark-Farbe	Lymphadenie	Splenomegalie	Gingivitis	Altersgipfel	Geschlechtsverteilung
Akute myeloische Leukämien												
a) Akute undifferenzierte Leukämie	−	−	−	+	diffus	+	graurot	+	+++	(+)		
b) Myeloblastäre Leukämie	(+)	+	(+)	+	diffus	+	graurot	+	+++	(+)		
c) Promyelozytäre Leukämie	+	+	+++	+	diffus	+	graurot	+	+++	+	15–20 Jahre	60% ♂
d) Myelo-monozytäre Leukämie	+	+++	+	+	diffus	+	graurot	(+)	+++	+++		
Chronische myeloische Leukämie	(+)	−	+	−	diffus	+	pyoid	+	+	(+)	50–65 Jahre	
Monozytäre Leukämie	+	+++	+	+	diffus oft fehlend	(+)	graurot	(+)	(+)	+++		
Akute lymphoblastische Leukämie	+++	−	−	−	portal	++	grau	+++	+	−	5–15 Jahre	
Chronische lymphatische Leukämie	+	−	−	−	portal	++	grau	++++	+	−	45–50 Jahre	70% ♂

Blut – Knochenmark

Pathologie der Erythropoese

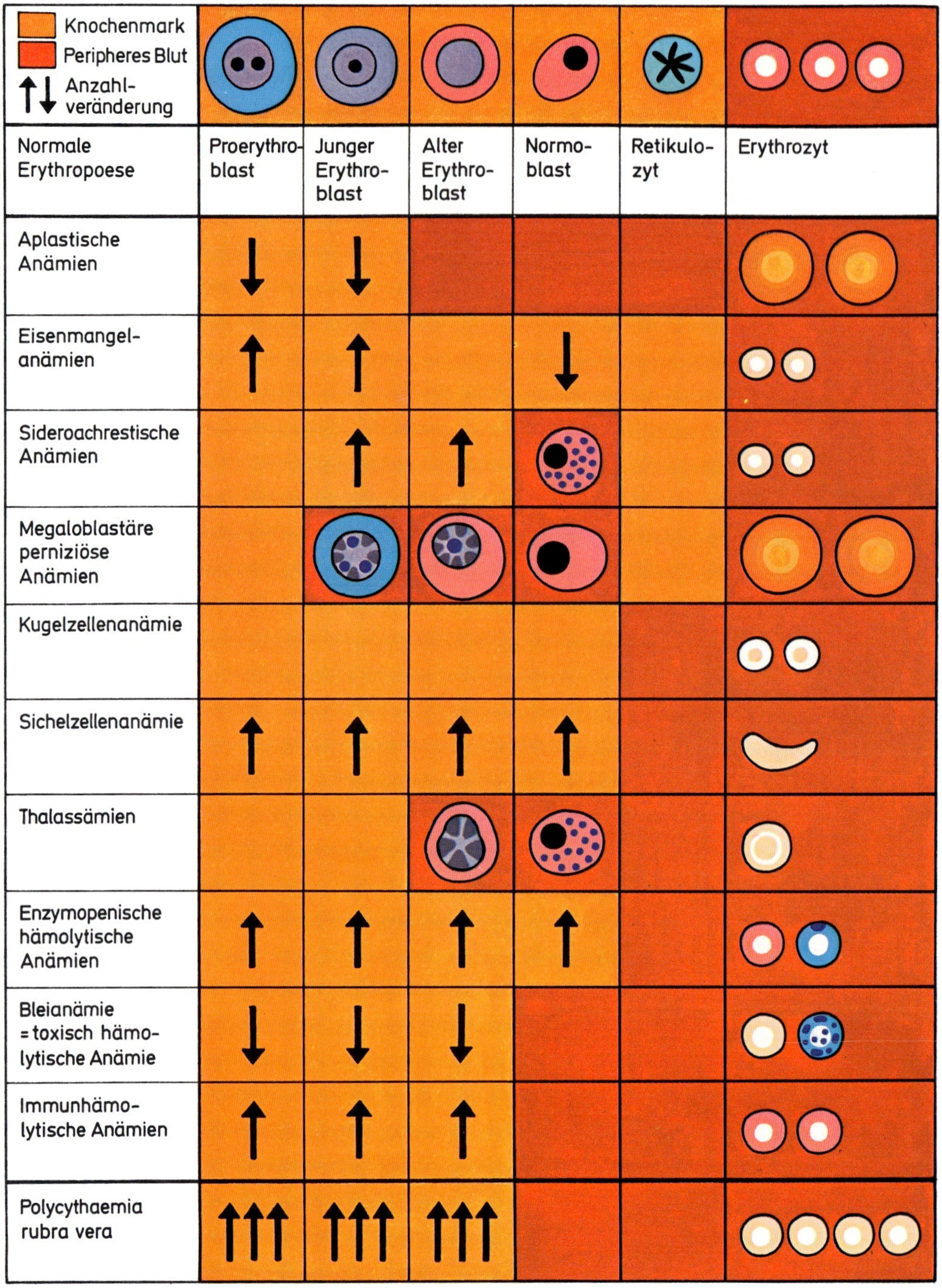

	Proerythroblast	Junger Erythroblast	Alter Erythroblast	Normoblast	Retikulozyt	Erythrozyt
Normale Erythropoese	●	●	●	●	✳	● ● ●
Aplastische Anämien	↓	↓				○ ○
Eisenmangelanämien	↑	↑		↓		○ ○
Sideroachrestische Anämien		↑	↑	●		○ ○
Megaloblastäre perniziöse Anämien		●	●	●		○ ○
Kugelzellenanämie						○ ○
Sichelzellenanämie	↑	↑	↑	↑		⌒
Thalassämien			●	●		○
Enzymopenische hämolytische Anämien	↑	↑	↑	↑		○ ●
Bleianämie = toxisch hämolytische Anämie	↓	↓	↓			○ ●
Immunhämolytische Anämien	↑	↑	↑			○ ○
Polycythaemia rubra vera	↑↑↑	↑↑↑	↑↑↑			○ ○ ○ ○

Legende: ■ Knochenmark ■ Peripheres Blut ↑↓ Anzahlveränderung

B.–Abb. 12.7. Schematische Darstellung der Erythropoesestörungen

Anämien

B.–Tab. 12.2. Störungen der Hämopoese bei verschiedenen Anämien

Ursächliche Störung ⇗ / Folgestörung ⇗

	DNS-Synthese	Mitose	Häm-Synthese	Hb-Synthese	Eiseneinbau	Glykolyse	Membranfunktion
	Proerythroblast	Junger Erythroblast	Alter Erythroblast	Normoblast	Retikulozyt	Erythrozyt	Erythrozyt
Normale Erythropoese							
Aplastische Anämien							
Eisenmangelanämien				⇗	⇗⇗		
Sideroachrestische Anämien			⇗				
Megaloblastäre perniziöse Anämien	⇗						
Kugelzellenanämie							⇗
Sichelzellenanämie				⇗			⇗
Thalassämien				⇗	⇗		⇗
Enzymopenische hämolytische Anämien			⇗		⇗	⇗	⇗
Bleianämie = toxisch hämolytische Anämie					⇗	⇗	⇗
Immunhämolytische Anämien		⇗					⇗
Polycythaemia rubra vera	⇗						

Pathologie der Erythropoese
(Abb. 12.7 u. Tab. 12.2)

Die Anämien werden formal nach folgenden Kriterien aufgegliedert: *a) Größenveränderungen.* Normozytär: durchschnittliche Erythrozyteneinzelvolumen (=dEV) = 84–95 µ^3, makrozytär: dEV > 100 µ^3, mikrozytär: dEV <80 µ^3. *b) Formenveränderungen.* Poikilozytär = morphologisch veränderte Erythrozyten, anisozytär = Größenunterschiede. *c) Veränderung des Hämoglobingehaltes (=*Hb). Normochrom = normaler Hb-Gehalt, hypochrom/hyperchrom = erniedrigter/erhöhter Hb-Gehalt, anisochrom = unterschiedlicher Hb-Gehalt, Polychromasie = Jugendliche, bläuliche Erythrozyten. Polyglobulien: s. S. 251.

Myelopathische Anämien

Bildungsstörungsanämien. *Osteomyelosklerotische Anämien:* Verdrängung des blutbildenden Knochenmarks durch überschießende Faserknochenbildung auf alte Spongiosa. Nur noch extramedulläre Blutbildung. *Aplastische Anämien* (Abb. 12.5) (Panmyelophthise, Erythroblastophthise). Toxische Knochenmarksschädigung durch Gold, Benzol oder Bestrahlung. Oft aber Ursache unbekannt. Knochenmark (= KM): Hypoplastisch mit Fettzellenvermehrung. Erythroblastopenie. Vorstufen der roten und weißen Reihe sind reduziert. Blut: makrozytäre, hyperchrome, anisopoikilozytäre Anämie. Retikulozytopenie. Erythroblasten können vorkommen. Granulozyto- und Thrombozytopenie.
Reifungsstörungsanämien. Nephrogen z. B. Urämie: keine Erythropoetinbildung und keine Hb-Synthese mehr. Hepatogen z. B. Zirrhose: gestörte Vitamin-B$_{12}$-Funktion (B$_{12}$-Antikörper?). Toxisch: Blastenschädigung durch Chloramphenicol, Pb, Benzol usw.

Mangelanämien

Eisenmangelanämien (Abb. 12.7). Fe-Mangel wegen chronischer Blutung, Resorptionsstörung (z. B. Sprue), Ernährungsstörung (z. B. Ziegenmilch). Infolge Fe-Mangels wird weniger Hb gebildet. KM: hyperplastisch (vor allem Erythrozytopoese). Sideroblastopenie. Normale Granulo- und Thrombozytopoese. Blut: Mikrozytäre, hypochrome, aniso-poikilozytäre Anämie. Meist normale Retikulozytenzahl.
Eisenutilisationsanämien = sideroachrestische Anämien (Abb. 12.7). *Hederitäre, sideroblastische Anämie.* Infolge Hämbildungsstörung (x-chromosomal vererbt) geringerer Fe-Einbau in Hb. Durch Sideroblastose (=Normoblasten mit Fe-Granula) im KM und hypochrome Erythrozyten trotz erhöhtem Serum-Fe. KM: Hyperplastische Erythrozytopoese mit Sideroblastose. Blut: Mikrozytäre hypochrome Anämie mit Sideroblastose. Meist Retikulozytopenie. *Erworbene Form:* Vitamin-B$_6$-sensible Anämien, Pb-Anämie, medikamentös-toxische Anämie.
Makrozytäre hyperchrome Mangelanämien. *Perniziöse megaloblastäre Anämie (=Morbus Biermer) mit neurologischen Symptomen* (Abb. 12.7). Vitamin-B$_{12}$ – (= Extrinsic-factor) – wird im Ileum durch Intrinsic-factor (von Magenbelegzellen produziert) resorbiert. Vitamin-B$_{12}$ katalysiert Schritte in der DNS-Synthese. Durch Antikörperproduktion gegen die Magenschleimhaut oder gegen den Intrinsic-factor entsteht ein Vitamin-B$_{12}$-Mangel. Infolge der Erythrozytenreifungsstörung treten im KM Megaloblasten und Riesenmyelozyten auf. KM: hyperplastisch, megaloblastär mit Riesenformen in Erythro-, Granulo- und Thrombozytopoese. Blut: Makrozytäre, hyperchrome, aniso-poikilozytäre Anämie mit Megaloblasten und Megalozyten. Die vergrößerten Kerne dieser Zellen zeigen Chromatinverklumpungen nebst lockerem Chromatinnetz. Retikulozytopenie. Hypersegmentierte Granulozyten. *Perniziöse megaloblastäre Anämie ohne neurologische Symptome.* Ursache ist ein Folsäuremangel durch Fehlernährung, Folsäureantagonisten (Tumorhemmstoffe) oder Antiepileptika. Wie das Vitamin B$_{12}$ katalysiert auch die Folsäure Schritte in der DNS-Synthese. KM und Blut ähnlich Morbus Biermer.

Hämolytische Anämien

Korpuskuläre hämolytische Anämien. *Kugelzellenanämie (Hereditäre Sphärozytose. Minkowski-Chauffard)* (Abb. 12.7). Durch autosomal vererbten Erythrozytenmembrandefekt Na-Einstrom und Kugelform der Erythrozyten. Dadurch vermehrte Erythrozytenzerstörung. KM: Hämolytische Krise beginnt mit aplastischer Phase mit Riesenformen, reifen Erythroblasten und Retikulozytopenie. Die Regenerationsphase beginnt mit Retikulozytose. Blut: Mikrozytäre normo-polychromatische Anämie mit kugelförmigen Erythrozyten (= Mikrosphärozytose). Retikulozytose. In hämolytischer Krise auch Ausschwemmung von Erythroblasten. *Elliptozytose (Ovalozytenanämie)*. Vererbte Formanomalie ohne klinische Bedeutung.
Sichelzellenanämie (Abb. 12.7). Durch allelomorphe Gene vererbte Hb-Pathie in Form des Hb-S, das in hypoxämischem Milieu eine Sichelform der Erythrozyten bewirkt (Häufung bei negroiden Rassen; größere Malariaresistenz!) KM: Gesteigerte Erythrozytopoese. Blut: Sichelförmige Erythrozyten (= Depranozyten) in hämolytischen Krisen. Retikulozytose.
Thalassämien (= Mittelmeeranämien) (Abb. 12.7). Vererbte Hämoglobinopathien mit verminderter Bildung einer bestimmten Globinkette und vermehrter ersatzweiser Bildung pathologischer Globinketten. Das Fe wird zwar von Normoblasten aufgenommen, aber kaum in das pathologische Hb inkorporiert (= sideroachrestische Anämie). KM: Gesteigerte Erythrozytopoese. Linksverschiebung. Blut (bei Thalassaemia major): Hypo-polychrom, mikrozytäre, anisopoikilozytäre Anämie mit schießscheibenförmigen Erythrozyten (= target cells). Retikulozytose. Ausschwemmung von Paraerythroblasten (= atypische Vorstufen mit Chromatinschollen). *Anämien infolge instabiler Hämoglobine.* Angeborene Hb-Pathie (z. B. Hb-Zürich), wobei nach Einnahme bestimmter Medikamente Heinzsche Innenkörper (s.u.) entstehen. *Nächtliche paroxysmale Hämoglobinurie.* Infolge Erythrozytenmembrandefekt hämolysieren die säureüberempfindlichen Erythrozyten nachts (= Schlafhyperchromurie). KM: Gesteigerte Erythrozytopoese. Blut: Makrozytäre, polychromatische Anämie mit Retikulo-Lymphozytose und Leukozytopenie. *Enzymopenische hämolytische Anämien* (Abb. 12.7). Durch Enzymdefekt der aeroben Glykolyse wird Erythrozytenlebenszeit verkürzt. Nach Verabreichung bestimmter Pharmaka oder Bohnen (= Favismus) tritt Hämolyse ein. KM: Hyperplastische Erythrozytopoese. Blut: Normochrome Anämie mit Retikulozytose und Heinzschen Innenkörpern (s.u.).

Extrakorpuskuläre Anämien. *Parasitär-hämolytische Anämien:* Malariaplasmodien und Bartonella bazilliformis (= Oraya-Fieber) befallen und schädigen die Erythrozyten. *Toxische hämolytische Anämien.* Phenazetin und Sulfonamide führen zu Sulf-Hb-Bildung und später zur Globinpräzipitation (morphologisches Korrelat = Heinzsche Innenkörper). Pflanzengifte (Wurmfarne, Pilze), Schlangengifte (= Lezithinasen), Toxine der hämolytischen Streptokokken und Gasbranderreger schädigen die Erythrozytenmembran. Nitrosegase, Arsen, H_2S und Pb hemmen die Hämsynthese. Pb blockiert die Bildung von δ-Aminolävulinsäure (= ALS) durch Hemmung der ALS-Synthetase; blockiert Porphobilinogenbildung durch Hemmung der ALS-Dehydrase; blockiert Fe-Einbau in Protoporphyrin und damit die Hämsynthese durch Hemmung der Hämsynthetase. Der Fe-Einbau in die Erythrozyten ist defekt. Blut bei Bleianämie: Ausschwemmung von Erythroblasten und Normoblasten. Retikulozytose. Basophile Tüpfelung der Erythrozyten. Hypo-polychromatische Anämie. Hypoplastisches KM.
Physikalisch-hämolytische Anämien. Thermische Hämolyse bei Verbrennungen, mechanisch-hämolytische Anämien: Marschhämoglobinurie; Herzklappenersatz-Anämie; Mikroangiopathien-Anämien. *Immunhämolytische Anämien* (Abb. 12.7). Autoimmunhämolytische Anämien: ausgelöst durch Antikörper (= AK) gegen Erythrozyten des eigenen Körpers, z. B. Wärme-AK (= IgG); Kälte-AK (= IgM). Isoimmunhämolytische Anämien: ausgelöst durch Isoagglutinine = AK gegen arteigene, körperfremde Erythrozyten (AB0, Rhesus), z. B. Morbus haemolyticus neonatorum, Transfusionshämolyse. KM: Hyperplastische Erythrozytopoese.

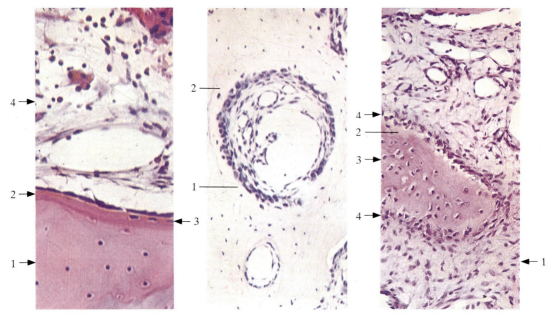

B. – Abb. 13.1. Endostale Knochenneubildung; Fbg. HE, Vergr. 350×

B. – Abb. 13.2. Knochenneubildung durch Haversches System; Fbg. HE, Vergr. 140×

B. – Abb. 13.3. Faserknochenneubildung; Fbg. HE, Vergr. 280×

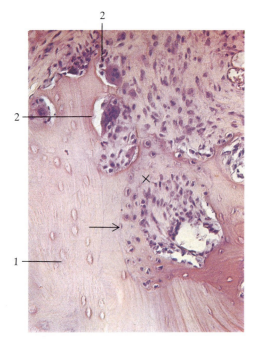

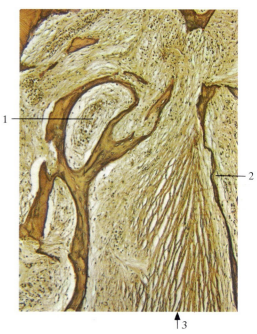

B. – Abb. 13.4. Schleichende Substitution und lakunärer Abbau des Knochens; Fbg. HE, Vergr. 280×

B. – Abb. 13.5. Perforierender Knochenabbau; Fbg. v. Gieson, Vergr. 80×

13. Knochen – Gelenke

Bei der mikroskopischen Beurteilung von Knochenpräparaten muß man sich über die *Art des Knochengewebes* (lamellärer Knochen mit Haversschen Systemen, Faserknochen ohne Haverssche Systeme) klarwerden. Weiterhin ist das *quantitative Verhältnis von Spongiosa zu Markraum* zu berücksichtigen (z. B. Rarefizierung bei Osteoporose), und die im *Markraum vorkommenden Zellen* sind zu beurteilen (blutbildendes Mark, Fettmark, fibrosiertes Mark, entzündliche Infiltrate usw.). An den *Knochenbälkchen* selbst ist darauf zu achten, ob die Osteozyten angefärbt sind (Knochennekrose ohne Kernfärbung! *Cave:* Starke Entkalkung mit Säuren bewirkt ebenfalls negative Kernfärbung). Die Zahl der Osteoblasten, die Breite der osteoiden Säume bzw. die Verkalkung des neugebildeten Knochens und die Zahl der Osteoklasten geben *Anhaltspunkte* über den *Knochenaufbau bzw. -abbau*. Makroskopie siehe Makropathologie.

Zum besseren Verständnis der verschiedenen Knochenerkrankungen sollen hier einige Gesichtspunkte zur **allgemeinen Pathologie des Knochengewebes** vorangestellt werden. Die Reaktion des Knochengewebes unter krankhaften Reizen besteht in einer *Knochenneubildung* oder einem *Knochenabbau*.

Die **Knochenneubildung** erfolgt durch Zellen des Bindegewebes, die sich unter chemischen oder physikalischen Einflüssen zu Osteoblasten differenzieren. Während der Differenzierung: Vergrößerung der Zellkerne und Nukleolen, Vermehrung des rauhen endoplasmatischen Retikulums und damit der RNS = Zunahme der Basophilie. Die *Osteoblasten* haben drei Grundfunktionen zu erfüllen: 1. Bildung eines Mukopolysaccharid-(MPS-)Protein-Komplexes, 2. Kollagenfasersynthese, 3. Beteiligung an der Mineralisation. Die sauren und neutralen Mukopolysaccharide wirken als Ionenaustauscher. Sie reichern dadurch Kalzium und Phosphat an und werden bei der nachfolgenden Mineralisation fermentativ abgebaut. Lichtmikroskopisch kann man folgende Formen der *Knochenneubildung* unterscheiden: 1. *Periostale Knochenneubildung* (von Osteoblasten des Periosts ausgehend). Vorkommen unter pathologischen Bedingungen, z. B. Periostitis ossificans, chronische Osteomyelitis, Frakturkallusbildung. 2. *Endostale Knochenneubildung* (von Osteoblasten des Endosts ausgehend). Vorkommen unter pathologischen Bedingungen, z. B. Frakturkallusbildung, chronische Osteomyelitis (vgl. Abb. 13.1). Diese Form der Knochenneubildung führt oft zu einer schleichenden Substitution des Knochens (vgl. Abb. 13.4). Ihr liegt ein Knochenabbau durch einkernige Zellen bei gleichzeitiger Knochenneubildung zugrunde. Vorkommen z. B. bei Ostitis deformans Paget. 3. Knochenneubildung durch *Haverssche Systeme* (vgl. Abb. 13.2). Hier erfolgt die Knochenneubildung durch Zellen, die sich aus perivaskulären Bindegewebszellen differenzieren. 4. Schließlich können *Osteozyten in den Zwischenlamellen* des Knochens eine Knochenbildung bewirken (meist in der Form der schleichenden Substitution, also unter gleichzeitigem Knochenabbau). Bei diesen Formen erfolgt eine Knochenneubildung schalenförmig an noch vorhandenem lamellärem Knochen. Daneben kann sich aber auch Knochen ohne Kontakt mit bereits vorhandenen Knochenbälkchen im Bindegewebe (meist des Markraumes) neu bilden (Faserknochen: keine Haversschen Systeme). Dieser Faserknochen kann später zu lamellärem Knochen mit Haversschen Systemen umgebaut werden.

Abb. 13.1 zeigt eine **endostale Knochenneubildung.** Im Bild sieht man unten (→ 1) mineralisierten Knochen. Diesem liegt eine schmale Zone neugebildeten Osteoids auf (→ 2). Osteoid enthält kollagene Fasern, MPS-Protein-Komplexe, kein Hydroxylapatit, aber große Mengen Kalzium. Osteoid wird von Osteoblasten gebildet, die als einreihige Zellage (→ 3) einkerniger Zellen zu sehen sind. Darüber findet man das lockere Bindegewebe des Markraumes (→ 4). In Abb. 13.2 ist **Knochenneubildung im Bereich eines Haversschen Kanals** dargestellt. In der Peripherie des perivaskulären Bindegewebes wird wiederum durch einen Saum von Osteoblasten Knochen gebildet (→ 1). Die Grenze zwischen neugebildetem und älterem Knochen ist noch durch eine angedeutete Kittlinie zu erkennen (→ 2). **Faserknochenneubildung** (Abb. 13.3). Inmitten zellreichen kollagenen Bindegewebes (→ 1) können sich Fibroblasten zu Osteoblasten differenzieren. Sie bilden eine Interzellularsubstanz, die nachfolgend mineralisiert wird (nicht mineralisierte Interzellularsubstanz: → 2; mineralisierte Interzellularsubstanz: → 3). Die entstandenen Knochenbälkchen werden wiederum von Osteoblasten umgeben (→ 4). Bei selektiver Darstellung kollagener Fasern würde man feststellen, daß die kollagenen Fasern des umgebenden Bindegewebes sich kontinuierlich in die Knochenbälkchen fortsetzen (Kriterium des Faserknochens).

Knochenabbau wird von einkernigen oder mehrkernigen Bindegewebszellen (Osteoklasten) vorgenommen. Diese Zellen sind an der Entmineralisierung beteiligt, bauen fermentativ das Kollagen ab (Kollagenase) und spalten den MPS-Protein-Komplex (lysosomale Fermente). Die wichtigsten morphologischen Formen sind: 1. Die *glatte Resorption* (oft verbunden mit einer schleichenden Substitution); häufigste Form des Knochenabbaues durch einkernige Zellen. 2. Die *lakunäre Resorption* durch mehrkernige Osteoklasten. Sie entstehen durch Verschmelzung einkerniger Zellen (Synplasmen) und können sich auch wieder zu einkernigen Zellen rückbilden. Während der Knochenresorption entwickeln sich an der äußeren Zellmembran der Osteoklasten

---

Fortsetzung Seite 261 oben.

Knochen – Gelenke

Frakturheilung

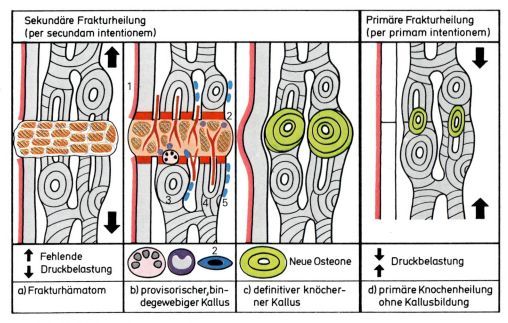

B. – Abb. 13.6. Schema der Frakturheilung

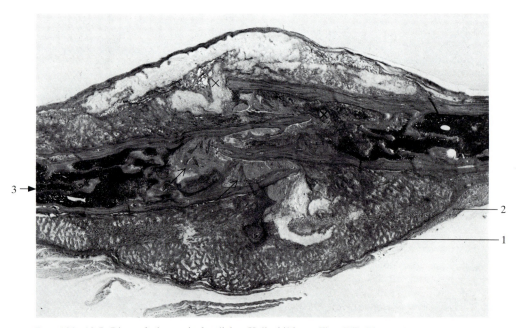

B. – Abb. 13.7. Rippenfraktur mit deutlicher Kallusbildung; Fbg. HE, Vergr. 7×

(elektronenmikroskopisch) zahlreiche Mikrovilli (morphologisch Zeichen erhöhter resorptiver Leistung).
3. Die *perforierende Resorption* (»Tunnelierung«), die durch einkernige Zellen der Haversschen Systeme erfolgt. Sie führt zur Aushöhlung der Knochenbälkchen. Vorkommen: z. B. Osteomyelitis, braune Tumoren. In Abb. 13.4 sind eine **schleichende Substitution** mit glatter Resorption und ein lakunärer Abbau dargestellt. Im linken unteren Bildteil sieht man nekrotischen Knochen (→ 1: leere Knochenzellhöhlen). Bei → im Bild wird der alte Knochen schichtweise abgebaut. Der Abbau erfolgt mit großer Wahrscheinlichkeit durch die gleichen einkernigen Zellen, die bei X im Bild neuen Knochen bereits wieder bilden. Der Knochenabbau durch mehrkernige Osteoklasten (→ 2) führt zur Bildung von Lakunen (Howshipsche Lakunen). Die **perforierende Resorption** (Abb. 13.5) »tunneliert« die Knochenbälkchen. Einkernige Zellen des Bindegewebes bauen den Knochen von den Haversschen Kanälen her ab (→ 1). Dieser Abbauprozeß läßt nur noch schmale Streifen von Spongiosabälkchen erkennen (→ 2), bis schließlich auch diese verschwinden und ein zellarmes kollagenes Bindegewebe zurückbleibt (→ 3).

Die *Steuerung von Knochenneubildung und -abbau* erfolgt unter normalen und pathologischen Bedingungen durch mechanische Kräfte (vorwiegend lokal wirksam) und chemische Wirkstoffe (allgemein wirksam). Druck löst z. B. piezoelektrische Effekte aus, wodurch elektrische Ströme entstehen, die offensichtlich die Zelleistung verändern (Mechanismus der Übersetzung des elektrischen Stromes in die chemische »Sprache« der Zelle noch unbekannt). Von den chemischen Wirkstoffen sei hier das Parathormon als Beispiel erwähnt, das neben anderen Wirkungen (Niere) *direkt* die Zellen des Skelettsystems beeinflußt (nachgewiesen in Organkulturen) und im wesentlichen den Knochenabbau stimuliert.

Knochenfraktur

Die Fraktur ist eine vollständige oder unvollständige Kontinuitätstrennung von Knochengewebe. Sie löst eine gesetzmäßige Reaktion des Gewebes aus, die zu einer Wiederherstellung der Knochenkontinuität führt. Diese Reaktionsfolge des Gewebes wird in Abb. 13.6 schematisch dargestellt. Zunächst bildet sich zwischen den beiden Frakturenden ein **Frakturhämatom** aus. Am 2. Tag bereits wachsen Blutgefäße und Fibroblasten (Granulationsgewebe) in das Hämatom ein. *Ausgangspunkte der Gewebsneubildung* sind (vgl. Abb. 13.6, die Nummern in der zweiten Teildarstellung): 1. das Periost, 2. das Endost, d. h. Osteoblasten, 3. die Haversschen Kanäle, 4. die Blutgefäße des Markraums, 5. die Blutgefäße des Unterhautbindegewebes und der Muskulatur. Es bildet sich somit ein **provisorischer bindegewebiger Kallus**. Am Ende der 1. Woche beginnt bereits die Umbildung des bindegewebigen in den **provisorischen knöchernen Kallus**. Die jungen Bindegewebszellen bilden zunächst Grundsubstanz und kollagene Fasern. Die Fibroblasten wandeln sich zu Osteoblasten um und produzieren jetzt das Osteoid, die organische Matrix des Knochens. Aufgrund bestimmter chemischer Reaktionen entsteht eine lokal übersättigte Lösung von Kalzium- und Phosphationen, aus der das Mineralisierungsprodukt (sekundäres Kalziumphosphat Hydroxylapatit) ausfällt. Jetzt ist ein sog. *Faserknochen* entstanden, der durch erneuten Umbau (durch Osteoklasten und Osteoblasten) in *lamellären Knochen* umgestaltet wird. Erst dieser bildet den **endgültigen Kallus**. Die Frakturheilung kann stellvertretend für alle Heilungsprozesse im Knochengewebe angesehen werden.

Abb. 13.7 zeigt in der Übersicht eine **Rippenfraktur** mit deutlicher Kallusbildung. Die Frakturenden (×) sind nicht ideal gegeneinandergestellt. Dadurch ist die Möglichkeit gegeben, daß bei Bewegungen (Atembewegungen) Scherkräfte auftreten. Diese Scherkräfte bewirken die Entstehung von Knorpel (→) im provisorischen Kallus. Die Rippen (und das Jochbein) nehmen mit der Ausbildung des knorpeligen Kallus eine Sonderstellung ein. In der Umgebung der Frakturenden finden sich neben Knorpelgewebe ein jugendliches Bindegewebe und neugebildeter Knochen (→ 1), der von Periost überzogen wird (→ 2). In einiger Entfernung von der Fraktur findet sich typisches blutbildendes Mark (→ 3).

Folgende *Komplikationen* können durch die Fraktur und die gestörte Frakturheilung auftreten: 1. *Fettembolie* (besonders bei Frakturen der langen Röhrenknochen). 2. *Infektion* des Frakturhämatoms (Osteomyelitis; besonders bei offenen Frakturen). 3. *Ungenügende Kallusbildung;* Interposition von Weichteilgewebe *(Pseudarthrose).* 4. *Überschießende Kallusbildung* (Callus luxurians; Druck auf Weichteile, Nerven usw.). 5. Bildung eines *knorpeligen Kallus* (bei Auftreten von Scherkräften; verzögerte Frakturheilung).

Knochen – Gelenke

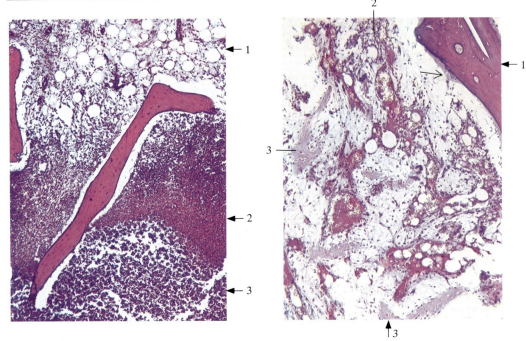

B. – Abb. 13.8. Knochenmarkabszeß bei akuter Osteomyelitis;
Fbg. HE, Vergr. 60×

B. – Abb. 13.9. Faserknochenneubildung bei chronischer Osteomyelitis;
Fbg. HE, Vergr. 95×

Entwicklungsstörungen des Knochens

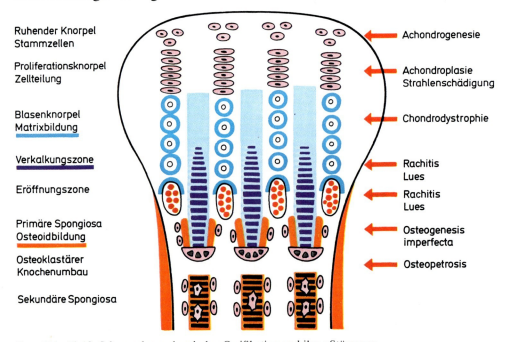

B. – Abb. 13.10. Schema der enchondralen Ossifikation und ihrer Störungen.

Entzündungen des Knochens

Die Entzündungen des Knochens können ebenso wie in anderen Organen *unspezifische* (akute Osteomyelitis, chronische Osteomyelitis) oder *spezifische Entzündungen* (Tuberkulose, Aktinomykose, Syphilis) sein. Während die unspezifischen Entzündungen bevorzugt die *Meta- bzw. Diaphysen* des Knochens befallen, treten die *spezifischen Entzündungen* (besonders *Tuberkulose*) mit Vorliebe in den *Epiphysen* auf. Im Ablauf der Entzündung werden die ortsständigen Knochenstrukturen zerstört (Verlust der Osteozyten, Abbau durch Osteoklasten und Blutgefäße). Die abgestorbenen Knochenstückchen werden teilweise sequestriert. Daneben können Knochenneubildungen (vom Periost ausgehend) den zerstörten, toten Knochen ummauern (*Totenladenbildung* bei der Osteomyelitis). Natürlich finden sich auch im Knochen selbst alle Zellen des Entzündungsfeldes.

Als Beispiel für eine Knochenentzündung wurde hier eine *unspezifische Osteomyelitis* gewählt. Sie kann fortgeleitet (z. B. bei Frakturen, Otitis media) oder hämatogen (z. B. Septikopyämie) entstehen. In Abb. 13.8 ist ein **Markabszeß** bei hämatogen entstandener akuter Osteomyelitis dargestellt. Im oberen Teil des Bildes (→ 1) findet man das Fettmark von Granulozyten durchsetzt. Bei → 2 sieht man einen Wall von nekrotischem Gewebe mit Granulozyten und Fibrin. Im unteren Teil des Bildes (→ 3) erkennt man eine Ansammlung von polymorphkernigen Leukozyten mit Gewebseinschmelzung (Abszeß). Durch die Nekrose werden die Knochenbälkchen ihrer Ernährungsgrundlage beraubt und nekrotisch. So bildet sich ein Knochensequester aus (abgestorbenes Knochenstück). Im weiteren Verlauf der Osteomyelitis (**chronische Osteomyelitis**, Abb. 13.9) findet man abgestorbene Knochenbälkchen (→ 1), die vom neugebildeten Knochen eingemauert werden können (→ im Bild; führt zur Totenladenbildung). Der Markraum zeigt eine Fibrose (lockeres kollagenes Bindegewebe) sowie perivaskulär gelagerte, chronisch-entzündliche Infiltrate aus Lymphozyten und Plasmazellen (→ 2). Daneben setzt auch hier eine Faserknochenneubildung ein (→ 3).

Entwicklungsstörungen des Knochens

Die Osteodystrophien sind mit den Stoffwechselstörungen anderer Organe vergleichbar. Es erscheint zweckmäßig, sie in solche am *wachsenden* und am *erwachsenen Skelett* zu unterteilen. In Abb. 13.10 ist ein **Schema der enchondralen Ossifikation und ihrer Störungen** wiedergegeben. Links sind die einzelnen Zonen dargestellt, die normalerweise die Verknöcherungszone aufbauen: ruhender Knorpel, Säulenknorpel mit primärer Verkalkungszone, Osteoidbildung, Knochenumbau in lamellären Knochen. In jeder Stufe dieses komplizierten Prozesses kann eine Störung auftreten. Ist die Bildung des *Säulenknorpels mangelhaft oder fehlt sie vollständig,* so entwickelt sich das Krankheitsbild der *Chondrodystrophie* (vgl. S. 265). Ferner kann die *Verkalkung der primären Verkalkungszone ausbleiben* (Rachitis, vgl. S. 265). Setzt *keine Osteoidbildung* ein, *so resultiert daraus die Osteogenesis imperfecta* (vgl. S. 265). Schließlich kann auch eine *Störung des Knochenumbaues im lamellären* Knochen vorliegen *(Osteopetrosis).* Meist ist aber nicht nur die enchondrale Ossifikation, sondern sind auch die anderen Formen der Knochenbildung gestört (schraffierte Felder in Tab. 13.1).

B. – Tab. 13.1. Schema der verschiedenen Ossifikationsstörungen

	Chondrodystrophie	Rachitis	Osteochondritis luetica	Osteogenesis	Osteopetrosis
I. Ersatzknochenbildung: 1. Enchondrale O. a) epiphysär					
b) metaphysär					
2. Perichondrale O.					
II. Belegknochenbildung					

Knochen – Gelenke

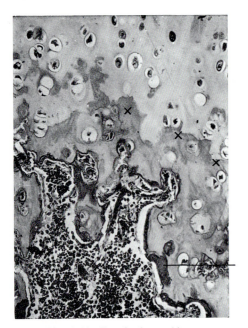

B. – Abb. 13.11. Chondrodystrophie;
Fbg. HE, Vergr. 110×

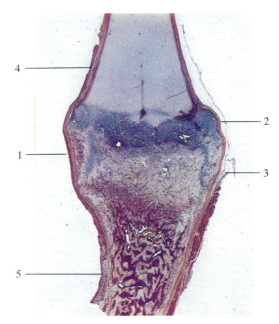

B. – Abb. 13.12. Rachitis;
Fbg. HE, Vergr. 5×

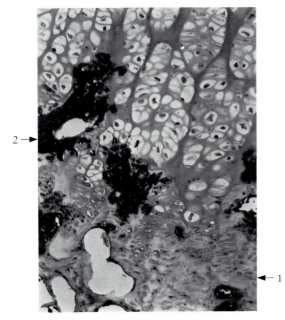

B. – Abb. 13.13. Rachitis;
Fbg. Azan, Vergr. 110×

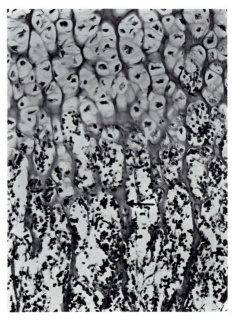

B. – Abb. 13.14. Osteogenesis imperfecta;
Fbg. HE, Vergr. 110×

Chondrodystrophie (Abb. 13.11). *Die Chondrodystrophie (auch Achondroplasie genannt) besteht in einer Störung der enchondralen Ossifikation bei meist gut entwickelter perichondraler und periostaler Ossifikation* (s. Abb. 13.10 u. Tab. 13.1). *Dadurch entstehen kurze, dicke Knochen (chondrodystrophische Zwerge – Zirkusclown – Dackelhunde).* Die morphologisch nachweisbare Störung liegt, wie Abb. 13.11 zeigt, in der ungenügenden oder sogar fehlenden Säulenknorpelbildung. Statt charakteristischer Säulenknorpelformation findet man nur einzelne, etwas blasige Knorpelzellen. Die Verkalkung der Knorpelgrundsubstanz (landkartenähnliche, dunkelgraue Partien, ×) ist unregelmäßig. An die plumpen Zapfen der primären Verkalkungszone werden schmale Leisten von Osteoid angelagert (→). Im unteren Bildteil finden sich Strukturen des Markes. Da die Störung im Bereich der Blasen- und Säulenknorpelbildung liegt, ist meist die Belegknochenbildung nicht gestört. Es resultiert daraus zum Beispiel die Dysproportion zwischen der Schädelkapselentwicklung (Belegknochenbildung) und dem zurückbleibenden Wachstum von Teilen der Schädelbasis (Ersatzknochenbildung).

Rachitis (Abb. 13.12 u. 13.13). *Die Rachitis ist eine Hypovitaminose (Vitamin-D-Mangel), die zu einer Mineralisationsstörung des neugebildeten Knochens führt. Deshalb müssen die Veränderungen in der primären Verkalkungszone und in dem Gebiet gesucht werden, wo normalerweise das neugebildete Osteoid mineralisiert wird.* Abb. 13.12 zeigt eine rachitisch veränderte Knorpel-Knochen-Grenze der Rippe. Die Knorpel-Knochen-Grenze ist verbreitert, unscharf und aufgetrieben (*rachitischer Rosenkranz,* → 1). Während der obere Anteil der verbreiterten Knorpel-Knochen-Grenze aus verlängerten Säulenknorpelschichten (→ 2) besteht, stellt der untere Anteil eine Art Chondroosteoid (→ 3) dar. Hier sind Reste der Knorpelgrundsubstanz mit nichtmineralisiertem neugebildetem Knochen (Osteoid) unregelmäßig angeordnet (normaler Knorpel → 4, normaler spongiöser Knochen → 5). Mit der **stärkeren Vergrößerung** (Abb. 13.13) stellt sich in der unteren Bildhälfte das Chondroosteoid dar (→ 1). Dieses neugebildete Osteoid wird nicht mineralisiert. Ferner erkennt man die für die Rachitis charakteristische Form der Eröffnung der primären Markräume durch glomerulumähnliche Blutgefäßwucherungen (→ 2). Darüber findet sich die Zone des Säulenknorpels, dessen Knorpelgrundsatzsubstanz (auch primäre Verkalkungszone genannt) ebenfalls nicht mineralisiert wird. Außer der enchondralen Ossifikation ist auch die perichondrale Ossifikation und Bindegewebsknochenbildung gestört (s. Tab. 13.1). Am Schädel wirkt sich dies durch eine mangelhafte Knochenbildung und ungenügende Mineralisierung des neugebildeten Knochens aus. Dadurch sind besonders an der Hinterhauptsschuppe und an den Scheitelbeinen weiche Schädelareale tastbar, die zu der Bezeichnung *Kraniotabes* geführt haben. Die Kraniotabes ist ein wichtiges, leicht feststellbares diagnostisches Kriterium für die Rachitis.

Osteogenesis imperfecta (Abb. 13.14). *Liegt die Störung der Ossifikation wiederum eine »Etage« tiefer (vgl. Abb. 13.10), so entwickelt sich das Bild der Osteogenesis imperfecta. Es handelt sich dabei um eine Knochenbildungsstörung mit mangelhafter Osteoidbildung und abnormer Knochenbrüchigkeit.* Abb. 13.14 läßt diese Verhältnisse sehr schön erkennen. In der oberen Bildhälfte sieht man eine regelrecht ausgebildete Säulenknorpelformation. Die untere Bildhälfte dagegen zeigt spanförmig erhalten die Reste der Knorpelgrundsubstanz (→). Eine Osteoidbildung ist nicht zu beobachten. Zwischen den Knorpelgrundsubstanzspangen findet man die primären Markräume. Gestört sind alle Formen der Knochenbildung.
Kinder mit Osteogenesis imperfecta werden oft tot geboren, ein Teil stirbt bald nach der Geburt. Nur in wenigen Fällen, wenn die Störung nicht so ausgeprägt ist, können diese Kinder längere Zeit leben. Klinisch steht dann die abnorme Knochenbrüchigkeit im Vordergrund. In manchen Fällen wurden über 100 Frakturen beobachtet.

Knochen – Gelenke

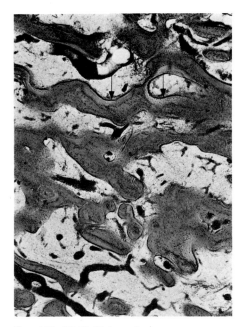

B. – Abb. 13.15. Osteomalazie;
Fbg. HE, Vergr. 28×

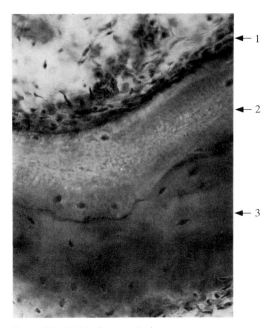

B. – Abb. 13.16. Osteomalazie;
Fbg. HE, Vergr. 280×

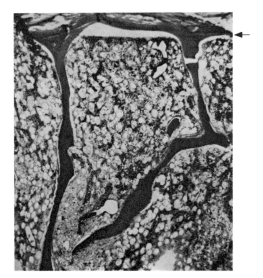

B. – Abb. 13.17. Osteoporose;
Fbg. HE, Vergr. 28×

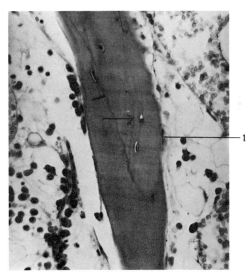

B. – Abb. 13.18. Osteoporose;
Fbg. HE, Vergr. 280×

Osteodystrophien am Skelett des Erwachsenen

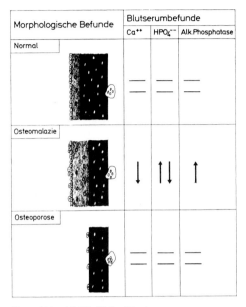

B. – Abb. 13.19. Siehe Text

Die häufigste Knochenveränderung am ausgebildeten Skelett ist die *Osteoporose*, seltener die *Osteomalazie*. Abb. 13.19 soll schematisch die Verhältnisse bei Osteoporose und Osteomalazie verdeutlichen.

Bei der **Osteomalazie** (Abb. 13.15 u. 13.16) *sind an den Knochenbälkchen reichlich Osteoblasten nachweisbar. Es wird auch genügend Knochensubstanz gebildet, die jedoch nicht mineralisiert wird* (in Abb. 13.15 u. 13.16 als helle, graue Zone gekennzeichnet). Es finden sich also breite Osteoidsäume. Damit handelt es sich um eine ähnliche Störung, wie sie die Rachitis am wachsenden Skelett darstellt. Im Serum ist das Kalzium erniedrigt. Der Phosphatspiegel kann je nach Nierenfunktion unterschiedlich sein (Erhöhung bei Nierenschädigung). In charakteristischer Weise ist die alkalische Phosphatase im Blutserum erhöht.

Mikroskopisch (Abb. 13.15 u. 13.16) findet man bei einer Übersichtsvergrößerung (Abb. 13.15) verbreiterte Spongiosabälkchen. Auffallend sind die hellgrauen Säume am Außenrand der Spongiosabälkchen (→). Dabei handelt es sich um nichtmineralisiertes Osteoid. Dies stellt sich deutlicher in einer **stärkeren Vergrößerung** (Abb. 13.16) dar. Am Rande der Spongiosabalken sieht man eine breite Lage von Osteoblasten (→ 1). Darauf folgt ein breiter Saum nichtmineralisierter osteoider Substanz (→ 2) und dann erst, durch eine Linie abgegrenzt, der mineralisierte Knochen (→ 3). *Die Osteomalazie ist also eine Mineralisierungsstörung bei erhaltener oder meist sogar gesteigerter Osteoblastenfunktion.* Eine Herauslösung von Kalksalzen aus mineralisiertem Knochen (Halisterese) spielt bei der Osteomalazie sehr wahrscheinlich keine Rolle. Das Gegenstück zur Osteomalazie ist die **Osteoporose** (Abb. 13.17 u. 13.18). Bei dieser Erkrankung ist die *Mineralisierung meist intakt, die Osteoblastenfunktion jedoch herabgesetzt* (vgl. Abb. 13.19). Bei normalem Knochenabbau wird nur ungenügend neue Knochensubstanz gebildet. Die Serumwerte, die in erster Linie Auskunft über die Mineralisierungsvorgänge geben, sind normal. *Mikroskopisch* erkennt man bereits bei schwacher Vergrößerung (Abb. 13.17) eine rarefizierte Spongiosa mit weiten Markräumen (→: verschmälerte Kortikalis). Die Markräume können von Fettmark oder von blutbildendem Mark ausgefüllt sein. Bei **starker Vergrößerung** (Abb. 13.18) findet man gut mineralisierte Knochenbälkchen mit erhaltenen Osteozyten (→), aber ohne Osteoidsäume, und nur spärlichen Osteoblasten (→ 1) am Rande der Knochenbälkchen. Aus diesem morphologischen Verhalten geht hervor, daß der Knochen bei der *Osteomalazie weich und biegsam*, bei der *Osteoporose spröde und brüchig sein muß*.

Osteomalazie und Osteoporose sind Knochenbildungsstörungen. Bei den Osteodystrophien kann auch ein erhöhter Knochenabbau auftreten (s. S. 262). Die häufigsten Formen des *Knochenabbaues* sind:
a) lakunäre Resorption (durch mehrkernige Osteoklasten),
b) glatte Resorption (durch einen Saum einkerniger Zellen),
c) perforierende Resorption (durch Kapillarsprossen).

Knochen – Gelenke

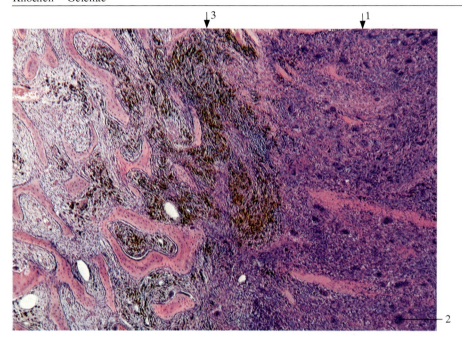

B. – Abb. 13.20. Ostitis fibrosa cystica (sog. brauner Tumor); Fbg. HE, Vergr. 40 ×

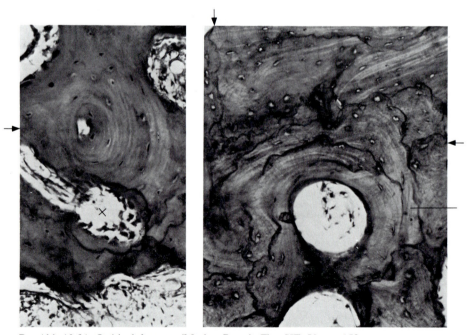

B. – Abb. 13.21. Ostitis deformans (Morbus Paget); Fbg. HE, Vergr. 152×

Ostitis fibrosa cystica (sog. brauner Tumor, Osteoklastom) (Abb. 13.20). *Die Ostitis fibrosa cystica (besser Osteodystrophia fibrosa) ist eine herdförmige, lokalisiert oder generalisiert auftretende Knochenerkrankung, die zur Destruktion des ortsständigen Knochens führt. Die generalisierte Form tritt bei Hyperparathyreoidismus auf (Epithelkörperchenadenome – v. Recklinghausensche Krankheit)*[1]. Histologisch wird eine Proliferation jugendlicher Bindegewebszellen, ausgehend vom Endost, von der Adventitia der Markblutgefäße und von den Haversschen Kanälchen beobachtet. Wie Abb. 13.20 zeigt, findet man ein zellreiches Granulationsgewebe (→ 1). Es besteht, wie in der rechten Bildhälfte dargestellt, aus retikulären Zellen, Histiozyten und Fibroblasten. Zwischen den Zellen findet man zarte, retikuläre Fasern. Recht charakteristisch sind zahlreiche, bizarr gestaltete, mehrkernige Riesenzellen (→ 2). Die Riesenzellen hält man für frustrane Kapillarsprossungen (angioblastische Riesenzellen). Durch das Granulationsgewebe wird der ortsständige Knochen zerstört und abgebaut. Röntgenologisch stellen sich daher Zysten im Knochen dar. Häufig erfolgen Blutungen in dieses jugendliche Bindegewebe. Als Folge der Blutungen findet man reichlich Histiozyten, deren Zytoplasma große Mengen Hämosiderin enthält (→ 3). In der linken Bildhälfte sieht man normale Knochenspongiosa mit Markfibrose.

Makroskopisch: Braune Herde oder Zysten. Bevorzugt betroffen sind distaler Femur und proximale Tibia. Gelegentlich kann aus einer Ostitis fibrosa ein echtes Sarkom hervorgehen. *Lokalisierte »braune Tumoren«* werden nach *Traumen* beobachtet. Das gleiche histologische Erscheinungsbild findet man bei der Epulis (s. S. 113).

Ostitis deformans (Morbus Paget) (Abb. 13.21). Eine weitere zur Gruppe der Osteodystrophien gehörende Erkrankung ist die *Ostitis,* besser *Osteodystrophia deformans* (Paget). Die Ostitis deformans *beginnt* mit einer *serösen Entzündung* im Markraum des Knochens. In der *zweiten Phase* folgt eine *Osteomalazie,* d. h. die Verkalkung des neugebildeten Knochens bleibt aus, und der bereits mineralisierte Knochen wird wieder entmineralisiert *(Halisterese).* Diese »Knochenerweichung« ist die Ursache für Knochendeformierungen, die zum Bild der Ostitis deformans gehören. Als *dritte Phase erfolgt ein Umbau des Knochens.* Ortsständige Knochenstrukturen werden partiell oder vollkommen abgebaut. Der meist überschießend neugebildete Knochen legt sich schalenförmig und unter Durchbrechung der typischen Haversschen Systeme an erhaltene Lamellen an. Dieser Umbau ist dem Organumbau bei einer Leberzirrhose vergleichbar.

In Abb. 13.21 erkennt man in der *linken Bildhälfte* ein Haverssches System (→), dessen untere Region bereits Knochenabbau (Osteoklasten) und Neubildungsvorgänge (Osteoblasten) erkennen läßt (×). Durch einen ständigen Knochenabbau, der mit einem ungeordneten Knochenanbau einhergeht, entsteht die *charakteristische Mosaikstruktur* des Pagetknochens *(rechte Bildhälfte).* Die zeitlich unterschiedlichen Umbildungsphasen sind durch die stark betonten *Kittlinien* (→) scharf voneinander abgehoben. Die normale lamelläre Knochenstruktur wird durch den Umbauvorgang zerstört. In solchen Knochen finden sich reichlich arteriovenöse Anastomosen. Dadurch ist das Herzfördervolumen dieser Patienten meist vergrößert.

Makroskopisch findet man bei generalisierter Form verdickte und deformierte Knochen (Säbelbeine). In etwa 8% der Fälle entsteht aus einer Ostitis deformans ein Sarkom. Lokalisierte Formen treten besonders am Schädel auf (Leontiasis ossea).

Zur Gruppe der Osteodystrophien gehört weiterhin die bei jüngeren Menschen auftretende *fibröse Dysplasie.* Die Knochen sind makroskopisch aufgetrieben und verunstaltet. Ebenso wie bei der Ostitis deformans können die Schädelknochen beteiligt sein. Die Markräume des Knochens werden statt von Fettmark oder blutbildendem Mark von einem fibrösen Gewebe ausgefüllt. In diesem fibrösen Gewebe kommt es zur Faserknochenbildung. Das Röntgenbild zeigt dadurch eine milchglasartige Beschaffenheit der Knochen.

---

[1] Erstbeschreibung durch ENGEL (1864), Doktorand am Pathologischen Institut Gießen.

Knochen – Gelenke

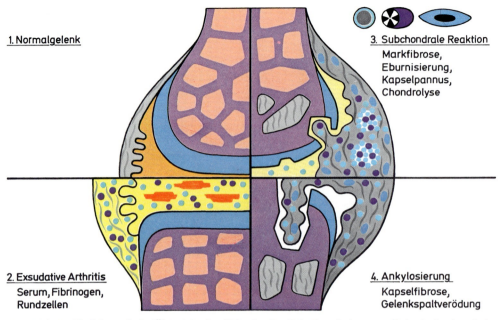

B. – Abb. 13.22. Schematische Übersicht des Ablaufes der Gelenkveränderungen bei primär-chronischer Polyarthritis.

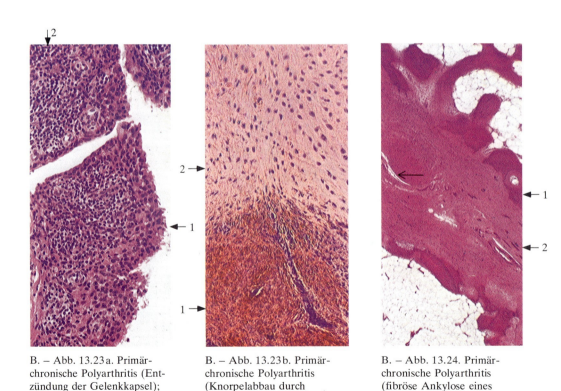

B. – Abb. 13.23 a. Primär-chronische Polyarthritis (Entzündung der Gelenkkapsel); Fbg. HE, Vergr. 200×.

B. – Abb. 13.23 b. Primär-chronische Polyarthritis (Knorpelabbau durch Granulationsgewebe); Fbg. HE, Vergr. 300×.

B. – Abb. 13.24. Primär-chronische Polyarthritis (fibröse Ankylose eines Fingergelenkes); Fbg. HE, Vergr. 100×.

Entzündliche Gelenkerkrankungen

Die unspezifischen entzündlichen Gelenkerkrankungen sind einzuteilen in:
1. *Eitrige Gelenkentzündungen;*
2. *rheumatische Gelenkentzündungen*
   a) Gelenkentzündungen beim rheumatischen Fieber,
   b) primär-chronische Polyarthritis (PCP),
   c) Spondylitis ankylopoetica: (M. Bechterew).
3. *Rheumatoide.* (Das klinische Bild ähnelt dem der Gelenkbeteiligung beim fieberhaften Rheumatismus. Ursache sind jedoch z. B. Ruhr, Tuberkulose, Colitis ulcerosa u. a.)
4. *Degenerativer Rheumatismus:* s. S. 273

Beim *fieberhaften Rheumatismus* findet man echte Aschoffsche Knötchen in dem lockeren Bindegewebe der Gelenkkapsel, besonders der großen Gelenke (vgl. Herz, S. 51 u. 219). *Jugendliche* erkranken bevorzugt. Der Antistreptolysin- und Antistaphylolysintiter sind meist deutlich erhöht. Die Gelenkveränderungen bilden sich vollkommen zurück.
Die *primär-chronische Polyarthritis* (vgl. Abb. 13.22–13.24) zeigt morphologisch das Bild einer unspezifischen chronischen Entzündung. Bevorzugt befallen werden die *kleinen Gelenke* (Finger, Zehen). Frauen in *höherem Lebensalter* erkranken häufiger als jüngere. Meistens sind der Latexbindungstest und der Waaler-Rose-Test positiv. Durch die schweren destruktiven Veränderungen kommt es an den Gelenken zu Ankylosen.
Die *Spondylitis ankylopoetica (Morbus Bechterew)* beginnt mit nur spärlichen, entzündlichen Lymphozyteninfiltraten in der Kapsel und den Bändern der *kleinen Wirbelgelenke*. Im Vordergrund steht bei dieser Erkrankung eine Knochenneubildung, die zur knöchernen Ankylose der Wirbelsäule führt.
Als Beispiel einer entzündlichen Gelenkerkrankung soll hier die **primär-chronische Polyarthritis** (rheumatoide Arthritis) behandelt werden. Vergleiche die schematischen Zeichnungen Abb. 13.22 mit den entsprechenden Abb. 13.23a u. b, Abb. 13.24.

Primär-chronische Polyarthritis (Entzündung der Gelenkkapsel) (Abb. 13.23a). Die Erkrankung beginnt mit einer Entzündung in der Gelenkkapsel. Diese frühen Stadien sind heute durch Gelenkkapselbiopsie morphologisch zu erfassen. Es kommt zu einer Exsudation von Blutplasma und Emigration von Zellen (Granulozyten mit zytoplasmatischen Einschlußkörpern, die den Rheumafaktor enthalten, Synovialzellen, Lymphozyten, Plasmazellen) in die Gelenkhöhle. Die Synovialzellen, die die Gelenkkapsel begrenzen, werden herdförmig zerstört. An diesen Stellen finden sich homogene Fibrinauflagerungen. An anderen Stellen proliferieren die Synovialzellen (→ 1). Im Bindegewebe des Stratum synoviale finden sich starke Infiltrate von Plasmazellen und Lymphozyten (→ 2), die oft kleine Lymphfollikel bilden. Gelegentlich können Fibrinoidherde gefunden werden.

Primär-chronische Polyarthritis (Knorpelabbau durch Granulationsgewebe) (Abb. 13.23b). Das exsudative Stadium kann in einen proliferativen Entzündungsprozeß übergehen. Vom Stratum synoviale oder vom subkartilaginären Markraum des Knochens wächst ein gefäßreiches Bindegewebe (Pannus) (→ 1) in den Gelenkknorpel (→ 2) (ulzerös-pannöse Entzündung) ein und zerstört den Gelenkknorpel von der Oberfläche und vom Knochen her.

Primär-chronische Polyarthritis (fibröse Ankylose) (Abb. 13.24). Bekommt das proliferierende Granulationsgewebe schließlich von beiden Seiten der artikulierenden Gelenkflächen her Kontakt miteinander, dann bildet sich im Endstadium eine fibröse Ankylose aus. Die subkartilaginären Knochenanteile sind noch erhalten (→ 1). Vom Gelenkknorpel sind meist nur noch kleine Herde nachweisbar, die sekundär degenerativ verändert werden können. Einzelne spaltförmige Lücken deuten den ehemaligen Gelenkspalt an (→ im Bild). Die beiden artikulierenden Knochen sind durch faserreiches Bindegewebe miteinander verbunden (→ 2).

Makroskopisch: Weiße, fibröse Knorpelauflagerungen (Pannus) und Knorpelusuren. Ankylosen.
Merke: 1. Subkutane periartikuläre Rheumaknoten (s. S. 219) haben Bedeutung für die PCP-Diagnose (Exzision, histologische Untersuchung). 2. Bei PCP können als Komplikation auftreten: a) Amyloidose (in etwa 20%), b) Panarteriitis nodosa (in etwa 25%). (Diagnostische Möglichkeiten: Leber-, Muskelbiopsie.)

Knochen – Gelenke

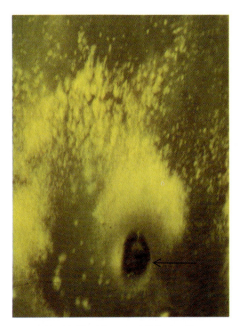

B. – Abb. 13.25. Albuminoidkörnige Degeneration von Gelenkknorpel; Fbg. Eosin, aufgenommen im Fluoreszenzlicht, Vergr. 625×

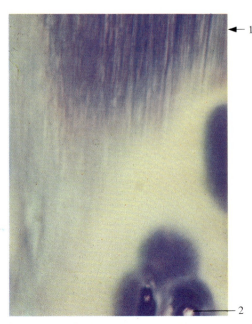

B. – Abb. 13.26. Demaskierung von kollagenen Fasern im Gelenkknorpel; Fbg. Toluidinblau, Vergr. 625×

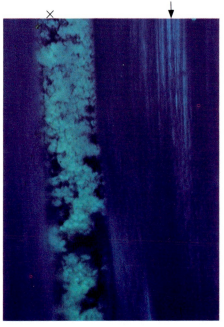

B. – Abb. 13.27. Zystenbildung und Asbestfaserung des Gelenkknorpels; Fbg. Toluidinblau, Vergr. 625×

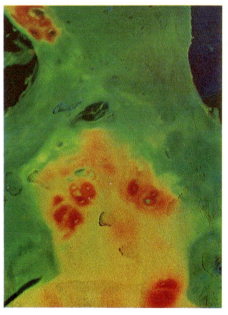

B. – Abb. 13.28. Knochenbildung im Gelenkknorpel bei Arthrosis deformans; Fbg. Akridinorange, aufgenommen im Fluoreszenzlicht, Vergr. 400×

Degenerative Gelenkerkrankungen[1]

Im Gegensatz zu den entzündlichen Gelenkerkrankungen beginnen die degenerativen Gelenkschäden *(z. B. Arthrosis deformans, Spondylosis deformans)* immer im Gelenkknorpel selbst. Die erste nachweisbare Veränderung ist eine mukoide oder **albuminoidkörnige Degeneration des Gelenkknorpels.** Abb. 13.25 zeigt einen Schnitt vom Gelenkknorpel. Unten im Bild erkennt man eine erhaltene Knorpelzelle (→). Im Interterritorium findet man besenreiserartig angeordnet zahlreiche gelbe Granula. Wie histochemisch nachweisbar, können diese aus Proteinen oder aus Mukopolysacchariden bestehen. Man faßt diese Veränderungen als einen »Entmischungsvorgang« auf, bei dem sich der Brechungsindex der Grundsubstanz ändert und die im hyalinen Gelenkknorpel normalerweise nicht darstellbaren kollagenen Fasern sichtbar werden (→ 1 in Abb. 13.26). **Demaskierung von kollagenen Fasern im Gelenkknorpel** (Abb. 13.26). Diese Abbildung zeigt, daß die Knorpelzellen (→ 2) in der Umgebung der demaskierten Fasern (→ 1) noch intakt sind. Gehen auch noch die Knorpelzellen zugrunde, so spricht man von einer **Asbestfaserung** des Knorpels (Abb. 12.27), wie sie besonders am Rippenknorpel vorkommt. In diesen so veränderten Knorpelpartien entstehen meist **Zysten.** Es sind in diesem Bezirk jetzt keine Zellen mehr nachweisbar. Man findet lediglich demaskierte Fasern (→) und langgestellte, zystische Hohlräume (×). In diesen Zysten kann nach Einsprossen von Granulationsgewebe Knochen entstehen. Abb. 13.28 zeigt im Fluoreszenzlicht nach Akridinorangefärbung spongiösen Knochen (grün) in der leuchtendgelb erscheinenden Knorpelgrundsubstanz (rot = Knorpelzellen).
Diese Destruktion des Knorpelgewebes ist letztlich die Ursache für die Abnahme der Scherfestigkeit des hyalinen Gelenkknorpels. Dadurch wird vermehrt Druck, der nicht mehr voll in Schub transformiert werden kann, auf den Knochen übertragen (Abb. 13.29). Diese Druckeinwirkung stellt den Reiz für eine **Knochenneubildung** dar (Abb. 13.28). Auf diesem Wege entstehen die Hypertrophie der subchondralen Knochenspongiosa (vgl. Abb. 13.29), die Ossifikationsvorgänge im Gelenkknorpel selbst und die Randexostosen, die den erkrankten Gelenken schließlich ihre charakteristische Struktur verleihen.

Makroskopisch: Usuren des Knorpels. Randwulstbildungen des Knochens (z. B. Spondylosis deformans).

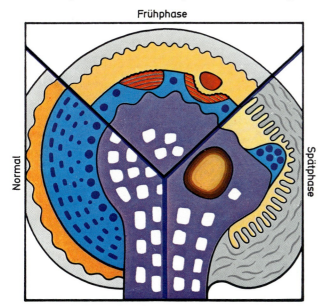

Chronologischer Ablauf der Gelenkveränderungen bei der Arthrosis deformans:

1. Normalgelenk
2. Frühphase:
   Asbestfaserung des Gelenkknorpels, Osteochondritis dissecans und subchondrale Spongiosahypertrophie
3. Spätphase:
   mit hyperplastisch fibrosierter Gelenkkapsel, subchondralen Geröllzysten und Knorpelregeneraten (="Brutkapseln")

B. – Abb. 13.29. Schema der Entstehung von Knochenveränderungen als Folge degenerativer Gelenkknorpelschädigungen

---

[1] Sog. »degenerativer Rheumatismus«.

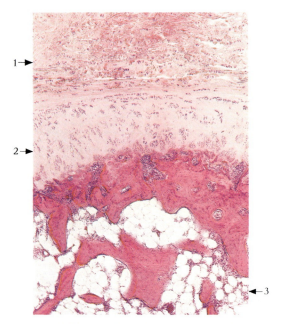

B. – Abb. 13.30. Osteokartilaginäre Exostose;
Fbg. HE, Vergr. 36×

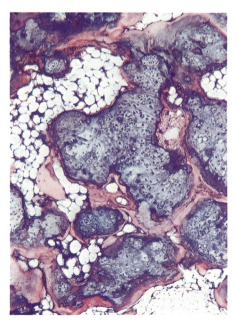

B. – Abb. 13.31. Enchondrom;
Fbg. HE, Vergr. 41×

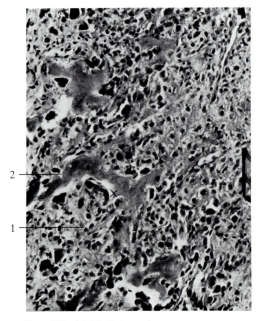

B. – Abb. 13.32. Osteosarkom;
Fbg. HE, Vergr. 102×

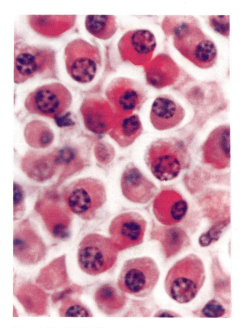

B. – Abb. 13.33. Plasmozytom;
Fbg. HE, Vergr. 1200×

Tumoren des Knochens

Osteokartilaginäre Exostose (Osteochondrom, s. Makropathologie) (Abb. 13.30): Kartilaginäre Exostosen werden als Fehlbildungen aufgefaßt, die auch hereditär und multipel vorkommen, oder als Osteochondrome den gutartigen Knochentumoren zugerechnet. Sie zeigen einen Aufbau, der an das normale Knochenwachstum durch enchondrale Ossifikation (Ersatzknochenbildung) erinnert, wobei eine zellarme Knorpelkappe einen hyperplastischen Kortikalisknochen überzieht. In unserem Bild sieht man oben periostales Bindegewebe (→ 1). Darauf folgt die Knorpelschicht mit Gruppen von kleinen einkernigen Chondrozyten (→ 2, angedeuteter Säulenknorpel), die in das grobe neugebildete Knochengewebe von Kortikalis und Spongiosa übergeht. Zwischen den plumpen Spongiosabälkchen sieht man Fettgewebe und einzelne Blutbildungsherde (→ 3).

Enchondrom (Abb. 13.31): Chondrome, meist an den Händen und Füßen lokalisiert, kommen als Ekchondrome (periostale Chondrome) in der Epiphysengegend oder als solitäre Enchondrome in der Knochenmarkshöhle vor. Histologisch sieht man in unserem Bild läppchenförmige Komplexe hyalinen Knorpels, die sich hier im Fettmark des Knochens entwickelt haben (Enchondrom). Das Knorpelgewebe ist reich an gleichförmigen einkernigen Knorpelzellen, die in den hellen Knorpelhöhlen liegen. Die Knorpelzellen liegen dichter und unregelmäßiger verteilt als im normalen Knorpelgewebe. Mitosen fehlen. Am Rande der blauen Knorpelgrundsubstanz (saure Mukopolysaccharide) ist neugebildetes rot gefärbtes Knochengewebe zu erkennen (enchondrale Ossifikation).
Die Enchondrome der Finger und Zehen sind gutartig. Treten sie in den langen Röhrenknochen auf, ist die Prognose schlechter (häufig maligne Entartung). Chondrome des Beckens sind immer maligne.

Osteosarkom (Abb. 13.32): Die osteogenen Sarkome zeigen morphologisch eine große Vielfalt ihres Erscheinungsbildes. Sie zerstören das normale Knochengewebe und bauen gleichzeitig selbst pathologische Knochensubstanz auf bindegewebiger und knorpeliger Grundlage auf (v. ALBERTINI, 1955). Charakteristisch für den histologischen Aufbau ist das schachbrettartig ineinandergefügte Auftreten von sarkomatösem Stroma, Herden von hyalinem Knorpel (Tumorknorpel), Verkalkungen, Schleim, Faserknochen (Tumorknochen), Inseln von Riesenzellen und Tumorosteoid. Die Bildung des Tumorosteoids und Tumorknochens erfolgt direkt aus dem sarkomatösen Bindegewebe. Die Osteoidbildung unterscheidet histologisch das Osteosarkom vom Chondrosarkom. Bei der osteoplastischen Form stehen die polymorphen Spindelzellen, bei der osteolytischen Form die Riesenzellen im Vordergrund, wobei große Ähnlichkeit mit den Riesenzelltumoren des Knochens (vgl. S. 268) bestehen kann (HERZOG, 1944).
In unserem Bild sieht man ein polymorphzelliges Geschwulstgewebe mit Formationen eines atypischen hyalinen Knorpelgewebes (Tumorknorpel). Die dunkelkernigen Knorpelzellen (→ 1) liegen in einer homogenen Grundsubstanz. An einzelnen Stellen des sarkomatösen Stromas haben sich Strukturen gebildet, die an Knochenbälkchen erinnern (→ 2, Tumorknochen). Daneben erkennt man Ablagerungen von unverkalktem Osteoid (x). In ganz undifferenzierten Partien hat der Tumor das Aussehen eines polymorphzelligen Sarkoms.

Klinik: Die Osteosarkome treten bevorzugt bei Jugendlichen auf. Sie kommen jedoch auch im höheren Lebensalter vor (Altersgipfel 10–20 Jahre). Ausgesprochene Prädilektionsstellen sind die Metaphysen von Femur (distal) und Tibia (proximal). Röntgenologisch sind die osteoblastischen Osteosarkome durch Spiculae gekennzeichnet; bei der osteolytischen Form tritt ein »Mäusefraßbild« auf. Für die histologische Diagnose von Knochentumoren ist das klinische Erscheinungsbild, insbesondere die Kenntnis der Röntgenaufnahmen, unerläßlich.

Plasmozytome (Multiples Myelom, Abb. 13.33) *stellen umschriebene oder diffus wachsende Tumoren des Knochenmarks dar, die den Knochen zerstören und mit einer Vermehrung der Immunglobuline im Blutplasma einhergehen* (meist IgG, IgA, seltener IgE oder IgD, sog. monoklonale Immunglobuline; teils Heavy [H] oder Light [L] chain, oder L und H von Antikörpern). In der Niere wird häufig ein pathologischer Eiweißkörper ausgeschieden (Bence-Jones-Eiweißkörper, »Light chain«-Protein) mit Resorption und hyalintropfiger Eiweißspeicherung in den Tubulusepithelien (vgl. S. 162). Häufig ist die Erkrankung auch mit einer Paramyloidose vergesellschaftet. Im Ausstrich oder Schnitt des Knochenmarks finden sich charakteristische, atypische Plasmazellen mit exzentrisch gelegenen Zellkernen, die angedeutet die Radspeichenstruktur des Chromatins der Plasmazellen erkennen lassen. Das Zytoplasma ist eosinophil.

Makroskopisch: Herdförmige Zerstörung des Schädeldaches (Röntgenbild)!). Herdförmig oder diffus in Wirbelsäule, Sternum, Becken usw. wachsend, mit Osteolyse. Rote oder graurote, himbeergeleeartige Herde (s. Makropathologie).

Gehirn – Rückenmark

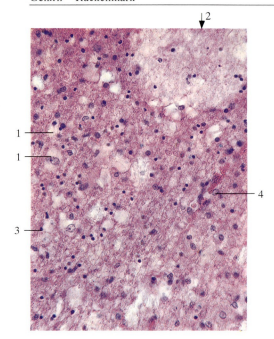

B.–Abb. 14.1. Frischer Hirnerweichungsherd;
Erbleichung (Lückenfeld);
Fbg. HE, Vergr. 248×

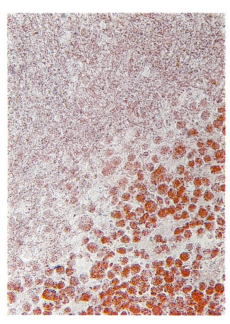

B.–Abb. 14.2. Hirnerweichungsherd mit Fettkörnchenzellen;
Fbg. Sudan, Vergr. 250×

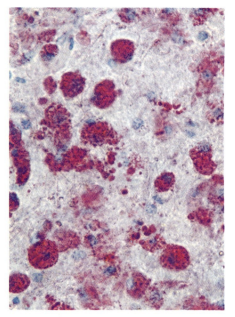

B.–Abb. 14.3. Fettkörnchenzellen;
Fbg. Scharlachrot–Hämatoxylin, Vergr. 512×

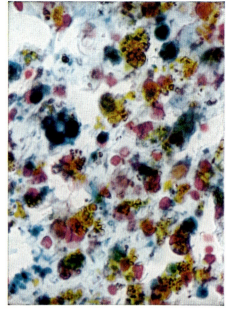

B. – Abb. 14.4. Pigmentkörnchenzellen bei Hirnerweichung;
Fbg. Berliner-Blau-Reaktion, Vergr. 800×

14. Gehirn – Rückenmark

Bei der histologischen Untersuchung von Gehirn und Rückenmark hat man sich zunächst über den Zustand der weichen Hirnhäute Klarheit zu verschaffen (Zellgehalt, Gefäßveränderungen, fremde Ablagerungen). Die Nervensubstanz gliedert sich in *Ganglienzellen mit ihren Fortsätzen* (Dendriten und Achsenzylinder mit der Markscheide – Spezialfärbungen!) sowie die *Gliazellen (Astrozyten* mit relativ großen runden Zellkernen und einem Zytoplasma, das sich nur mit Spezialfärbungen darstellen läßt, *Oligodendrogliazellen* mit kleinen runden Kernen und *Mikrogliazellen* mit kleinen spindeligen Zellkernen) und die *Gefäße*. Im wesentlichen hat man auf die erhaltene bzw. gestörte Struktur des gesamten Gewebes zu achten (z.B. Erweichungsherde, Entmarkungsherde). Infiltrate im Gewebe oder perivaskulär sind aufzusuchen und die Art der Zellen zu bestimmen. Für Makroskopie siehe Makropathologie.

Gehirnerweichung

Es handelt sich um eine *Nekrose* des Hirngewebes mit *Verflüssigung* und *sekundärer Höhlenbildung (Erweichungszyste)* nach Verschluß von Arterienästen (Arteriosklerose, Thrombose, Embolie) oder bei allgemeinem Sauerstoffmangel. Der Prozeß durchläuft verschiedene Stadien: 1. *Erbleichung* der Rinde mit ischämischen Ganglienzellveränderungen (Schrumpfung des Zelleibs und des Kernes der Ganglienzellen mit Verlust der Nissl-Schollen). Über ein interstitielles Ödem mit Faser- und Zellkerndegeneration (sog. *Lückenfeld*) kommt es schließlich zur vollständigen *Nekrose* mit Verlust der Zellkerne. 2. *Erweichung mit Fettkörnchenzellen* (Resorptionsstadium). 3. *Zyste* oder *Glianarbe* (Endstadium).
Als Beispiele für das *erste Stadium* **(frischer Hirnerweichungsherd; Erbleichung)** ist hier ein **Lückenfeld** gezeigt (Abb. 14.1) mit Ödem, das sich zwischen den Fasern und perizellulär herdförmig ausprägt (→ 1), mit Zerfall der Markscheiden bis zur vollständigen Auflösung (→ 2). Die Oligodendrogliazellen sind geschrumpft (→ 3), die Kerne der Makroglia schwach gefärbt (Beginn der Karyolysis, → 4). Im oberen Bildrand (→ 2) ist ein hellroter Herd zu sehen, in dem der Prozeß schon weiter fortgeschritten ist. Die Zellkerne fehlen fast vollständig, die Markscheiden sind aufgelöst.

Makroskopisch: Gering weichere Beschaffenheit des Hirngewebes. Abblassung der grauen Substanz.

Das *zweite Stadium* ist durch die Resorption des zerfallenen Markscheidenmaterials (Lipide) gekennzeichnet (**Erweichungsherd,** Abb. 14.2). Schon mit unbewaffnetem Auge erkennt man bei Sudanfärbung einen roten Herd mit Auflockerung des Gewebes in dem blaurotgefärbten Hirngewebe. Die mittlere Vergrößerung läßt in diesem Bereich zahlreiche runde Zellen erkennen, deren Zytoplasmaleib mit roten, sudanophilen Granula vollgestopft ist. Bei starker Vergrößerung (Abb. 14.3) stellen sich **Fettkörnchenzellen** (= speichernde Mikrogliazellen bzw. Histiozyten von der Gefäßscheide) mit exzentrisch liegenden Zellkernen deutlich dar. Im Paraffinschnitt sind die Fetttröpfchen herausgelöst, so daß das Zytoplasma wabig erscheint. In vielen Fällen kommt es bei der Erweichung auch zu einer Blutung ins Gewebe *(hämorrhagische Erweichung,* häufig bei Embolien). Die ausgetretenen Erythrozyten und das Hämoglobin werden dann ebenfalls von Phagozyten aufgenommen und zu Hämosiderin verarbeitet. Diese Speicherzellen werden als **Pigmentkörnchenzellen** (Abb. 14.4) bezeichnet, da sie in ihrem Zytoplasma braune Hämosideringranula aufweisen (Eisenreaktion positiv). Daneben sind auch Fettkörnchenzellen sowie braune extrazelluläre Pigmentschollen zu erkennen [*Hämatoidin* = eisenfreies Hämoglobin (vgl. S. 11 u. S. 247)].

Makroskopisch: Erweichung des Hirngewebes mit Verflüssigung. Bei hämorrhagischer Erweichung punktförmige Blutungen oder braune Verfärbung bei älteren hämorrhagischen Erweichungen. Im ungefärbten Frischpräparat sind Fettkörnchenzellen reichlich nachweisbar (granuliertes Zytoplasma mit glänzenden Körnchen).

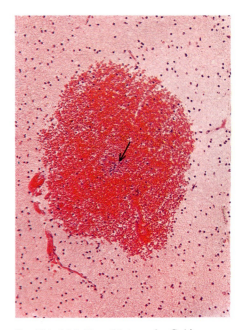

B.–Abb. 14.5. Kugelblutung des Gehirns;
Fbg. HE, Vergr. 120 ×

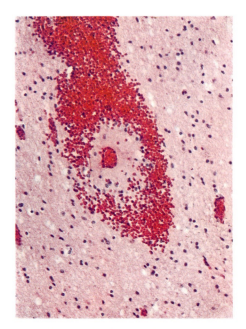

B.–Abb. 14.6. Ringblutung des Gehirns;
Fbg. HE, Vergr. 175 ×

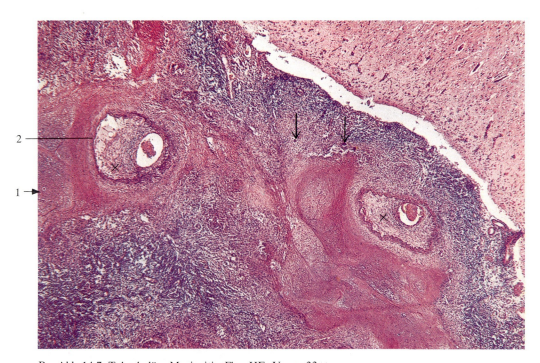

B.–Abb. 14.7. Tuberkulöse Meningitis; Fbg. HE, Vergr. 33 ×

Kugel- und Ringblutungen des Gehirns (Abb. 14.5 u. 14.6). Die *Blutungen sind Folge von Kreislaufstörungen mit Gefäßwandnekrose.* Die **Kugelblutung** stellt sich als ein runder Herd mit dichtliegenden Erythrozyten dar, in dessen Zentrum angedeutet die nekrotische Wand einer Venole zu sehen ist (→in Abb. 14.6). Bei der **Ringblutung** erkennt man im Zentrum das mit Erythrozyten vollgestopfte Gefäß. Dann folgt ein Ring nekrotischen Hirngewebes (in unserem Falle homogenisierte Markscheiden mit noch einzelnen erhaltenen Zellkernen). Die Außenzone wird von einem Kranz von Erythrozyten gebildet.

Makroskopisch: Blutpunkte auf der Schnittfläche des Gehirns, die sich nicht abwischen lassen, z. B. bei Hypertonie, Luftembolien, Fettembolie, Sonnenstich und hämorrhagischer Enzephalitis.

Tuberkulöse Meningitis (Abb. 14.7). *Hämatogen entstehende tuberkulöse Entzündung der weichen Häute an der Hirnbasis, meist bei Kindern.* Im akuten exsudativen Stadium findet man ein fibrin- und eiweißreiches Exsudat mit polymorphkernigen Leukozyten, besonders perivaskulär. Die Verkäsung setzt in der Umgebung der Gefäße sehr rasch ein. Unser Bild zeigt die perivaskulären Nekrosen mit reichlich fädigem Fibrin (→ 1) und die dichte zellige Infiltration (vorwiegend Lymphozyten) in der Umgebung. An einzelnen Stellen wird die Nekrose schon von Epitheloidzellen demarkiert. Vereinzelt sieht man Langhanssche Riesenzellen (→ im Bild) *(subakutes proliferatives Stadium).* Von großer Bedeutung ist die Tatsache, daß die Verkäsung auch auf die Gefäße übergreift und die Arterienwände teilweise oder ganz nekrotisch werden (→ 2). Auch wenn die Verkäsung nur die Adventitia erreicht, entwickelt sich eine Arteriitis, die von außen nach innen fortschreitend eine ausgeprägte Endarteriitis (×) mit Intimaproliferation und hochgradiger Lumeneinengung zur Folge hat. Dadurch kommt es sekundär auch bei Ausheilung der tuberkulösen Meningitis zu Hirnerweichungsherden. Deshalb ist es besonders wichtig, die tuberkulöse Meningitis frühzeitig zu diagnostizieren. *Cave:* Da heute selten, werden auch typische Fälle nicht diagnostiziert.

Makroskopisch: Akut: basales, graues, sulziges Exsudat. *Subakut-subchronisch:* gelbliche, grauweiße, glasige Knötchen. Im *Endstadium* bindegewebige Verödung mit grauweißer Verdickung der Hirnhäute.

Eitrige Meningitis (Abb. 14.8). *Hämatogen oder aus der Nachbarschaft fortgeleitete phlegmonöse Entzündung des Cavum leptomeningicum.* Mikroskopisch sieht man bei schwacher Vergrößerung die Leptomeninx dicht zellig infiltriert. Die mittlere und die starke Vergrößerung zeigen, daß es sich um dichtliegende polymorphkernige Leukozyten handelt. Dazwischen liegen Fibrinfäden. Häufig greift die Entzündung mit perivaskulären Infiltraten auf die Hirnrinde über (→) (Meningoenzephalitis).

Makroskopisch: Flächenhafter, gelblicher oder grünlicher Belag (meist über der Konvexität).

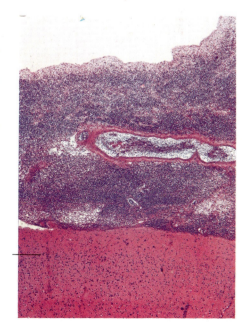

B.–Abb. 14.8. Eitrige Meningitis; Fbg. HE, Vergr. 38×

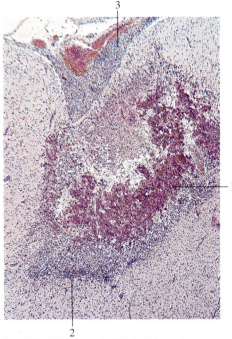

B.–Abb. 14.9. Enzephalitis bei Toxoplasmose; Fbg. HE, Vergr. 10×

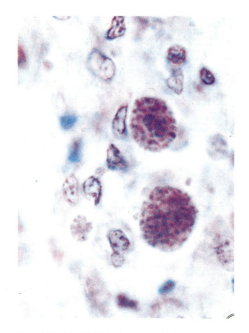

B.–Abb. 14.10. Pseudozysten bei Toxoplasmose des Gehirns; Fbg. Thionin, Vergr. 1400×

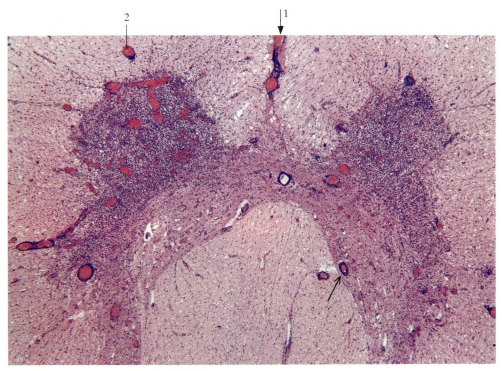

B.–Abb. 14.11. Poliomyelitis; Fbg. HE, Vergr. 51×

Enzephalitis bei Toxoplasmose (Abb. 14.9). *Durch Toxoplasma gondii (Protozoon) hervorgerufene granulomatös-nekrotisierende und verkalkende Enzephalitis, bei Infektion des Feten nach dem 3. Schwangerschaftsmonat (Fetopathie).* In der Übersicht fallen im Mark und in der Rinde Zellknötchen und blaugefärbte Kalkherdchen auf, teilweise auch größere Nekrosen. Die Zellknötchen erweisen sich bei näherer Betrachtung als Granulome aus Lymphozyten, Plasmazellen und Histiozyten sowie Gliazellen. Unser Bild zeigt einen solchen Rindenherd mit zentral verkalkter Nekrose (blauviolett gefärbt, → 1) und dem umgebenden zelligen Infiltrat (→ 2), mit vorwiegend Lymphozyten und Histiozyten. Auch die Leptomeninx (→ 3) ist lymphozytär infiltriert. In den Granulomen lassen sich bei stärkster Vergrößerung oft **Pseudozysten** (Abb. 14.10) nachweisen, bei denen es sich um intrazelluläre Erregerkolonien handelt. Man sieht runde, aufgetriebene Zellen, deren Plasmaleib mit den angedeutet bogenförmig gestalteten Toxoplasmen mit ovalen Innenkörperchen ausgefüllt ist. In der Umgebung stellen sich histiozytäre Zellelemente dar. Bei der Toxoplasmose des Erwachsenen kommt es zu Lymphknotenschwellungen mit kleinherdiger Epitheloidzellreaktion (s. S. 237).

Makroskopisch: Braungelbe Herdchen auf der Schnittfläche des Gehirns.

Poliomyelitis (Abb. 14.11 u. 14.12). *Virusinfektion mit bevorzugtem Befall der motorischen Ganglienzellen der Vorderhörner des Rückenmarkes mit Zelluntergang und Resorption.* In der Übersicht sieht man eine starke zellige Infiltration der Vorderhörner. Oben im Bild (Abb. 14.11) erkennt man die Fissura longitudinalis anterior mit der lymphozytär infiltrierten Leptomeninx (→ 1). Der Zentralkanal stellt sich deutlich dar. Die erweiterten Gefäße (→) zeigen auch in der weißen Substanz rundzellige perivaskuläre, mantelförmige Infiltrate (→ 2). Die lang ausgezogenen Hinterhörner sind frei von Veränderungen.

Bei **stärkerer Vergrößerung** (Abb. 14.12) sieht man eine herdförmige Infiltration von Granulozyten und gewucherten Gliazellen anstelle der zugrunde gegangenen Zellen *(Neuronophagie)*. Zuweilen kann man noch schattenhaft den Zelleib von Ganglienzellen im Zentrum der Infiltrate erkennen (→ 1: erhaltene Ganglienzelle, → 2: geschrumpfte Ganglienzellen).

Makroskopisch: Verwaschene Struktur der Vorderhörner.

Fleckfieberenzephalitis (Abb. 14.13). *Allgemeininfektion mit Rickettsia prowazeki mit knötchenförmiger Panenzephalitis.* Unser Bild zeigt die Olive der Medulla oblongata mit zwei Zellknötchen, die aus gewucherter Mikroglia bestehen. Die Gliaknötchen liegen perikapillär (als Reaktion auf die Rickettsientoxine). Die Ganglienzellen sind unverändert. Die Knötchen sind nicht spezifisch für Fleckfieber, sondern kommen auch bei anderen Enzephalitiden vor.

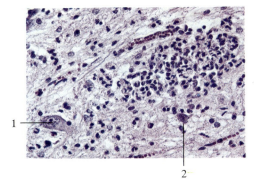

B.–Abb. 14.12. Poliomyelitis;
Fbg. HE, Vergr. 227 ×

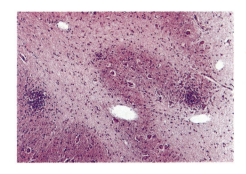

B.–Abb. 14.13. Fleckfieberenzephalitis;
Fbg. HE, Vergr. 60 ×

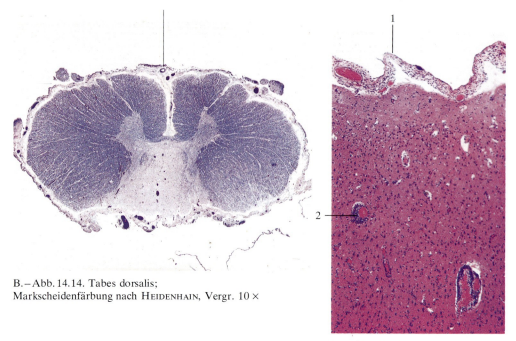

B.–Abb. 14.14. Tabes dorsalis;
Markscheidenfärbung nach Heidenhain, Vergr. 10 ×

B.–Abb. 14.15. Progressive
Paralyse; Fbg. HE, Vergr. 60 ×

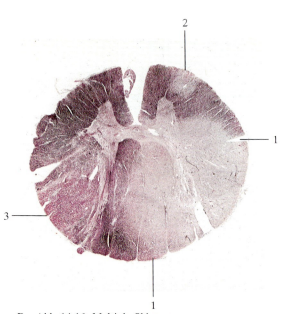

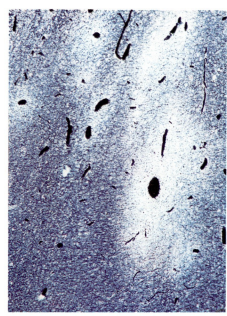

B.–Abb. 14.16. Multiple Sklerose;
Fbg. Sudan, Vergr. 5 ×

B.–Abb. 14.17. Multiple Sklerose;
Markscheidenfärbung, Vergr. 60 ×

Tabes dorsalis. (Abb. 14.14). *Im dritten Stadium der Lues auftretende chronische, verschwielende Meningitis spinalis mit Schädigung der hinteren Wurzel des Rückenmarks und sekundärer Degeneration der Hinterstränge.* Das mikroskopische Bild ist nach Markscheidenfärbung sehr typisch: Orientiert man das histologische Präparat nach der tief einschneidenden Fissura longitudinalis anterior (→), so fällt sofort die fehlende Markscheidenfärbung im Bereiche der Hinterstränge und hinteren Wurzeln auf. Die graue Substanz (Ganglienzellen und marklose Fasern der Vorderhörner) erscheint in fast gleichem Farbton. Mit stärkerer Vergrößerung kann man evtl. noch einzelne erhaltene oder schollig zerfallene Markscheiden erkennen. Bei Fettfärbung ist der Gewebsabbau mit Fettkörnchenzellen im floriden Stadium noch zu sehen. Die weichen Häute sind bindegewebig verdickt und lymphozytär infiltriert.

Makroskopisch: Trübung der weichen Hirnhäute, besonders im Brustmarkbereich mit Verschmälerung des Rückenmarks und grauer Verfärbung der Hinterstränge.

Progressive Paralyse (Abb. 14.15). *Chronische Encephalitis syphilitica mit Stirnhirnatrophie und Eisenablagerungen im Gewebe.* Im Gegensatz zur *Meningoencephalitis syphilitica* mit bevorzugtem Befall der Hirnbasis und sekundärem Übergreifen der Entzündung auf die Hirnrinde entlang der Gefäße, ist bei der *progressiven Paralyse* vorwiegend das *Stirnhirn* (Inselrinde und Schläfenlappen) betroffen und die Enzephalitis stärker ausgeprägt als die chronische Meningitis. Die Leptomeninx (→1) ist bindegewebig verdickt und gering von Lymphozyten und Plasmazellen infiltriert. Am auffälligsten sind die dichten lymphozytären und plasmazellulären Infiltrate der Adventitia der kleinen Gefäße (→2) in der Hirnrinde, die schon bei schwacher Vergrößerung als blaue Mäntel zu sehen sind. Außerdem sind Mikrogliazellen diffus vermehrt. Die Mikrogliazellen und die perivaskulär auftretenden Makrophagen enthalten Hämosiderin im Zytoplasma (sog. *Paralyseeisen,* aufzufassen als Infektsiderose des Gewebes mit Hyposiderinämie).

Makroskopisch: Atrophie der Stirnhirnwindungen mit Trübung und Verdickung der weichen Hirnhäute.

Multiple Sklerose (Abb. 14.16 u. 14.17). *Akut oder chronisch verlaufende herdförmig disseminierte Entmarkungskrankheit von Gehirn und Rückenmark unbekannter Ätiologie.* In der Bundesrepublik 100 000 Kranke. Im Markscheidenpräparat oder bei der Sudanfärbung (Abb. 14.17) erkennt man sehr deutlich die Entmarkungsherde. Der Rückenmarksquerschnitt zeigt einen scharfbegrenzten, rundlichen, aufgehellten Herd vorwiegend im Bereiche der hinteren Wurzel (zwischen →1 in Abb. 14.16) und noch einzelne kleinere Herde (→2), die sich nicht an anatomisch vorgebildete Fasersysteme halten (vgl. dazu das Bild von der Tabes dorsalis, Abb. 14.14). Die Ausbreitung des Entmarkungsprozesses hat man mit einem Tintenklecks auf Löschpapier verglichen. In Abb. 14.16 ist zudem noch ein frischeres Stadium zu sehen mit Resorption des Markscheidenmaterials durch Fettkörnchenzellen (→3). Hier fällt schon bei schwacher Vergrößerung die hellrote Farbe der in Makrophagen gespeicherten Neutralfette auf, die sich bei stärkerer Vergrößerung als typische Fettkörnchenzellen erweisen (vgl. S. 276).

Die **Markscheidenfärbung** (Abb. 14.17) zeigt, daß dieser Entmarkungsprozeß von den Gefäßen aus fortschreitet, aber nicht dem Ausbreitungsgebiet der Gefäße entspricht. Die Achsenzylinder sind erhalten. Sekundär bildet sich eine Glianarbe, bestehend aus einem Gliafaserfilz und gering vermehrten Gliazellen (Sklerose). Bei der Markscheidenfärbung sind die Erythrozyten in den Gefäßen tiefdunkelblau gefärbt.

Makroskopisch: Alte Herde erscheinen grau, frischere lachsfarben. *Zur Pathogenese:* Man nimmt heute an, daß es sich um eine Virusinfektion (»slow virus«) oder Autoaggressionskrankheit (IgG im Liquor vermehrt) handelt. »Slow virus« = langsam verlaufende Virusinfektion; kommt bei Schafen in England, sog. »Scrapie«-Krankheit (chronische Prurigo) vor. Bei Eingeborenen in Neu-Guinea (Stamm der Kuru) Erkrankung wie bei Paralysis agitans (FIELD, 1969). Genetische Komponenten spielen eine Rolle (familiär gehäuft).

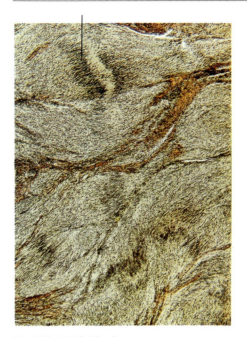

B.–Abb. 14.18. Neurinom;
Fbg. v. Gieson, Vergr. 47×

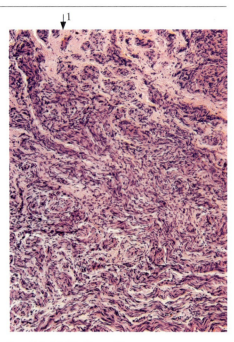

B.–Abb. 14.19. Neurofibrom;
Fbg. HE, Vergr. 90×

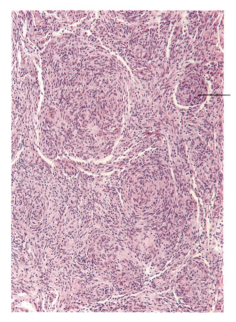

B.–Abb. 14.20. Meningeom;
Fbg. v. Gieson, Vergr. 180×

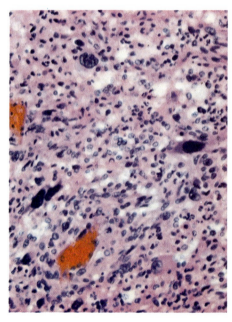

B.–Abb. 14.21. Glioblastoma multiforme;
Fbg. HE, Vergr. 190×

Tumoren des Nervengewebes

Die **Neurinome** (Abb. 14.18) bieten histologisch schon in der Übersicht ein typisches Bild: Es handelt sich um dichtgedrängte spindelige Zellen und Fasern, die in breiten Bündeln liegen. Die Zellkerne sind stiftförmig und ordnen sich rhythmisch an (sog. *Palisadenstellung der Zellkerne:* →). Die mittlere Vergrößerung zeigt bei v. Gieson-Färbung das gelbgefärbte, länglich ausgezogene Zytoplasma der Zellen, die ein Synzytium bilden. Die Zellen werden von den Schwannschen Zellen der Nervenscheide abgeleitet (»Schwannome«).

Makroskopisch: Runde, gut begrenzte Tumoren, z. B. im Kleinhirnbrückenwinkel.

Die **Neurofibrome** (Abb. 14.19) treten solitär oder multipel, manchmal systematisiert auf *(von Recklinghausensche Neurofibromatose)*. Sie unterscheiden sich nur durch die Menge des kollagenen Fasergewebes vom Neurinom. Es handelt sich um eine Wucherung von Schwannschen Zellen, die von Bündeln kollagener Fasern durchzogen sind. Die Nervenfaserbündel (v. Gieson gelb) werden durch die Wucherung des Bindegewebes (v. Gieson rot) aufgesplittert und auseinandergedrängt (→ 1). Die Bildung der kollagenen Fasern erfolgt durch die Schwannschen Zellen. Unsere Abb. 14.22. zeigt ein sog. **Amputationsneurom**, d. h. eine kolbenförmige Wucherung von Nervenfasern und Bindegewebe nach Verletzung oder Durchtrennung von Nerven. Meist besteht kein eigenständiges Wachstum, es handelt sich vielmehr um eine überschießende Regeneration.

Meningeom (Abb. 14.20). *Meningeome stellen makroskopisch meist kugelige, der Dura aufsitzende und das Hirngewebe verdrängende Tumoren dar. Sie werden von den Deckzellen der Arachnoidea abgeleitet (orthologisches Vorbild: Pacchionische Granulationen).* Bei schwacher Vergrößerung sucht man am besten zunächst die typischen Strukturen auf: Man sieht hier spindelige Zellen, die sich zwiebelschalenförmig anordnen (→). Im Zentrum findet man hyaline oder verkalkte Kugeln (nekrotische Zellen), die wiederum konzentrisch geschichtet erscheinen (sog. *Durapsammome*). Dazwischen findet man solide Partien der gleichen länglich-ovalen Zellen, die von einem kollagenen Fasergewebe umgeben sind. Überwiegen diese bindegewebigen Anteile, so kann daraus ein fibromartiges Gewebsbild resultieren.

Glioblastoma multiforme (Abb. 14.21). Das Glioblastoma multiforme ist der häufigste maligne Tumor des Gehirngewebes beim Erwachsenen. Histologisch sieht man ein von Nekrosen und Blutungen durchsetztes zellreiches Geschwulstgewebe, das infiltrierend in das normale Hirngewebe eingewachsen ist. Vorherrschend sind hochgradig polymorphe Zellen mit vielgestaltigem Plasmaleib und bizarren hyperchromatischen und polymorphen Zellkernen, die sich besonders perivaskulär anordnen. Dazwischen liegen kleinere runde Zellen sowie mittelgroße ovale oder polymorphe Zellelemente. Eine Identifizierung als Gliazellen oder Astrozyten ist nicht möglich.

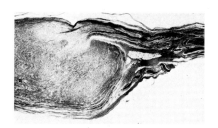

Makroskopisch: Bunte Schnittfläche mit roten Partien (Blutungen), gelben Herden (Nekrosen) und grauen Teilen (Geschwulstgewebe). Häufig besteht ein Ödem des umgebenden Hirngewebes (gelbgrau, sulzig).

B. – Abb. 14.22. Kolbenförmiges Amputationsneurom an einem Nerven (rechts) (NOETZEL); Fbg. Markscheiden, Vergr. 10×

Gehirn – Rückenmark

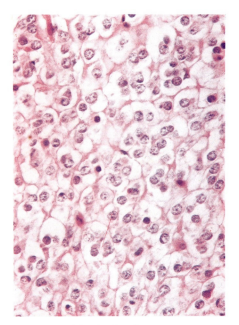

Abb. 14.23. Oligodendrogliom;
Fbg. HE, Vergr. 320 ×

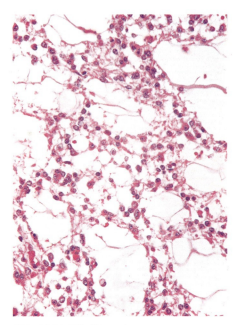

Abb. 14.24. Fibrilläres Astrozytom;
Fbg. HE, Vergr. 180 ×

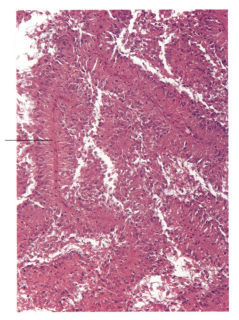

Abb. 14.25. Ependymom;
Fbg. v. Gieson, Vergr. 180 ×

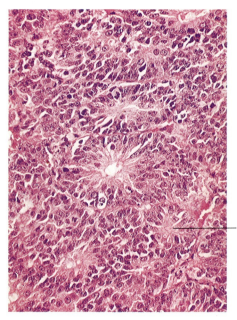

Abb. 14.26. Medulloblastom;
Fbg. Kresylviolett, Vergr. 150 ×

Oligodendrogliom (Abb. 14.23): Es handelt sich um eine langsam wachsende Hirngeschwulst, die meist im Großhirn vorkommt. Unsere Abbildung zeigt, daß es sich um relativ gleichförmige Zellen mit runden Zellkernen mit dichtem Chromatingerüst und einem optisch leeren Zytoplasma handelt. Die Zellgrenzen sind wie bei Pflanzenzellen (vgl. hypernephroides Nierenkarzinom) deutlich zu sehen. Der Tumor ist arm an Gefäßen. Die Kapillaren, auch in der Umgebung des Tumors, weisen häufig Verkalkungen auf (Röntgen!).
Meist 30–50jährige. ♂ : ♀ = 3:7.

Fibrilläres Astrozytom (Abb. 14.24): Bei Erwachsenen im Großhirn, bei Kindern im Kleinhirn oder in der Brücke vorkommender Hirntumor, der diffus infiltrierend wächst und makroskopisch nur schwer abgrenzbar ist (Operation!). Man unterscheidet zwei Typen: a) das protoplasmatische Astrozytom mit »gemästeten« Astrozyten, d. h. großen runden Zellen mit homogenem, eosinroten Zytoplasma und exzentrisch gelegenen Zellkernen, nur im Großhirn vorkommend; b) das fibrilläre Astrozytom (Abb. 14.24), aus bipolaren faserreichen Astrozyten mit runden, nur mäßig polymorphen Zellkernen bestehend. Die faserigen Ausläufer der Zellen stehen miteinander in Verbindung und bilden so ein lockeres Netzwerk.
♂ : ♀ = 3:2.

Ependymom (Abb. 14.25): Die Ependymome leiten sich von den Ependymzellen der Ventrikel ab und kommen dementsprechend in der Nachbarschaft der Hirnventrikel (30% der Fälle, bes. Jugendliche), des 4. Ventrikels (45% der Fälle) oder im Rückenmark (25% der Fälle) vor. Sie wachsen vorwiegend verdrängend, auch in den Ventrikel hinein, und rezidivieren sehr häufig. Das histologische Bild ist unverwechselbar: Es bilden sich rosettenähnliche Strukturen »Strahlenkrone«: Im Zentrum ist eine Kapillare nachweisbar →, an deren Adventitia das längliche Zytoplasma der Ependymzellen angeheftet ist, während die Zellkerne am entgegengesetzten Ende in der Peripherie liegen. So entsteht ein kernfreier Hof um das zentrale Gefäß.

Medulloblastom (Abb. 14.26): Es handelt sich um den häufigsten Hirntumor im Kindesalter (6–14 Jahre), der vom Kleinhirnwurm oder den Kleinhirnhemisphären ausgeht. Es soll sich um eine embryonale Geschwulst handeln, ähnlich wie die embryonalen Nierentumoren. Histologisch sieht man ovale, »rübenförmige« Zellkerne, die häufig Pseudorosetten bilden (→) oder rhythmisch angeordnet sind. Durch Wachstum in den 4. Ventrikel kann sich ein Okklusionshydrozephalus entwickeln. Die Metastasierung kann innerhalb des Ventrikelsystems oder auch diffus in den weichen Hirnhäuten erfolgen.

Spongioblastome werden ebenfalls bevorzugt im jugendlichen Alter, besonders bei Mädchen beobachtet. Man findet sie am Sehnerven, in der Brücke, im Kleinhirn oder im Hypothalamus. Die länglichen Geschwulstzellen liegen in Faserzügen oder Wirbeln vor und bilden reichlich Gliafasern. Sie sind meist gut abgrenzbar, wegen ihrer Tiefenlage aber operativ schlecht zugänglich. Die Hirntumoren nehmen eine Sonderstellung unter den Tumoren ein, da sie keine Metastasen außerhalb des Gehirns setzen und die zerebrale Symptomatik ganz im Vordergrund steht (keine Kachexie). Der häufigste intrakranielle Tumor ist das Meningeom (15–20% aller Tumoren); dann folgen das Glioblastoma multiforme mit 12%, Oligodendrogliom, Spongioblastom und Astrozytom mit 6–8% sowie Ependymom und Medulloblastom mit 4%.

B. – Tab. 15.1. Dignität der Tumoren: Unterschiede zwischen gut- und bösartigen Neubildungen[1].

Merkmale	Gutartiger Tumor	Bösartiger Tumor
	Klinische Befunde	
1. Geschlecht	nicht von Bedeutung	nicht von Bedeutung
2. Alter	vorwiegend bei Jugendlichen	vorwiegend bei älteren Menschen
3. Tumorlokalisation	In allen Organen kommen sowohl gut- als auch bösartige Neubildungen vor. Die Dignität kann durch die Tumorlokalisation bestimmt werden: ein histologisch gutartiger Tumor kann sich (z. B. im Gehirn) bösartig verhalten.	
4. Klinische Symptomatik	eher arm, unspezifisch (zahlreiche Ausnahmen: z. B. endokrine Tumoren)	ausgeprägt, oft erst im fortgeschrittenen Stadium
5. Verlaufsdauer der Erkrankung	lang (Jahre oder Jahrzehnte)	eher kurz (Monate)
6. Spezifische Zelleistung	häufiger vorhanden	fehlt meistens
7. Wachstum	expansiv, verdrängend	infiltrierend, destruierend
8. Metastasen	fehlen	häufiger vorhanden
9. Rezidiv	kann vorkommen	häufig
	Pathologisch-anatomische Befunde	
10. Organveränderung	Druckatrophie	Destruktion
11. Tumorkapsel	vorhanden	fehlt
12. Konsistenz	unterschiedlich	meistens weich
13. Schnittfläche	einheitlich	bunt (rote Blutungen, gelbe Nekrosen)
14. Gewebstyp (Vergleich zum Muttergewebe)	homolog, ausgereift	heterolog, unreif
15. Zellreichtum	oft zellarm	zellreich
16. Zellgröße und -form	regelmäßig, isomorph	unregelmäßig, polymorph
17. Zellatypien	fehlen	häufiger
18. Mitosen: Zahl und Typ	selten, typisch	häufig, atypisch
19. Chromatin	regelmäßig verteilt	unregelmäßig: teils dicht, teils aufgelockert
20. Chromosomen (DNS-Gehalt)	euploid	häufiger aneuploid mit Chromosomenaberrationen
21. Nukleolus	entspricht den Zellen des Muttergewebes	unterschiedlich groß, häufiger prominent
22. Kern-Zytoplasma-Relation	regelrecht	zugunsten des Kerns verschoben
23. Zytoplasmaanfärbbarkeit	regelrecht	häufiger durch RNS-Vermehrung leicht basophil
24. Enzymausstattung der Zelle	regelrecht	häufiger Enzymausfall

[1] Aus »Allgemeine Pathologie«. Siehe dort ausführliche Beschreibung

15. Tumoren

Tumoren (Synonyma: Geschwulst, Neoplasie, Neubildung, Gewächs, Blastom) *sind abnorme Gewebsmassen, die durch autonome, progressive und überschießende Proliferation körpereigener Zellen entstehen.*

Für die **Diagnostik** und **Differenzierung** eines Tumors stehen uns mehrere Einteilungskriterien zur Verfügung, insbesondere die Morphologie (feingewebliche Aufbau) und die Histogenese (Nachweis des Muttergewebes, aus dem der Tumor hervorgeht). Sie sollen eine genaue *diagnostische Erfassung* eines Tumors sowie eine Aussage über seine *Prognose* und nach Möglichkeit auch über seine *Therapie* erlauben. Wichtigstes Einteilungsprinzip ist ohne Zweifel die *Dignität*, d. h. das biologische Verhalten des Tumors. Dabei ist zu berücksichtigen, daß die Begriffe *Gut- und Bösartigkeit* anthropomorph sind, also auf den Menschen bezogen, und keine naturwissenschaftlichen Kriterien darstellen. Es gibt Tumoren, die sicher gutartig sind (z. B. Hautwarzen), und andere, die an ihrer Malignität keine Zweifel bestehen lassen (z. B. das maligne Melanom). Für die *Geschwülste von örtlicher Malignität*, die ein lokal destruierendes Wachstum zeigen, rezidivieren, aber nicht metastasieren, wurde der Begriff »semimaligne« geprägt. Zu dieser Gruppe von Geschwülsten wurden das Basaliom, Zylindrom, Karzinoid und der Speicheldrüsenmischtumor gezählt.

In der modernen WHO-Nomenklatur werden Basaliom und Zylindrom als Basalzellenkarzinom bzw. als adenoidzystisches Karzinom bezeichnet und somit eindeutig zu den malignen Geschwülsten gezählt. Karzinoide weisen in Abhängigkeit ihrer Lokalisation ein unterschiedliches Verhalten auf: Appendixkarzinoide sind gutartig, Ileumkarzinoide können in die Leber metastasieren. Der Speicheldrüsenmischtumor wird heute zu den pleomorphen Adenomen gezählt, da er nur nach unvollständiger operativer Entfernung rezidiviert (oder besser »pseudorezidiviert«).

Die diagnostische Erfassung eines Tumors setzt die Erhebung zahlreicher klinischer und pathologisch-anatomischer Einzelbefunde sowie ihre sorgfältige Abwägung voraus. Somit ist die Diagnosestellung letztlich Ausdruck der Erfahrung des einzelnen Pathologen, der aus einem statischen, fixierten Gewebsbild den möglichen späteren Krankheitsverlauf voraussagen soll. Die wichtigsten Befunde sind in der Tab. 15.1 zusammengefaßt. In der Praxis wird man immer wieder vor die Frage gestellt: *Ist ein Tumor noch gutartig oder bereits bösartig?* Wir wissen, daß eine bösartige Geschwulst (z. B. ein Karzinom) nicht direkt aus einer normalen Zelle hervorgeht, sondern das Endstadium einer Reihe von Veränderungen darstellt, die sich von der normalen Zelle über die Regeneration und den gutartigen Tumor bis zur malignen Geschwulst erstreckt. Dieser Ablauf wird als *Progression* bezeichnet. Nun kann es vorkommen, daß eine Gewebsprobe aus einer Übergangsphase bzw. Zwischenstufe eines Tumors untersucht wird und sich somit die Frage der Dignität nicht eindeutig bestimmen läßt. Hier spricht man von einem *Grenzfall* oder »borderline tumor«.

In den letzten Jahren ist immer wieder beobachtet worden, daß die **Prognose eines Tumors** – gemessen an der 5- oder 10-Jahres-Überlebensrate – von bestimmten pathologisch-anatomischen Befunden abhängt, die im TNM-System berücksichtigt oder als Tumorgrading erfaßt werden. Beim **TNM-System** (T = »tumor«, N = »node«, M = »metastasis«) werden makroskopische Befunde, wie z. B. Tumorgröße, -lokalisation, -ausdehnung, Befall von Lymphknoten, Vorliegen von hämatogenen Fernmetastasen, berücksichtigt. Zur Zeit ist man bemüht, für jeden Organtumor einen TNM-Schlüssel aufzustellen. Beim **Tumorgrading** werden prognostische Rückschlüsse aus dem feingeweblichen Aufbau bzw. aus dem Reifegrad eines Tumors gezogen: Hochdifferenzierte Tumoren sind in der Regel von besserer Prognose als entdifferenzierte Geschwülste (s. Schilddrüsenkarzinome).

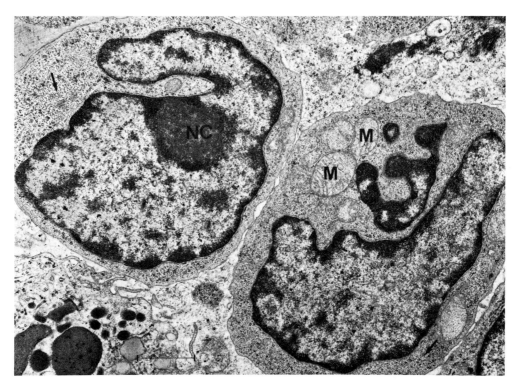

B.–Abb. 15.1. Burkitt-Tumor. Malignes Lymphom, das vorwiegend bei Kindern im Bereich der Kieferhöhlen vorkommt. Es besteht aus Lymphoblasten mit einem schmalen Zytoplasmasaum und deutlicher Kernpolymorphie (schollig verteiltes Heterochromatin und großer Nukleolus). Im Zytoplasma reichlich freie Ribosomen und Polysomen (→), aber nur vereinzelte Mitochondrien (M). Vergr. 10000× (BERNHARD)

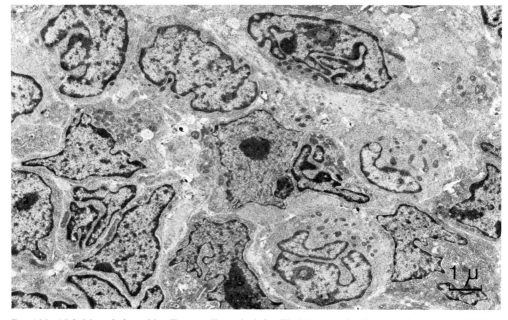

B.–Abb. 15.2. Mycosis fungoides. Tumorzellen mit tiefen Einfaltungen der Kernmembran. Vergr. 5000 ×

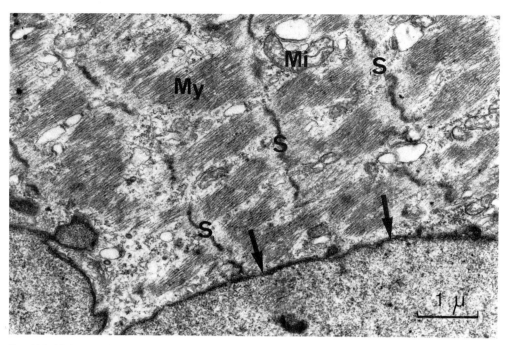

B.–Abb. 15.3. Ausschnitt aus einer Rhabdomyosarkomzelle. Myofilamente (My) deutlich erkennbar und sarkomerenartig (S) angeordnet. Mi = Mitochondrien. Der Pfeil weist auf die Kernmembran hin. Vergr. 12000×

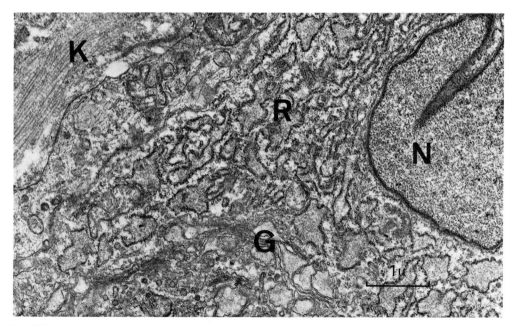

B.–Abb. 15.4. Ausschnitt aus einer Fibrosarkomzelle. Die Zelle ist von primitiven Kollagenfibrillen (K) umgeben, weist einen geklappten Kern (N) sowie ein gut entwickeltes rauhes Er (R) und Golgi-Apparat (G) auf. Vergr. 12000×

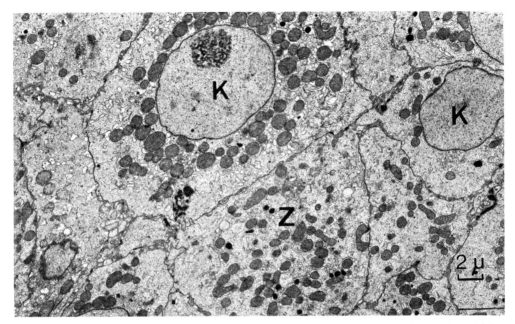

B.–Abb. 15.5. Ausschnitt aus einem mittelschnell wachsenden Morris-Hepatom. Die Tumorzellen gleichen in ihrer Zytoarchitektur weitgehend den normalen Hepatozyten. Der geordnete Läppchenaufbau fehlt. (Z = Zytoplasma, K = Zellkern). Beachte die großen Nukleolen. Vergr. 7500×

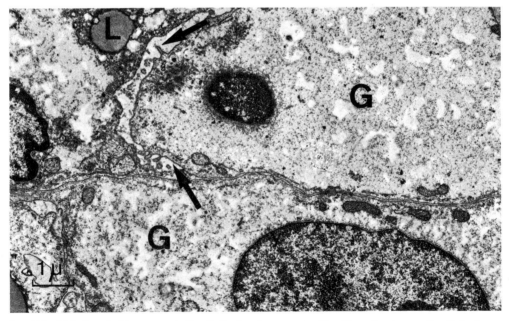

B.–Abb. 15.6. Ausschnitt aus einer hellen Zelle eines hypernephroiden Nierenkarzinoms. Das Zytoplasma enthält große Glykogenfelder (G) und Lipoidtropfen (L). Die Pfeile weisen auf die bürstensaumähnlichen Differenzierungen der Zelloberfläche hin. Vergr. 10500× (KISTLER)

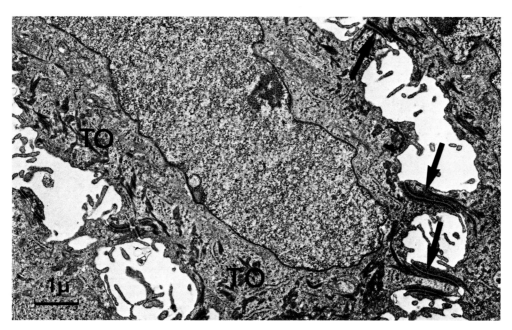

B.–Abb. 15.7. Ausschnitt aus einer Tumorzelle eines Plattenepithelkarzinoms des Bronchus. Deutlich erkennbar die typischen Interzellularbrücken mit desmosomenartigen Strukturen (→), welche für Plattenepithelien charakteristisch sind. Im Zytoplasma zahlreiche Tonofibrillen (To). Vergr. 12000× (KISTLER)

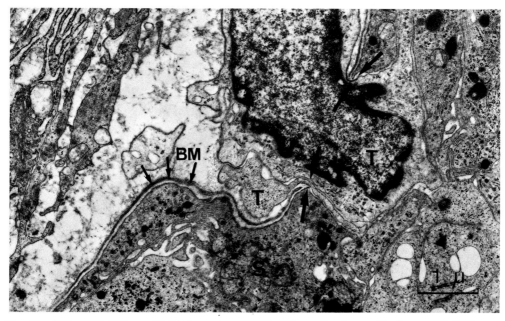

B.–Abb. 15.8. Epithel-Stroma-Verbindung eines duktalen Mammakarzinoms. Die Stromazelle (S) ist von einer Basalmembran umgeben (BM). Durch eine Lücke in dieser Basalmembran (→) dringen Tumorzellen (T) ins Stroma ein. Vergr. 15000× (OZELLO u. SANPITAK)

Tumor-Elektronenmikroskopie

Es gibt kein ultrastrukturelles Kriterium, an welchem eine Krebszelle allgemeingültig zu erkennen wäre. Es sind aber einige morphologische Veränderungen bekannt, die eine normale Zelle von einer Tumorzelle unterscheiden.

Bei Tieren sind onkogene Viren in verschiedenen Tumoren nachgewiesen worden, so z. B. bei Mammakarzinomen, Leukämien und anderen Geschwülsten. Beim Menschen sind sie lediglich bei einigen Papillomen und Hautwarzen identifiziert worden. Allerdings sind virusähnliche Partikel auch beim Menschen in Leukämiezellen und einigen anderen Karzinomzellen beobachtet worden.

Am **Zellkern** ist ultrastrukturell vor allem die Beurteilung der *Kernmembraneinfaltungen* wichtig. Für einige Tumorzellen, wie z. B. für die Mycosis-fungoides-Zelle (Abb. 15.2) oder die Sternbergsche Riesenzelle beim Morbus Hodgkin, sind tiefe Kernmembraneinziehungen typisch, allerdings nur im Semidünnschnitt (Schnittdicke unter 1 µ) sicher erkennbar.

Auch im **Zytoplasma** finden sich tumorspezifische ultrastrukturelle Veränderungen. Bestimmte Tumoren, wie die Onkozytome, weisen eine pathologisch veränderte *mitochondriale DNS* auf. Die Zellen sind prall mit funktionell insuffizienten Mitochondrien (histologisch oxyphiles, leicht granuliertes Zytoplasma) angefüllt. Tumoren mit einem hohen Malignitätsgrad sind dagegen meist *mitochondrienarm* oder weisen wenige, dafür aber *dystrophe Riesenmitochondrien* auf, gegen die mitochondriale Antikörper nachgewiesen wurden (THOMAS u. Mitarb., 1977). Das *endoplasmatische Retikulum* ist ebenfalls ein Gradmesser der Differenzierungsstufe eines Tumors. Die Zellen gutartiger Tumoren (Adenome) oder der Leberzellkarzinome von hoher Gewebsreife, (Abb. 15.5) verfügen über ein funktionstüchtiges Proteinsystem. Diese Zellen weisen folglich auch ein gut entwickeltes endoplasmatisches Retikulum auf. In den rasch wachsenden malignen Hepatomen geht dagegen die *metabolische Fähigkeit* der Geschwulstzellen verloren: das glatte endoplasmatische Retikulum fehlt. Mit abnehmender Differenzierung sinkt in Sarkomzellen auch der Membrangehalt des endoplasmatischen Retikulums.

Die ultrastrukturelle Tumoruntersuchung kann zur **Differentialdiagnose** und zur histogenetischen Differenzierung bzw. Systematik beitragen. *Desmosomenartige Interzellularbrücken* sind für ein Plattenepithelkarzinom (Abb. 15.7) typisch. An den *mikrovilliähnlichen Randdifferenzierungen der Zellmembran* sind die Karzinomzellen erkennbar, die sich von Lumen oder Körperhöhlen auskleidenden Zellen ableiten lassen (Drüsen, Respirationstrakt, Mesothel). Der Nachweis von *intrazytoplasmatischen Granula mit zickzackförmigen Innenstrukturen* spricht für ein Melanom. Bei den spindelzelligen Sarkomen ist eine genaue histogenetische Einordnung oft erst durch die elektronenmikroskopische Untersuchung möglich. Das Vorhandensein von *sarkomerenartig angeordneten Myofilamenten* spricht für ein Rhabdomyosarkom (Abb. 15.3), von dichten *Filamentbündeln* für ein Leiomyosarkom.

Auch über die **Ausbreitung eines Tumors** kann die Elektronenmikroskopie Auskunft geben, insbesondere über die *Tumor-Stroma-Beziehungen*. In diesen Fällen trägt die ultrastrukturelle Darstellung (z. B. der Basalmembran: Abb. 15.8) zur besseren Abgrenzung der invasiven Stadien von den Präkanzerosen und Krebsfrühveränderungen bei.

Gutartige epitheliale Tumoren

Gutartige epitheliale Tumoren können von einer Schleimhaut *(fibroepitheliales exophytisches Wachstum* = Papillome oder Polypen) oder von einem soliden, parenchymatösen Organ *(endophytisches Wachstum* = Adenom) ausgehen.

Als Folge einer chronischen Reizeinwirkung oder Entzündung kann es zu einer umschriebenen Schleimhautverdickung kommen. Bei der **Leukoplakie** (Abb. 15.9a) handelt es sich um ein akanthotisch verbreitertes Epithel, das an der Oberfläche eine parakeratotische Verhornung (Hornlamellen mit Kernen) und zur Tiefe hin ein entzündlich infiltriertes Stroma zeigt. Leukoplakien der Mundschleimhaut, Lippe, Zunge, Kehlkopf und Harnblase *(Xerosis vesicae)* sind als Präkanzerosen zu werten. Die einfache Hyperkeratose *(Pachydermie, leukoplakische Verdickung)* des Ösophagus oder der Portio ist dagegen harmlos.

Papillome (Abb. 15.9c) sind gutartige, epitheliale breitbasige Neubildungen, die an der Oberfläche von Platten- oder Übergangsepithel überzogen werden. Sie kommen in der Harnblase, Haut, Mundhöhle und als villöse Polypen im Dickdarm vor. Hier werden sie durch die Muscularis mucosae begrenzt. Ihre Infiltration ist ein Zeichen der malignen Entartung (Abb. 15.9f).

Polypen (Abb. 15.9d) sind gutartige epitheliale Neubildungen mit einer schmalen Basis und einem langen Stiel. An der Oberfläche werden sie von einem drüsig differenzierten Epithel überkleidet. Beispiel: adenomatöser Dickdarmpolyp.

Pseudopolypen (Abb. 15.9b) entstehen durch das Vorwuchern eines submukösen Tumors. Beispiel: submuköses oder subkutanes, gestieltes Lipom *(Lipoma pendulans)*.

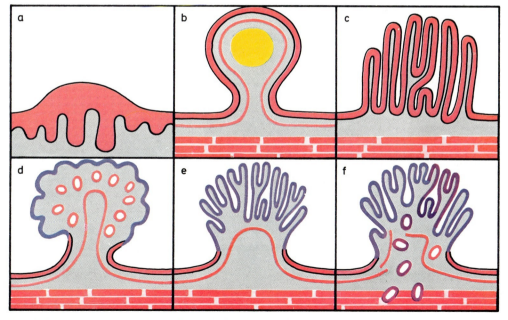

B.–Abb. 15.9. Schematische Darstellung der Papillome und Polypen

Tumoren

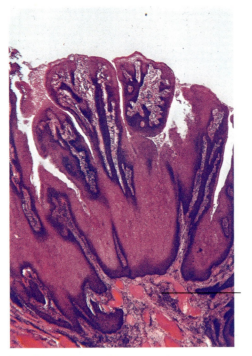

B.–Abb. 15.10. Condyloma acuminatum;
Fbg. HE, Vergr. 20 ×

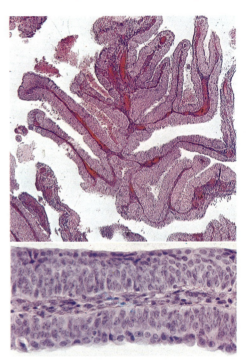

B.–Abb. 15.11. Übersichtsbild und stärkere Vergrößerung eines Harnblasenpapilloms;
Fbg. HE, Vergr. 30 × und 150 ×

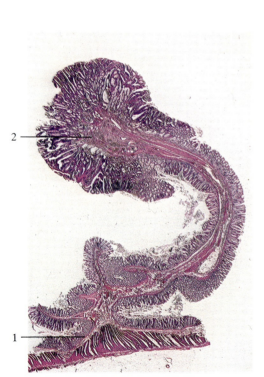

B.–Abb. 15.12. Adenomatöser Rektumpolyp;
Fbg. HE, Vergr. 8 ×

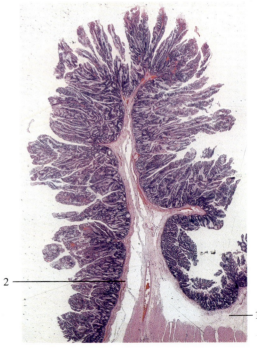

B.–Abb. 15.13. Villöser (papillärer) Rektumpolyp;
Fbg. HE, Vergr. 6 ×

Papillome – Polypen

Condyloma acuminatum (Abb. 15.10: spitze Feigwarze). *Gutartige, breitbasige fibroepitheliale Neubildung, die bevorzugt perianal, am Penis, am äußeren weiblichen Genitale und periurethral vorkommt.* Histologisch handelt es sich um ein Papillom, das aus einem unterschiedlich breiten bindegewebigen Gerüst besteht, das an der Oberfläche von einem verdickten Plattenepithel überzogen wird (Stratum spinosum mit zahlreichen Mitosen). Das basale Stroma ist entzündlich infiltriert und gefäßreich (→).

Condylomata acuminata sind virusbedingte Schleimhauthyperplasien, die durch eine chronische Reizeinwirkung – gelegentlich auch als Begleiterscheinung einer anderen Krankheit (z. B. Gonorrhoe) – hervorgerufen werden. Sie neigen zum Rezidiv, aber nicht zur malignen Entartung. Diese Veränderungen sind vom *Condyloma latum* (Lues) abzugrenzen.

Das **Harnblasenpapillom** (Abb. 15.11) *ist eine* **histologisch** *gutartige, exophytisch wachsende, fibroepitheliale Wucherung der Schleimhaut der oberen Harnwege und der Harnblase, die aber häufiger rezidiviert und maligne entartet und daher* **klinisch** *zumindest eine obligate Präkanzerose, häufiger bereits ein hochdifferenziertes Übergangszellkarzinom (Grad I) darstellt.* Im Übersichtsbild (Abb. 15.11 oben) sieht man die lang ausgezogenen Papillen mit ihrem zarten Stromagerüst. Bei stärkerer Vergrößerung (Abb. 15.11 unten) erkennt man das mehrschichtige Epithel vom Übergangszelltyp. Papillome mit breitem Zellüberzug (mehr als 7 Zellschichten), Zellatypien (unterschiedlich große Zellen und Zellkerne) sowie Mitosen weisen die Zeichen der verstärkten Proliferation bzw. malignen Entartung auf, dabei kann im untersuchten Material durchaus das infiltrative Wachstum fehlen.

Harnblasenpapillome treten bevorzugt bei 60 bis 70 Jahre alten Männern auf. Bei etwa 70 % der Fälle kommt es zu einem Rezidiv, das häufiger niedriger differenziert ist als der Primärtumor. Bei 10 % der Papillome liegt bereits ein infiltratives Wachstum vor. Schleimhautneubildungen, die alle zytologischen Kriterien der Malignität zeigen, aber die Basalmembran nicht durchbrechen, werden als *Carcinoma in situ* bezeichnet. Sie weisen eine vorwiegend flache Ausbreitungsform auf.

Polypen des Dickdarms (Abb. 15.12, 15.13)

Vorbemerkungen: Polypen des Magendarmtraktes sind gutartige, exophytische Neubildungen der Dickdarm-, seltener der Dünndarm- oder Magenschleimhaut. Klinisch und pathologisch-anatomisch unterscheidet man folgende Formen: 1. Der solitäre *Retentionstyp*. Er kommt bevorzugt bei Kindern unter 6 Jahren vor, ist im Rektum lokalisiert und gutartig. 2. Solitäre *adenomatöse Polypen* (Abb. 15.13) kommen bei Erwachsenen vor und entarten nur extrem selten. 3. Besonders große (über 3 cm Durchmesser), solitäre *villöse Rektumpolypen* gehen dagegen häufiger in ein Karzinom über. 4. Bei der *Polyposis coli* zeigt fast die gesamte Dickdarmschleimhaut Polypen, die histologisch dem adenomatösen Typ entsprechen, aber frühzeitig entarten (unter 36 Jahre alte Männer). 5. Bei der *Polyposis intestini Peutz-Jeghers* kommen langgestielte gutartige Polypen im Magendarmtrakt vor, die von einer verstärkten, fleckförmigen Melaninpigmentierung der Lippen und der Mundschleimhaut begleitet werden. Polypen kommen auch beim *Gardner-* und dem *Cronkhite-Canada*-Syndrom vor.

Die Abb. 15.12 u. 15.13 zeigen den für die Prognose wichtigen unterschiedlichen Aufbau eines adenomatösen und eines villösen Rektumpolypen. Beim **adenomatösen Rektumpolyp** (Abb. 15.12) erkennt man eine schmale Implantationsbasis (→1), einen langen dünnen Stiel und eine kolbenartig verdickte Spitze. Das Stroma schließt Anteile der Muscularis mucosae, Submukosa und Gefäße ein. Im Bereich der Oberfläche (→2) finden sich Ansammlungen von Erythrozyten und hämosiderinhaltigen Makrophagen (Zeichen einer Blutung). Die Oberfläche besteht aus einem teils helleren, verschleimenden, teils dunkleren regeneratorisch-hyperplastischen Epithel mit Mitosen. Der **villöse Rektumpolyp** (Abb. 15.13) zeigt dagegen einen breitbasigen, papillären Aufbau mit einem adenomatös-hyperplastisch umgewandelten Oberflächenepithel. Die geschwulstfreie Submukosa (→1) und die intakte Muscularis mucosae (→2) schließen eine maligne Entartung aus.

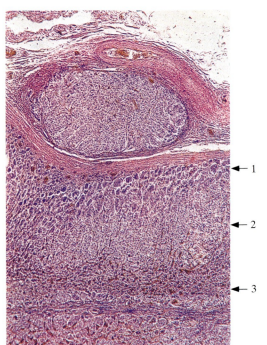

B.–Abb. 15.14. Nebennierenrindenadenom.
Unten normale Nebennierenrinde;
Fbg. HE, Vergr. 35 ×

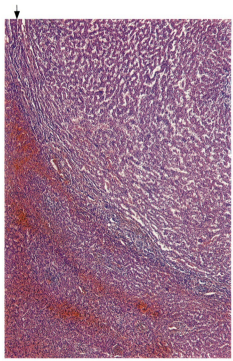

B.–Abb. 15.15. Gutartiges Hepatom;
Fbg. HE, Vergr. 40 ×

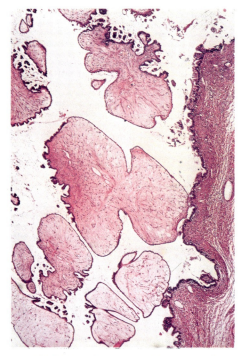

B.–Abb. 15.16. Seröses papilläres Ovarialkystom;
Fbg. HE, Vergr. 30 ×

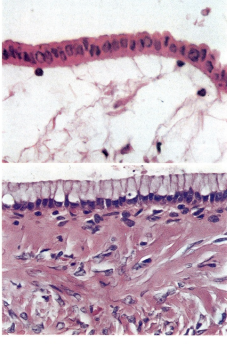

B.–Abb. 15.17. Oben: Seröses Ovarialkystom, unten: pseudomuzinöses Ovarialkystom;
Fbg. HE, Vergr. 250 ×

Adenome – Kystome

Das Nebennierenrindenadenom (Abb. 15.14) *ist eine umschriebene, abgekapselte gutartige Neubildung, die von der Nebennierenrinde ausgeht.* Da diese – besonders bei endokrinen Organen vorkommenden – Geschwülste häufiger Ausdruck eines verstärkten hormonellen Anspruches sind, werden sie auch als *Anpassungshyperplasien* angesehen. Das bedeutet, daß sie in Wachstum und Funktion – zumindest am Anfang – einer hormonellen Steuerung unterliegen. Die Abbildung zeigt ein in der Nebennierenkapsel gelegenes Adenom, das von der darunterliegenden Nebenniere isoliert ist. Diese weist (untere Bildhälfte) die normalen Rindenschichten auf: *Zona glomerulosa* (→1), *Zona fasciculata* (→2) und *Zona reticularis* (→3).

Nebennierenrindenadenome kommen häufiger multipel beim Hypertonus vor *(knotige Nebennierenrindenhyperplasie)*. Ferner treten sie auch als echte, autonome Adenome auf, dabei können sie hormonell stumm oder aktiv sein (Conn- oder Cushing-Syndrom). Diese Adenome sind besonders lipoidreich (gelbe Schnittfläche).

Hepatome (Abb. 15.15) *sind gutartige Neubildungen, die aus gewucherten Hepatozyten bestehen.* Histologisch erkennt man einen umschriebenen, aber nicht abgekapselten Knoten (→) mit hepatozytenähnlichen, trabekulär aufgebauten Zellen, die sich auch bei starker Vergrößerung nicht von normalen Leberzellen abgrenzen lassen. Das periphere, ortsständige Lebergewebe ist druckatrophisch und blutreich.

Hepatome kommen besonders häufig bei der Leberzirrhose vor und sind im fortgeschrittenen Stadium nicht von einem *Regeneratknoten* abzugrenzen. Isoliert, d. h. in einer normalen Leber, treten sie nur selten auf und sind dann als tumorartige Fehlbildungen *(Hamartome)* zu deuten. Ebenfalls als Hamartome sind die umschriebenen *gutartigen Cholangiome* anzusehen: Sie bestehen aus gewucherten, drüsig-alveolär differenzierten Gallengangsepithelien, die von einem faserreichen Stroma eingeschlossen werden.

Kystome, Kystadenome oder zystische Adenome (Abb. 15.16, 15.17). Kystadenome kommen bevorzugt im Ovar, seltener in anderen Organen (z. B. Pankreas) vor. Es handelt sich um ein- oder mehrkammerige Zysten, die von einem abgeflachten oder papillär aufgebauten, einfachen oder pseudomuzinösen Epithel ausgekleidet werden und einen gelben, dünnflüssigen bzw. schleimigen Inhalt einschließen. Unter Berücksichtigung dieses Aufbaus unterscheidet man *uni-* oder *multilokuläre, einfache* oder *papilläre, seröse* oder *pseudomuzinöse Kystome*. Diese Abgrenzung hat prognostische und therapeutische Konsequenzen. **Seröse Ovarialkystome** kommen in etwa 50 % der Fälle in beiden Ovarien vor und neigen auch im gleichen Prozentsatz zur malignen Entartung. **Pseudomuzinkystome** treten dagegen isoliert auf, gehen nur selten in ein Karzinom über (weniger als 5 % der Fälle) und können nach Perforation zum *Pseudomyxoma peritonei* führen (Ruptur → Schleim und Tumorverbände gelangen ins Peritoneum → Implantationsmetastase → weitere Schleimproduktion und ausgedehnte, intraperitoneale Verwachsungen, besonders der Dünndarmschlingen).

Das seröse, papilläre Ovarialkystom (Abb. 15.16, 15.17 oben) besteht aus Hohlräumen, die von einem kubischen Epithel ausgekleidet werden. In der Kystomlichtung erkennt man papilläre Strukturen (→) mit einem aufgelockerten, faserreichen Stroma und einem oberflächlichen Epithel. Bei stärkerer Vergrößerung (Abb. 15.17 oben) sieht man kubische Zellen mit einem eosinroten Zytoplasma und einem mittelständigen Kern. Häufiger findet man im Stroma kleine konzentrisch geschichtete Kalkablagerungen (Psammomkörperchen).

Das **Pseudomuzinkystom** (Abb. 15.17 unten) besteht aus einem einreihigen Zylinderepithel mit einem basalen Kern und einer apikalen Schleimvakuole im Zytoplasma. Diese Zellen erinnern an Becherzellen der Dickdarmschleimhaut. Der Kystominhalt besteht aus PAS-positivem Schleim (*Pseudomuzin*, da es durch Essigsäure nicht ausgefällt wird).

Ovarialkystome werden vom germinativen Ovarialepithel abgeleitet. Die Abgrenzung zwischen einer gut- und einer bösartigen Form ist häufiger sehr schwierig. Bei diesen *Grenzfällen* (»border-line tumor«) sieht man eine beginnende Infiltration des Ovarialstromas durch drüsig differenzierte Zellverbände.

Tumoren

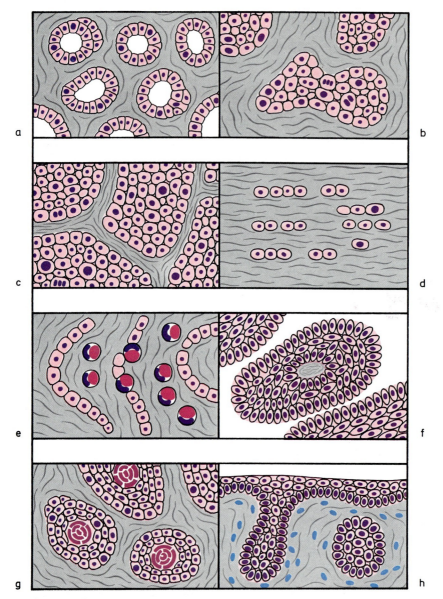

B.– Abb. 15.18. Schematische Darstellung der Karzinome: a) drüsenbildendes Karzinom; b) solides Karzinom; c) medulläres Karzinom; d) szirrhöses Karzinom; e) Siegelringzellkarzinom; f) Übergangszellkarzinom; g) Plattenepithelkarzinom; h) Basalzellenkarzinom.

Karzinom = maligner epithelialer Tumor

Karzinome sind *epitheliale Tumoren, die sowohl klinisch als auch pathologisch-anatomisch Zeichen der Malignität aufweisen.* Sie werden unter Berücksichtigung des Muttergewebes, aus dem sie hervorgehen (z. B. hepatozelluläres Karzinom), oder nach ihrer Zell- und Gewebsdifferenzierung (z. B. Plattenepithelkarzinom oder Siegelringzellkarzinom) unterteilt.
Karzinome, die von einem drüsig-parenchymatösen Organ ausgehen, werden als **Adenokarzinome** bezeichnet. Weisen diese Tumoren eine drüsige Differenzierung auf (z. B. follikuläre, alveoläre, zystische oder zystisch-papilläre Strukturen), dann spricht man von einem **drüsenbildenden Adenokarzinom** (Abb. 15.18a).
Die **entdifferenzierten Adenokarzinome** werden unter Berücksichtigung der Tumorzellen-Stroma-Relation differenziert:

1. Beim **Carcinoma solidum simplex** (Abb. 15.18b) liegen Stroma und Tumorverbände etwa in gleicher Menge vor (Verhältnis 1:1). Abb. 15.19 zeigt kleine Karzinomverbände, die aus 10–20 Geschwulstzellen bestehen und von einem kollagenfaserreichen Stroma eingeschlossen werden. Mitosen und Atypien kommen – im Gegensatz zum Karzinoid – häufiger vor.
2. Typisch für das **medulläre Karzinom** (Abb. 15.18c) ist das Überwiegen des epithelialen Geschwulstanteiles. Das Stroma ist nur spärlich angelegt. Abb. 15.20 zeigt ein völlig entdifferenziertes Karzinom, das nur von vereinzelten bindegewebigen Septen (→) durchzogen wird. Links im Bild erkennt man Reste des ortsständigen Bindegewebes.
3. Beim **szirrhösen Karzinom** (Abb. 15.18d) steht das kollagenfaserreiche Stroma deutlich im Vordergrund. In ihm eingeschlossen finden sich vereinzelte oder zu kleinen Strängen zusammengefaßte Tumorverbände *(Tumorzellen im Gänsemarsch).* Diese Neubildungen sind von besonders fester, derber Konsistenz und wurden früher als *Linitis plastica* bezeichnet. Alle 3 Tumortypen kommen besonders häufig im Magen und in der Mamma vor.

Siegelringzellkarzinome (Abb. 15.18e) weisen eine besondere Zelldifferenzierung auf. Die Zellen sind rund, schließen in ihrem Zytoplasma eine große, PAS-positive Schleimvakuole ein, die den Kern zur Peripherie verdrängt (Abb. 15.25). Siegelringzellen werden beim Gallertkarzinom der Mamma und beim Frühkarzinom des Magens beobachtet.
Zu den Karzinomen, die von dem Oberflächenepithel ausgehen, zählen das **Transitional-** oder **Übergangszellkarzinom** (Abb. 15.18f: Harnblase und -wege) und das **Plattenepithelkarzinom** (Abb. 15.18g), das sowohl aus dem normalen Pflasterepithel als auch aus einer Plattenepithelmetaplasie hervorgehen kann. Maligne epitheliale Tumoren, die die Basalzellen nachahmen, werden als *Basalzellenkarzinome* (Abb. 15.18h) bezeichnet (s. a. Hauttumoren).

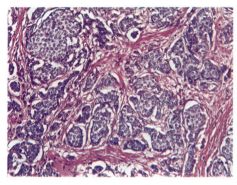

B.–Abb. 15.19. Carcinoma solidum simplex der Mamma;
Fbg. HE, Vergr. 80 ×

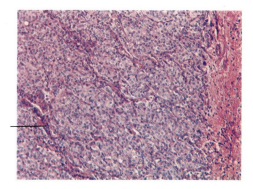

B.–Abb. 15.20. Medulläres Mammakarzinom;
Fbg. HE, Vergr. 80 ×

Tumoren

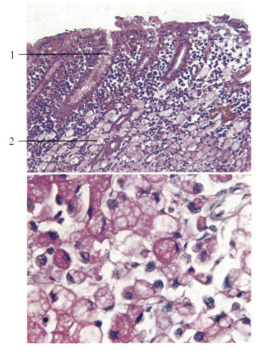

B. – Abb. 15.21. Oben: Frühkarzinom des Magens; Fbg. HE, Vergr. 80×. Unten: Siegelringzellen in der PAS-Färbung; Vergr. 320×

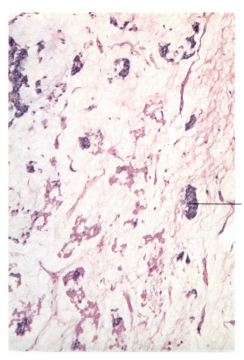

B.–Abb. 15.22. Gallertkarzinom der Mamma; Fbg. HE, Vergr. 100×

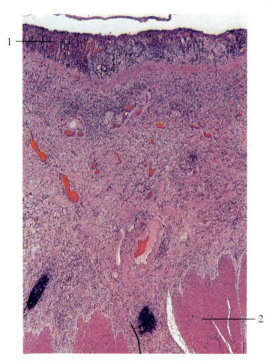

B.–Abb. 15.23. Szirrhöses Magenkarzinom; Fbg. HE, Vergr. 30×

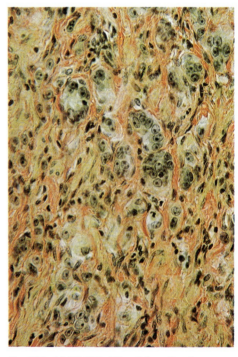

B.–Abb. 15.24. Szirrhöses Magenkarzinom; Fbg. van Gieson, Vergr. 320×

Frühkarzinom – Gallertkarzinom – Szirrhus

Das **Frühkarzinom des Magens** (»early cancer«, Carcinoma in situ. Abb. 15.21) *ist ein epithelialer, infiltrierend wachsender, aber auf die Schleimhaut begrenzter Tumor, der häufiger den Aufbau eines Siegelringzellkarzinoms zeigt.* Die Schleimhaut ist noch erhalten, so daß die Tumorinfiltration leicht übersehen wird. In Abb. 15.21 (oben) erkennt man das Oberflächenepithel und die Foveolae gastricae (→1). Das Stroma schließt kleinere Gruppen von etwas helleren Zellen ein (→2), die erst bei stärkerer Vergrößerung (Abb. 15.25) und besonders in der PAS-Färbung (Abb. 15.21 unten) als Siegelringzellen zu erkennen sind.

Der Einsatz der Gastroskopie und Gastrobiopsie hat zur Erkennung dieses Tumortyps geführt, der von den meisten Autoren als Frühform des Magenkarzinoms gedeutet wird. Die Behandlung in diesem Tumorstadium führt zu einer 5-Jahres-Überlebensrate von mehr als 90%. Histologisch unterscheidet man ein Frühkarzinom vom M-Typ (Tumor nur auf die Mukosa beschränkt) und vom SM-Typ, bei dem die Muscularis mucosae bereits durchbrochen, die Prognose aber noch recht günstig ist. Siegelringzellkarzinom und Frühkarzinom sind keine synonymen Bezeichnungen. Siegelringzellkarzinome können ein stark infiltratives Wachstum zeigen und Fernmetastasen setzen. Auf der anderen Seite können auch drüsenbildende Adenokarzinome zu den Frühkarzinomen gerechnet werden.

Das **Gallertkarzinom** (Abb. 15.22) *zeichnet sich morphologisch durch seine extreme Verschleimung aus.* Die großen, hellen, leicht basophilen, feinfädigen Schleimmassen werden leicht mit einem Stromaödem verwechselt. Sie schließen kleine Gruppen von Karzinomzellen (→) ein, die nur vereinzelt eine intrazytoplasmatische Verschleimung nach Art eines Siegelringzellkarzinoms zeigen.

Gallertkarzinome kommen im Magendarmtrakt, Ovar und besonders häufig in der Mamma vor. Als Brustdrüsenkarzinom weisen sie eine günstigere Prognose auf als andere infiltrierend wachsende Karzinome, obwohl sie besonders groß werden können.

Das **szirrhöse Karzinom** (Abb. 15.23, 15.24) *zeigt ein besonders faserreiches Stroma, das nur vereinzelte Geschwulstzellen einschließt.* Das Übersichtsbild (Abb. 15.23) läßt die starke Verdickung der Magenwand erkennen. Oben im Bild findet man die noch erhaltene Schleimhaut als dunkles Band (→ 1), unten die Reste der infiltrierten Muscularis propria (→ 2). Dazwischen liegt die durch Tumorinfiltration verbreiterte Submukosa. Bei der stärkeren Vergrößerung (Abb. 15.24) lassen sich die kleinen Karzinomverbände mit den großen Zellkernen und den besonders prominenten Nukleolen darstellen. Sie werden von den van-Gieson-roten kollagenen Fasern und Fibroblasten (kleinere, langgestreckte Kerne) eingeschlossen.

Besonders faserreiche, szirrhöse Magenkarzinome können erhebliche diagnostische Schwierigkeiten bereiten. Gelegentlich gehen sie mit einer stärkeren entzündlichen Reaktion und einer erheblichen Neubildung von Kapillaren einher. Diese Karzinomform wird als *Carcinoma granulomatosum* bezeichnet und nicht selten als Granulationsgewebe fehlgedeutet.

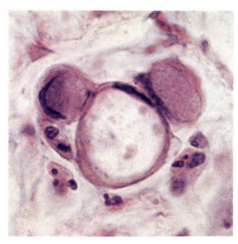

B.–Abb. 15.25. Siegelringzelle;
Fbg. HE, Vergr. 900 ×

Tumoren

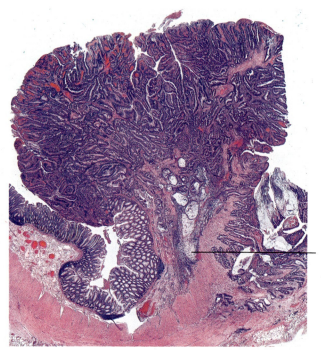

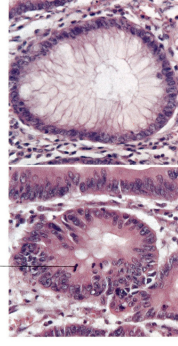

B.–Abb. 15.26. Übersichtsbild eines in der Basis maligne entarteten villösen Rektumpolypen; Fbg. HE, Vergr. 8 ×

B.–Abb. 15.27. Oben: normale Dickdarmkrypte. Unten: drüsiges Adenokarzinom; Fbg. HE, Vergr. 200 ×

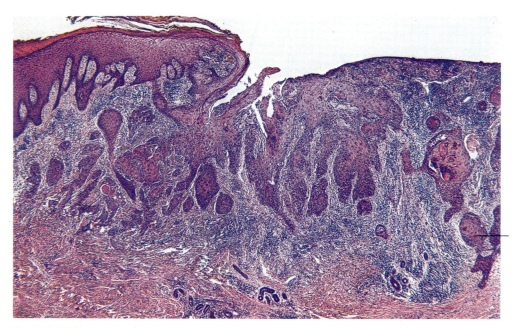

B.–Abb. 15.28. Plattenepithelkarzinom; Fbg. HE, Vergr. 30 ×

Dickdarmkarzinom – Plattenepithelkarzinom

Der **maligne entartete Dickdarmpolyp** (Abb. 15.26, 15.27). Das Dickdarmkarzinom entwickelt sich häufiger auf dem Boden eines villösen Polypen. In Abb. 15.26 erkennt man einen breitbasigen Polypen, der an der Oberfläche einen papillären Aufbau zeigt. Das Geschwulstgewebe ist wesentlich dunkler angefärbt (verstärkt basophil) als die benachbarte, mit Becherzellen versehene Schleimhaut. *Die Durchbrechung der Muscularis mucosae und Infiltration der Submukosa sind die histologischen Kriterien der malignen Entartung.* Im vorliegenden Fall reicht die Infiltration bis zur Basis des Polypen, d.h. auch die Darmwand schließt bereits Karzinomverbände ein (→). Den unterschiedlichen Aufbau einer normalen Dickdarmkrypte und eines drüsig aufgebauten Karzinomverbandes zeigt Abb. 15.27. Im oberen Bild erkennt man eine **normale Dickdarmkrypte** mit einer rundlichen Lichtung. Die Becherzellen zeigen den typischen basalen Kern und die große, schleimhaltige Vakuole im Zytoplasma. Beim **drüsigen Karzinomverband** (Abb. 15.27 unten) ist die Lichtung unregelmäßig geformt. Die Zellen sind stärker angefärbt, die Kerne unterschiedlich groß, hyperchromatisch und nicht mehr streng basal lokalisiert. Mitosen kommen häufiger vor (→).

Beim **Plattenepithelkarzinom** (Abb. 15.28, 15.29) *handelt es sich um einen mehrschichtigen, infiltrierend wachsenden, malignen Tumor, der gelegentlich differenzierte Stachelzellen (Interzellularbrücken) und die Zeichen der Verhornung aufweist.* Im Übersichtsbild (Abb. 15.28) steht das infiltrative Wachstum im Vordergrund. Man erkennt die langgestreckten, spitzen Epithelzapfen, die das Korium infiltrieren. In den tieferen Schichten finden sich aus dem Verband gelöste kleinere Karzinominseln (→), die von einem entzündlich infiltrierten Stroma eingeschlossen werden. Auf der linken Seite der Abbildung finden sich Anteile der noch erhaltenen Epidermis, die hier hyperplastisch verdickt erscheint.

Die stärkere Vergrößerung (Abb. 15.29) zeigt die etwas helleren Stachelzellen (→1). Die peripheren, d.h. stromanahen Karzinomzellen weisen eine angedeutete Basalzelldifferenzierung auf. Typisch für das Plattenepithelkarzinom ist die Verhornung: In den Tumorverbänden eingeschlossen finden sich kleinere Kugeln, die aus konzentrisch geschichteten Hornlamellen bestehen (→2). Ein Stratum granulosum – entsprechend einer orthokeratotischen Verhornung – fehlt in der Regel.

Plattenepithelkarzinome kommen häufiger in einer vorgeschädigten Haut (Land- oder Seemannshaut), im oberen Verdauungstrakt (Lippe, Mundhöhle, Zunge, Ösophagus), im Kehlkopf sowie im Bronchus und in der Zervixschleimhaut (auf dem Boden einer Plattenepithelmetaplasie) vor. Differentialdiagnostisch sind sie besonders von der *pseudoepitheliomatösen Hyperplasie* (Folge einer chronischen Reizeinwirkung), einer *Leukoplakie* und anderen Veränderungen, die mit Stachelzellproliferation einhergehen (z.B. das *Keratoakanthom*) abzugrenzen.

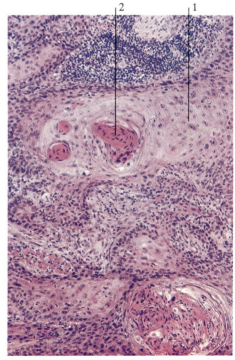

B.–Abb. 15.29. Stärkere Vergrößerung des Plattenepithelkarzinoms;
Fbg. HE, Vergr. 100 ×

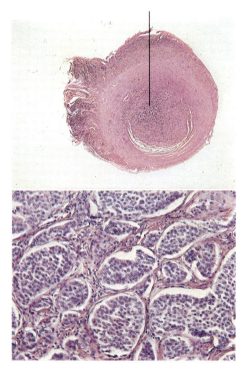

B.–Abb. 15.30. Karzinoid der Appendix. Oben: Übersichtsbild, unten: stärkere Vergrößerung. Fbg. HE, Vergr. 8 × bzw. 100 ×

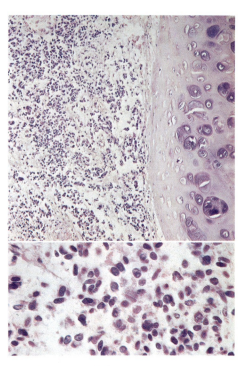

B.–Abb. 15.31. Kleinzelliges Bronchialkarzinom. Oben: Übersichtsbild, unten: stärkere Vergrößerung; Fbg. HE, Vergr. 80 × und 320 ×

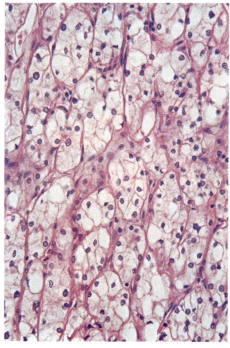

B.–Abb. 15.32. Hypernephroides Nierenkarzinom mit hellen Zellen; Fbg. HE Vergr. 200 ×

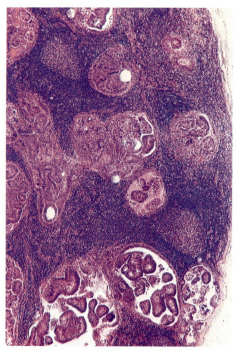

B.–Abb. 15.33. Lymphknotenmetastase eines Karzinoms; Fbg. HE, Vergr. 50 ×

Spezielle Tumorhistologie

Das **Karzinoid der Appendix** (Abb. 15.30). Die Bezeichnung »Karzinoid« weist auf die Ähnlichkeit zwischen diesem Tumortyp und einem echten, soliden Karzinom hin. Beim **Karzinoid** *handelt es sich um einen soliden, infiltrierend wachsenden, extrem selten metastasierenden (Ausnahme Ileum-Karzinoid!) Tumor, der von dem enterochromaffinen System abgeleitet wird.* Die obere Abb. 15.30 zeigt eine Appendix im Querschnitt mit einer narbig verlegten Lichtung und einer verdickten Muskulatur. In der Übersicht erkennt man bereits eine diffuse Infiltration des Organs (→). Bei stärkerer Vergrößerung (Abb. 15.30 unten) lassen sich die ballenförmig angeordneten, isomorphen Tumorzellen darstellen. Mitosen sind selten.

Karzinoide kommen am häufigsten in der Appendix (Zufallsbefund bei einer Appendektomie), seltener im Bronchus oder Ileum vor. Sie produzieren Serotonin und Kallikrein, die von der Leber abgebaut werden. Bei einer Lebermetastasierung gelangen die Substanzen in den Kreislauf und rufen ein *Karzinoidsyndrom* hervor. *Paraneoplastische Karzinoidsyndrome* kommen auch bei anderen Tumoren, z. B. beim Bronchuskarzinom vor (THOMAS et al. 1974).

Das **kleinzellige Bronchialkarzinom** (Abb. 15.31) *ist ein maligner epithelialer Bronchialtumor, der aus lymphozytenähnlichen Zellen besteht.* Die Übersicht zeigt – neben einem noch erhaltenen Bronchusknorpel – die Tumorinfiltration. Bei stärkerer Vergrößerung (unten) findet man teils rundliche (lymphozytenähnliche), teils langgestreckte Zellkerne (»oat cell«-Karzinom). Das Tumorstroma ist nur spärlich angelegt.

Kleinzellige Bronchialkarzinome sind besonders bösartige Tumoren, die sehr frühzeitig Fernmetastasen setzen. Da sie in ihrem Zytoplasma elektronenmikroskopisch nachweisbare Serotoningranula einschließen, glaubt man, daß sie die maligne Variante des Karzinoids darstellen.

Das **hypernephroide Nierenkarzinom** (Abb. 15.32) *ist ein maligner epithelialer Nierentumor, der aus typischen wasserklaren oder pflanzenzellähnlichen Zellen besteht.* Die Tumorzellen sind alveolär oder trabekulär angeordnet, zeigen ein helles, optisch leeres Zytoplasma (Glykogen) und einen rundlichen Kern.

Malignitätskriterien des hypernephroiden Nierenkarzinoms sind: Größe über 3 cm Durchmesser, Einbruch in Gefäße oder Nierenbecken, Mitosen, Atypien und Polymorphie (sarkomartiges Wachstum).
Eine besondere Nierengeschwulst ist der **Wilms-Tumor** (Adenomyosarkom, Abb. 15.34), der bei Kleinkindern vorkommt und bösartig ist. Histologisch handelt es sich um eine Mischgeschwulst mit einem sarkomatösen Stroma und pseudotubulär (→1) sowie pseudoglomerulär (→2) differenzierten Strukturen (s. S. 197).

Lymphknotenmetastasen (Abb. 15.33). *Der Nachweis von epithelialem Gewebe in einem Lymphknoten spricht in der Regel für die Metastase eines Karzinoms.* Gutartige epitheliale Gewebsektopien (z. B. von Speicheldrüsen-, Schilddrüsengewebe oder Endometrium) kommen nur selten vor. Die Abbildung zeigt ein lymphatisches Organ, das von kleineren eosinroten Karzinomverbänden infiltriert wird.

Der Nachweis einer Lymphknotenmetastase kann von diagnostischer (erste klinische Manifestation eines okkulten Karzinoms), von prognostischer (schlechtes Zeichen) und therapeutischer Bedeutung sein.

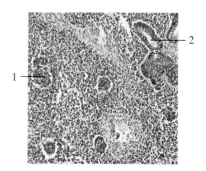

B.–Abb. 15.34. Wilms-Tumor; Fbg. HE, Vergr. 60×

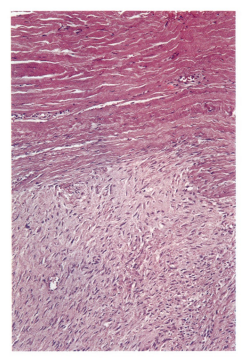

B.–15.35. Palmarfibromatose;
Fbg. HE, Vergr. 100×

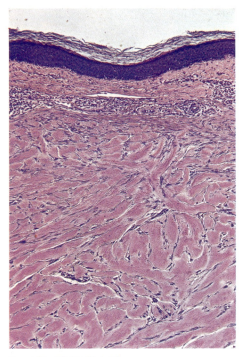

B.–Abb. 15.36. Keloid;
Fbg. HE, Vergr. 90×

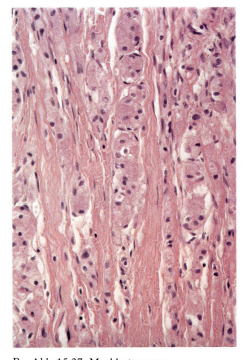

B.–Abb. 15.37. Myoblastenmyom;
Fbg. HE, Vergr. 200×

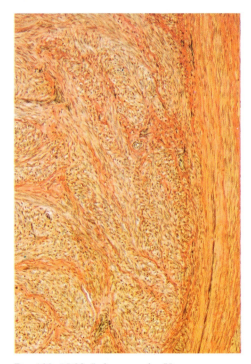

B.–Abb. 15.38. Leiomyom des Uterus;
Fbg. van Gieson, Vergr. 90×

Fibromatosen

Vorbemerkungen: Fibromatosen sind diffuse Bindegewebsvermehrungen, die aus proliferierten Fibroblasten und neugebildeten kollagenen Fasern bestehen. Fibromatosen kommen in jedem Organ und in allen Altersklassen vor. Die Bezeichnung ist heute ein Sammelbegriff für 12 verschiedene Krankheitsbilder: Narben-, Strahlen-, Penis-, Palmar-, Plantar-, abdominale und extraabdominale Fibromatosen, noduläre Fasziitis, Keloid, Fibromatosis colli, nasopharyngeales Fibrom und die kongenitale generalisierte Fibromatose. Fibromatosen zeigen ein lokales, invasives Wachstum, das sich über Jahre erstrecken kann. Dabei kommt es zu häufigen Rezidiven, aber nicht zur Metastasierung.

Palmarfibromatose Dupuytren (Abb. 15.35). *Es handelt sich um eine gutartige fibröse, teils diffuse, teils knotige Proliferation der Palmaraponeurose, die letztlich zu einer Kontraktur der Finger führt.* Histologisch sieht man ein straffes, kollagenfaserreiches Bindegewebe (obere Bildhälfte) sowie herdförmige, dichte Ansammlungen von Fibrozyten, die in einem leicht aufgelockerten Stroma liegen.

Dieses Krankheitsbild kommt bevorzugt bei Männern im Alter von 50–60 Jahren vor. Der Prozeß verläuft schubweise und führt im Endstadium zu einer Retraktion der Palmarfaszie.

Beim **Keloid** (Abb. 15.36) *handelt es sich in den meisten Fällen nicht um eine echte Geschwulst (Keloidfibrom), sondern um eine oberflächliche, knotenförmige, fibröse, überschießende Vernarbung.* Histologisch sieht man einen umschriebenen, aber nicht abgekapselten Knoten, der aus breiten, glasigen, eosinophilroten Kollagenfaserbündeln besteht. Dazwischen erkennt man nur vereinzelte Fibroblastenkerne und Entzündungszellen. Die Oberfläche zeigt eine atrophische Epidermis (keine Retezapfen).

Keloide kommen besonders nach Traumen im Gesichtsbereich vor und neigen zum Rezidiv.

Mesenchymale Tumoren

Vorbemerkungen: Man unterscheidet gut- und bösartige mesenchymale Tumoren. Die weitere Einteilung dieser Geschwülste wird nach histogenetischen Gesichtspunkten vorgenommen, d. h. unter Berücksichtigung des Muttergewebes, aus dem die Tumoren hervorgehen. **Gutartige mesenchymale Tumoren** weisen eine hohe Gewebsreife auf, zeigen ein langsames, expansives Wachstum und setzen keine Metastasen. Die **bösartigen mesenchymalen Tumoren** werden unter dem Sammelbegriff »Sarkom« zusammengefaßt. Sie können unreif sein oder eine hohe Gewebs- und Zelldifferenzierung aufweisen, die eine histogenetische Zuordnung ermöglicht (z. B. Myo-, Lipo- oder Osteosarkom).

Myoblastenmyom (Granularzelltumor, Abrikosoff-Tumor, Abb. 15.37): *Gutartiger mesenchymaler Tumor, der aus strangförmig angeordneten Zellen mit einem rundlichen zentralen Kern und einem feingranulierten Zytoplasma besteht.* Das Zytoplasma schließt feinste PAS-positive Granula ein.

Myoblastenmyome sind in zahlreichen Organen, insbesondere in der Zunge und im Kehlkopf, beobachtet worden. Ihre Pathogenese ist noch umstritten. Da sie elektronenmikroskopisch eine gewisse Ähnlichkeit gegenüber den Schwannschen Zellen zeigen, nimmt man an, daß die Abrikosoff-Tumoren neurogenen Ursprungs sind.

Leiomyome (Abb. 15.38) *sind die gutartigen Tumoren der glatten Muskulatur* und kommen besonders häufig im Myometrium vor. Histologisch handelt es sich um geflechtartig gestaltete, glatte Muskelfasern mit einem langgestreckten, am Ende walzenförmig abgestumpften Kern und einem van-Gieson-gelben Zytoplasma. Zwischen den glatten Muskelfasern erkennt man ein unterschiedlich dichtes Kollagennetz, das sich van-Gieson-rot darstellt.

Leiomyome zeigen ein verdrängendes Wachstum. Hyalinisierung, Verkalkung und Verknöcherung sind Zeichen einer regressiven Veränderung. Die maligne Entartung ist sehr selten. Leiomyome des Retroperitoneums (Gefäßwand) sind dagegen potentiell maligne.

Tumoren

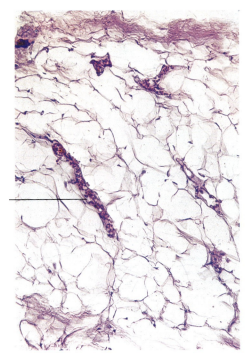

B.–Abb. 15.39. Lipom;
Fbg. HE, Vergr. 100 ×

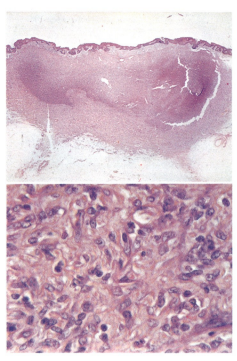

B.–Abb. 15.40. Histiozytom. Oben: Übersichtsbild, unten stärkere Vergrößerung;
Fbg. HE, Vergr. 8 × und 200 ×

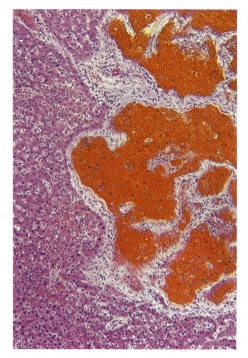

B.–Abb. 15.41. Kavernöses Leberhämangiom;
Fbg. HE, Vergr. 60 ×

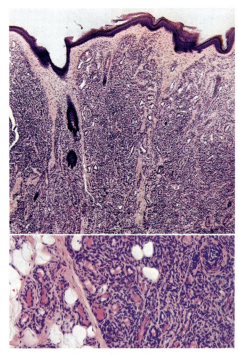

B.–Abb. 15.42. Kapilläres Hämangiom in der Übersicht (oben) und bei stärkerer Vergrößerung (unten); Fbg. HE, Vergr. 30 × und 60 ×

Lipom – Histiozytom – Hämangiom

Lipom (Abb. 15.39). *Gutartiger, läppchenförmig aufgebauter Tumor, der vom reifen Fettgewebe abgeleitet wird.* Histologisch besteht er aus Zellen, die sich von den normalen Fettzellen nur durch ihre unterschiedliche Größe abgrenzen. Sie zeigen deutliche Zellgrenzen, einen peripheren, abgeflachten Kern und ein optisch leeres Zytoplasma (bei der Paraffineinbettung wird das Fett herausgelöst). Die Oberfläche des Lipoms wird von einer Faserkapsel (oben im Bild) überzogen. Zwischen den Fettzellen erkennt man reichlich Kapillaren (→).

Lipome kommen im subkutanen Fettgewebe, seltener im Retroperitoneum oder in anderen Organen vor. Sie zeigen ein langsames Wachstum. Eine besondere Variante der Lipome stellt das *Hibernom* dar, das aus »fötalen Fettzellen« besteht (kleine, kubische Zellen mit einem feinstvakuolisierten bzw. verfetteten Zytoplasma).

Histiozytom (Abb. 15.40. Sklerosiertes Hämangiom Wolbach). *Es handelt sich um einen umschriebenen, aber nicht abgekapselten Tumor, der aus proliferierten Histiozyten besteht und im subepidermalen Korium liegt.* Bei schwacher Vergrößerung (Abb. 15.40 oben) sieht man einen bläulichen Tumor, der von einer erhaltenen Epidermis überzogen wird. Bei stärkerer Vergrößerung erkennt man die bizarren Kerne der Histiozyten und die z. T. wirbelartig angeordneten neugebildeten kollagenen Fasern. Ferner kommen auch vereinzelte fett- oder hämosiderinhaltige Makrophagen vor. Die bedeckende Epidermis ist z. T. pseudoepitheliomatös verdickt, z. T. eingezogen, atrophisch und wird vom Histiozytom durch einen schmalen, zellarmen Koriumstreifen getrennt.

Angiome *sind gutartige Gefäßtumoren, die in den meisten Fällen als Hamartome, d. h. als tumorartige Fehlbildungen des ortsständigen Gewebes, zu deuten sind.* Sie können von Blutgefäßen *(Hämangiom)*, von den Lymphgefäßen *(Lymphangiom)* oder von dem neuromyoepithelialen Gewebe *(Angiomyom* oder *Glomustumor)* abgeleitet werden.

Das **kavernöse Hämangiom** (Kavernom, Abb. 15.41) kommt häufiger in der Leber vor. Es besteht aus mehreren größeren Hohlräumen, die prall mit Erythrozyten angefüllt sind, von bindegewebigen Septen durchzogen und von Endothelzellen ausgekleidet werden. Das benachbarte Leberparenchym kann druckatrophisch sein.

Die häufigste Geschwulstform unter den Gefäßtumoren stellt das **kapilläre Hämangiom** (Abb. 15.42) dar. Es handelt sich um eine unscharf begrenzte, in Läppchen aufgeteilte Neubildung, die bei schwacher Vergrößerung (Bild oben) sehr zellreich erscheint. Sie erstreckt sich vom subepidermalen Korium bis in die Subkutis. Bei mittlerer Vergrößerung (Bild unten) sieht man spaltförmige oder ovale Hohlräume, die von Endothelzellen begrenzt werden und nur selten Erythrozyten einschließen. Fettzellen werden von den neugebildeten Kapillaren umgeben bzw. eingeschlossen. Da es sich um eine tumorartige Fehlbildung handelt, die sich gleichzeitig mit dem ortsständigen Fettgewebe entwickelt, wird eine Tumorinfiltration nur vorgetäuscht.

Kapilläre Hämangiome kommen häufiger bei Kleinkindern (Feuermal) vor. In den ersten Jahren können sie an Größe zunehmen. Später bleibt das Wachstum stationär, nicht selten kommt es zu einer Involution. Hämangiome treten auch bei *Phakomatosen* (z. B. Hippel-Lindau-Krankheit, Sturge-Weber-Krabbe-Krankheit) auf. Dabei können Retina, Haut und das zentrale Nervensystem beteiligt sein.

Tumoren

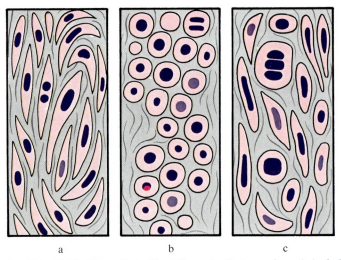

B.–Abb. 15.43. Schematische Darstellung der Sarkome (morphologische Einteilung)
a) Spindelzelliges Sarkom (Leiomyosarkom, Fibrosarkom).
b) Rundzellensarkom (Lymphosarkom, immunoblastisches Sarkom).
c) Polymorphzelliges Sarkom (Rhabdomyosarkom, Liposarkom, verwilderte Spindelzellensarkome).

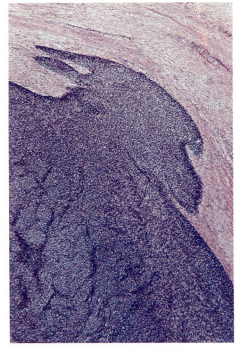

B.–Abb. 15.44. Infiltrierend wachsendes Spindelzellensarkom;
Fbg. HE, Vergr. 30 ×

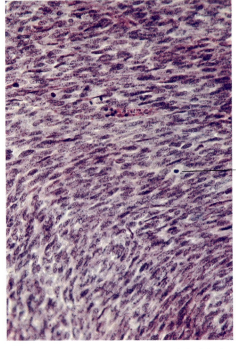

B.–Abb. 15.45. Entdifferenziertes Spindelzellensarkom;
Fbg. HE, Vergr. 320 ×

Sarkom = maligner mesenchymaler Tumor

Sarkome *sind maligne Tumoren des Binde- und Stützgewebes.* Sie werden nach morphologischen oder histogenetischen Kriterien eingeteilt. Die Morphologie ist sicher das für den Pathologen einfachste Einteilungsprinzip: Sie unterscheidet das **rundzellige, spindelzellige** und das **polymorphzellige Sarkom** (Abb. 15.43). Es hat sich aber gezeigt, daß Tumoren mit gleichem feingeweblichen Aufbau von sehr unterschiedlicher Prognose sein können. So gibt es Spindelzellensarkome, die sehr frühzeitig metastasieren und besonders bösartig sind. Andere Spindelzellensarkome weisen ein lokal destruierendes Wachstum auf, rezidivieren, setzen aber erst spät Fernmetastasen. Durch die histogenetische Systematik (Einteilung nach dem Muttergewebe, aus dem sie hervorgehen) läßt sich das besonders maligne Leiomyosarkom von dem sog. Fibrosarkom abgrenzen.

Die histologische Systematik stößt bei den entdifferenzierten Tumoren auf Schwierigkeiten. Häufiger lassen sich histologisch keine differenzierten Zellstrukturen oder Interzellularsubstanzen finden, so daß nur noch die Diagnose eines »entdifferenzierten Spindelzellensarkoms« (Abb. 15.44–45) gestellt werden kann. In diesen Fällen können Spezialuntersuchungen, wie z. B. die Elektronenmikroskopie, Immunhistologie oder Histochemie, von Nutzen sein. Elektronenmikroskopisch kann man häufiger noch primitive Zellstrukturen, wie Myofilamente (Leiomyosarkom) oder Sarkomeren (Rhabdomyosarkom: Abb. 15.3), darstellen. Myosin in Muskelsarkomzellen kann immunhistologisch durch ein »Antimyosin-Serum« nachgewiesen werden. Diese Methoden sind aber aufwendig und erfordern in der Regel unfixiertes Material (THOMAS et al. 1977).

Die Abb. 15.44 und 15.45 zeigen in der Übersicht und bei stärkerer Vergrößerung ein **entdifferenziertes Spindelzellensarkom**. Es handelt sich um einen zellreichen Tumor, der zapfenförmig das benachbarte eosinrote Bindegewebe infiltriert. Die starke Tumorbasophilie wird durch die dicht nebeneinanderliegenden Kerne hervorgerufen. Bei stärkerer Vergrößerung sieht man die langgestreckten, parallel verlaufenden Zellen mit ihren hyperchromatischen Kernen. Mitosen kommen häufiger vor (→). Zwischen den Tumorzellen ist keine Zwischensubstanz (kollagene Fasern) erkennbar. Wenig differenzierte Spindelzellensarkome (nur spärliche oder keine kollagenen Fasern zwischen den Tumorzellen) rezidivieren (75%) und metastasieren (24%) häufiger als die kollagenfaserbildenden, sog. Fibrosarkome, die lokal destruierend wachsen, rezidivieren (40%), aber nicht metastasieren (STOUT, 1953).

Pseudosarkomatosen: Gelegentlich kommen schnell wachsende Neubildungen vor, die morphologisch an ein Sarkom erinnern, aber – wie ihr späterer Verlauf zeigt – von guter Prognose sind. Sie entsprechen in ihrem feingeweblichen Aufbau einem Fibrosarkom oder einem Lymphosarkom und werden unter der Sammelbezeichnung **Pseudosarkomatosen** zusammengefaßt.

Die **Fasciitis nodularis pseudosarcomatosa** (Abb. 15.46) *ist eine wahrscheinlich virusbedingte, gutartige, schnellwachsende Erkrankung, die durch eine sarkomartige Proliferation der Fibroblasten in den tieferen Schichten des subkutanen Fettgewebes gekennzeichnet ist.* Histologisch sieht man in der Nachbarschaft der Faszie infiltrierend wachsende Fibroblasten (→ 1) mit deutlicher Kernpolymorphie und Mitosen. In der Peripherie der Veränderung findet sich ein entzündlich infiltriertes Granulationsgewebe (→ 2). Metastasen kommen nicht vor.

Pseudosarkomatosen mit lymphozytenähnlichem Aufbau werden als **Pseudolymphome** bezeichnet. Sie wurden in mehreren Organen beschrieben, häufiger im Magendarmtrakt. Histologisch sehen sie wie ein Lymphosarkom aus. Ihre Verlaufsdauer von Jahren und Jahrzehnten spricht aber für die Gutartigkeit dieser Veränderung.

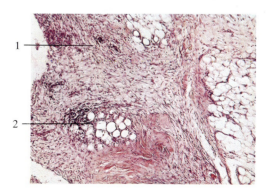

B.–Abb. 15.46. Pseudosarkomatöse Fasziitis; Fbg. HE, Vergr. 32 ×

Tumoren

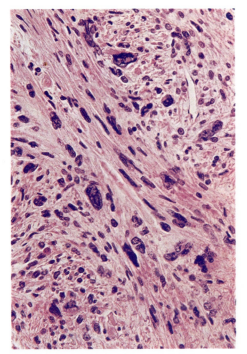

B.–Abb. 15.47. Leiomyosarkom;
Fbg. HE, Vergr. 450 ×

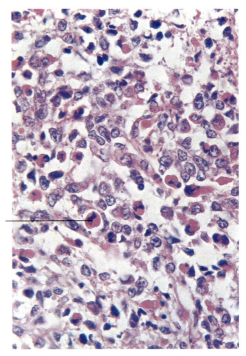

B.–Abb. 15.48. Embryonales Rhabdomyosarkom;
Fbg. HE, Vergr. 320 ×

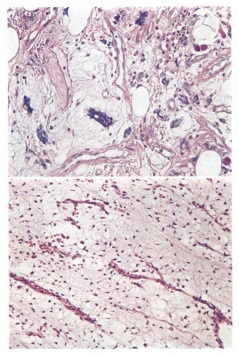

B.–Abb. 15.49. Liposarkom. Oben: polymorphzelliges Liposarkom mit Lipoblasten. Unten: myxoides Liposarkom.
Fbg. HE, Vergr. 200 × und 80 ×

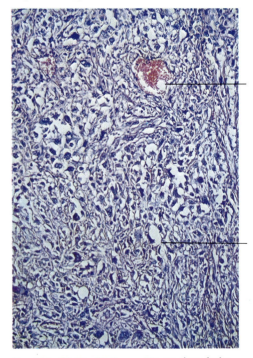

B.–Abb. 15.50. Malignes Hämangioendotheliom;
Fbg. HE, Vergr. 120 ×

Leiomyosarkom – Liposarkom – Rhabdomyosarkom – malignes Hämangioendotheliom

Leiomyosarkom (Abb. 15.47): *Maligner Tumor der glatten Muskelfasern.* Histologisch handelt es sich um ein spindelzellig aufgebautes Sarkom mit langgestreckten, bündelförmig angeordneten Tumorzellen, die im Schnitt teils längs (Bildmitte), teils quer getroffen sind. Die Zellen sind zytoplasmareich und weisen sehr polymorphe, d. h. unterschiedlich große und hyperchromatische Kerne auf. Von diagnostischer Bedeutung ist nur der Nachweis von Mitosen, da Zellkernatypien auch bei regressiv veränderten Uterusmyomen auftreten.

Uterusmyome entarten nur selten. Leiomyosarkome beobachtet man besonders im Bereich der Extremitäten, der Darm- und Gefäßwand (Retroperitoneum). Sie setzen frühzeitig Fernmetastasen und sind somit – im Gegensatz zum reifen Fibrosarkom – besonders bösartig. *Leiomyoblastome* sind gutartige Neubildungen, die in der Magendarmwand sowie im Mesenterium und Retroperitoneum nachgewiesen werden. Sie bestehen aus polygonalen Zellen mit einem hellen Zytoplasma.

Rhabdomyosarkom (Abb. 15.48): *Maligner Tumor der quergestreiften Muskulatur.* In den meisten Fällen handelt es sich um ein polymorphzellig aufgebautes Sarkom. Der Nachweis einer Querstreifung im Zytoplasma der Tumorzellen ist zwar pathognomonisch für diese Geschwulstart, kommt aber nur selten vor. Recht typisch für das **embryonale Rhabdomyosarkom** (Abb. 15.48) sind die ziegelroten Tumorzellen mit dem hyperchromatischen, zentral eingezogenen Kern (→).

Rhabdomyosarkome gehören zu den bösartigsten Geschwülsten. Eine besondere Tumorvariante ist das *Sarcoma botryoides,* das paravaginal bei jüngeren Mädchen vorkommt. Die Diagnose eines Rhabdomyosarkoms kann letztlich nur durch den Nachweis von Rhabdomyofibrillen gestellt werden. Diese lassen sich häufiger nur elektronenmikroskopisch als rudimentäre Sarkomeren darstellen (Abb. 15.3). *Rhabdomyome* sind gutartige, sehr seltene Tumoren der quergestreiften Muskulatur bzw. des Myokards. Die Zellen zeigen perinukleäre Glykogenvakuolen, einen spinnenförmig ausgezogenen Kern und eine Querstreifung im Zytoplasma.

Liposarkom (Abb. 15.49): *Maligner Tumor des Fettgewebes.* Die typischen Liposarkome zeigen große, polymorphe Tumorzellen (*Lipoblasten,* Abb. 15.49 oben) mit einem hyperchromatischen, bizarren Kern und mehreren fetthaltigen Zytoplasmavakuolen. Daneben treten unterschiedlich große, reife Fettzellen auf sowie Zellen mit einem feinstvakuolisierten Zytoplasma (unreife oder »fetale« Fettzellen). Am häufigsten kommt die **myxoide Variante** des Liposarkoms (Abb. 15.49 unten) vor. Diese Tumoren bestehen aus einer myxoiden Grundsubstanz, die sternförmig gestaltete Zellen bzw. Zellkerne einschließt. Mitosen und Lipoblasten sind selten, so daß das myxoide Liposarkom manchmal als gutartiges Myxom fehlgedeutet wird.

Alle Varianten des Liposarkoms sind bösartig. In den meisten Fällen entstehen sie *de novo,* das heißt, sie gehen in der Regel nicht aus einem präexistenten Lipom hervor. Bevorzugte Lokalisationen sind die Glutealregion, Oberschenkel, Mesenterium und Retroperitoneum.

Malignes Hämangioendotheliom (Abb. 15.50). *Relativ seltener maligner Tumor, der von dem Gefäßsystem abgeleitet wird.* Histologisch handelt es sich um ein polymorphzellig aufgebautes Sarkom mit kleinen Spalträumen, die von sehr atypischen Tumorzellen begrenzt werden und gelegentlich Blut einschließen (→). In den größeren Tumorzellen kann man manchmal phagozytierte Erythrozyten *(Erythrozytophagozytose* kommt bei Hämangioendotheliomen häufiger vor*)* finden.

Hämangioendotheliome treten besonders in der Leber (z. B. nach chronischer Arsenvergiftung oder nach Speicherung von Thorotrast) und in der Schilddrüse auf. Es handelt sich um sehr bösartige Geschwülste mit hoher Metastasierungsneigung. Zusammen mit dem Chorionepitheliom und dem malignen Hepatom stellen sie die blutreichsten Tumoren dar. Die maligne Geschwulst des Lymphgefäßsystems wird als *Lymphangiosarkom* bezeichnet. Lymphangiosarkome kommen beim Stewart-Treves-Syndrom vor: Sarkom auf dem Boden eines chronischen Armödems nach totaler Mastektomie und axillärer Lymphadenektomie wegen Mammakarzinoms.

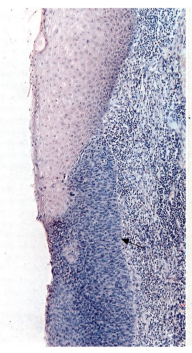

B.–Abb. 15.51. Carcinoma in situ mit einfachem Ersatz des Oberflächenepithels;
Fbg. HE, Vergr. 100×

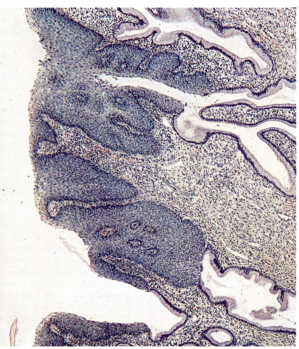

B.–Abb. 15.52. Carcinoma in situ mit einfachem Ersatz zervikaler Drüsen;
Fbg. HE, Vergr. 80×

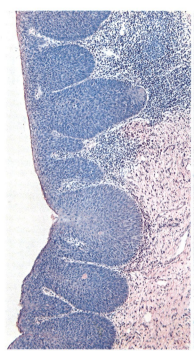

B.–Abb. 15.53. Carcinoma in situ mit plumpem Vorwuchern;
Fbg. HE Vergr. 80×

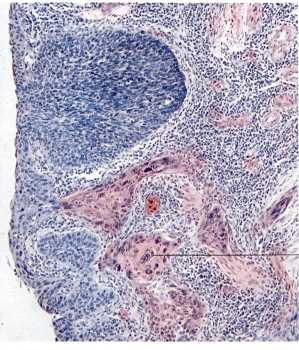

B.–Abb. 15.54. Carcinoma in situ mit Frühinfiltration des Stromas;
Fbg. HE, Vergr. 120×

Präkanzerosen – Carcinoma in situ

Präkanzerosen *sind Gewebsveränderungen oder eigenständige Krankheiten, die in ihrem späteren Verlauf häufiger in ein Karzinom übergehen.* Erfolgt die maligne Entartung in relativ kurzer Zeit (weniger als 5 Jahre) und in einem besonders hohen Prozentsatz (20–50% der Fälle), dann spricht man von einer *obligaten Präkanzerose. Fakultative Präkanzerosen* gehen dagegen erst nach längerer Verlaufsdauer in weniger als 20% der Fälle in einen Krebs über.

Den Begriff **Carcinoma in situ** (BRODERS, 1932) hat man zunächst für eine Veränderung der Portioschleimhaut verwendet, bei der die zytologischen Zeichen der Malignität vorliegen, die Basalmembran aber noch erhalten ist. Das heißt, bei dieser Schleimhautveränderung, die histologisch wie ein Karzinom aussieht, fehlt das wichtigste Malignitätskriterium: das invasive Wachstum. Carcinomata in situ hat man später auch in anderen Organen beschrieben. Heute unterscheidet man:
1. Das **Carcinoma in situ,** das besonders häufig in der Portio vorkommt und lediglich als Präkanzerose gewertet wird. Unbehandelt soll es in etwa 60% der Fälle in ein invasives Karzinom übergehen.
2. Bei dem **in situ wachsenden Karzinom** (Oberflächenkarzinom, Schleimhautkrebs) handelt es sich dagegen um ein echtes Karzinom, das sich zunächst in der Schleimhaut ausbreitet, später – regelmäßig – die Basalmembran durchbricht und somit in ein invasives Karzinom übergeht (Beispiel: Oberflächenkarzinom des Dickdarms).
Eine Sonderform unter den Carcinomata in situ stellt das **Frühkarzinom des Magens** (s. S. 303 u. Abb. 15.21, Oberflächenkrebs, "early cancer") dar. Die Tumorzellen sind im Schleimhautstroma lokalisiert, beim SM-Typ sogar in der Submukosa. Obwohl eine Stromainfiltration vorliegt – und es somit einem invasiven Karzinom entspricht –, nimmt es eine Sonderstellung ein, denn über 90% der behandelten Patienten leben über 5 Jahre.

Weitere Beispiele einer präkanzerösen Gewebsveränderung oder Krankheit: Haut *(Morbus Bowen, senile Keratose, Melanosis circumscripta praeblastomatosa Dubreuilh, intraepidermales Epitheliom Borst-Jadasshon),* Vulva *(Morbus Bowen, extramammärer Paget),* Mamma *(Carcinoma lobulare in situ),* Portio *(Carcinoma in situ, mittelgradige und schwere Dysplasie),* Endometrium *(adenomatöse Hyperplasie, Carcinoma in situ),* Penis *(Erythroplasia Queyrat),* Kehlkopf *(proliferierende Leukoplakie),* Dickdarm *(villöse Polypen, Colitis ulcerosa),* Leber *(Zirrhose)* u.a.

Das **Carcinoma in situ der Portio** (Abb. 15.51–15.54). *Es handelt sich um eine Präkanzerose des Plattenepithels der Portio, die die zytologischen Zeichen der Malignität aufweist, die Basalmembran aber nicht durchbricht.* Beim **einfachen Ersatz des Oberflächenepithels** (Abb. 15.51) erkennt man neben einem regelrecht geschichteten, azidophilen Plattenepithel (oben im Bild) das atypische, stärker basophile Epithel. Hier ist die normale Schichtung aufgehoben. Die Zellen zeigen unterschiedlich große Kerne und wenig Zytoplasma. Mitosen kommen häufiger vor. Die erhaltene Basalmembran (→) trennt das Carcinoma in situ von dem entzündlich infiltrierten Stroma. Abb. 15.52 zeigt einen **einfachen Ersatz zervikaler Drüsen** durch das Carcinoma in situ. Rechts im Bild sind die noch erhaltenen Drüsenlichtungen und das Zylinderepithel zu erkennen. Links sieht man das Carcinoma in situ, das den Drüsenhals ausfüllt und eine Stromainfiltration vortäuscht. Auch hier ist die Basalmembran des Oberflächenepithels und der Zervixdrüsen intakt. Eine weitere Erscheinungsform des Carcinoma in situ ist das **plumpe Vorwuchern** (Abb. 15.53): Das Carcinoma in situ wölbt sich gegen das darunterliegende Stroma vor, ohne es zu infiltrieren. Den Übergang in ein **invasives Stadium** zeigt Abb. 15.54: Man erkennt neben einem plumpen Vorwuchern (links im Bild) die kleinen, stärker azidophilen Epithelzapfen mit deutlicher Kernpolymorphie (→). In diesem Fall spricht man von einer **Frühinfiltration** oder **-invasion. Die netzige Infiltration** (Karzinomverbände sind netzartig im Stroma untereinander verbunden) wird als **Mikrokarzinom** bezeichnet, wenn sie zur Tiefe hin die 5-mm-Grenze nicht überschreitet. Die *Krebsprogression* von der normalen Zelle bis zum klinisch manifesten, invasiven Plattenepithelkarzinom erstreckt sich über die mittelgradige bis schwere Dysplasie[1], das Carcinoma in situ, die Frühinfiltration und das Mikrokarzinom.

---

[1] Dysplasie: Zellen mit Dyskaryosen (s. S. 327) und gestörter Zellpolarität.

Pilze – Protozoen – Parasiten

B.–Abb. 16.1. Übersicht wichtiger tiefer Mykosen[1]

Morphologie	Mykose	Pilz	Gewebsreaktion	Pilz im Gewebe	Größe
	Pneumozystose[2] S.321	Pneumocystis carinii (Pn. car.)	Interstitielle plasmazelluläre Infiltrate; Lunge. Nur selten extrapulmonal	Grocott: Rund, klein Giemsa: Zyste (Z) mit Innenkörpern (I)	3–4 μ (Z) 5–1 (I) 0,1–
	Candidosis S.321	Candida albicans, tropic. u. a. m. (Cand. albic.)	Unspezifisches Granulationsgewebe	Hyphen und kleine Hefen	2–4 μ
	Aspergillose S.323	Aspergillus fumigatus	Unspezifisch; gelegentlich granulomatös mit Eosinophilie und Riesenzellen	Septierte Hyphen. Konidien. »Fruchtköpfe«	variabel
	Aktinomykose[3] S.323	Mycobacterium actinomyces, kein Pilz	Abszeß mit Schaumzellen. Gelbe Farbe. Fisteln	Dichte Bakterienmassen; peripher radiäre Ausläufer	variabel
	Kryptokokkose S.325	Cryptococcus neoformans (Cr. neof.)	Histiozytenvermehrung, Granulome	Breiter Wall; Solitäre Knospung	4–20 μ
	Chromomykose S.325	Hormodendrum u. Phialophora	Mikroabszesse u. Granulome der Haut	Braune, runde, septierte Pilzzellen	5–12 μ
	Kokzidioidomykose S.325	Coccidioides immitis (Cocc. imm.)	Abszesse, Granulome	Große Zysten, Endosporulation	30–60
	Histoplasmose S.327	Histoplasma capsulatum (H. caps.)	Proliferation von Histiozyten, tuberkuloide Granulome, Verkalkungen	Kleine runde hefeähnliche Pilzzellen; intrazellulär Solitäre Knospung	2–5 μ
	Parakokzidioidomykose S.327	Paracoccidioides brasiliensis (Parac. bras.)	Abszesse, Granulome	Hefeähnlich; multiple Knospung (Steuerradform)	5–30 μ
	Blastomykose S.327	Blastomyces dermatitidis (Blast. derm.)	Abszesse, Granulome	Hefeähnliche große Zellen; solitäre Knospung; Form »8«	8–15 μ

[1] »Tiefe« Mykosen zeigen, im Gegensatz zu »oberflächlichen«, Gewebsveränderungen auch unter der Epidermis und Mukosa; oft generalisiert. [2] Pilznatur nicht nachgewiesen. [3] Aktinomyzeten und Nocardien jetzt Bakterien.

16. Pilze – Protozoen – Parasiten

Dieses Kapitel wurde angefügt, um vor allem den Studenten außereuropäischer Länder die Grundkenntnisse dieser wichtigen und häufigen Erkrankungen zu vermitteln. Professor SALFELDER[1] hatte sich freundlicherweise bereit erklärt, die nachfolgenden Seiten aus der Sicht eines Pathologen in einer tropischen Region zu verfassen. Aber auch für Mediziner der gemäßigten Zonen sind diese Ausführungen in zweierlei Hinsicht nicht ohne Belang. Einmal konfrontiert uns der heute zunehmende Interkontinentalverkehr (für Deutschland speziell auch die sog. Gastarbeiter) in zunehmendem Maße mit Pilz- und Parasitenkrankheiten. Zum anderen treten nach Anwendung moderner Drogen (Steroide, Antibiotika, Zytostatika) gehäuft opportunistische Infektionen (Pilze, Protozoen, Viren) auf.

Die folgenden Ausführungen geben einige Hinweise für den Nachweis von Pilzen und Parasiten (Tab. 16. 1): Für Amöben, die leicht mit großen Gewebszellen verwechselt werden, wird die PAS-Reaktion empfohlen. Wird in Routinefärbungen bei kleinen Partikeln etwa an Chagas, Kala-Azar oder Leishmaniose gedacht, sei daran erinnert, daß diese Erreger bei der Gram- und Grocott-Färbung negativ sind. Für den Nachweis von Pilzen im Gewebe zeigte sich die Grocott-Färbung allen anderen Methoden überlegen. Auch tote Pilzelemente behalten im Gewebe oft noch lange Zeit ihre Form und Färbbarkeit bei. Für die Anfärbung der Kapsel des Kryptokokkus im Schnitt ist die Muzikarminfärbung zu empfehlen. Chinesische Tusche (»Indian ink«) bringt die dicke Kapsel von Kryptokokkus im Ausstrich gut zur Darstellung. Diese bleibt ungefärbt und leuchtet hell auf. In ungefärbten Ausstrichen kann man mit 10%igem Kaliumhydroxyd (10 min) unerwünschte Zell- und Gewebsbestandteile, vor allem Keratin, auflösen und damit die Suche nach Erregern erleichtern. Mit der Antikörperfluoreszenztechnik (COONS und KAPLAN) lassen sich einige Spezies leicht nachweisen.

B. – Tab. 16.1. Darstellungsmethoden für Pilze und Protozoen

Methode	Ergebnis	Bemerkung
Hämatoxylin-Eosin (HE)	Blau	Nicht alle Pilzelemente gefärbt.
Fibrin (Weigert)-Gram	Blau	Nur teilweise Anfärbung von Pilzen. Protozoen negativ.
PAS[2]	Rot	Kleine Pilzzellen können übersehen werden.
Gridley[2]	Rötlich-blau	Färbung fast aller Pilzelemente.
Grocott[2]	Schwarz	Ideale Färbung; gute Abhebung vom hellen Untergrund; auch für Ausstriche. *Cave:* Auch Kohlepigment schwarz. Erythrozyten und elastische Fasern ebenfalls schwarz gefärbt.
Muzikarmin[2]	Rot	Kryptokokkus positiv. Schließt andere Pilze aus.
Polarisiertes Licht	Leuchten gelblich-blau auf	Doppelbrechung und Malteserkreuze bei großen Hefezellen im Gewebe in Paraffinschnitten.
Antikörperfluoreszenz	Variabel	Pilzelemente vieler Arten positiv. Spezifität durch Kreuzreaktion gestört.
Ungefärbter Ausstrich	–	Runde Gebilde mit doppelt konturierter Kapsel verdächtig auf Pilze.
Ausstrich 10 min mit KOH 10%	–	Pilzstrukturen treten durch Zerstörung anderer Zell- und Gewebsbestandteile besser hervor.
Ausstrich chinesische Tusche (»Indian ink«)	Schwarz	Breiter Wall von Kryptokokkus tritt leuchtend vor dunklem Hintergrund hervor.
Giemsa, Wright, May-Grünwald-Giemsa (Ausstrich)	Blau	Hefezellen, Protozoen und Pneumocystis carinii positiv.

[1] Director del Instituto de Anatomia Patológica, Universidad de Los Andes, Mérida, Venezuela.
[2] Färbung von Testpräparaten empfohlen.

Pilze – Protozoen – Parasiten

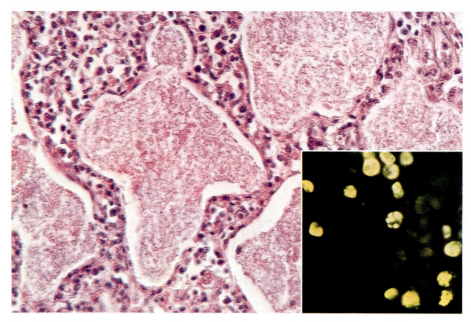

B. – Abb. 16.2. Pneumozystose mit interstitieller Pneumonie; Fbg. HE, Vergr. 400×
Ausschnitt: Pneumocystis carinii im Ausstrich; Fbg. Rhodamin, UV-Licht, Vergr. 1050×

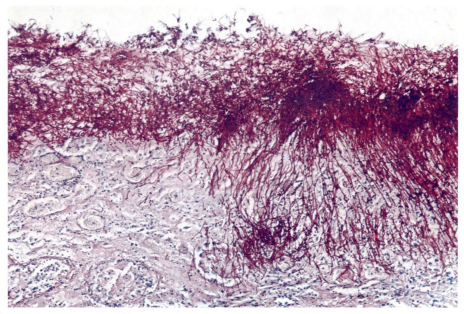

B. – Abb. 16.3. Soor des Ösophagus (Candidiasis, Moniliasis); Fbg. PAS-Hämatoxylin, Vergr. 80×

Pneumozystose mit interstitieller Pneumonie (Abb. 16.2 u. 16.4). *Die Pneumozystose mit interstitieller Pneumonie kommt häufig bei frühgeborenen Säuglingen im 3.–6. Lebensmonat, aber auch bei älteren Kindern vor. Bei Erwachsenen vor allen Dingen im Endstadium von bösartigen Erkrankungen (Leukämien, Sarkomen, Karzinomen) und nach Behandlung mit Zytostatika.* Als Erreger wird **Pneumocystis carinii** angesehen, über dessen Protozoen- oder Pilznatur noch diskutiert wird. Pneumocystis carinii wurde zuerst in Brasilien in Tierlungen gesehen (CARINI, 1970). VANEK und JIROVEC (1952) und GIESE (1952) wiesen den Erreger erst vor 20 Jahren beim Menschen nach. Im HE-Schnitt findet man ein wabig und körnig-schaumiges Material in den Alveolen (Abb. 16.2). Die Alveolarlumina sind durch dichte Infiltrate der Alveolarsepten mit Lymphozyten, Histiozyten und Plasmazellen eingeengt. Der Anfänger verwechselt die interstitielle Pneumonie leicht mit einer Atelektase. Der vermehrte Zellgehalt und die Art der Zellinfiltration müssen aber zur richtigen Diagnose führen. Die Erreger sind im Ausstrichpräparat mit der Giemsafärbung oder nach Rhodaminfärbung als zystische Gebilde mit Innenkörpern zu sehen, die aus dem wabigen Alveolarinhalt stammen (vgl. Abb. 16.2, Ausschnitt). Bei Grocott-Färbung stellen sich im Schnitt und Ausstrich zahlreiche hefeähnliche, oft eingedellte und mit Falten versehene Erreger dar, die 3–4 µ im Durchmesser betragen (Abb. 16.4).

Makroskopisch: Leberähnliche Schnittfläche, graurot, homogen, fest.

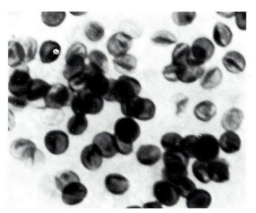

B.–Abb. 16.4. Pneumozysten im Ausstrich; Fbg. Grocott, Vergr. 1140×

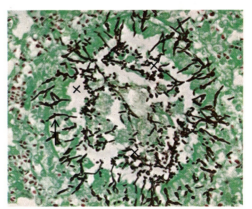

B.–Abb. 16.5. Hyphen und Hefen von Candida albicans; Fbg. Grocott, Vergr. 400×

Soor (Candidiasis, Moniliasis: Abb. 16.3 u. 16.5). *Verschiedene Spezies von Candida, hauptsächlich aber Candida albicans, rufen eine vorwiegend an den Schleimhäuten lokalisierte Mykose hervor. Seltener kommt es zu einer Streuung in innere Organe (Sepsis), vor allem bei resistenzgeschwächten Patienten.* Makroskopisch sieht man weißliche Plaques oder Membranen auf der Mukosa vor allem der oberen Verdauungs- und Atemwege. Mikroskopisch sind schon bei HE-Färbung, besser bei PAS-Färbung (Abb. 16.3), zahlreiche Pilzfäden zu sehen, die ein Myzelium bilden. Die Hyphen dringen zwischen und in die Epithelzellen der Schleimhaut ein (Ösophagus), lokalisieren sich – wie in unserer Abbildung zu sehen – besonders an der Grenze von Epithel und Tunica propria und dringen – wie die Wurzeln einer Pflanze – in die obersten Schichten des Bindegewebes ein. Die Tunica propria ist von Lymphozyten infiltriert. Abb. 16.5 zeigt eine stärkere Vergrößerung der Pilzfäden (Hyphen, → im Bild). Außerdem sind 2–4 µ im Durchmesser betragende Hefen (Blastosporen, ×) vorhanden, die Knospungen aufweisen und Pseudohyphen bilden. Liegen nur diese Hefeformen von Candida vor, so ist eine Verwechslung mit ähnlichen Formen von Histoplasma capsulatum oder kleinen Hefezellen anderer Arten leicht möglich. Hyphen sind dünner als diejenigen von Aspergillus und Arten, die Phykomykosen hervorrufen.

Pilze – Protozoen – Parasiten

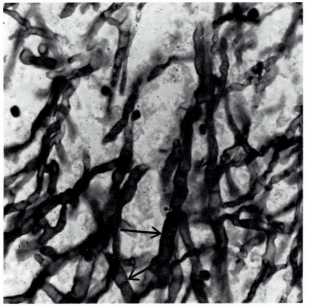

B. – Abb. 16.6. Aspergillusmyzelium mit Hyphen.
Fbg. Grocott, Vergr. 800 ×

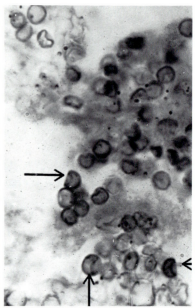

B. – Abb. 16.7. Konidien von Aspergillus;
Fbg. Grocott, Vergr. 800 ×

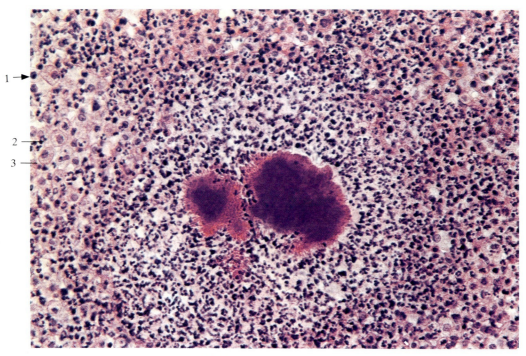

B. – Abb. 16.8. Aktinomykose; Fbg. HE, Vergr. 300 ×

Aspergillose (Abb. 16.6, 16.7 u. 16.9). *Aspergillus ist ein weltweit verbreiteter Pilz, dessen verschiedene Spezies Lungen- und Schleimhautveränderungen hervorrufen können. Seltener kommt es zu hämatogener Streuung in andere Organe. Der Pilz ist ähnlich wie Candida und die Phykomyzeten ein Saprophyt. Aspergillose kommt häufig bei Tieren, insbesondere Vögeln, vor. Die Infektion erfolgt meist durch Inhalation der Sporen. Die Mykose tritt oft sekundär bei Patienten auf, deren Abwehrkraft stark herabgesetzt ist (maligne Tumoren, Steroid-Antibiotika-Zytostatika-Behandlung oder Röntgenbestrahlung).*

Die Diagnose basiert auf dem Nachweis von septierten (→ in Abb. 16.6) und sich dichotom verzweigenden Hyphen (Abb. 16.6), die ein Netzwerk (Myzelium) bilden und Gefäßwände und andere Hindernisse durchwuchern können. Außerdem sind Konidien zu finden (Abb. 16.7). Werden nur Konidien im Gewebe beobachtet, so können sie in der Grocottfärbung mit Hefen von Candida oder Pneumozysten verwechselt werden. Die Konidien zeigen Eindellungen und Falten (→ im Bild) ähnlich wie Pneumocystis carinii (vgl. S. 321). Sog. Fruchtköpfe (Abb. 16.9) kommen bei Infektion mit Aspergillus fumigatus vor, insbesondere an Körperstellen mit Sauerstoffzutritt (Lungen, Schleimhäute). Die Fruchtköpfe entwickeln sich am Ende einer Hyphe, tragen Ausläufer (Esterigmen) und werden auch Konidiophoren genannt (→). Von den Esterigmen werden Konidien (×) gebildet, die von ihnen abfallen und dann frei im Gewebe liegen.

Die Gewebsreaktion ist vorwiegend unspezifisch; es kann aber auch zur Bildung von Granulomen mit eosinophilen Leukozyten und Riesenzellen kommen. Häufig sind tuberkulöse Kavernen oder Bronchiektasen sekundär infiziert und mit einem sog. »fungus ball« gefüllt. Die zuletzt erwähnte Veränderung wird auch wegen des tumorförmigen Aussehens »Aspergillom« genannt. Bei hämatogener Ausbreitung können praktisch alle Organe (Gehirn, Meningen, Nieren, Milz, Herz usw.) befallen sein.

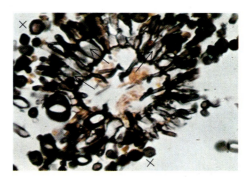

B. – Abb. 16.9. »Fruchtkopf« von Aspergillus fumigatus; Fbg. Grocott, Vergr. 450 ×

Aktinomykose (Mycobacterium actinomyces: Abb. 16.8). *Bei Erkrankung des Menschen wird vorwiegend Actinomyces israeli* (WOLFF-ISRAEL), *beim Rind Actinomyces bovis gefunden (Anaerobier). Die Infektion erfolgt meist über Schleimhautdefekte (z. B. Mundhöhle, Zahnextraktion!), die Lunge oder den Darm (Appendix). Die weitere Ausbreitung kann dann hämatogen (z. B. Leber, Knochenmark) oder lymphogen erfolgen.*

Die Bakterien lagern sich zu Konglomeraten zusammen und bilden strahlenförmige Ausläufer (sog. Strahlenpilz). Unser Bild zeigt Bakterienhaufen (Drusen) im Zentrum eines Abszesses (polymorphkernige Leukozyten mit Gewebseinschmelzung). Als Abszeßmembran hat sich ein Granulationsgewebe ausgebildet, das zahlreiche Schaumzellen (→ 1, 2, 3) mit Fetttröpfchen im Zytoplasma enthält (wabiges Zytoplasma). Die Abszesse können zusammenfließen und auf diese Weise Fistelgänge bilden (besonders deutlich z. B. bei Infektionen am Unterkiefer). Im Fistelsekret lassen sich gelbe Körnchen nachweisen, die die Bakterien enthalten.

Makroskopisch: Bretthart Infiltration der Haut mit zahlreichen Fisteln. Schwefelgelbe Abszeßmembran (Granulationsgewebe mit Schaumzellen).

In den Tropen sind **Myzetome** (Madurafuß) an den Extremitäten häufiger als Aktinomykose. Die Drusen und die Gewebsreaktion beim Myzetom haben Ähnlichkeit mit Aktinomykose. Verschiedene andere Bakterien- und Pilzarten bilden auch drusenähnliche Konglomerate mit Abszessen (Nokardiose, Bothryomykose). Für die Diagnose der verschiedenen Arten müssen Kulturen angelegt werden, da die Drusen morphologisch sehr ähnlich sind.

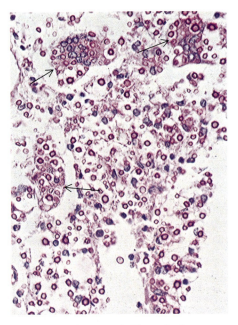

B.–Abb. 16.10. Kryptokokkose der Lunge;
Fbg. Muzikarmin, Vergr. 150×

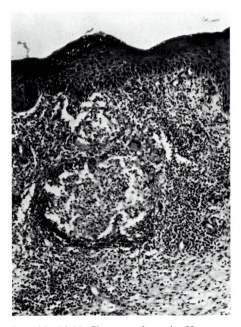

B.–Abb. 16.11. Chromomykose der Haut;
Fbg. HE, Vergr. 100×

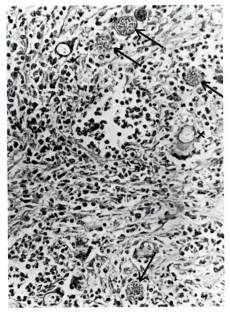

B.–Abb. 16.12. Kokzidioidomykose der Lunge;
Sporozysten (→) mit und ohne (×) Endosporen.
Fbg. HE, Vergr. 140×

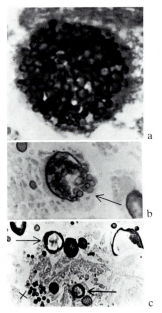

B.–Abb. 16.13. a) Sporozyste von
Coccidioides immitis ohne Membran
Fbg. HE, Vergr. 130×
b) Endosporen, die aus der Zelle austreten;
Fbg. Grocott, Vergr. 100×
c) Leere Pilzzellen und kleine Endosporen;
Fbg. Grocott, Vergr. 100×

Kryptokokkose (Torulose, europäische Blastomykose: Abb. 16.10) *Cryptococcus neoformans* (SANFELICE, BUSSE, BUSCHKE) *hat eine weltweite Verbreitung. Als Infektionsquelle werden vor allem die Exkremente in Taubennistätten angesehen. Das ZNS und vor allem die weichen Hirnhäute sind wie bei Kokzidioidomykose Lieblingslokalisationen. Läsionen kommen aber in allen Organen vor. Eintrittspforte ist wahrscheinlich die Lunge, wo auch in Heilung begriffene Herde vorkommen.* Abb. 16.10 zeigt zahlreiche intra (→) und extrazelluläre Pilzzellen. Die Erreger stellen sich als runde Gebilde von 4–20 μ Durchmesser dar, die bei Muzikarminfärbung eine rote Schleimhautkapsel haben. Bei massiver Infektion rufen die Pilze nur eine starke Histiozytenproliferation im Gewebe hervor, während in granulomatösen Herden nur wenige Erreger zu finden sind. Hierbei sind sie im Granulationsgewebe oft schwer zu entdecken und leicht mit Fremdkörpern zu verwechseln.

Makroskopisch: Gelatinöse Herde, die einem myxomatösen Tumor ähnlich sind, wenn viele Pilzzellen im Gewebe vorhanden sind. Oft auch ähnlich wie verkäsende Tuberkulose.

Chromomykose (Abb. 16.11 u. 16.14). *Der Pilz hat eine dunkelbraune Eigenfarbe, daher die Bezeichnung. Hauptsächlich sind es 5 Spezies von Phialophora- und Cladosporiumarten, die diese Mykose hervorrufen. Lokalisation der Veränderungen: in der Haut und vornehmlich an den unteren Extremitäten. Selten kommt lymphogene Verbreitung und nur ausnahmsweise hämatogene Verschleppung in das Gehirn und die Hirnhäute vor. Chronische verruköse und ulzerierte Läsionen der Haut mit Krusten können zu erheblicher Deformation der Extremitäten und Invalidität führen. Die Mykose findet sich in vielen tropischen und subtropischen Ländern, vor allen Dingen bei Landarbeitern.* Histologisch sieht man im Korium Mikroabszesse mit zahlreichen Granulozyten und einem umgebenden Granulationsgewebe, das Riesenzellen enthält (Abb. 16.11). Auch tuberkuloide Granulome kommen vor. Daneben besteht oft, wie bei den amerikanischen Blastomykosen, eine Hyperplasie der Epidermis. Die braunen, runden Pilzzellen (Abb. 16.14) sind oft septiert, haben einen Durchmesser von 5–12 μ und liegen oft in Riesenzellen.

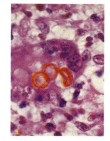

B. – Abb. 16.14. Chromomykose mit 3 Pilzzellen in einer Riesenzelle; Fbg. HE, Vergr. 480×

Makroskopisch: Viele chronische Hautprozesse vor allem in den Tropen können ähnlich aussehen.

Kokzidioidomykose (Wüstenrheumatismus: Abb. 16.12 u. 16.13 a,b,c). *Die Erkrankung ist auf Kalifornien und bestimmte Teile Mittel- und Südamerikas beschränkt, in denen es Sandwüsten gibt. Ein großer Teil der Bevölkerung in diesen Gebieten ist durchseucht. Coccidioides immitis kommt in staubigen Böden vor, befällt die Lunge und ruft eine meist gutartige Erkrankung hervor. Viel weniger häufig kommt es zu einer Aussaat in innere Organe, die oft tödlich ist.* Abb. 16.12 zeigt ein Granulationsgewebe in der Lunge mit zahlreichen Pilzzellen, die teilweise von Riesenzellen (×) phagozytiert werden. Die Sporozysten enthalten Endosporen (→) oder sind leer (×). Es werden auch sog. *Kokzidioidome* beschrieben, d. h. tumorförmige Granulome mit Nekrosen beobachtet, die im Gegensatz zu Histoplasmomen nur eine geringe Tendenz zu Verkalkungen zeigen. Makroskopisch sind die Veränderungen der Tuberkulose ähnlich, was für viele »tiefen« Mykosen gilt.

Der Pilz zeigt einen sog. *Dimorphismus* (wie auch Histoplasma capsulatum, Blastomyces dermatitidis u. a.), d. h. er wächst in seiner saprophytären Form in der Natur und in Kultur bei Raumtemperatur anders (als Schimmelpilz mit Hyphen und Arthrosporen) als in seiner parasitären Form im tierischen und menschlichen Körper (große Sporozysten mit sehr zahlreichen Endosporen, die aus der Mutterzelle ausgestoßen werden). Die **Sporozysten** (Abb. 16.13 a) sind 30–60 μ groß und rund. Die Endosporen treten aus der Pilzzelle aus (→ in Abb. 16.13 b) und können die Größe einer weißen Blutzelle erreichen. Leere Sporenzysten (Abb. 16.13 c →, × Endosporen) können mit Blastomyces dermatitidis, Endosporen (Abb. 16.13 b u. c.) mit Histoplasma capsulatum und Cryptococcus neoformans verwechselt werden.

Pilze – Protozoen – Parasiten

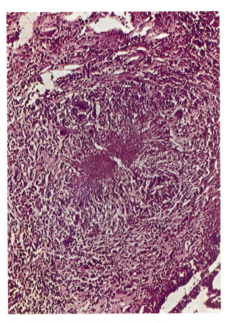

B.–Abb. 16.15. Frisches Histoplasmosegranulom in der Lunge; Fbg. HE, Vergr. 105×

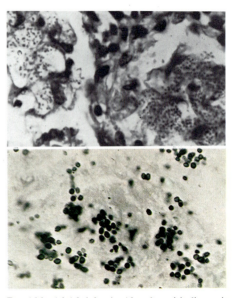

B.–Abb. 16.16 (oben). Alveolarepithelien mit Histoplasmen; Fbg. HE, Vergr. 160×
B.–Abb. 16.17 (unten). Hefen von Histoplasma capsulatum; Fbg. Grocott, Vergr. 320×

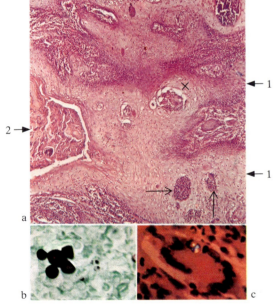

B.–Abb. 16.18. a) Südamerikanische Blastomykose der Haut; Fbg. HE, Vergr. 525×. b) Multiple Knospung von Paracoccidioides brasiliensis im Gewebe; Fbg. Grocott, Vergr. 650×. c) Pilzzelle (Parac. bras.) in einer Riesenzelle im polarisierten Licht (sog. Malteserkreuz); Fbg. HE, Vergr. 550×

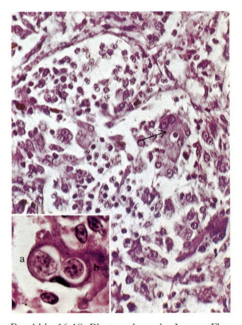

B.–Abb. 16.19. Blastomykose der Lunge; Fbg. HE, Vergr. 525×. Ausschnitt: Solitäre Knospung von Blastomyces dermatitidis; a) Mutterzelle; b) Tochterzelle; Fbg. HE, Vergr. 1050×

Histoplasmose (Abb. 16.15, 16.16 u. 16.17). *Die Histoplasmose stellt eine der am weitesten verbreiteten Mykosen dar. In den Vereinigten Staaten wird geschätzt, daß mehr als 35 Millionen Menschen eine Infektion durchgemacht haben. Die klinische und pathologisch-anatomische Ähnlichkeit mit der Tuberkulose und der in den meisten Fällen gutartige Verlauf führten dazu, daß die wichtigsten Einzelheiten über diese Mykose erst in den letzten 30 Jahren erkannt wurden. Autochthone Fälle sind in Europa nur vereinzelt bekannt geworden. Sie kommt auch spontan bei Tieren vor. Histoplasma capsulatum* (DARLING) *wächst mit Vorliebe im Boden von Hühnerniststätten und in Höhlen (Fledermäuse), wird anscheinend aerogen verbreitet und führt zu einer primären Lungenerkrankung. Diese heilt in fast allen Fällen unter Zurücklassung verkalkender Herde in Lunge und Lymphknoten aus. Pilze sind hier noch lange nachweisbar. Selten und nur unter besonderen Umständen tritt eine Progredienz der Lungenveränderungen mit tödlicher Generalisation, insbesondere bei Kindern und Erwachsenen über 40 Jahren auf. Unter den Lungenformen sind außer den verkalkten Residualherden multiple Streuherde, Histoplasmome und kavernöse Formen bekannt. Extrapulmonal können alle Organe betroffen werden; oft finden sich auch Veränderungen in den Nebennieren.*

Histologisch findet man in der Lunge Granulome mit zentralen Nekrosen und einem epitheloidzelligen Granulationsgewebe mit Riesenzellen (Abb. 16.15). Das Gewebsbild kann einem tuberkulösem Granulom sehr ähnlich sein. Bei frischer Infektion findet man die Pilze fast ausschließlich mit Zytoplasma von Histiozyten bzw. Alveolarepithelien (Abb. 16.16, kleine schwarze Körnchen). Bei HE-Färbung werden die Pilze oft nicht erkannt, mit Grocott-Färbung (Abb. 16.17) können die Erreger jedoch sehr deutlich dargestellt werden. Man findet hefeähnliche Formen von 2–5 μ Durchmesser.

Parakokzidioidomykose (südamerikanische Blastomykose: Abb. 16.18a, b, c). *Wie der Name sagt, kommt sie im südlichen Teil Amerikas vor und ist vor allem in Brasilien ein sanitäres Problem. Die Parakokzidioidomykose tritt nicht spontan bei Tieren auf. Durch den Pilz bedingte Veränderungen sind beim Menschen in fast allen Organen festgestellt worden. Sie hat einen chronischen Verlauf, kommt häufig zusammen mit Tuberkulose vor und ist die einzige tiefe Mykose, die gut auf Sulfonamide anspricht. Nach Befall der Lunge (Eintrittspforte) kommt es zur Streuung vor allem in die Haut und Schleimhäute der oberen Atemwege. Der vorwiegende Befall von Männern über 40 Jahren in ländlichen Gegenden – wie auch bei Blastomykose – weist auf einen expositionellen Faktor hin. Das Habitat von P. brasiliensis ist noch nicht geklärt.*

Histologisch findet man eine Kombination von abszedierenden und granulomatösen Prozessen; Verkalkungen sind selten. Abb. 16.18 zeigt eine pseudoepitheliomatöse Hyperplasie der Epidermis mit breiten, in die Tiefe reichenden Epidermiszapfen (→ 1, → 2: Oberfläche der Epidermis mit Hornschuppen). Innerhalb der Epidermis finden sich zahlreiche Mikroabszesse (→ im Bild) sowie ein Granulom (×). Die Diagnose stützt sich auf den Nachweis multipel knospender großer, hefeähnlicher Pilzzellen (Abb. 16.18b). Auch Pilzzellen mit solitärer Knospung kommen vor. Häufig sieht man in den Granulomen Riesenzellen mit eingeschlossenen Pilzen, die im polarisierten Licht als Malteserkreuze aufleuchten (Abb. 16.18c). Abgestorbene Pilzzellen aller Arten zerfallen oft unter Hinterlassung großer Mengen staubförmiger, Grocott-positiver Partikel, welche ohne erhalten gebliebene Pilzzellen, keine Diagnose erlauben.

Die Blastomykose (Abb. 16.19) *kommt praktisch nur im Norden Amerikas vor, wird aber neuerdings auch in Afrika beobachtet. Häufig treten Hautläsionen auf, die als sekundär aufzufassen sind. Die Lunge ist wohl die Eintrittspforte des Pilzes. Von hier aus kommt es zur hämatogenen Verschleppung. Spontane Tiererkrankungen (Hunde) sind bekannt.*

Mikroskopisch sieht man ähnliche Veränderungen wie bei der südamerikanischen Blastomykose. Abb. 16.19 zeigt Granulozyten in einer Lungenalveole sowie eine Riesenzelle, die eine Pilzzelle phagozytiert hat (→). Die runden, hefeähnlichen Pilzzellen produzieren im Gewebe ausschließlich einzelne Tochterzellen (solitäre Knospung). In Abb. 16.19 sind im Ausschnitt eine Mutterzelle (a) und eine Tochterzelle (b) in einer Riesenzelle zu sehen.

Pilze – Protozoen – Parasiten

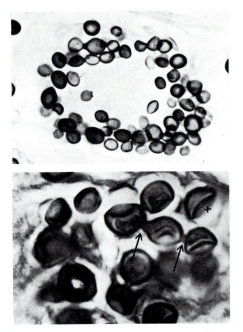

B. – Abb. 16.20 (oben). Afrikanische Histoplasmose; Fbg. Grocott, Vergr. 700×
B. – Abb. 16.21 (unten). Lobomykose, Haut; Grocott, Vergr. 900×

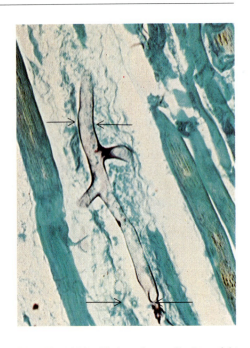

B. – Abb. 16.22. Phykomykose. Breite, nicht septierte Hyphe in Skelettmuskel; Fbg. Grocott, Vergr. 800×

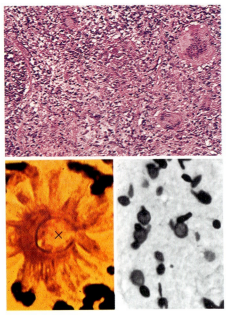

B. – Abb. 16.23 (oben). Sporotrichose der Haut. Fbg. HE, Vergr. 240×
B. – Abb. 16.24 (unten links). Asteroidkörperchen; Fbg. HE, Vergr. 950×
B. – Abb. 16.25 (unten rechts). Hefeförmige pleomorphe Sporothrix schencki in Rattengewebe (post inocul.); Fbg. Grocott, Vergr. 1150×

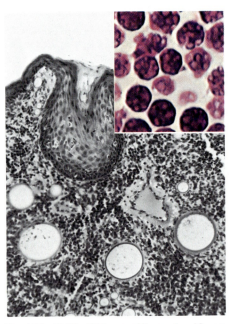

B. – Abb. 16.26. Rhinosporidiose der Nasenschleimhaut. Zystische Pilzzellen mit Endosporen; Fbg. HE, Vergr. 140×. Ein Einschnitt: Endosporen in zystischen Pilzzellen von Rhinosporidium seeberi; Fbg. HE, Vergr. 920×

Afrikanische Histoplasmose (Abb. 16.20): Außer dieser Sonderform der Histoplasmose, die bisher nur in Afrika bei Mensch und Primaten bekannt geworden ist, kommt in diesem Kontinent auch die durch Histoplasma capsulatum (DARLING) verursachte »amerikanische« Histoplasmose vor. Die afrikanische Histoplasmose unterscheidet sich im wesentlichen Punkten von der »amerikanischen«. Ihr Erreger, Histoplasma duboisi, wird im Gewebe in seiner typischen »großen« Form – etwa dreimal größere hefeähnliche Zellen als H. caps. – oft in großen Riesenzellen gefunden (Abb. 16.20). Die großen Hefezellen müssen von denjenigen anderer tiefer Mykosen unterschieden werden und sind den Organismen des Blastomyces dermatitidis ähnlich, haben aber nur einen Kern. Kerne sind übrigens in Pilzzellen in Routinepräparaten nur schwer auszumachen. Außer den großen Hefezellen sind im Gewebe auch noch kleinere Hefezellen vorhanden (ähnlich dem H. caps.). Ohne Zweifel erschwert dieser Befund das Verständnis – und die Diagnose! Es werden vornehmlich Haut und Knochen befallen. Eintrittspforte ist die Lunge anscheinend nicht – wie bei der »amerikanischen« Histoplasmose. Die Häufigkeit der Erkrankung ist vorläufig noch nicht eindeutig festzulegen. Bisher sind im wesentlichen nur Fälle in der Umgebung akademischer Ausbildungsstätten beschrieben worden.

Lobomykose (Abb. 16.21): Eine nur auf die Haut beschränkte, im Jahre 1931 von J. LOBO in Amazonien beschriebene, auch Keloidblastomykose genannte, tiefe Mykose. Ihre geographische Verbreitung ist limitiert – vom nördlichen Brasilien über Surinam, Venezuela, Kolumbien bis nach Zentralamerika. Sie wird von manchen noch als zur Parakokzidioidomykose gehörig betrachtet, was aus verschiedenen Gründen nicht angezeigt erscheint. Von vielen wird der Erreger jetzt Loboa loboi genannt. Die großen Hefezellen im Gewebe vermehren sich durch Sprossung, sind typischerweise in Ketten angeordnet (→) und zeigen oft Eindellungen (x, Abb. 16.21).

Phykomykosen (Abb. 16.22). Absidia, Mukor und Rhizopus sowie verschiedene andere Pilzklassen rufen die unter der oben angegebenen Bezeichnung laufende, wichtige und weltweite tiefe Mykose hervor, die früher einseitig Mukormykose genannt wurde. Charakteristisch sind im Gewebe Pilzelemente in Form von breiten, nicht septierten Hyphen (→ im Bild) oder Fragmente derselben, die sich, wenn auch schwach, mit der Grocott-Methode anfärben (Abb. 16.22). In der HE-Färbung werden sie, weil oft parallel zu Muskel- und Nervenfasern liegend, gelegentlich mit diesen verwechselt. Hyphen von Candida und Aspergillus haben andere strukturelle Eigenarten und sind anders angeordnet. Sie dringen in Gefäßwände ein, zerstören sie und führen zu Thrombosen. Opportunistische Infektion.

Sporotrichose (Abb. 16.23, 16.24 u. 16.25): Weltweite und relativ häufige, tiefe Mykose der Haut. Es sind nur wenige Fälle von Generalisation und Lungenbeteiligung – durch Inhalation – bekannt. Sporothrix schencki ruft im Gewebe Abszesse und eine granulomatöse Reaktion hervor (Abb. 16.23 [oben]). Die kleinen, runden oder länglichen hefeartigen Gewebsformen von Sp. schencki werden im menschlichen Gewebe nur ausnahmsweise angetroffen. Dagegen vermehren sie sich nach Inokulation im tierischen Gewebe gut und sind leicht zu erkennen (Abb. 16.24 [unten rechts]). An diese histologische Diagnose muß gedacht werden, wenn Hefezellen enthaltende Asteroidkörperchen (×) gefunden werden (Abb. 16.25 [unten links]).

Rhinosporidiose (Abb. 16.26): Rhinosporidium seeberi ist ein Pilz, der leicht im Gewebe zu erkennen ist. Man findet große, zystische Pilzzellen (Sporangien) mit zahlreichen kleinen Endosporen (Abb. 16.26). In den Endosporen sind gelegentlich zahlreiche globuläre Körperchen zu sehen (Ausschnitt, Abb. 16.26). Die Pilzzellen haben Ähnlichkeit mit C. immitis (s. Abb. 16.12). Es kommt meist zu einer unspezifisch entzündlichen, gelegentlich auch zu einer Fremdkörperreaktion.
Die Krankheit wird sporadisch überall angetroffen; ist weit verbreitet in Asien, besonders in Ceylon und in Südamerika. Außer der Nasenschleimhaut kann die Haut des Gesichts und Schleimhaut der Gesichtshöhlen sowie besonders die Konjunktiva betroffen sein.

Pilze – Protozoen – Parasiten

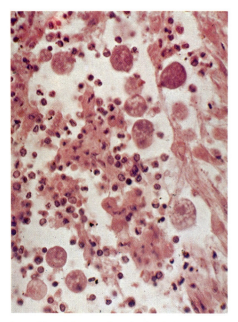

B.–Abb. 16.27. Amöben in der Submukosa des Dickdarms (Amöbenruhr); Fbg. PAS-Hämatoxylin, Vergr. 700×

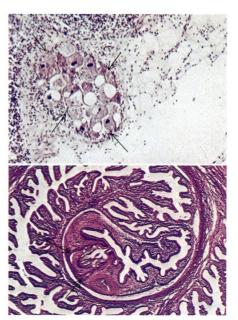

B.–Abb. 16.28 (oben). Balantidienruhr. Fbg. HE, Vergr. 168×
B.–Abb. 16.29 (unten). Zystizerkus; Fbg. HE, Vergr. 105×

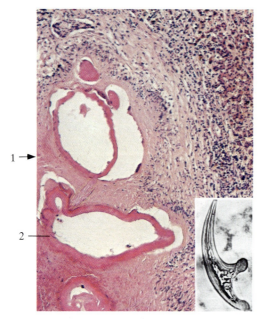

B.–Abb. 16.30. Echinokokkose der Leber; Fbg. HE, Vergr. 80×

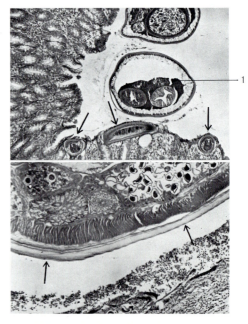

B. – Abb. 16.31 (oben) Tr. trichiura in der Appendixmukosa; Fbg. HE, Vergr. 65×
B.–Abb. 16.32 (unten). Askaris in Gallengang; Fbg. HE, Vergr. 72×

Amöbenruhr (Abb. 16.27). *Die Amöbenruhr kommt hauptsächlich in warmen Zonen vor. Von den verschiedenen beim Menschen vorkommenden Arten wird nur die vegetative Form der Entamoeba histolytica im Gewebe angetroffen. Das Vorhandensein von Zysten und vegetativen Formen im Darminhalt bedeutet nicht unbedingt Krankheit.* Intestinale Läsionen werden nur im *Dickdarm* angetroffen. Die Amöben dringen aktiv in die Darmwand ein und haben einen zyto- und histolytischen Effekt. Man findet im Beginn ausgedehnte Gewebsnekrosen, aus denen sich kraterförmige Geschwüre mit unterminierten Rändern entwickeln (ähnlich wie auf S. 126). Histologisch findet man im Geschwürsgrund Fibrin, nekrotischen Gewebsdetritus und häufig Granulozyten. Die Amöben sieht man bei sorgfältiger Durchmusterung in der Submukosa des Dickdarms als runde Gebilde mit einem exzentrisch gelegenen Kern (Abb. 16.27). Das Plasma stellt sich bei der PAS-Färbung deutlich rot dar, bei HE-Färbung können die Protozoen leicht übersehen werden. Abb. 16.27 zeigt außerdem eine rundzellige Infiltration des Gewebes und Granulozyten. Als Komplikationen kommt es relativ häufig zu einer Perforationsperitonitis und Verschleppung der Amöben auf dem Pfortaderweg in die Leber und andere Organe mit Abszessen.

Balantidienruhr (Abb. 16.28). *Balantidium coli kommt unabhängig von klimatischen Einflüssen bei Mensch und Tier vor.* Pathologisch-anatomisch sind die Gewebsveränderungen der Amöbenruhr sehr ähnlich. Die lebenden Erreger üben keinen histolytischen Effekt aus; die Entzündung wird vor allem durch eine große Zahl abgestorbener Balantidien hervorgerufen und ist, vielleicht wie bei der Amöbenruhr, vornehmlich durch eine begleitende bakterielle Infektion bedingt. Abb. 16.28 zeigt Balantidien (→) in einem Lymphgefäß des Mesokolons.

Zystizerkose (Abb. 16.29). *Es handelt sich um die Ansiedlung von Larven (Cysticercus cellulosae) des Schweinebandwurms (Taenia solium) nach peroraler Aufnahme der Eier in verschiedenen Organen beim Menschen und Schwein. Die Zystizerkose findet man in Osteuropa, Asien, Süd- und Mittelamerika. Die Larven werden vorwiegend im Zentralnervensystem, Auge, Haut und in der Skelettmuskulatur angetroffen.* Histologisch sieht man die Larven in eine Blase eingeschlossen, die durch Einstülpung entsteht. Oft ist das Kopfende zu sehen mit Hakenkranz (→). Der Durchmesser eines Zystizerkus überschreitet selten 1,5 cm. Die Form ist variabel. Nach dem Absterben tritt eine Fremdkörperreaktion auf. Anhaltspunkte für die klinische Diagnose geben die sekundären Verkalkungen (Röntgenbild) und beim Befall des ZNS Symptome einer Epilepsie.

Echinokokkose (Abb. 16.30). *Die Larven von Taenia echinococcus (Hundebandwurm) gelangen über die Pfortader in die Leber und bilden Blasen.* Abb. 16.30 zeigt kleine Blasen, deren Wand aus einem Ring kollagenen Fasergewebes (→ 1) besteht, darauf folgt die Chitinschicht (Kutikula, → 2), die sich als ein homogener, oft leicht lamellär geschichteter roter Streifen darstellt. In der Nähe der Kutikula sind öfters Skolizes zu sehen. Der Einschnitt rechts unten in Abb. 16.30 zeigt einen einzelnen Haken von einem Hakenkranz. Im angrenzenden Lebergewebe finden sich lymphozytäre Infiltrate und eine Atrophie der Leberzellen.

Makroskopisch: Echinococcus cysticus oder granulosus (98% beim Menschen): Große, einkammrige oder mit Tochterblasen gefüllte Zyste, besonders im rechten Leberlappen. Echinococcus alveolaris oder multilocularis (2% beim Menschen): Multiple kleine, von der Bindegewebskapsel abgegrenzte Bläschen (60% Leber, 30% Lunge).

Darmwürmer (Abb. 16.31 u. 16.32): In tropischen Ländern sind Askaris, Nekator und Trichozephalus häufig. Ihre erwachsenen Formen erzeugen gewöhnlich keine Schleimhautveränderungen außer Blutungen. Die Hakenwürmer (A. duodenale und N. americanus) verursachen schwere Anämien. Larven von **Trichuria trichiura** (Abb. 16.31) dringen gelegentlich in obere Schichten der Mukosa ein (→). Einer der quergetroffenen Würmer im Darmlumen enthält zahlreiche Eier (→ 1). **Ascaris lumbricoides** (Abb. 16.32) verursacht bei massivem Befall evtl. Ileus, Darmperforationen und kann auch in andere Organe gelangen. In Abb. 16.32 ist ein längsgetroffener Askaris (→ Kutikula) in einem Gallengang zu sehen mit entzündlicher Reaktion der Wand, Askariseier finden sich im Wurm und außerhalb. Dieser Patient starb an multiplen Leberabszessen.

Pilze – Protozoen – Parasiten

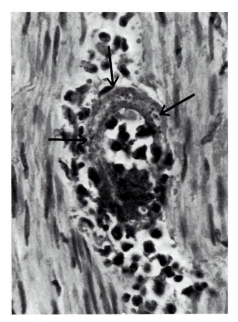

B.–Abb. 16.33. Larva migrans in der Darmmuskulatur mit zellulärer Reaktion
Fbg. HE, Vergr. 630×

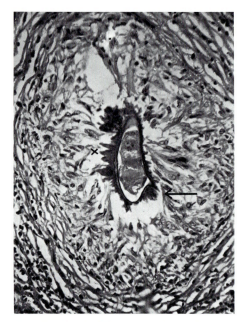

B.–Abb. 16.34. Bilharziagranulom in der Leber; Fbg. HE, Vergr. 300×

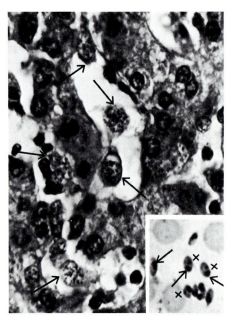

B.–Abb. 16.35. Kala-Azar (Leber),
Fbg. HE, Vergr. 450×
Einschnitt: L. donovani im Peritonealexsudat (Hamster)
Fbg. Giemsa, Vergr. 1150×

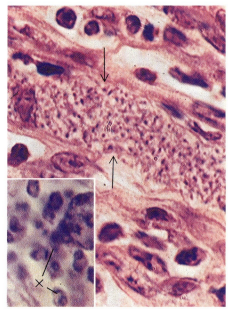

B.–Abb. 16.36. Akute Chagas-Myokarditis (Kind)
Fbg. HE, Vergr. 980×
Einschnitt: Leishmanien von Tr. cruzy im Gehirn;
Fbg. HE, Vergr. 1500×

Larva migrans (Abb. 16.33): *Dieses Krankheitsbild umfaßt alle Zustände, in denen Larven und Mikrofilarien, vornehmlich von Nematoden, wie Strongyloides, Ankylostoma, Askaris sowie Toxocara canis et cati u. a. m., in der Haut und/oder in inneren Organen vorhanden sind.* Vor allem bei Kindern: Symptome einer Allgemeininfektion mit Fieber und oft Bluteosinophilie.

Die Mikrofilarien (→), deren Struktur kaum die Zuordnung zu der entsprechenden Art erlaubt, sind durch ihre Pünktelung (Abb. 16.33) von Gewebsfasern zu unterscheiden; wenn quergetroffen, schwer zu erkennen. Sie erzeugen (nicht immer) eosinophile Zellinfiltrate und eosinophile Granulome. In letzteren, die in den Tropen häufig in inneren Organen vorkommen, sind Mikrofilarien meist nicht (mehr) zu finden.

Bilharziose (Schistosomiasis: Abb. 16.34): Schistosoma gehört zu den Trematoden (Egeln). Drei Arten werden beim Menschen angetroffen (Sch. hämatobium, mansoni und japonicum). *Sch. haematobium* kommt in Afrika und Randländern vor, *Sch. mansoni* in Afrika und Südamerika und *Sch. japonicum* in Asien. Der Wurm verbringt seine Jugendzeit in der Außenwelt. Schnecken sind Zwischenwirte. Die Infektion findet durch Kontakt mit Wasser statt. Erwachsene Schistosomen werden in paravesikalen (Sch. haematobium) und in den Mesenterialvenen angetroffen (Sch. haematobium und japonicum).

Die Gewebsveränderungen und Krankheitssymptome werden durch die Eier von Schistosomen verursacht, deren Form die Diagnose der Art erlaubt. Sie finden sich bei Sch. haematobium in Harnblase, Ureter und Genitalorganen (seltener Rektum und Lunge), bei Sch. mansoni und japonicum vorwiegend in der Darmwand und in der Leber. Es kommt zu einer eosinophilen Reaktion, später zu typischen Granulomen, die unter Verkalkung und bindegewebiger Vernarbung abheilen. Komplikationen sind Harnblasenkrebs, Leberzirrhose, Cor pulmonale und Herdsymptome von seiten des ZNS. In 16.34 ein **Bilharziagranulom** der Leber. Im Zentrum ist ein Ei von Sch. mansoni mit einem seitlichen, spitz zulaufenden Stachel (→) zu sehen. Dieser laterale Stachel ist diagnostisch wichtig für diese Art. Außerdem ist, besonders an der anderen Längsseite, dem Ei ein in der HE-Färbung rotes Material angelagert (×), das auch stachelförmig angeordnet ist. Diese Eiweißsubstanz ist vom Wirt gebildet und stellt die Immunreaktion dar (Hoeppli-Splendore-Phänomen). Dieses Phänomen tritt auch an anderen Mikroorganismen im Gewebe auf.

Kala-Azar (viszerale Leishmaniose: Abb. 16.35): Der Name kommt aus Indien und bedeutet »schwarze Krankheit«. Sie kommt außer Asien in Afrika, im Süden Europas und in Südamerika vor. *Leishmania donovani* erzeugt die viszeralen Veränderungen, dagegen *Leishmania tropica* und *L. brasiliensis* die kutane und mukokutane Leishmaniose. Eine natürliche Infektion kommt bei Hund, Fuchs und Schakal vor; die Erreger werden von diesen durch Phlebotomen (Sandfliegen) übertragen. Klinisch tritt eine Hepatosplenomegalie mit Panzytopenie und Hyperglobulinämie auf. Im Zytoplasma der Zellen des RES finden sich die 2–5 µ großen Erreger. In unserer Abbildung sieht man zahlreiche Leishmanien in den Kupfferschen Sternzellen der Leber. Die für die Leishmanien typischen Blepharoplasten sind im Gewebe nur schwer, dagegen deutlich in Ausstrichen (Abb. 16.35, Ausschnitt: → Kern; × Blepharoplast) zu sehen. Für die Diagnose ist die Organbeteiligung wichtig, da die Leishmanien der Chagas-Krankheit und der mukokutanen Leishmaniose im Gewebe gleich aussehen. Durch die Grocott-Methode müssen Histoplasmen ausgeschlossen werden, die Leishmanien in der HE-Färbung ähnlich sehen (vgl. Abb. 16.16).

Chagas-Krankheit (amerikanische Trypanosomiasis: Abb. 16.36): Ihr Erreger, Trypanosoma cruzi, wird durch Raubwanzen (Triatomiae) übertragen und tritt nur im Blut auf. In den Geweben haben sie ihre Geißel verloren und sehen wie Leishmanien aus. Hauptsächlich werden sie in Form von zystischen Nestern (→) ohne Kapsel in Herzmuskelfasern angetroffen. Blepharoplasten sind in Routinepräparaten nur schwer im Gewebe zu sehen. Im Ausschnitt der Abb. 16.36 (Chagas-Enzephalitis) sind sie als stabförmige Gebilde in den Leishmanien zu erkennen (×).

Der Befall des Herzmuskels führt zu einer Myokarditis. In akuten Fällen sind die Parasitennester zu sehen, und die Diagnose ist relativ leicht. In Fällen chronischer Myokarditis sind Erreger nur ausnahmsweise zu erkennen. Werden letztere nicht gefunden, ist diese chronische Myokarditis, die mit Herzhypertrophie und parietalen Thromben einhergeht, ein diagnostisches Problem, da sie der Gewebsreaktion nach wie die idiopathische Myokarditis Fiedler oder eine Virusmyokarditis aussieht. Forscher in Brasilien nehmen einen Parasitenbefall des vegetativen Nervensystems an, der zur Ausbildung von Megaorganen führt.

Pilze – Protozoen – Parasiten

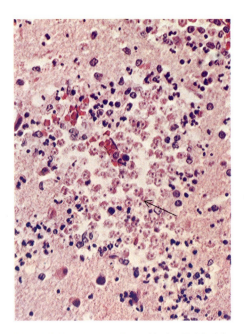

B.–Abb. 16.37. Akanthamöbiasis. Zahlreiche Hartmannella amoeba im Gehirn; Fbg. HE, Vergr. 240×

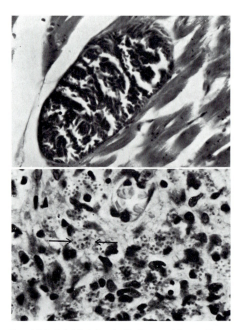

B.–Abb. 16.38 (oben). Sarkosporidiose. Zyste im Herzmuskel (Rind); Fbg. HE, Vergr. 320×
B.–Abb. 16.39 (unten). Schleimhautleishmaniosis. Zahlreiche, vorwiegend intrazelluläre L. brasiliensis; Fbg. HE, Vergr. 420×

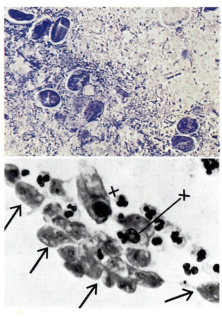

B.–Abb. 16.40 (oben). Giardia lamblia im Stuhlausstrich (Kind); Fbg. HE, Vergr. 240×
B.–Abb. 16.41 (unten). Trichomonas in Vaginalausstrich; Fbg. Papanicolaou, Vergr. 320×

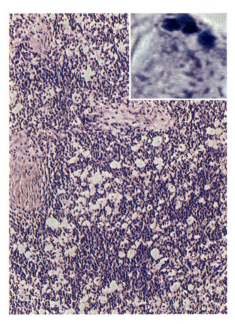

B.–Abb. 16.42. Rhinosklerom. Zahlreiche »helle« Mikulicz-Zellen; Fbg. HE, Vergr. 130×. Einschnitt: K. rhinoscleromatis in Mikulicz-Zellen; Fbg. Giemsa, Vergr. 1800×

Akanthamöbiasis (Abb. 16.37): In Europa, Amerika und Australien sind in den letzten Jahren Infektionen hauptsächlich durch Akanthamöba oder Hartmannella amoeba aufgetreten, die rhinogen aszendierend, entlang den Fasern des N. olfactorius zu einer eitrigen Meningoenzephalitis führen. Meist kam es zur Erkrankung nach Benutzung von Schwimmbädern. Die Amöben dieser Gruppe unterscheiden sich auch strukturell von der E. histolytica, sind rund, blaß (→) und färben sich nicht mit PAS oder nach GROCOTT an (Abb. 16.37). Der Infektionsweg ist auch durch Tierversuche sichergestellt. Nach einer hämatogenen Streuung sterben die Erreger in anderen Organen ab, ohne Gewebsveränderungen hervorzurufen.

Makroskopisch: Eitrige basale Meningoenzephalitis mit Abszessen.

Sarkosporidiose (Abb. 16.38): Die Infektion mit Sarkozystisarten ist von untergeordneter Bedeutung. Es kommt öfter bei Tieren als beim Menschen (S. lindemanni) zum Befall von Skelett- und Herzmuskelfasern, meist ohne entzündliche Reaktion. Die in der HE-Färbung leicht zu erkennenden Parasitenzysten in Herzmuskelfasern (Abb. 16.38) mit kommaförmigen Trophozoiten sind leicht von T. gondi und Leishmanien des Tr. cruzi zu unterscheiden.

Kutane und mukokutane Leishmaniosis (Abb. 16.39): In Asien und Afrika treten die Veränderungen nur in der Haut auf, werden durch *L. tropica* hervorgerufen; man nennt sie Orientbeule. In Südamerika werden außer der Haut auch Schleimhäute des Gesichts befallen. Die Pathogenese letzterer ist nicht ganz klar. Anscheinend kommt es nach Hautbefall (auch nach Abheilen) zu sekundärer, hämatogener Schleimhautbeteiligung. Erreger und Krankheit werden je nach Land anders genannt. Wohl am häufigsten ist die Infektion mit L. brasiliensis. Unsere Abb. 16.39 ist nicht typisch, insofern als so zahlreiche intrazelluläre Erreger (→) nur ausnahmsweise angetroffen werden. Bei den meisten Fällen muß die Diagnose aufgrund der recht charakteristischen Gewebsreaktion – ohne sichtbare Erreger – gemacht werden. Eine granulomatöse Reaktion, oft nur angedeutet und ohne ausgebildete tuberkuloide Granulome mit Nekrose, weist auf die Diagnose hin. Andere Infektionen müssen mit Spezialfärbungen ausgeschlossen werden. Auch bei Kala-Azar können Hautveränderungen vorkommen.

Makroskopisch: Knotige Verdickungen; oft nur Ulzerationen.

Giardiasis (Abb. 16.40). *Giardia lamblia,* ein Flagellat, ist ein sehr häufiger Dünndarmbewohner, vor allem in Ländern mit tropischem Klima und bei Kindern. Es kommt zu leichten intestinalen Störungen. Die Erreger dringen anscheinend nur gelegentlich in obere Schleimhautschichten ein und rufen praktisch keine Gewebsveränderungen hervor. Sie sind Grocott-positiv und in Routineschnitten kaum, dagegen in Ausstrichen deutlich zu sehen (Abb. 16.40). Ihre Geißelpaare sind nicht zu erkennen.

Trichomoniasis (Abb. 16.41): Weltweite Infektion, die zu Vaginitis, Urethritis, Prostatitis und Vesikulitis führen kann. In Routineausstrichen bei exfoliativer Zytologie werden die Grocott-positiven Erreger (→) oft gefunden (Abb. 16.41). Sie sind von Epithelzellen (×) und Granulozyten gut zu unterscheiden. Ihre Kerne und Geißeln sind aber nicht gut zu erkennen. Die Infektion kann Epithelzellatypie verursachen, aber hat ursächlich nichts mit Krebs zu tun.

Rhinosklerom (Abb. 16.42): Da Gewebsveränderungen nicht nur in der Nase, sondern auch in Schleimhäuten bis zur Luftröhre bekannt sind, wird diese Krankheit jetzt *Sklerom* genannt. Sie kommt in Osteuropa, Afrika, Asien und Südamerika, heutzutage aber hauptsächlich nur in tropischen Gebieten vor. Die histologische Diagnose ist einfach: Außer Plasmazellen mit Russellschen Körperchen sind zahlreiche helle, sog. Mikulicz-Zellen typisch (Abb. 16.42). In den großen, hellen Zellen sind die frischen Bazillen (Klebsiella rhinoscleromatis) nur gelegentlich deutlich zu sehen (Einschnitt im Bild). Bei »hellen« Zellen müssen aber andere Infektionen durch Spezialfärbungen ausgeschlossen werden. Die Behandlung ist nach wie vor unbefriedigend.

Makroskopisch: Knotenförmige oder diffuse derbe Schleimhautverdickungen in den oberen Luftwegen, die Stenose verursachen können.

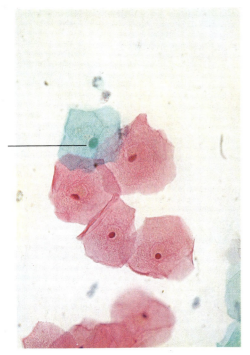

B. – Abb. 17.1 Papanicolaou-Färbung (Vaginalabstrich: Proliferationsphase); Vergr. 800×

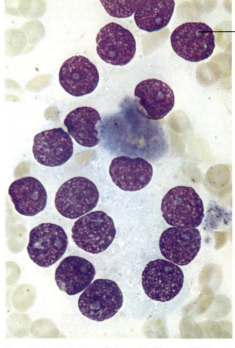

B. – Abb. 17.2. May-Grünwald-Giemsa-Färbung (normale Schilddrüsenepithelien); Vergr. 800×

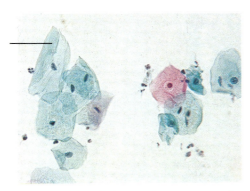

B. – Abb. 17.3. Sekretionsphase (Vaginalabstrich; Pap-Fbg., Vergr. 200×

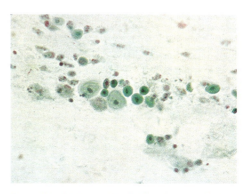

B. – Abb. 17.4. Senile Schleimhautinvolution (Vaginalabstrich); Pap-Fbg., Vergr. 200×

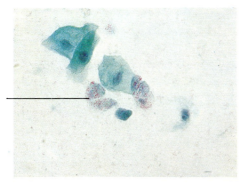

B. – Abb. 17.5. Trichomonaden im Vaginalabstrich; Pap-Fbg., Vergr. 320×

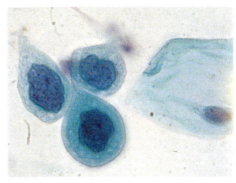

B. – Abb. 17.6. Dyskaryosen im Zervixabstrich; Pap-Fbg., Vergr. 800×

17. Zytodiagnostik

Vorbemerkungen: Die Zytodiagnostik ist eine Untersuchungsmethode, die heute immer häufiger angewendet wird, besonders bei der Abgrenzung eines Tumors von einem entzündlichen oder degenerativen Leiden. Der Vorteil dieser Methode liegt sicher in der einfachen Gewinnung des Materials (ambulant, ohne Anästhesie) und in der zeitlich und apparativ wenig aufwendigen technischen Aufarbeitung (Ausstrich →Färbung →Beurteilung). Diese Vorteile erlauben auch bei einem größeren Patientenkollektiv wiederholte Kontrolluntersuchungen, so z. B. im Rahmen der Krebsvorsorge. Bei entsprechender Erfahrung und guter Technik weist die Zytodiagnostik eine hohe Treffsicherheit auf.
Unter Berücksichtigung der Art der Materialgewinnung unterscheidet man: 1. **Die Exfoliativzytologie:** Zellen einer Organoberfläche haben sich bereits abgelöst oder werden mit Hilfe eines Instrumentes (Holzspatel) abgestrichen. Abgeschilferte Zellen lassen sich auch aus Ergüssen (z. B. Aszites) oder Ausscheidungssekreten (z. B. Sputum oder Harn) gewinnen.
2. Bei **der Punktionszytologie** wird eine Kanüle in einen soliden oder zystisch umgewandelten Organknoten eingeführt. Durch einen starken Saugunterdruck werden Zellen aus dem Gewebsverband gelöst und aspiriert.
Zytologische Technik: Das durch Exfoliativ- oder Punktionsmethode gewonnene Material wird auf Objektträgern ausgestrichen. Präparate, die nach *Papanicolaou* gefärbt werden sollen, müssen mit Alkohol (Spray) fixiert werden. Sollen die Ausstriche nach *May-Grünwald-Giemsa* gefärbt werden, so muß man sie lufttrocknen.

Die **Papanicolaou-Färbung** (Pap-Fbg. Abb. 17.1) ist zu bevorzugen, wenn zytoplasmatische Strukturen dargestellt werden sollen. Unsere Abbildung zeigt einen Portioausstrich einer geschlechtsreifen Frau (**Proliferationsphase**) mit überwiegend *Superfizialzellen,* die ein azidophiles Zytoplasma und einen pyknotischen Kern zeigen. Die einzelne *Intermediärzelle,* die aus den mittleren Zellschichten der Schleimhaut stammt, hat ein basophiles (grünliches) Zytoplasma und einen bläschenförmigen Kern (→).
Die **May-Grünwald-Giemsa-Färbung** (MGG-Fbg. Abb. 17.2) läßt besonders deutlich die Einzelheiten im Zellkern erkennen, d. h. Chromatinstruktur und Nukleolen. Die Abbildung zeigt eine Gruppe von normalen Schilddrüsenepithelien *(Thyreozyten)* mit einem feinschollig hellgrauen Chromatin und einem etwas kleinen Nukleolus (→).
Die **Zervixzytologie** (Abb. 17.3–17.6). Es handelt sich um eine Exfoliativzytologie, bei der Plattenepithelien der Portio (Ektozervix) und Zylinderepithelien aus dem Zervikalkanal (Endozervix) beurteilt werden. Sie erlaubt eine Aussage über den Status der Sexualhormone *(Funktionsdiagnostik: Zyklus* und *Hormonaktivität),* über die vaginale Flora *(Erregernachweis* bei *Entzündungen),* über die Krebsvorstufen *(Dysplasie* und *Carcinoma in situ)* bzw. über die malignen Tumoren *(Plattenepithelkarzinom).*

Abb. 17.3 zeigt einen Abstrich einer geschlechtsreifen Frau in der **Sekretionsphase.** Typisch sind die in kleinen Gruppen liegenden Superfizial- und Intermediärzellen mit der deutlichen Zytoplasmafältelung (→).
Bei der Greisin liegt eine **Schleimhautinvolution** (Abb. 17.4) vor. Hier zeigt der Ausstrich Epithelien aus den tieferen Zellschichten. Dabei handelt es sich um wesentlich kleinere Zellen (vgl. Abb. 17.3, die mit gleicher Vergrößerung aufgenommen wurde).
Durch die zytologische Untersuchung kann häufiger die Ursache, d. h. der Erreger einer Entzündung nachgewiesen werden. In diesem Fall handelt es sich um **Trichomonaden** (Abb. 17.5) mit charakteristischen rötlichen Granula (→). Neben den Erregern erkennt man basophile Intermediärzellen sowie Granulozyten.
Dyskaryosen (Abb. 17.6): Zellen mit großen, hyperchromatischen und polymorphen Kernen bei noch erhaltenen Zytoplasmastrukturen. Ihr Nachweis spricht für das Vorliegen einer Dysplasie oder eines Carcinoma in situ, also einer Präkanzerose. Dieser Befund muß durch weitere diagnostische und therapeutische Maßnahmen ergänzt werden, z. B. durch die Konisation der Portio. Die präventive Zytologie hat im Rahmen der Krebsvorsorge zu einem Rückgang der Häufigkeit des Portiokarzinoms geführt, das heute bereits seltener vorkommt als das Korpuskarzinom.
Die zytologische Diagnostik wird nach einer von Papanicolaou vorgeschlagenen Gruppeneinteilung vorgenommen: Dabei sind die *Gruppen Pap I* und *II* unverdächtig, *Gruppe III* zweifelhaft, die *Gruppe IV* umfaßt die Dysplasien und das Carcinoma in situ und die *Gruppe V* das invasive Karzinom.

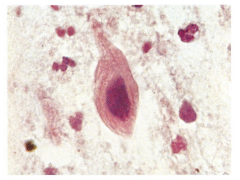

B. – Abb. 17.7. Plattenepithelkarzinomzelle (Sputum); HE-Fbg., Vergr. 800 ×

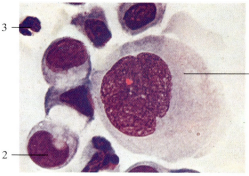

B. – Abb. 17.8. Karzinomzelle aus Aszitessediment; MGG-Fbg., Vergr. 800×

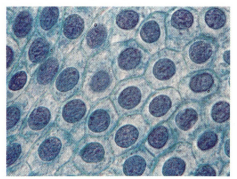

B. – Abb. 17.9. Normale Prostata; Pap-Fbg., Vergr. 800×

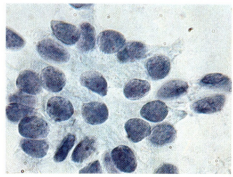

B. – Abb. 17.10. Hochdifferenziertes Prostatakarzinom; Pap-Fbg. Vergr. 800×

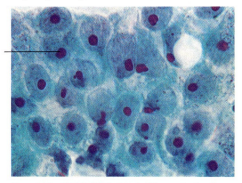

B. – Abb. 17.11. Mittelhochdifferenziertes Prostatakarzinom; Pap-Fbg., Vergr. 800×

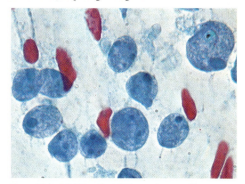

B. – Abb. 17.12. Entdifferenziertes Prostatakarzinom; Pap-Fbg., Vergr. 800×

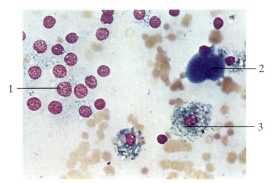

B. – Abb. 17.13. Kolloidstruma mit zystischen Veränderungen; MGG-Fbg., Vergr. 320×

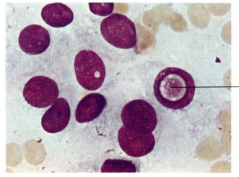

B. – Abb. 17.14. Schilddrüsenkarzinom (papillärer Typ); MGG-Fbg., Vergr. 800×

Sputum-, Prostata-, Schilddrüsenzytologie

Sputumzytologie (Abb. 17.7). Die zytologische Untersuchung des Sputum wird vorwiegend zur Erfassung des Bronchialkarzinoms eingesetzt. Mit einer hohen Trefferquote ist bei den zentral gelagerten Geschwülsten zu rechnen. Die Abbildung zeigt eine **Tumorzelle eines Plattenepithelkarzinoms** (Abb. 17.7): Sie weist einen besonders großen und chromatindichten Kern auf. Die Kern-Zytoplasma-Relation ist zugunsten des Kerns verschoben.

Die **Exfoliativzytologie der Ergüsse** (Abb. 17.8). Sehr häufig stellt sich die klinische Frage nach der Ätiologie eines Ergusses. Dabei geht es um den Nachweis oder Ausschluß eines malignen Tumors. Die Abbildung zeigt eine **Karzinomzelle** (→1), die aus dem Sediment einer Aszitesflüssigkeit gewonnen wurde. An der Struktur und Größe des Kernes kann man die Karzinomzellen von den gutartigen Peritonealdeckzellen (→2) und Leukozyten (→3) abgrenzen.

Die **Punktionszytologie der Prostata** (Abb. 17.9–17.12). Sie gehört heute zu den diagnostischen Methoden der Wahl, insbesondere bei der Erfassung eines größeren Patientenkollektivs (Krebsfrüherkennung). Durch die transrektale Aspirationsbiopsie (Materialentnahme aus mehreren Stellen der Prostata) wird häufiger eine höhere diagnostische Treffsicherheit erzielt als mit dem histologisch aufgearbeiteten einzelnen Stanzzylinder. Die zytologische Untersuchung eines Prostatakarzinoms erlaubt auch die für die Prognose und Therapie so wichtige Feststellung des Reifegrades der Neubildung.
Abb. 17.9 zeigt einen Ausstrich aus einer **normalen Prostata.** Die Zellen und Zellkerne sind – als Ausdruck der Gutartigkeit – gleichmäßig groß und weisen deutliche Zellgrenzen auf *(sog. Bienenwabenstruktur:* kommt auch bei der Adenomyomatose vor). Beim **hochdifferenzierten Prostatakarzinom** (Abb. 17.10) treten die sog. *mikroadenomatösen Komplexe* auf: Es handelt sich um kreisförmig angeordnete Zellen ohne wesentliche Kernveränderungen, aber mit verwaschenen Zellgrenzen. Bei dem **mittelhochdifferenzierten Prostatakarzinom** (Abb. 17.11) wird das Bild durch die Zellkernveränderungen beherrscht. Die Kerne sind unterschiedlich groß, liegen dicht nebeneinander und weisen große Nukleolen auf (→). Beim **entdifferenzierten Prostatakarzinom** (Abb. 17.12) liegen die Zellen isoliert, die Kerne weisen ausgeprägte Größenunterschiede auf. *Zelldissoziation* und *Zellkernpolymorphie* stehen im Vordergrund.

Punktionszytologie der Schilddrüse (Abb. 17.2, 17.13 u. 17.14). Die zytologische Untersuchung der Schilddrüse erlaubt die Abgrenzung einer Kolloidstruma von Entzündungen und verschiedenen Karzinomformen. Sie trägt somit zur Abklärung des szintigraphischen Befundes »kalter Knoten« bei. In Abb. 17.13 **(Struma mit regressiv-zystischen Veränderungen)** sieht man typische Thyreozyten (→1, vgl. a. Abb. 17.2), eine Kolloidflocke (→2), die sich in der MGG-Fbg. homogen dunkelblau darstellt, und Makrophagen (→3). Abb. 17.14 zeigt **Tumorzellen eines papillären Schilddrüsenkarzinoms,** die an den typischen intranukleären Zytoplasmaeinstülpungen (→) erkannt werden können.

Exfoliativ- und Punktionszytologie finden auch in anderen Organen ihre Anwendung, so z.B. im Magendarmtrakt. Durch die Materialentnahme mit einer »Zellbürste« können größere Organflächen zytologisch erfaßt werden. Kombiniert man diese Untersuchungsmethode mit der histologischen Magensaug- oder -knipsbiopsie, dann erreicht sie eine fast 100%ige Treffsicherheit. Eine hohe Aussagekraft besitzt auch die Punktionszytologie der Mamma, besonders wenn sie zusammen mit der Mammographie eingesetzt wird. Sie erlaubt nicht nur eine Abgrenzung der gut- und bösartigen Tumoren, sondern auch eine Differenzierung der Geschwülste.

C. Literatur

Die angeführten Publikationen sind entweder Übersichtsartikel (mit * versehen), in denen man weitere Literaturstellen finden kann, oder Originalarbeiten (z. T. Erstbeschreibungen) von besonderer Bedeutung für die entsprechenden Probleme.

Einführung

Mikroskop
EHRINGHAUS-TRAPP: Das Mikroskop. B. G. Teubner, Stuttgart 1958.*

Färbungen
BURCK, H. C.: Histologische Technik. G. Thieme, Stuttgart 1966.*
PEARSE, A. G. E.: Histochemistry. I. & A. Churchill, London 1960.*
ROMEIS, B.: Mikroskopische Technik. R. Oldenbourg, München 1948.*

Allgemeine Pathologie
ANDERSON, W. A. D.: Pathology. 5. Aufl. C. V. Mosby, St. Louis 1966.*
BENEKE, G.: Habilitationsschrift: Untersuchungen zur interstitiellen fibrösen Entzündung. Gießen 1963.
BOYD, W.: Textbook of Pathology. Lea & Febiger, Philadelphia 1961.*
BÜCHNER, F.: Allgemeine Pathologie und Ätiologie. Urban & Schwarzenberg, München 1975.*
GUNTA, R. K., R. SCHUSTER, W. D. CHRISTIAN: Amer. J. Path. *69:* 79 (1972).
EDER, M., P. GEDIGK: Lehrbuch der allgemeinen Pathologie und pathologischen Anatomie. Springer, Heidelberg 1974.
HOLLE, G.: Allgemeine Pathologie. G. Fischer, Jena 1967.
LEDER, L. D.: Vgl. unter Lymphknoten.
LETTERER, E.: Allgemeine Pathologie. G. Thieme, Stuttgart 1959.*
LA VIA, M. F., R. B. HILL: Principles of pathobiology. Oxford Univ. Press 1975.
PEREZ-TAMAYO, R: Mechanisms of disease. W. B. Saunders, Philadelphia 1961.*
ROBBINS, S. L.: Textbook of Pathology. W. B. Saunders, Philadelphia 1962.*
SANDRITTER, W., G. BENEKE: Allgemeine Pathologie. Schattauer, Stuttgart 1974.
WALTHER, I. B., M. S. IRAEL: General Pathology. Churchill, London 1974.

Spezielle Pathologie
BÜCHNER, F., E. GRUNDMANN: Spezielle Pathologie. Urban & Schwarzenberg, München 1975.
HENKE, F., O. LUBARSCH: Handbuch der speziellen pathologischen Anatomie und Histologie. Springer, Berlin 1931.*
KAUFMANN, E., M. STAEMMLER: Lehrbuch der speziellen pathologischen Anatomie. W. de Gruyter, Berlin 1960.*
SANDRITTER, W., C. THOMAS: Makropathologie. F. K. Schattauer, Stuttgart 1977.

Histologie
BARGMANN, W.: Histologie und mikroskopische Anatomie des Menschen. G. Thieme, Stuttgart 1964.*
BUCHER, O.: Cytologie, Histologie und mikroskopische Anatomie des Menschen. 5. Aufl. Huber, Stuttgart 1967.
WATZKA, M.: Kurzlehrbuch der Histologie und mikroskopischen Anatomie. F. K. Schattauer, Stuttgart 1957.*

Elektronenmikroskopie
COTTIER, H.: Verh. dtsch. Ges. Path. S. 1. Fischer, Stuttgart 1970.
DAVID, H.: Elektronenmikroskopische Organpathologie. Volk u. Gesundheit, Berlin 1967.
DUMONT, A.: Lab. Invest. *14:* 2034 (1965).
DE DUVE, C.: Lysosomes. S. 128. Ronald Press, New York 1959.*
GIESEKING, R.: Mesenchymale Gewebe und ihre Reaktionsformen im elektronenoptischen Bild. G. Fischer, Stuttgart 1966.
GUSEK, W.: Submikroskopische Untersuchungen zur Feinstruktur aktiver Bindegewebszellen. Veröffentl. aus der morphologischen Pathologie, H. 64, 1962. G. Fischer, Stuttgart.*
JÉZÉQUEL, A. M.: Path. Biol. *10:* 501 (1962).

LEYBOLD, K., H. STAUDINGER: Dtsch. med. Wschr. *1962:* 1989.
MAJNO, G., G. E. PALADE: J. biophys. biochem. Cytol. *11:* 571 (1961).
MILLER, F.: Verh. dtsch. Ges. Path. 1958, S. 261. G. Fischer, Stuttgart.
MOVAT, H. Z., N. V. P. FERNANDO: Lab. Invest. *12:* 895 (1963).
NELSON, E., K. BLINZINGER, H. HAGER: J. Neuropath. exp. Neurol. *21:* 155 (1962).
PORTER, K. R., M. A. BONNEVILLE: Einführung in die Feinstruktur von Zellen und Geweben. Springer, Heidelberg 1965.*
PROSE, P. H., L. LEE, S. D. BALK: Amer. J. Path. *47:* 403 (1965).
SAMORASSKY, T., J. M. ORDY, J. R. KEEFE: J. Cell Biol. *26:* 779 (1965).
SANDRITTER, W., G. BENEKE: Allgemeine Pathologie. Schattauer, Stuttgart 1974.
SANDRITTER, W., U. RIEDE: In: Pathogenesis and mechanisms of liver cell necrosis. MTP Press, Lancaster 1975.
SCHÄFER, A., R. BÄSSLER: Frankf. Z. Path. *75:* 37 (1966).
STEINER, J. W., A. JÉZÉQUEL, M. J. PHILLIPS, K. MIYAI, K. ARAKAWA: In: Progress in liver diseases. *2:* 303 (1965). Grune & Stratton, New York 1965.
THOENES, W.: Zwanglose Abhandlungen aus dem Gebiet der normalen und pathologischen Anatomie. H. 15. G. Thieme, Stuttgart 1964.
TOTOVIĆ, V.: Virchows Arch. path. Anat. *340:* 251 (1966).
TRUMP, B. F., J. L. ERICSSON: In: B. W. ZWEIFACH, L. GRANT, R. T. MCCLUSKEY: The inflammatory process. S. 35. Acad. Press, New York 1965.
WEISSMANN, G.: New Engl. J. Med. *273:* 1084 (1965).
WESSEL, W., P. GEDIGK: Virchows Arch. path. Anat. *332:* 508 (1959).
WIENER, J., D. SPIRO, R. G. LATTES: Amer. J. Path. *47:* 457 (1965).

Herz

Allgemein
BARGMANN, W., W. DOERR: Das Herz des Menschen. G. Thieme, Stuttgart 1963.*
MEESSEN, H.: Struktur und Stoffwechsel des Herzens. G. Thieme, Stuttgart 1959.*

Hypertrophie
LINZBACH, A. J.: Z. Kreisl.-Forsch. *41:* 641 (1952).
SANDRITTER, W., G. SCOMMAZONI: Nature *202:* 100 (1964).
SANDRITTER, W., C.-P. ADLER: Experientia *27:* 1435 (1971).

Kardiomyopathie
ROBERTS, W. C., J. FERRANS: Human Pathology *6:* 287 (1975).
KNIERIM, H. J., u. Mitarb.: Virch. Arch. A. *367:* 209 (1975).

Atrophie
HELLERSTEIN, H. K., D. SANTIAGO-STEVENSON: Circulation *1:* 93 (1950).

Lipofuszin
GEDIGK, P., R. FISCHER: Virchows Arch. path. Anat. *332:* 431 (1959).

Fettige Herzmuskeldegeneration
POCHE, R.: Virchows Arch. path. Anat. *331:* 165 (1958).

Fettherz
SCHOENMACKERS, J., H. R. WILLMEN: Arch. Kreisl.-Forsch. *40:* 251 (1963).

Herzinfarkt – Koronarinsuffizienz
BÜCHNER, F.: Die Coronarinsuffizienz. Steinkopff, Dresden, Leipzig 1939.*
GALEN, R. S.: Progress in Human Pathology *6:* 141 (1975).
HAUSS, W. H.: Angina pectoris. G. Thieme, Stuttgart 1959.*
HORT, W.: Med. Welt (Stuttg.) *1961:* 1641.
KORB, G.: Virchows Arch. path. Anat. *339:* 136 (1965).
MEESSEN, H., R. POCHE: In W. BARGMANN u. W. DOERR: Das Herz des Menschen. Bd. II, S. 644. G. Thieme, Stuttgart 1973.
MALLORY, G. K., P. D. WHITE, J. SALCEDO-SALGAR: Amer. Heart. J. *18:* 647 (1939).

Myokarditis
BLANKENHORN, M. A., E. A. GALL: Circulation *13:* 217 (1956).*
FIEDLER, A.: Zbl. inn. Med. *21:* 212 (1900).
KIRCH, E.: Pathologie des Herzens. Ergebn. allg. Path. *22:* 1 (1927).*
SALFELDER, K. H., W. SANDRITTER: Frankfurt. Z. Path. *62:* 88 (1951).
SAPHIR, O.: Arch. Path. *32:* 1000 (1941).
SAPHIR, O.: Bull. Soc. int. Chir. *19:* 463 (1960).

Rheumatismus
ASCHOFF, L.: Verh. dtsch. Ges. Path. *8:* 46 (1964).
GEIPEL, R.: Dtsch. Arch. klin. Med. *85:* 74 (1906).
KLINGE, F.: Ergebn. allg. Path. *27:* 1 (1933).*

Endokarditis
BÖHMIG, R., P. KLEIN: Pathologie und Bakteriologie der Endocarditis. Springer, Heidelberg 1953.*
LIBMAN, E., P. SACKS: Arch. intern. Med. *33:* 701 (1924).
MITTERMAYER, C., A. WALDTHALER, W. VOGEL, W. SANDRITTER: Beitr. Path. *143:* 29 (1971).

Perikarditis
SCHORN, J.: In: Das Herz des Menschen. G. Thieme, Stuttgart 1956.*

Gefäße

Allgemein
RATSCHOW, M.: Angiologie, Pathologie, Klinik und Therapie der peripheren Durchblutungsstörungen. G. Thieme, Stuttgart 1959.*

Arteriosklerose
BREDT, H.: Verh. dtsch. Ges. Path. *41:* 11 (1958).*
BRUCKEL, K. W., D. BERG, H. D. BERGER, H. JOBST, B. KOMMERELL, M. KREBS, G. SCHETTLER: Z. Kreisl.-Forsch. *47:* 923 (1958).*
DOERR, W.: Perfusionstherapie der Arteriosklerose. G. Thieme, Stuttgart 1963.*
HARRISON, E. G., u. Mitarb.: Amer. J. Med. *43:* 97 (1967).
LANGHANS, TH.: Virchows Arch. path. Anat. *36:* 187 (1866).
MEYER, W. W.: In: Angiologie. HEBERER u. Mitarb. Thieme, Stuttgart 1973.
ROKITANSKY, C.: Über einige der wichtigsten Krankheiten der Arterien. Hof- u. Staatsdruckerei, Wien 1852.
WISSLER, R. W., J. C. GEER: The Pathogenesis of Atherosclerosis. William & Wilkins, Baltimore 1972.

Koronarsklerose
ENOS, F., R. HOLMES, J. BEYER: J. Amer. med. Ass. *152:* 1090 (1953).
KLEMPERER, P.: Amer. J. Cardiol. *5:* 94 (1960).
MEESSEN, H.: Z. Kreisl.-Forsch. *36:* 185 (1944).
SCHIMKAT, E., N. KATHKE: Beitr. path. Anat. *120:* 26 (1959).
SCHOENMACKERS, J.: Bad Oeynhausener Gespräche. Bd. II, S. 133. Springer, Heidelberg 1958.
FLECKENSTEIN, A., J. JANKE, H. J. DÖRING, O. LEDER: In: Recent Adr. in Studies on Cardiac Structure and Metabolism *6:* 22 (1975). Univ. Park Press, Baltimore.

Entzündungen
BUERGER, L.: Amer. J. med. Sci. *136:* 567 (1908).
GÜTHERT, H.: Virchows Arch. path. Anat. *315:* 375 (1948).
HUTCHINSON (1890): Zit. n. FRANGENHEIM: Zbl. allg. Path. *88:* 84 (1951).
JÄGER, E.: Virchows Arch. path. Anat. *284:* 526 (1932).
KUSSMAUL, A., R. MAIER: Dtsch. Arch. klin. Med. *1:* 484 (1866).
LEWIS, T.: Clin. Sci. *3:* 287 (1938).
LINDBERG, R., H. SPATZ: Virchows Arch. path. Anat. *305:* 531 (1940).
RANDERATH, E.: Verh. dtsch. Ges. inn. Med. *1954:* 359.
VALLINA, E.: Med. Welt (Stuttgart) *1966:* 1030.
WINIWARTER, A. VON: Arch. klin. Chir. *23:* 202 (1879).
ZOLLINGER, H. U.: Path. Europ. *5:* 145 (1970).

Mesaortitis luica
DOEHLE, P.: Ein Fall von eigentümlicher Aortenerkrankung bei einem Syphilitischen. Inaug.-Diss., Kiel 1885.
HEUBNER, O.: Die luetischen Erkrankungen der Hirnarterien. Leipzig 1874.

Thrombose
ASCHOFF, L.: Beitr. path. Anat. 52: 205 (1912).
KÖPPEL, G.: Die Umwandlung des Fibrinogens in Fibrin. F. K. Schattauer, Stuttgart 1962. Thrombos. Diathes. haemorrh. (Stuttg.) Suppl. 2 ad Vol. 7.
NIKULIN, A., H. LAPP: Frankf. Z. Path. 74: 381 (1965).
RODMAN, N. F. Jr., R. G. PAINTER, K. M. BRINKHOUS: Fed. Proc. 22: 1356–1365 (1963).
RODMAN, N. F. Jr., J. C. PAINTER, N. B. McDEVITT: J. Cell Biol. 16: 225–241 (1963).
SANDRITTER, W.: Behringwerk-Mitteilungen 41: 37–67 (1962).
SANDRITTER, W., G. BENEKE: In: E. KAUFMANN, M. STAEMMLER: Lehrbuch der speziellen pathologischen Anatomie. W. de Gruyter, Berlin 1968.*
SCHULZ, H.: Thrombozyten und Thrombose im elektronenmikroskopischen Bild. Springer, Heidelberg 1968.
ZAHN, W.: Int. Beitr. wissensch. Med. 2: 199 (1891).

Lunge

Emphysem
GIESE, W.: Verh. dtsch. Ges. Path. 44: 35 (1960).*
HARTUNG, W.: Verh. dtsch. Ges. Path. 44: 46 (1960).*
HARTUNG, W.: Lungenemphysem. Springer, Heidelberg 1964.*
LAURELL, C. B., S. ERIKSSON: Scand. J. clin. Lab. Invest. 15: 132 (1963).

Lungenödem
SPENCER, H.: Pathology of the Lung. Pergamon Press, Oxford 1962.*

Stauungslunge
MEESSEN, H.: Dtsch. med. Wschr. 81: 1445 (1956).
BOWDEN, D. H.: Current Topics in Pathology 55: 1 (1971).

Infarkt
CEELEN, W.: In HENKE-LUBARSCH: Handbuch der speziellen pathologischen Anatomie und Histologie. Bd. III/3. Springer, Berlin 1931.*

Fettembolie
SEVITT, S.: Fat Embolism. Butterworth, London 1962.*

Fruchtwasseraspiration
BIERRING, F., H. ANDERSON, J. EGEBERG, F. BRO-RASMUSSEN, M. MATTHIESEN: Acta path. microbiol. scand. 61: 365 (1964).
SCHMIDT, J. E.: Arch. mikr. Anat. 66: 12 (1905).
STAEMMLER, M.: Frankf. Z. Path. 62: 262 (1951).

Bronchitis
UEHLINGER, E.: Hippokrates 34: 92 (1963).

Bronchiolitis obliterans
HÜBSCHMANN, P.: Beitr. path. Anat. 63: 202 (1917).
LANGE, W.: Dtsch. Arch. klin. Med. 70: 342 (1901).

Grippebronchitis
BIELING, R., H. HEINLEIN: Die Grippe. J. A. Barth, Leipzig 1949.*

Asthmabronchitis
CURSHMANN, H.: Dtsch. Arch. klin. Med. 32: 1 (1883).
DUNNIL, M. S.: J. clin. Path. 13: 27 (1960).

Bronchiektasen
CEELEN, W.: Frankfurt. Z. Path. *49:* 197 (1936).
KARTAGENER, M., M. GRUBER: Schweiz. Z. Path. *10:* 36 (1947).

Lungenentzündung
GIESE, W.: In E. KAUFMANN, M. STAEMMLER: Lehrbuch der speziellen pathologischen Anatomie. Bd. II/3, S. 1619. W. de Gruyter, Berlin 1960.*
KOHN, W.: Münchn. med. Wschr. 3 (1893).
LAUCHE, A.: In HENKE-LUBARSCH: Handbuch der speziellen pathologischen Anatomie und Histologie. Bd. III/I. Springer, Berlin 1928.*

Interstitielle Pneumonie
HAMMAN, L., A. R. RICH: Bull. Johns Hopkins Hosp. *74:* 177 (1944).

Anthrakose
Anderson, R. B., F. D. GUNN: Amer. J. Path. *26:* 735 (1950).
ASCHOFF, L.: Über die Selbstreinigung der Lunge vom Steinstaub. Verh. dtsch. Ges. inn. Med. *48:* 100 (1936).
HANSER, R.: Zur Frage der Kohlenstaublunge. Verh. dtsch. Ges. Path. *30:* 403 (1937).

Asbestose
BOHLIG, H., G. JAKOB, H. MÜLLER: Die Asbestose der Lungen. G. Thieme, Stuttgart 1960.*

Silikose
OTTO, H.: Morphologie und pathologisch-anatomische Begutachtung der Silikose. G. Graßer, Würzburg 1963.*

Tuberkulose
ALEXANDER, H.: Die tuberkulöse Kaverne. A. Barth, Leipzig 1954.*
DEIST, H., H. KRAUSS: Die Tuberkulose. F. Enke, Stuttgart 1951.*
GIESE, W.: In E. KAUFMANN, M. STAEMMLER: Lehrbuch der speziellen pathologischen Anatomie. Bd. II/3. W. de Gruyter, Berlin 1960.*
GIESE, W.: Tuberkulosearzt *17:* 680 (1963).
HÜBSCHMANN, P.: Die pathologische Anatomie der Tuberkulose. Springer, Berlin 1928.
HÜBSCHMANN, P.: Die pathogenetischen und pathologisch-anatomischen Grundlagen der menschlichen Tuberkulose. Hippokrates, Stuttgart 1956.*
KOCH, R.: Berl. klin. Wschr. *1882:* 221.
LANDOUZY, L.: Presse méd. *1908:* 681.
LANGHANS, TH: Virchows Arch. path. Anat. *42:* 382 (1868).
WURM, H.: In: Die Tuberkulose. Bd. I, S. 135 (1943).

Schock
SANDRITTER, W., H. G. LASCH: Methods and Achievements in Exp. Path. S. Karger, Basel 1966.
MITTERMAYER, C., W. VOGEL u. Mitarb.: Dtsch. med. Wschr. *95:* 1999 (1970).
OSTENDORF, P., u. Mitarb.: Radiology *115:* 257 (1975).

Elektronenmikroskopie
GIESEKING, R.: Verh. dtsch. Ges. Path. *42:* 344 (1959).
GIESEKING, R.: Ergebn. allg. Path. *38:* 92 (1958).
GIESEKING, R.: Beitr. path. Anat. *123:* 333 (1960).
MEESSEN, H.: Verh. dtsch. Ges. Path. *44:* 98 (1960).*
SCHULZ, H.: Die submikroskopische Anatomie und Pathologie der Lunge. Springer, Heidelberg 1959.*

Magendarmkanal

Allgemein
HENNING, N.: Lehrbuch der Verdauungskrankheiten. Thieme, Stuttgart 1956.*
SHEEHY, T. W., M. H. FLOCH: The Small Intestine. Harper & Row Publ., New York 1964.*

Mundhöhle

MITTERMAYER, CH.: Oralpathologie. Schattauer, Stuttgart – New York 1976.

Gastritis
BECK, K., W. DISCHLER, M. HELMS, W. OEHLERT: Farbatlas der Endoskopie und Biopsie des Darmes. Schattauer, Stuttgart 1973.
PALMER, E. D.: Medicine (Baltimore) *33:* 199 (1954).
OEHLERT, W.: Z. Allg. Med. *1974:* 896.
SIURALA, M., M. JOSOKI, K. VARIS, M. KEKKI: Scand.

Magenulkus
BÜCHNER, F.: Schweiz. Z. Path. *21:* 388 (1958).*
DEMLING, L.: Dtsch. med. Wschr. *86:* 1337 (1961).*

Typhus
HUCKSTEP, R. L.: Typhoid Fever and Other Salmonella Infections. E. & S. Livingstone, Edinburgh and London 1962.*
RINDFLEISCH, E.: Lehrbuch der pathologischen Gewebelehre. 2. Aufl. W. Engelmann, Leipzig 1871.

Darmtuberkulose
RODEWOHL, H.: Z. Tuberk. *108:* 268 (1956).

Appendix
ASCHOFF, L.: Die Wurmfortsatzentzündung. G. Fischer, Jena 1908.
TESSERAUX, H., H. VIEHMANN: Zbl. Path. *89:* 25 (1952).

Enterokolitis
BROBERGER, O., P. PERLMANN: J. exp. Med. *110:* 657 (1959).
KRONEBERG, G., W. SANDRITTER: Z. ges. exp. Med. *120:* 329 (1953).
LASCH, H. G.: Med. et Hyg. (Genève) *21:* 1097 (1963).*
LASCH, H. G.: Verh. dtsch. Arbeitsgem. Blutgerinnungsforsch. S. 63. F. K. Schattauer, Stuttgart 1964.
MOHR, H. J.: Chemotherapia *6:* 1 (1963).
SANDRITTER, W., H. G. LASCH: Pathologic aspects of shock. In: Methods and Achievements in Exp. Pathology. S. Karger, Basel 1966.*
TAKEUCHI, A., H. SPRINZ, E. H. LA BREC, S. B. FORMAL: Am. J. Path. *47:* 1011 (1965).

Ileitis terminalis
CROHN, B. B., L. GINZBURG, G. D. OPPENHEIMER: J. Amer. med. Ass. *99:* 1923 (1932).

Morbus Whipple
CHEARS, W. C., C. T. ASHWORTH: Gastroenterology. *41:* 129 (1961).
KJAERHEIM, A., T. MIDTVEDT, S. SKREDE, E. GJONE: Acta path. microbiol. scand. *66:* 135 (1966).
WHIPPLE, G. H.: Bull. Johns Hopkins Hosp. *18:* 382 (1907).

Speicheldrüsen
KÜTTNER, H.: Beitr. klin. Chir. *15:* 416 (1896).
RAUCH, S.: Die Speicheldrüsen des Menschen. G. Thieme, Stuttgart 1959.*
SEIFERT, G.: Mundhöhle. In: DOERR-UEHLINGER, Spezielle pathologische Anatomie. Springer 1966.

Pankreasnekrose
DOERR, W.: Langenbecks Arch. *292:* 552 (1959).*

Mukoviszidose
ANDERSON, D. H.: Ann. N. Y. Acad. Sci. *93:* 500 (1962).

Leber – Gallenblase

Allgemein
KETTLER, L. H.: Ergebn. allg. Path. *37:* 1 (1954).*
MARTINI, G. A.: Aktuelle Probleme der Hepatologie. II. Symp. International Association for the Study of the Liver. G. Thieme, Stuttgart 1962.*
POPPER, H., F. SCHAFFNER: Die Leber. Struktur und Funktion. G. Thieme, Stuttgart 1961.*
RAPPAPORT, A. M., Z. J. BOROWY, W. M. LOUGHEED, W. N. LOTTO: Anat. Rec. *119:* 11 (1954).

Hämosiderose und Hämochromatose

GEDIGK, P.: Ergebn. allg. Path. *38:* 1 (1956).*
LANGE, J.: Eisen, Kupfer und Eiweiß am Beispiel der Leberkrankheiten. G. Thieme, Stuttgart 1958.*

Malariamelanin

BÜNGELER, W.: Patología morfológica de las enfermedades tropicales. In HUECK-BÜNGELER: Patología morfológica. Ed. Labor, Barcelona 1944.
SCHAUDINN, F.: Arbeiten aus dem kaiserlich-königlichen Gesundheitsamte Berlin *19:* 547 (1902).

Ikterus

VAN DEN BERGH, A. A. H.: Der Gallenfarbstoff im Blute. J. A. Barth, Leipzig 1918.*

Verfettung

KIEF, H.: Morphologische Studien des Neutralfettstoffwechsels. G. Thieme, Stuttgart 1964.*

Amyloidose

MISSMAHL, H. D.: Dtsch. med. Wschr. *90:* 394 (1965); J. Path. Bact. *94:* 89 (1967).

Eklampsie

BLACK-SCHAFFER, B., D. S. JOHNSON, W. G. GOBBEL: Amer. J. Path. *26:* 397 (1950).
DEXTER, L., S. WEISS, F. W. HAYNES, H. S. SISE: J. Amer. med. Ass. *122:* 145 (1943).

Cholangitis

BAHRMANN, E.: Virchows Arch. path. Anat. *308:* 808 (1942).
LAUDA, E.: Verh. dtsch. Ges. Verdau.- u. Stoffwechselkr. *17:* 269 (1953).

Lues

FLEGEL, H.: Zbl. allg. Path. *87:* 302 (1951).

Dystrophie

HANSER, R.: Verh. dtsch. Ges. Path. *18:* 263 (1921).*

Hepatitis

AXENFELD, H., K. BRASS: Frankfurt. Z. Path. *59:* 281 (1947).
BIANCHI, L.: Punktat-Morphologie und Differentialdiagnose der Hepatitis. H. Huber, Stuttgart 1967.
WEPLER, W.: Die pathologische Anatomie der chronischen Hepatitis. In: Fortschritte der Gastroenterologie. Hsgb. E. WILDHIRT. Urban & Schwarzenberg, München, Berlin 1960.*
DEINHARDT, F., A. HOLMES, R. CAPPS, H. POPPER: J. exp. Med. *125:* 673 (1967).
SHERLOCK, S., in: The liver. p. 342. Williams & Wilkins, Baltimore 1973.

Zirrhose

BÖRNER, P.: Virchows Arch. path. Anat. *333:* 269 (1960).
KALK, H.: Cirrhose und Narbenleber. F. Enke, Stuttgart 1954.*
STEINER, P. E., J. HIGGISON: Acta Un. int. Cancr. *17:* 581 (1961).
THALER, H.: Beitr. allg. Path. *112:* 173 (1952), Leberbiopsie, Springer, Heidelberg 1969.

Erythroblastose

ALLEN, F. H., L. K. DIAMOND: Erythroblastosis fetalis. Little, Brown & Comp., Boston 1957.*
POTTER, E. L.: Arch. Path. *41:* 223 (1946).

Elektronenmikroskopie

ALTMANN, H. W., P. BANNASCH: Z. Zellforsch. *71:* 53 (1966).
ASHWORTH, C. T., D. J. WERNER, M. D. GLASS, N. J. ARNOLD: Amer. J. Path. *47:* 917 (1965).
BIAVA, C.: Lab. Invest. *13:* 1099 (1964).
BIAVA, C.: Lab. Invest. *13:* 301 (1964).
BIAVA, C., M. MUKLOVA-MONTIEL: Amer. J. Path. *46:* 775 (1965).
JONES, A. L., D. W. FAWCETT: J. Histochem. Cytochem. *14:* 215 (1966).
MALLORY, K. G.: Lab. Invest. *9:* 132 (1960).
POPPER, H.: In: Das Medizinische Prisma. I, 1966. Boehringer, Ingelheim.
THOENES, W., P. BANNASCH: Virchows Arch. path. Anat. *335:* 556 (1962).
REYNOLDS, E. S.: J. Cell Biol. *19:* 139 (1963).

Gallenblase

Aschoff, L., A. Bacmeister: Die Cholelithiasis. Fischer, Jena 1909.
Edmondson, H. A.: Tumors of the gallbladder and extrahepatic bile ducts. Atlas of Tumor Pathology. Section VII, fasc. 26. AFIP. Washington 1967.
Thomas, C.: Gallenblasenerkrankungen. In: Spezielle Pathologie. Hrsgb. C. Thomas u. W. Sandritter. Schattauer, Stuttgart-New York 1976.

Niere

Allgemein
Allen, A. C.: The kidney. Grune & Stratton, New York 1962.*
Bell, E. T.: Renal diseases. Lea & Febiger, Philadelphia 1950.*
Sarre, H.: Nierenkrankheiten. Thieme, Stuttgart 1967.
Volhard, F., Th. Fahr: Die Brightsche Nierenkrankheit. Springer, Berlin 1914.*
Zollinger, H.: Niere und ableitende Harnwege. In Doerr-Uehlinger: Spezielle pathologische Anatomie, Bd. 3. Springer 1966.*

Hyalintropfige Eiweißspeicherung
Zollinger, H. U.: Schweiz. Z. Path. *13:* 146 (1950).

Nephrose
Randerath, E.: Beitr. path. Anat. *95:* 403 (1935).
Zollinger, H. U.: Schweiz. med. Wschr. *1962:* 735.

Cholämische Nephrose
Fayers, C. M.: Lund Universitets Arsskrift. N. F. Ard. Z. Bd. *52,* 11.

Chromoproteinurische Nephrose
Brass, K.: Frankfurt. Z. Path. *58:* 388 (1944).
Staemmler, M.: Virchows Arch. path. Anat. *329:* 245 (1956).
Zollinger, H. U.: Anurie bei Chromoproteinurie. G. Thieme, Stuttgart 1952.*

Sublimatnephrose
Staemmler, M.: Virchows Arch. path. Anat. *328:* 1 (1956).

Amyloidnephrose
Randerath, E.: Virchows Arch. path. Anat. *314:* 388 (1947).

Arterio-Arteriolosklerose
Smith, J. P.: J. Path. Bact. *69:* 147 (1955).
Staemmler, M.: Beitr. path. Anat. *85:* 241 (1930).

Maligne Nephrosklerose
Schürmann, P., H. E. Macmahon: Virchows Arch. path. Anat. *291:* 47 (1933).

Kimmelstiel-Wilsonsche Glomerulosklerose
Kimmelstiel, P., C. Wilson: Amer. J. Path. *12:* 83 (1936).
Kimmelstiel, P., K. F. Wellmann: Med. Welt (Stuttg.) *1960:* 1.

Glomerulonephritis
Allen, A. C.: The kidney. Grune & Stratton, New York 1962.*
Ellis, A.: Lancet *1942,* 1:1.*
Masugi, M., Y. Sato: Virchows Arch. path. Anat. *293:* 615 (1934).
Pfeifer, E. F., W. Sandritter, K. Schöffling, G. Treser, E. Kraus, W. Menk, M. Herrmann: Z. ges. exp. Med. *132:* 436 (1960).
Rotter, W.: Verh. dtsch. Ges. Path. *49:* 67 (1965).
Royer, P., R. Habib, H. Mathieu: Nephrologie im Kindesalter. Thieme, Stuttgart 1967.
Sandritter, W., E. F. Pfeiffer: Verh. dtsch. Ges. Path. *43:* 213 (1959).

THOENES, W.: Niere und Hochdruckkrankheiten. S. 199 (1973).
ZINGG, E.: Virchows Arch. path. Anat. *333:* 294 (1960).*
ZOLLINGER, H. O.: Beitr. path. Anat. *143:* 395 (1971).

Löhleinsche Herdnephritis
BRASS, K.: Frankfurt. Z. Path. *61:* 42 (1949).
LÖHLEIN, M.: Ergebn. inn. Med. Kinderheilk. *5:* 411 (1910).

Pyelonephritis
THELEN, A., K. ROTHER, H. SARRE: Urol. int. (Basel) *3:* 6 (1956).
ZOLLINGER, H. U.: Pathologische Anatomie und Pathogenese der Pyelonephritis. In: Handbuch der Urologie. Bd. IX/1, S. 22. Springer, Berlin, Göttingen, Heidelberg 1964.

Interstitielle Nephritis
GLOOR, F.: Ergebn. allg. Path. *41:* 63 (1961).
SPÜHLER, O., H. U. ZOLLINGER: Z. klin. Med. *151:* 1 (1953).

Zystenniere
OSATHANONDH, V., E. L. POTTER: Arch. Path. *77:* 459 (1964).

Elektronenmikroskopie
MILLER, F., G. E. PALADE: J. Cell Biol. *23:* 519 (1964).
THOENES, W.: Zwanglose Abhandlung aus dem Gebiet der normalen und pathologischen Anatomie. H. 15. G. Thieme, Stuttgart 1964.*
THOENES, W.: Verh. dtsch. Ges. Path. *49:* 14 (1965).
TOTOVIĆ, V.: Virchows Arch. path. Anat. *340:* 251 (1966).
WACHSTEIN, M., M. Besen: Amer. J. Path. *44:* 383 (1964).

Genitale – Schwangerschaft

Hodenerkrankungen
COLLINS, D. H., R. C. B. PUGH: Pathology of testicular tumours. Brit. J. Urol. Suppl. 36 (1964).
DIXON, F. J., R. A. MOORE: Tumors of the male sex organs. AFIP Atlas of Tumor Pathology. Fascicle VIII, 31b + 32, Washington 1952.
PUGH, R. C. B.: Pathology of the Testis. Blackwell Scient. Publ., Oxford, London, Edinburgh, Melbourne 1976.

Prostata
DHOM, G.: Differentialdiagnostische Probleme des Prostatakarzinoms (Erfahrungen mit Prostatakarzinom-Register). Beitr. Path. *153:* 203–220 (1974).
DHOM, G., C. D. KOPETZKY: Ein Jahr Prostatakarzinom-Register. Urologie A *13:* 96–99 (1974).
MOSTOFI, F. K., E. B. PRICE: Tumors of the prostate. AFIP Atlas of tumor pathology 2. Ser. Fasc. 8. Washington 1973.
Veterans Administration Cooperative Urological Research Group: Factors in prognostic of carcinoma of the prostate. J. Urol. *100:* 59–65 (1968).

Weibliches Genitale
BECKER, V.: Weibliche Geschlechtsorgane. Aus: Organpathologie. Hsgb. W. DOERR. G. Thieme, Stuttgart 1974.
DALLENBACH-HELLWIG, G.: Endometrium. Springer, Berlin 1969.
HAMPERL, H.: Gestalt und Struktur der Portio vaginalis zu verschiedenen Lebensaltern. Geburtsh. u. Frauenheilk. *25:* 289–298 (1965).
HAMPERL, H., C. KAUFMANN, K. G. OBER, P. SCHNEPPENHEIM: Die »Erosion« der Portio. Die Entstehung der Pseudoerosion, das Ektropium und die Plattenepithelüberhäutung der Cervixdrüsen auf der Portiooberfläche. Virchows Arch. path. Anat. *331:* 51–71 (1958).
HERTIG, A. T., H. GORE: Tumors of the female sex. Sect. IX. AFIP. Washington 1961.
KERN, G., E. KERN-BONTKE: Ektropium der Zervixschleimhaut. Aus: Gynäkologie und Geburtshilfe. Hsgb. O. KÄSER u. Mitarb., Thieme, Stuttgart 1972.
NOVAK, E. R., J. D. WOODRUFF: Gynecologic and Obstetric Pathology. 7th Ed. Saunders, Philadelphia, London, Toronto 1974.

Innersekretorische Drüsen

Allgemein
LABHART, A.: Klinik der inneren Sekretion. Springer, Berlin, Göttingen, Heidelberg 1957.*

Struma
WEGELIN, C.: In HENKE-LUBARSCH: Handbuch der pathologischen Anatomie und Histologie. Bd. VIII. Springer, Berlin 1926.*
RICCABONA, G.: Die endemische Struma. Urban & Schwarzenberg, München 1972.

Anpassungshyperplasie
BÜNGELER, W.: Z. Krebsforsch. *58:* 72 (1951).

Thyreoiditis
QUERVAIN, F. DE: Schweiz. med. Wschr. *1936:* 1174.*
HASHIMOTO, H.: Arch. klin. Chir. *97:* 219 (1912).
RIEDEL: Verh. dtsch. Ges. Chir. *25:* 101 (1896).
WITEBSKY, E.: Verh. dtsch. Ges. inn. Med. *1962:* 349.

Nebenniere
KRACHT, J., U. KLEIN: Verh. dtsch. Ges. Path. *42:* 171 (1958).
SHEEHAN, H. L.: Helv. med. Acta *22:* 324 (1955).
SHERWIN, R. P., V. J. ROSEN: Amer. J. clin. Path. *43:* 200 (1965).
WEBER, H. W.: Frankf. Z. Path. *60:* 228 (1949).*

Inselzellen
GEPTS, W.: Diabetes *14:* 619 (1965).
SEIFERT, G.: Dtsch. med. Wschr. *91:* 778 (1966).

Hypophyse
SCHÖNEMANN, A.: Virchows Arch. path. Anat. *129:* 310 (1892).
PEARSE, A. G. E.: Stain technology. *25:* 95 (1950).
ADAMS, C. W. M., K. V. SWETTENHAM: J. Path. Bact. *74:* 95 (1958).
HERLANT, M.: Bull. Micr. appl. *10:* 37 (1960).
WITTKOWSKI, W.: Dtsch. med. Wschr. *96:* 1225 (1971).

Epithelkörperchen
RECKLINGHAUSEN, F. V.: In: Festschrift Rudolf Virchow, zu seinem 71. Geburtstage. Reimer, Berlin 1891.
CASTLEMAN, B.: Tumors of the parathyroid glands. Atlas of Tumor Pathology, fasc. 15. AFIP, Washington, D. C., 1952.

Polypeptidhormon sezernierende endokrine Zellen (APUD-Zellen)
PEARSE, A. G. E.: J. Histochem. Cytochem. *17:* 303 (1969).
ZOLLINGER, R. M., E. H. ELLISON: Ann. Surg. *142:* 709 (1955).
WERMER, P.: Amer. J. Med. *16:* 362 (1954).
BÖHM, N., E. NÄGELE, H. G. GRUNDNER, E. WAGNER, G. BENEKE: Med. Welt *18* (N.F.): 2633 (1967).

Schilddrüsentumoren
GÉRARD-MARCHANT, R.: Organoid carcinomas of the thyroid. In: UICC-Monograph Series. Vol. 12. Thyroid Cancer. Ed. Chr. Hedinger. Springer, Berlin, Heidelberg, New York 1969.
LESSEN, H. VAN, U. AZZOLA-VAN LESSEN, H. BECHTELSHEIMER: Klinik und Morphologie der Struma maligna. Bruns' Beitr. klin. Chir. *217:* 108–123 (1969).
LIETZ, H.: Schilddrüsentumoren. In: C. THOMAS u. W. SANDRITTER: Spezielle Pathologie. Schattauer, Stuttgart, New York 1976.
MEISSNER, W. A.: Undifferentiated carcinoma of the thyroid. In: UICC-Monograph Series. Vol. 12. Thyroid Cancer. Ed. Chr. Hedinger. Springer, Berlin, Heidelberg, New York 1969.
MEISSNER, W. A. and SH. WARREN: Tumors of the thyroid gland. Atlas of tumor pathology. 2nd Series. Fascicle 4. AFIP Washington 1968.
WHO N° 11. Histological Typing of Thyroid Tumours. Chr. Hedinger, 1968.

Haut – Mamma

Hauterkrankungen

CLARK, W. H., L. FROM, E. A. BERNARDINO et al.: The histogenesis and biologic behavior of primary human malignant melanomas of the skin. Cancer Res. *29:* 705–726 (1969).
LEVER, W. F.: Histopathologie der Haut. Fischer, Stuttgart 1958.*
LUND, H. Z.: Tumors of the skin. Atlas of Tumor Pathology. Section I, fasc. 2. Armed Forces Institute of Pathology. Washington, D. C., 1957.
MILNE, J. A.: An Introduction to the Diagnostic Histopathology of the Skin. Arnold, London 1972.*
PERCIVAL, G. H., G. L. MONTGOMERY, T. C. DODDS: Atlas of Histopathology of the Skin. Livingstone, Edinburgh, London 1962.*
PINKUS, H., A. H. MEHREGAN: A Guide to Dermatohistopathology. Appleton-Century Crofts, New York 1969.*

Mammaerkrankungen

BÖHMIG, R.: Mastopathia fibrosa cystica, ihre Epithelproliferation und deren Beziehungen zum Carcinom. Erg. allg. Path. *45:* 39–116 (1964).
CUTLER, S. J., M. M. BLACK, I. S. GOLDBERG: Prognostic factors in cancer of the female breast. Cancer *16:* 1589–1597 (1963).
HAAGENSEN, C. D.: Diseases of the breast. 2nd Ed. Saunders, Philadelphia, London, Toronto 1971.*
HAMPERL, H.: Das lobuläre Carcinoma in situ der Mamma. Histogenese, Wachstum, Übergang in ein infiltrierendes Karzinom. Dtsch. med. Wschr. *96:* 1585–1588 (1971).
STEWART, F. W.: Tumors of the breast. Atlas of Tumor Pathology. Section IX. Fasc. 34. Armed Forces Institute, Washington, D. C., 1950.
THOMAS, C.: Das Mammakarzinom. In: Erkrankungen der Brustdrüse. Hsgb. M. SCHWAIGER, CH. HERFARTH: Klinik der Frauenheilkunde und Geburtshilfe. Urban & Schwarzenberg, München, Berlin, Wien 1977.
ZINSER, H. K.: Mammakarzinom. Diagnose und Differentialdiagnose. Thieme, Stuttgart 1972.*

Muskulatur

ADAMS, R. D., D. BENNY-BROWN, C. M. PEARSON: Disease of Muscle. 2. ed. P. B. Hoeber; Harper & Row, New York 1962.*
ERBSLÖH, F.: Muskelkrankheiten. In G. BODECHTEL: Differentialdiagnose neurologischer Krankheitsbilder. G. Thieme, Stuttgart 1963.*
GREENFIELD, J. G., G. M. SHY, E. C. ALVORD, L. BERG: An Atlas of Muscle Pathology in Neuromuscular Diseases. Livingstone, London 1957.*

Trichinose

COHNHEIM, J.: Virchows Arch. path. Anat. *36:* 161 (1866).
WEHRMANN, O.: Virchows Arch. path. Anat. *263:* 584 (1926).

Milz – Lymphknoten

Milz

GRUNDMANN, E.: Die normale und die pathologische Histologie der Milz unter Bezug auf die Milzfunktion. Verh. dtsch. Ges. inn. Med. *1963:* 779.*

Amyloid

BENDITT, E. P., N. ERIKSEN: Proc. Nat. Acad. Sci. (Wash.) *55:* 308 (1966).
BOERÉ, H., L. Ruinen, J. H. SCHOLTEN: J. Lab. clin. Med. *66:* 943 (1965).
CAESAR, A.: Path. et Microbiol. (Basel) *24:* 387 (1961).
COHEN, A. S., E. GROSS, T. SHIRAHAMA: Amer. J. Path. *47:* 1079 (1965).
GLENNER, G. G.: Acta path. microbiol. scand. Section A. *80* Suppl. *233:* 144 (1972).
GLENNER, G. G., W. D. TERRY: Ann. Rev. Med. *25:* 131 (1974).
LETTERER, E.: Dtsch. med. Wschr. *75:* 15 (1950).*
PUCHTLER, H., F. SWEAT, M. LEVINE: J. Histochem. Cytochem. *10:* 355 (1962).
PUCHTLER, H., F. SWEAT: J. Histochem. Cytochem. *13:* 693 (1965).
SCHNEIDER, G.: Ergebn. allg. Path. Anat. *46:* 1 (1964).*
TEILUM, G.: Amer. J. Path. *32:* 945 (1956); Acta path. scand. *61:* 21 (1964).

Lymphknoten
KNAPP, W., W. MASSHOFF: Dtsch. med. Wschr. *1954:* 1266.
LEDER, L. D.: Der Blutmonocyt. Exp. Med., Path. u. Klinik. Bd. 23. Springer 1967.
LENNERT, K.: In HENKE-LUBARSCH: Handbuch der pathologischen Anatomie und Histologie. Bd. I/3. Springer, Berlin, Göttingen, Heidelberg 1961.*
LENNERT, K.: Pathologie der Halslymphknoten. Springer, Berlin, Göttingen, Heidelberg 1964.*
LUKES, R. J., J. J. BUTLER: Cancer Res. *26:* 1063 (1966).
MASSHOFF, W.: Dtsch. med. Wschr. *1962:* 915.
MASSHOFF, W.: Dtsch. med. Wschr. *1953:* 532.
PIRINGER-KUCHINKA, A.: Verh. dtsch. Ges. Path. *36:* 352 (1953).
PIRINGER-KUCHINKA, A., I. MARTIN, O. THALHAMMER: Virchows Arch. path. Anat. *331:* 522 (1958).
SIWE, S. A.: Z. Kinderheilk. *55:* 212 (1933).

Morbus Boeck
FREIMANN, D. G.: New Engl. J. Med. *239:* 664, 709, 742 (1948).
FRESEN, O.: Ergebn. ges. Tuberk.- u. Lung.-Forsch. *14:* 605 (1958).*
LEITNER, S. J.: Der Morbus Besnier-Boeck-Schaumann. B. Schwabe, Basel 1949.*
SCADDING, J. G.: Sarcoidosis. Eyre & Spottiswoode, London 1967.

Morbus Hodgkin
FRESEN, O.: Ergebn. inn. Med. Kinderheilk. *9:* 38 (1958).
FRESEN, O.: Ann. N. Y. Acad. Sci. *73* (1958).
HOSTER, H. A., M. B. DRATMAN, L. F. CRAVER, H. A. ROLNICK: Cancer Res. *8:* 17 (1948).*
LUKES, R. J., J. J. BUTLER: Cancer Res. *26:* 1063 (1966).
STERNBERG, C.: Ergebn. allg. Path. path. Anat. *30:* 1 (1936).
KAPLAN, H. S.: Hodgkin's Disease. Harvard Univ. Press, Mass., 1972.*

Maligne Lymphome
LENNERT, K., N. MOHRI, H. STEIN, E. KAISERLING: Brit. J. Haematol. *31:* 193 (1975).

Blut – Knochenmark

BEGEMANN, H., H.-G. HARWERTH: Praktische Hämatologie. Thieme, Stuttgart 1969.*
BURKHARDT, R.: Farbatlas der klinischen Histopathologie von Knochenmark und Knochen. Springer, Berlin, Heidelberg, New York 1970.*
DAMESHEK, W., F. GUNZ: Leukemia. 2nd ed. Grune & Stratton, New York 1964.*
LÖFFLER, H.: Hinweise zur Unterscheidung unreifzelliger Leukämien mit zytochemischen Methoden. Dtsch. med. Wschr. *88:* 1531–1532 (1963).
HARRIS, J. W., R. W. KELLERMEYER: The Red Cell. Harvard Univ. Press, Cambridge, Mass., 1970.*
UNDRITZ, W.: Haematologische Tafeln Sandoz. 2. Aufl. 1972.*

Knochen und Gelenke

Übersichten
EGER, W.: Verh. dtsch. Ges. Path. *47:* 54 (1963).
PUTSMAR, W. G. J.: Verh. dtsch. Ges. Path. *47:* 113 (1963).
RUTISHAUSER, F.: Verh. dtsch. Ges. Path. *47:* 91 (1963).
UEHLINGER, E.: Verh. dtsch. Ges. Path. *47:* 69 (1963).

Frakturen
LAUCHE, A.: In HENKE-LUBARSCH: Handbuch der speziellen pathologischen Anatomie und Histologie. Bd. IX/3. Springer, Berlin 1937.*

Osteomyelitis
LAUCHE, A.: In HENKE-LUBARSCH: Handbuch der speziellen pathologischen Anatomie und Histologie. Bd. IX/4. Springer, Berlin 1939.*
LENNERT, K.: Verh. dtsch. Ges. Orthop. 1964, S. 27. Enke, Stuttgart.

Rachitis und Osteomalazie
Balogh, K.: Verh. dtsch. Ges. Path. *47:* 146 (1963) (Rachitis).
Schmidt, M. B.: In Henke-Lubarsch: Handbuch der speziellen pathologischen Anatomie und Histologie. Bd. IX/1. Springer, Berlin 1929.*

Chondrodystrophie und Osteogenesis imperfecta
Dietrich, A.: In Henke-Lubarsch: Handbuch der speziellen pathologischen Anatomie und Histologie. Bd. IX/1. Springer, Berlin 1929.*
Stangl, J., E. Tarsaly: Zbl. Gynäk. *86:* 308 (1964).
Winkelmann, K. L.: Z. Kinderheilk. *58:* 1 (1936).

Osteoporose
Schmidt, M. B.: In Henke-Lubarsch: Handbuch der speziellen pathologischen Anatomie und Histologie. Bd. IX/3. Springer, Berlin 1937.*

Ostitis fibrosa cystica
Engel, G.: Ein Fall von cystischer Entartung des gesamten Skeletts. Inaug.-Diss., Gießen 1864.
Recklinghausen, F. v.: Tagebl. Naturforscherversammlung *1899.* 321.

Ostitis deformans (Morbus Paget)
Paget, J.: Med. Chir. Trans., London *60:* 37 (1877).

Primär-chronische Polyarthritis und degenerative Gelenkerkrankungen
Lang, F. J., J. Thurner: In E. Kaufmann, M. Staemmler: Lehrbuch der speziellen pathologischen Anatomie. W. de Gruyter, Berlin 1962.

Knochentumoren
Herzog, G.: In Henke-Lubarsch: Handbuch der speziellen pathologischen Anatomie und Histologie. Bd. IX/5. Springer, Berlin 1944.*
Jaffe, H. L.: Tumours and tumorous conditions of the bones and joints. Kimpton, London 1958.*
Lichtenstein, L.: Bone Tumors. C. V. Mosby, St. Louis 1959.*

Gehirn und Rückenmark

Allgemein
Blackwood, W., W. H. McMenemey, A. Eyer, R. M. Norman, D. S. Russel: In Greenfield: Neuropathology. E. Arnold, London 1963.*
Escola, J., H. Hager: Beitr. Path. *130:* 422 (1964).
Field, E. J.: Int. Rev. exp. Path. *8:* 129 (1969).
Kaufmann, E., M. Staemmler: Lehrbuch der speziellen pathologischen Anatomie. Bd. III/1. Mit Beiträgen von Wepler, Peters, Volland, Staemmler, Zülch u. Lund.*

Toxoplasmose
Paul, J.: Frühgeburt und Toxoplasmose. Urban & Schwarzenberg, München 1962.

Neurinom, Neurofibrom
Feyrter, F.: Über Neurome und Neurofibromatose. W. Maudrich, Wien 1948.
Recklinghausen, F. D. v.: Festschrift für Rudolf Virchow. S. 138. Hirschwald, Berlin 1882.

Hirntumoren
Zülch, K. J.: Die Hirngeschwülste. J. A. Barth, Leipzip 1958.*

Tumoren

Übersicht – Systematik – Nomenklatur
Ambrose, E. J., F. J. Roe: The Biology of Cancer. van Nostrand, London 1966.
Atlas of Tumor Pathology. Armed Forces Institute of Pathology. Washington 1953–1976.*
Bauer, K. H.: Das Krebsproblem. Springer, Berlin, Göttingen, Heidelberg 1963.
Hamperl, H., L. Ackerman: Illustrated Tumor Nomenclature. 2nd ed. Springer, Berlin, Heidelberg, New York 1969.*
International Classification of Tumours. WHO, Genf 1969 bis 1976.
Scheibe, O.: Klassifizierung maligner Tumoren nach dem TNM-System. Springer, Berlin, Heidelberg, New York 1963.
Willis, R. A.: Pathology of Tumours. Butterworth, London 1967.*

Elektronenmikroskopie
BERNHARD, W.: Cancer Res. *20:* 712 (1960).*
BERNHARD, W.: Verh. dtsch. Ges. Path. *45:* 8 (1961).
BURKITT, D.: Brit. J. Surg. *46:* 218 (1958).
OZZELLO, L.: Cancer *26:* 1186 (1970).
PARRY, E. W., F. N. GHADIALLY: Cancer *18:* 1026 (1965).
SOUSTEK, Z.: Münch. med. Wschr. *1965:* 1474.
STEWARD, S. E.: Trans. N. Y. Acad. Sci. *28:* 290 (1966).
THOMAS, C., H. J. STEINHARDT, K. KÜCHEMANN, D. MAAS, U. RIEDE: Current Topics in Pathology. 1977.

Tumoren der Haut und Schleimhäute
BÖHMIG, R.: Form und Wachstum drüsenbildender Karzinome. G. Thieme, Stuttgart 1950.
DUKES, C. E.: J. Path. Bact. *50:* 527 (1940).
KONJETZNY, G. E.: Der Magenkrebs. Stuttgart 1938.*
MACKEE, G. M., A. C. CIPOLLARO: Cutaneous cancer and precancer. A practical monograph. Amer. J. Cancer 1937.*
MELCZER, N.: Praecancerosen und primäre Krebse der Haut. Verlag der ungarischen Akademie der Wissenschaften, Budapest 1961.*
STOUT, A. P.: Tumors of the stomach. Atlas of Tumor Pathology. Bd. IV/21. Armed Forces Inst. of Path., Washington, D. C., 1953.*

Adenome
BÜNGELER, W.: Z. Krebsforsch. *58:* 72 (1951).

Ovarialtumoren
ARNOLD, W., J. KOERNER, E. MATHIAS: Virchows Arch. path. Anat. *277:* 48 (1930).
BARZILAI, G.: Atlas of Ovarian Tumors. Grune & Stratton, New York, 1949.*
ENGE, L. A.: Amer. J. Obstet. Gynec. *68:* 348 (1954).

Mundhöhlen- und Speicheldrüsentumoren
GLASER, A.: Die Geschwülste der Kopf- und Speicheldrüsen. VEB Volk und Gesundheit, Berlin 1962.*
LANGER, E.: Histopathologie der Tumoren, der Kiefer und der Mundhöhle. G. Thieme, Stuttgart 1958.*

Bronchialkarzinome
KAHLAU, G.: Ergebn. allg. Path. *37:* 258 (1954).

Basalzellenkarzinom
ALBERTINI, A.: Schweiz. med. Wschr. *1941:* 992.
ASSOR, D.: Cancer *20:* 2125 (1967).
KROMPECHER, E.: Beitr. path. Anat. *28:* 1 (1900).

Karzinoid
FEYRTER, F.: Ergebn. allg. Path. *29:* 305 (1934).
RATZENHOFER, M.: Krebsarzt *11:* 256 (1956).*

Hypernephroides Karzinom
BALOGH, F., Z. SZENDRÖI: Pathologie und Klinik der Nierengeschwülste. Verlag der ungarischen Akademie der Wissenschaften, Budapest 1960.*
GRAWITZ, P.: Virchows Arch. path. Anat. *93:* 39 (1883).
STANTON KING, J.: Renal Neoplasia. Little, Brown & Comp., Boston 1967.
WEPLER, W.: Z. urol. Chir. *45:* 305 (1940).

Paget-Karzinom
PAGET, J.: St. Bart. Hosp. Rep. X (1874).

Metastasierung
WALTHER, H. E.: Krebsmetastasen. B. Schwabe, Basel 1948.*

Chorionepitheliom
AHLSTRÖM, C. G.: Acta path. scand. *8:* 213 (1931).
SCHOPPER, W., G. PLIESS: Virchows Arch. path. Anat. *317:* 347 (1949).

Fibrom
CAPELL, D. F., G. L. MONTGOMERY: J. Path. Bact. *44:* 517 (1937).
CASTREN, H.: Arbeiten des path. Inst. Helsingfors. N. F. *4* (1926).
KLINGE, F.: Verh. dtsch. Ges. Path. *23:* 376 (1928).
STOUT, A. P.: Bull. Hosp. Jt. Dis. (N. Y.) *12:* 126 (1951).
STOUT, A. P.: Cancer *7:* 953 (1954).

Keloid
GARB, J., M. J. STONE: Amer. J. Surg. *58:* 315 (1942).

Myxom
STOUT, A. P.: Ann. Surg. *127:* 706 (1948).

Lipom
GLOGGENGIESSER, W.: Virchows Arch. path. Anat. *307:* 663 (1941).

Hämangiom
BREDT, H.: Strahlentherapie, Sdbd. *56:* 111 (1964).
MCCARTHY, W. D., G. T. PACK: J. Surg. Gynec. Obstet. *91:* 465 (1950).
STOUT, A. P.: Cancer *2:* 1027 (1949).

Sarkom
STOUT, A. P.: Cancer *1:* 30 (1948).
THOMAS

Fibrosarkom
STOUT, A. P.: Tumors of the soft tissues, Atlas of Tumor Pathology. II/5. Armed Forces Inst. of Pathology, Washington, D. C., 1953.

Pigmentnävus, Melanom
AFFLECK, D. H.: Amer. J. Cancer *27:* 120 (1936).
KLAUDER, J. V., H. BEERMANN: Arch. Dermat. *71:* 2 (1955).
MASSON, P.: Amer. J. Path. *8:* 367 (1932).
MIESCHER, G.: Virchows Arch. path. Anat. *264:* 86 (1927).

Präkanzerosen, Carcinoma in situ
BRODERS, A. C.: J. Amer. med. Ass. *99:* 1670 (1932).
BÜNGELER, W., W. DONTENWILL: Med. Klin. *49:* 1589 (1954).
BURGHARDT, E.: Histologische Frühdiagnose des Zervixkrebses. Thieme, Stuttgart 1972.
HAMPERL, H.: Praecancerose und Carcinoma in situ. Handb. Allg. Path. Geschwülste. Bd. 6. 5. T., Springer, Berlin, Heidelberg, New York 1974.*
SANDRITTER, W.: In A. LINKE: Früherkennung des Krebses. Schattauer, Stuttgart 1962.

Pilze – Protozoen – Parasiten

Allgemein
ASH, J. E., S. SPITZ: Pathology of Tropical Diseases. Saunders, Philadelphia, London 1947. (2. Aufl. in Vorbereitung.)*
EMMONS, C. W., C. H. BINFORD, J. P. UTZ: Medical Mycology. 2nd ed. Lea & Febiger, Philadelphia 1970. (3. Aufl. in Vorbereitung.)*
Handbuch Allgemeine Pathologie. Bd. XI/2. Belebte Umweltfaktoren. Springer 1965.*
Handbuch Exp. Pharmakologie. Bd. XVI/9. Erzeugung von Krankheitszuständen durch das Experiment. Springer 1964.*
Handbuch der Haut und Geschlechtskrankheiten. Bd. IV/4. Die Pilzkrankheiten der Haut durch Hefe, Schimmel, Aktinomyceten und verwandte Erreger. Springer 1963.*
Handbuch der Speziellen Pathologischen Anatomie und Histologie. Bd. III/5. The Pathologic Anatomy of Mycoses (R. D. BAKER, ed.). Springer 1971.*
MARCIAL-ROJAS, R. A.: Pathology of Protozoal and Helminthic Diseases. Williams & Wilkins, Baltimore 1971.*

Mycoses, PAHO, Sc. Pub. No. 304, 1975.
NAUCK, E. G.: Lehrbuch der Tropenkrankheiten. 2. Aufl. Thieme, Stuttgart 1974.*
SALFELDER, K., J. ROMANOVICH, J. SCHWARZ: Pilztafeln (dtsch., engl., span.). Bayer AG, Leverkusen 1972.
SALFELDER, K., M. DE MENDELOVICI, J. SCHWARZ: Multiple deep fungus infections. Curr. Top. Path. 57: 123 (1973).
Spezielle Pathologische Anatomie. Bd. 8. Tropical pathology, ed. H. SPENCER, Springer 1973.*

Technik
COONS, A. H., M. H. KAPLAN: J. exp. Med. 91: 1 (1950).
GRIDLEY, M. F.: Amer. J. clin. Path. 23: 303 (1953).
GROCOTT, R. G.: Amer. J. clin. Path. 25: 975 (1955).
SALFELDER, K.: Z. Tropenmed. Parasit. 12: 273 (1961).
SALFELDER, K., T. R. DE LISCANO, ST. STEFANKO: Mykosen 11: 679 (1968).

Pneumozystose
BOMMER, W.: Ergebn. Mikrobiol. 38: 115 (1964).*
CARINI, A.: Com. Soc. Med. Sao Paulo. pag. 204, agosto 16 (1910).
GIESE, W.: Mschr. Kinderheilk. 101: 147 (1952).
HENDERSON, D. W., V. HUMENINK, R. MEADOWS, I. J. FORBES: Pathology 6: 235 (1974).
SALFELDER, K., J. SCHWARZ, K. K. SETHI, R. GONZALEZ, T. R. DE LISANO, J. CARLESSO: Neumocistosis. Univ. de Los Andes, Mérida, Venezuela 1965.*
VANEK, J., O. JIROVEC: Zbl. Bakt. I. Abt. Orig. 158: 120 (1952).
WALZER, P. D., D. P. PERL, D. J. KROGSTAD, P. G. RAWSON, M. G. SCHULTZ: Ann. int. Med. 80: 83 (1974).

Candidiasis
FISCHER, G. W.: Ann. Univ. Saraviensis III/2: 3 (1955).*
LODDER, J., N. J. W. KREGER-VAN RIJ: The Yeasts. North Holland Publ. Co., Amsterdam 1952.*
SALFELDER, K., J. SCHWARZ, K. UEDA, E. L. QUIROGA: Curr. Top. Path. 1976.
SAUERTEIG, E., K. SALFELDER, T. R. DE LISCANO: Mykosen 14: 283 (1971).

Aspergillose
RENON, L.: Etude sur l'aspergillose chez animaux et chez l'homme. Masson, Paris 1897.
SALFELDER, K.: Arch. Gewebepath. Gewerbehyg. 18: 233 (1960).
SCHWARZ, J.: Path. Ann. 8: 81 (1973).*
VIRCHOW, R.: Arch. path. Anat. 9: 557 (1885).

Aktinomykose
BOLLINGER, O.: Zbl. med. Wiss. 15: 481 (1877).
ERIKSON, D.: Ann. Rev. Mikrobiol. 3: 23 (1949).
PEABODY, J. W., J. H. SEABURY: Amer. J. Med. 28: 99 (1960).
SLACK, J. M.: Actinomycetacea. In: Bergey's Manual of determinative bacteriology. 8th ed. p. 659, Williams & Wilkins, Baltimore 1974.*

Nokardiose
GONZALEZ-OCHOA, A.: Systemic Mycosis. Ciba Foundation Symposium, Little Brown & Co., Boston 1967.
LECHEVALIER, H. A., M. P. LECHEVALIER: The Jena International Symposium on Taxonomy, Sept. 1968, ed. H. PRAUSER. Fischer, Jena 1970.

Kryptokokkose
BUSCHKE, A. L.: Dtsch. med. Wschr. 21: 145 (1895).
BUSSE, O.: Zbl. Bact. O. 16: 175 (1894).
LITTMANN, M. L., L. E. ZIMMERMANN: Cryptococcosis. Grune & Stratton, New York 1956.*
MATHEIS, H.: Dtsch. Z. Nervenheilk. 180: 595 (1960).

Chromomykose
CARRION, A. L., M. SILVA: Ann. Cryptogamici et Phytopath. 6: 20 (1947).
CARRION, A. L.: Internat. J. Dermat. 14: 27 (1975).
HOMEZ, J., F. WENGER, G. CASAS: Universidad del Zulia (Venez.) I/3: 121 (1963).

Kokzidioidomykose
AJELLO, L.: Coccidioidomycosis. Univ. Arizona Press, Tucson, Ariz. 1967.*
FIESE, M. J.: Coccidioidomycosis. Thomas, Springfield, Ill., 1958.*
POSEDA, A.: An. Circ. med. Argent. *15:* 481 (1892).
SMITH, L. E.: Coccidioidomycosis. H. A. CHRISTIAN, Oxford medicine, Vol. V/XIV-B. 1943.*
WERNICKE, R.: Zbl. Bact. *12:* 859 (1892).

Histoplasmose
BINFORD, C. H.: Amer. J. clin. Path. *25:* 25 (1955).
DARLING, S. T.: Amer. med. Ass. *46:* 1283 (1906).
EMMONS, C. W.: Publ. Hlth. Rep., Wash. *64:* 892 (1949).
HARTUNG, M., K. SALFELDER: Infektionskrankheiten. Gsell u. Mohr. Bd. III. Springer 1969.*
SALFELDER, K., K. BRASS, G. DOEHNERT, H. R. DOEHNERT, E. SAUERTEIG: Virchows Arch. Abt. A., Path. Anat. *350:* 303 (1970).
STRAUB, M., J. SCHWARZ: Amer. J. clin. Path. *25:* 727 (1955).
STRAUB, M., J. SCHWARZ: Path. et Microbiol. (Basel) *25:* 421 (1962).
SYMMERS, W. ST. C.: Ann. Soc. belge Méd. trop. *52:* 435 (1972).

Parakokzidioidomykose
LACAZ, C. S.: An. Fac. Med. Univ. Sao Paulo *29:* 1 (1955–1956).*
LUTZ, A.: Braz. Med. *22:* 121 (1908).
Paracoccidioidomycosis. PAHO, Sc. Pub. No. 254, 1972.
SALFELDER, K., G. DOEHNERT, H. R. DOEHNERT: Virchows Arch. Abt. A., Path. Anat. *348:* 51 (1969).

Blastomykose
CAMPOS MAGALHAES, M., E. DROUHET, P. DESTOMBES: Bull. Soc. Path. Exot. *61:* 210 (1968).
GILCHRIST, T. C.: Rep. Johns Hopkins Hosp. *1:* 269 (1896).
SCHWARZ, J., G. L. BAUM: Amer. J. clin. Path. *21:* 999 (1951).
SCHWARZ, J., K. SALFELDER: Curr. Top. Path. 1976.

Afrikanische Histoplasmose
Ciba Symposium: Systemic Mycoses. Churchill, London 1968.
DUBOIS, A., P. G. JANSSENS, P. BRUTSAERT, R. VANBREUSEGHEM: Ann. Soc. belge Méd. trop. *32:* 569 (1952).

Lobomykose
LOBO, J.: Rev. méd. Pernambuco *1:* 763 (1931).
WIERSEMA, C. P., P. L. A. NIEMEL: Trop. geogr. Med. *17:* 89 (1965).

Phykomykosen
BAKER, R. D.: Amer. J. Path. *32:* 287 (1956).
MARTINSON, F. D., B. M. CLARK: Amer. J. Trop. Med. Hyg. *16:* 40 (1967).
STRAATSMA, B. R., L. E. ZIMMERMAN, J. D. M. GANS: Lab. Invest. *11:* 963 (1963).

Sporotrichose
BROWN, R., u. Mitarb.: Proc. Transvaal Mine med. Officers Assoc., p. 3, Johannesburg 1947.
LURIE, H. I., W. J. S. STILL: Sabour. *7:* 64 (1969).
SCHENK, B. R.: Bull. Johns Hopkins Hosp. *9:* 286 (1898).

Rhinosporidiose
ASHWORTH, J. H.: Trans. R. Soc. Edinburgh *53:* 302 (1923).
KARUNARATNE, W. A. E.: Rhinosporidiosis in man. Athlone Press, London 1964.*

Amöbenruhr
CANDREVIOTIS, N.: Zbl. allg. Path. path. Anat. *104:* 267 (1963).
FAUST, E. C.: Amebiasis. Thomas, Springfield, Ill., 1954.*
REICHENOW, E.: Zbl. Bakt. I. O. *122:* 195 (1931).

Balantidienruhr
WESTPHAL, A.: Z. Tropenmed. Parasit. *8:* 288 (1957).

Zystizerkose
Dixon, H. B. F., F. M. Lipscomb: Med. Res. Counc. Ser. No. 292, London 1961.*
Slais, J.: The Morphology and Pathogenicity of the Bladder Worms. Academia, Praha 1970.*
Trelles, J. O.: Rev. Neur. Psiqu. Lima *16/17* 61952).

Echinokokkose
Faust, E. C., P. F. Russell: Craig and Faust's Clinical Parasitology. 7th ed. Lea & Febiger, Philadelphia 1964.*
Virchow, R.: Verhdl. Phys. Med. Ges. Würzburg *6:* 84 (1855).
Vogel, H.: Dtsch. med. Wschr. *80:* 931 (1955).

Trichuriasis
Arenas, J. V., K. Brass, H. Romero: GEN (Caracas) *20:* 177 (1965).

Larva migrans
Beaver, P. C.: Exp. Parasit. *5:* 587 (1956).
Salfelder, K., T. R. de Liscano, M. de Mendelovici: Beitr. Path. *149:* 420 (1973).

Bilharziosis
Hashem, W., S. A. Zaki, M. Hussein: Egypt. med. Ass. *44:* 579 (1961).
Mostofi, F. K.: Bilharziosis. Springer 1967.*
Vogel, A.: Z. Tropenmed. Parasit. *4:* 418 (1953).

Kala-Azar
Domingos de Paola, J. Rodriguez da Silva: Erg. allg. Path. path. Anat. *39:* 1 (1960).*
Donovan, C.: Brit. med. J. *1903:* 1252.

Chagas-Krankheit
Andrade, S. G., Z. A. Andrade: Rev. Inst. Med. Trop. S. Paulo *8:* 219 (1966).
Brass, K.: Frankf. Z. Path. *66:* 77 (1955).
Chagas, C.: Mem. Inst. Oswaldo Cruz I,2: 159 (1909).
Ferreira, A. I., M. A. Rossi: Beitr. Path. *145:* 312 (1972).
Fiedler, F.: Festschrift 4. Stadtkrankenhaus Dresden-Friedrichstadt 1899.
Gould, S. E.: Amer. J. Path. *36:* 533 (1960).
Koeberle, F.: Münch. med. Wschr. *101:* 1308 (1959).
Kongreßbericht Trop. med. Ges. Hans. Verlagskontor H. Scheffler, Lübeck 1971.*
Sanabria, A.: Acta méd. Venez. *13:* 476 (1966).

Akanthamöbiasis
Brass, K.: Dtsch. med. Wschr. *97:* 1983 (1972).
Carter, R. F.: Trans. roy. Soc. trop. Med. Hyg. *66:* 193 (1972).
Culbertson, C. G.: Amer. J. clin. Path. *35:* 195 (1961).
Fowler, M., R. F. Carter: Brit. med. J. *II:* 740 (1965).

Sarkosporidiose
Mandour, A. M.: Trans. roy. Soc. trop. Med. Hyg. *59:* 432 (1965).
Salfelder, K., H. Werner, A. León, T. R. de Liscano: Z. Tropenmed. Parasit. *20:* 50 (1969).

Mukokutane Leishmaniose
Convit, J., F. Kerdel-Vegas: Arch. Derm. *91:* 439 (1965).
Gernham, P. C. C.: Bull Wld. Hlth. Org. *44:* 477 (1971).
Montenegro, J.: Ann. Fac. Med. (Sao Paulo) *1:* 323 (1926).
Pessoa, S. B., M. P. Barretto: Leishmaniose tegumentar americana. Minist. Educ. e Saúde, Rio de Janeiro 1948.*

Giardiasis
Faust, E. C., L. Gonzalez-Mugaburu: Amer. J. trop. Med. Hyg. *14:* 276 (1965).
Zamschek, N., u. Mitarb.: Gastroenterology *44:* 860 (1963).

Trichomoniasis
BECHTOLD, E., N. B. REICHER: Cancer 5: 442 (1952).
CROWLEY, E.: J. Urol. 91: 302 (1964).
DONNE, A.: C. R. Acad. Sci. (Paris) 3: 385 (1836).
KASS, L. G., W. H. WOLENSKA: Cancer 12: 1171 (1959).

Zytomegalie
HORSFALL, F. L., JR., I. TAMM: Vival and Rickettsial Infections of Man. 4th ed. Lippincott, Philadelphia 1965.*
SEIFERT, G.: Spez. Path. Anat. Bd. I. Springer 1966.*

Rhinosklerom
v. FRISCH, A.: Wien. med. Wschr. 32: 969 (1882).
v. HEBRA, F.: Wien. med. Wschr. 20: 1 (1870).
KERDEL-VEGAS, F., u. Mitarb.: Rhinoscleroma. Thomas, Springfield, Ill., 1963.*
LICHTENBERGER, E.: Rev. Fac. Med. U. N. Colombia (Bogotá) 37: 249 (1971).*

Zytodiagnostik

ALBERTINI, A. v.: Verh. dtsch. Ges. Path. 35: 54 (1951).
GRAHAM, R. M.: The Cytologic Diagnosis of Cancer. 2nd ed. W. B. Saunders, Philadelphia, London 1963.*
KAHLAU, G.: Strahlentherapie 41: 76 (1959).
KOSS, L. G., G. R. DURFEE: Diagnostic Cytology and its Histopathologic Bases. Pitman Med. Publ. Co., London 1961.*
PAPANICOLAOU, G. N.: Atlas of Exfoliative Cytology. Harvard University Press, Cambridge, Mass., 1954.*

D. Sachregister

Die Seitennummer mit entsprechender Abbildung ist fett gedruckt. Diese und die gegenüberliegende Seite bringen in der Regel eine ausführliche Beschreibung des gesuchten Stichwortes.

AB0-Unverträglichkeit 153
Abort 201
Abrikosoff-Tumor 309
Abscheidungsthrombus 74, 75, **76**, 77
Absidia 329
Abszeß, cholangitischer 141
–, Herzmuskel **48**, 49
–, Knochen **262**, 263
–, Lunge **90**, 91
–, Niere 180, **184**, 185
Achondroplasie s. Chondrodystrophie
ACTH-Mangel 207
ACTH-Zellen, Hypophyse **208**, 209
–, fokale Hyperplasie 209
Actinomyces israeli 323
Adamantinom 113
Adenokankroid 161
Adenokarzinom **304**
–, muzinöses 221
Adenolymphom **116**, 117
Adenom 299
–, Epithelkörperchen **208**, 209
–, Leber **298**, 299
–, metastasierendes 211
–, Nebenniere **298**, 299
–, pleomorphes 117
–, Schilddrüse 203
–, toxisches 203
–, zystisches 299
Adenomyomatose, Prostata **192**, 193
Adenomyosarkom, Niere **307**
Adenomyosis uteri 197
Adenosis mammae 227
–, sklerosierende 227
Adrenalin 207
Agenesie 8
Akanthamöbiasis **334**, 335
Akantholyse 213
Akanthose, Haut 213
Akrospirom, ekkrines 221
Aktinomykose **318**, **322**, 323
Alkoholabusus 147
Alpha-Galaktosidase 137
Alveolarepithelien, Lunge 105
Ameloblastom 113
Amöben **330**
Amöbenruhr 331
Amputationsneurom 285
Amyloid 13, 14
Amyloidfasern **249**
Amyloidnephrose **166**, 167

Amyloidose 167, 173, 249
–, atypische 249
–, experimentelle **248**
–, Leber **136**, 137
–, Milz **248**, 249
–, Nebenniere **204**, 205
–, Niere **166**, 167, 188
–, primär erbliche 249
–, sekundäre, erworbene 249
–, tumorförmige 249
–, typische 249
Anämie **254**–257
–, aplastische **254**, 255
–, enzymopenische hämolytische **254**, 255, 257
–, extrakorpuskuläre 257
–, hämolytische 256
–, hereditäre, sideroblastische 256
–, immunhämolytische **254**, 255, 257
–, korpuskuläre, hämolytische 256
–, megaloblastäre perniziöse **254**, 255, 256
–, myelopathische 255
–, osteomyelosklerotische 255
–, parasitär-hämolytische 257
–, physikalisch-hämolytische 257
–, sideroachrestische **254**, 255, 256
–, toxische-hämolytische 257
Androblastom 199
Angiom 311
Angiomyom 311
Angioneuropathie 69
Anitschkow-Zelle 51
Ankylose, fibröse 271
Ankylostoma duodenale 331
Anpassungshyperplasie 203
Anschoppung **100**, 101
Anthrakose, Lunge **104**, 105
–, Lymphknoten **246**, 247
Antibasalmembrannephritis 179, 183
Antigenbindung **245**
Antigenrezeptor 245
Antikörperdarstellung, spezifische **28**
Antikörperfluoreszenz 319
Aperturblende, Mikroskop 1
Aplasie 8
Appendizitis 131
–, akute **130**, 131
–, chronische 131
–, bei Kotstein 130
–, phlegmonöse **130**, 131
APUD-System 209
Arias-Stella-Phänomen **200**, 201

Sachregister

Artefakte, histologische 2
Arterie vom elastischen Typ 61
– vom muskulären Typ 61
Arteriendysplasie, fibromuskuläre **66**, 67
Arterienthrombose, rekanalisierte **76**, 77
Arteriolen 61
Arteriosklerose **60**, 61, 63, 173, 175
–, Niere **174**, 175
Arthritis, rheumatoide 271
Arthrosis deformans **272**, 273
Asbestfaserung, Gelenkknorpel **272**, 273
Asbestose, Lunge 105
Aschoffsches Knötchen **50**, 51
Askaris 330, 331
Aspergillom 323
Aspergillose **318**, 323
Aspergillus fumigatus **323**
Aspergillusmyzelium **322**
Astrozyt 277
Astrozytom **286**
–, fibrilläres 287
Atelektase, Lunge **82**, 83
Atherom 61
Atherommassen **80**, 81
Atrophie 10
–, braune **37**
–, einfache 10
–, Haut 119
–, Herzmuskel **37**
–, Magenschleimhaut 121
–, numerische 10
Australia-Antigen 145
Autophagolysosom **155**
Azan-Färbung 3, 14

Balantidienruhr **330**, 331
Balantidium coli 331
Basaliom (Basalzellenkarzinom) 223
–, metatypisches 223
Basalzellenepitheliom 223
Basalzellenkarzinom **222**, 223
Basalzellenpapillom 221
Basedow-Struma **202**, 203
Beet, atheromatöses 62
Befund, Diagnose 4
Bence-Jones-Eiweißkörper 275
Berliner-Blau-Reaktion 3
Bildungsstörungsanämie 255
Bilharziagranulom **332**, 333
Bilharziose 333
Bilirubin 11
Biliverdin 11
Blasenmole **200**, 201
Blastom 289
Blastomykose **318**, 327
–, europäische 325
–, südamerikanische **326**, 327
Bleianämie, toxisch-hämolytische 254
Blut 251
Blutaspiration 91

Blutplättchenaggregate 107
Blutung 24
Boecksches Sarkoid 107, 141, 235, **238**, 239
»Border-line tumor« 289, 299
Bowensche Dermatose 317
Brenner-Tumor 199
Bronchialkarzinom, kleinzelliges **306**, 307
Bronchiolitis obliterans **94**, 95
Bronchitis **92**
– bei Asthma **94**, 95
–, atrophische 95
–, chronische **94**, 95
–, hypertrophische 95
–, proliferative **94**, 95
Bronchopneumonie **97**, **98**, 99
–, hämorrhagisch nekrotische **98**, 99
Bronzediabetes 151
Brunnersche Drüsen 161
Burkitt-Tumor **290**
Busulphan 105
B-Zellen 235, 244, **245**

Calcitonin 209
Callus luxurians 261
Candida albicans 321
Candidiasis **318**, **320**, 321
Carcinoma; s. a. Karzinom
– granulomatosum 303
– in situ **316**, 317
– – –, Magen 303
– – –, Mamma **228**, 229
– lobulare in situ 317
– solidum simplex 301
Ceroid 11
Chagas-Krankheit 333
Chages-Myokarditis **332**, 333
Charcot-Leydensche Kristalle 95
Cholangiom 299
Cholangitis **140**, 141
–, chronisch destruktive **146**, 147
Cholesteatose **160**, 161
Cholesterinkristall **62**, 63
Cholezystitis 161
–, chronisch atrophische **160**, 161
–, chronische hypertrophische **160**, 161
Cholezystokinin 209
Chondrodystrophie **263**, **264**, 265
Chondrom 275
Chorionepitheliom, Uterus **200**, 201
Chromatin, dichtes 17
–, lockeres 17
Chromomykose **318**, **324**, 325
Cladosporiumarten 325
Claudicatio intermittens 73
Coccidioides immitis 324, 325
Compoundnävus 225
Conchoid body 239
Concretio pericardii 55
Condyloma acuminatum **296**, 297
Cor villosum **54**, 55

Corpora amylacea 193
Corpus-luteum-Zyste 199
Councilman-body 22, 145, **158**
Crohnsche Krankheit 127
Crush-Niere 165
Crush-Syndrom 233
Cryptococcus neoformans 325
C-Schilddrüsenzellen 209
Curschmannsche Spirale 95
Cysticercus cellulosae 331
Cystosarcoma phylloides 227
C-Zellen, Calcitonin-produzierende 211

Dackelhund 265
Darmtuberkulose **128**, 129
Darmwürmer 331
Degeneration 9
–, albuminoidkörnige 10
–, fettige 9
–, mukoide 10
–, mukoidzystische 10
–, vakuolige 9
Dekubitus **218**, 219
Demarkationsgewebe 25
Dermatitis herpetiformis **214**, 215
Dermatomyositis **232**, 233
Dermoidzyste, Ovar **198**, 199
Desmosomen 17
Desoxyribonukleinsäure s. DNS
Desquamativpneumonie, großzellige **107**, 109
Dezidua **200**, 201
Diabetes 176, 207
Dickdarmkarzinom 305
Dickdarmpolyp **296**, 297
–, entarteter **304**, 305
Dignität der Tumoren 288
Dimorphismus 325
Diphtherie, Milz **236**, 237
–, Myokarditis **48**, 49
–, Tracheitis 93
DNS, mitochondriale 294
DNS-Gehalt 36
Doehlesche Furche 73
Drüsen, innersekrotische 203
Durapsammom 285
Dyschylie 133
Dyskaryosen, Zervixabstrich **336**, 337
Dyskeratosis follicularis Darier 213
Dyskrinie 10
Dysplasie, fibröse 269
–, Portio 317

Early cancer 303
Echinokokkose, Leber **330**, 331
Einschlußkörper 215
Einzelzellnekrose 22, 143, 145
Eisenmangelanämie **254**, 255, 256
Eisenutilisationsanämie 256
Eiweißabsorptionstropfen **171**

Eiweißnephrose **171**; s. a. Nephrose
Eiweißspeicherung, hyalintropfige 9, **162**, 163
Eklampsie 169
Ekzem, chronisches 213
Elastica-Färbung 3
Elastica-van Gieson-Färbung 3
Elastose **64**
–, senile **214**, 215
Elektronenmikroskopie 15
– des Herzmuskels **46**, 47
– bei Leberschädigung 155
– bei Nierenschädigung **170**, **171**, 188, 189
– der Tumoren **290–294**
Ektropion **194**, 195
Elliptozytose 256
Embolie 24, 75
Emphysem, obstruktives 83
Enchondrom **274**, 275
Endangiitis obliterans **68**, **69**, **72**, 73
Endocarditis lenta 185
–, rheumatica **52**, 53
–, serosa **52**, 53
–, thrombotica (Libman-Sacks) **52**, 53
–, thromboulcerosa **52**, 53
–, ulcerosa 52
–, verrucosa rheumatica **52**, 53
Endokarditis 53
Endometriosis interna **196**, 197
Endosporen 325
Endothelzelle **80**
Endotoxinschock 169
Enteritis regionalis **126**, 127
Enterokolitis **125**
Entmarkung 283
Entzündung 24
–, akute 27
–, eitrige 24, **96**
–, fibrinöse 24, 93, **96**
–, hämorrhagische 24, 93, **96**
–, interstitielle **96**
–, phlegmonöse **130**, **131**, **161**, **218**, 219
–, physiologische 119
–, pseudomembranös-nekrotische 93
–, rheumatische **51**, 51
–, seröse 24, **27**, 96
–, spezifische 25; s. a. Lues, Tuberkulose, Mykosen
Enzephalitis **280**
– bei Toxoplasmose 281
Eosin 3
Ependymom **286**, 287
Epidermiszyste, geplatzte **220**, 221
Epitheliom Borst-Jadassohn, intraepidermales 317
Epithelioma calcificans Malherbe 221
Epitheliosis mammae **226**, 227
Epithelkörperchenadenom **208**, 209, 269
–, eosinophiles 209
Epitheloidzelle **30**, 59, 107, **108**
Epitheloidzellreaktion, kleinherdige 235, 237
Epitheloidzelltuberkel **106**, 107
Epstein-Barr-Virus 115, 243

Sachregister

Epulis **112**, 113
Erdheim-Gsell-Erkrankung 67
Erkrankung 69
Ersatzgewebe 25
Erythema nodosum 213
Erythroblast 153, **254**
Erythroblastophthise 255
Erythroblastose 153, 257
Erythroplasia Queyrat 317
Erythropoese 254, 255
Erythropoetinbildung 251
Erythrozyt **254**
–, kernhaltiger **200**, 201
Erythrozytophagozytose 315
Esterase, Leukozyten 253
Euchromatin 17
EUG 201
Exfoliativzytologie 337, 339
Exostose, osteokartilaginäre **274**, 275
Exsudat, großzelliges **106, 107**, 109
Extrauteringravidität 201
Extremitätengangrän, juvenile 69, **72**, 73
Extrinsic factor 121

Färbungen 2, 3
Farmerlunge 105
Fasciitis nodularis pseudosarcomatosa **313**
Faserknochenbildung 259
Fasersilikate 105
Fasziitis, pseudosarkomatöse **313**
Fehlgeburt 201
Fettembolie, Lunge **90**, 91
Fettfärbung 3
Fettgewebsnekrose, Pankreas **132**, 133
Fettherz **40**, 41
Fettkörnchenzelle **276**, 277
Fettleberhepatitis **146**, 147
Fettmobilisationssyndrom 91
Fettphanerose 10
Fettzirrhose 151
Feuersteinleber **140**, 141
Feulgen-Reaktion 215
Fibrin 14, **20**
Fibrin-clearing-Mechanismus 20
Fibrinfärbung 3, 14, 319
Fibrinoid 14, 61
Fibrinthromben, hyaline **168**, 169
Fibroadenie, Milz **246**, 247
Fibroadenom, Mamma **226**, 227
Fibroblast **29**
Fibrom 113
Fibromatose 309
Fibrosarkom 313
Fibrosarkomzelle **291**
Fiedlersche Myokarditis 49
Fixierung 2
Fleckfieberenzephalitis **281**
Follicle center cell tumor 243
Follikelamyloidose, Milz **248**, 249
Follikelzyste, Ovar **199**

Formalinpigment 11, **246**, 247
Frakturhämatom 261
Frakturheilung **260**
Fremdkörper **216**, 217
Fremdkörpergranulom **216**, 217
Fremdkörperriesenzelle 33
Frühinfiltration, Magen **316**
Frühkarzinom, Magen **302**, 303, 317
Fruchtwasseraspiration, Lunge **90**, 91
FSH-Zellen, Hypophyse 209
Füllgewebe 73

Galaktosidase 137
Gallenblase 161
–, Cholesteastose **160**, 161
–, Cholezystitis **160**, 161
–, Karzinom **160**, 161
Gallenfarbstoffe 11
Gallepigment 165
Gallertkarzinom, Mamma **302**, 303
Gallezylinder 135, **156**
Gastrin 209
Gastritis 119, **121**
–, akute 119
–, chronische **118**
–, – atrophische 119, 120
– mit Schleimhautatrophie 119
Gastropathia hypertrophica gigantea 121
Gefäße 61
–, Entzündungen **68**, 69
–, Erkrankungen, nichtentzündliche 67
Gefäßhyalin 13
Gefrierschnitt 2
Gehirn 277
Gehirnerweichung 277
–, hämorrhagische 277
Gelenk 259
Gelenkentzündung, eitrige 271
–, rheumatische 271
Gelenkerkrankung 271
–, degenerative 273
Gelenkknorpel, albuminoidkörnige Degeneration **272**, 273
Genitale, männliches 191
–, weibliches 195
Genitalzyklus **194**, 195
Genodermatosen 213
Gerinnungsthrombus **74**, 75
Germinoblastom 243
Geschlechtsorgane 191
Geschwür, atheromatöses 61
Geschwulst 289
Gewächs 289
Giardia lamblia **334**, 335
Giardiasis 335
Giemsafärbung 3, 319
Gierkesche Krankheit 137
v. Gieson-Färbung 3, 14
Gliazelle 277
Glioblastoma multiforme **284**, 285

Glomerulonephritis **178**, 179, 181
–, akute exsudative **181**
–, chronische **184**, 185
–, exsudative 179, 183
–, fokal-segmentale 179, 183
–, –, sklerosierende **182**
–, intra-extrakapilläre, proliferative 179, **182**, 183
–, membranöse 179, **182**, 183, **188**
–, membrano-proliferative 179, **182**, 183
–, mesangial-proliferative 179, **182**, 183
–, minimale 179, **182**, 183
Glomustumor 311
Glukagon 209
Glukozerebrosidase 137
Glykogenose Typ I **157**
–, Typ II **159**
Glykogenspeicherkrankheit **136**, 137
GM-1-Gangliosidose **159**
Golgi-Apparat 17
Goodpasture-Syndrom 179, 183
Granularzelltumor 309
Granulationsgewebe 25
–, infiltrierendes 25
–, zellig proliferierendes 25
Granulom 25
–, epitheloidzelliges 25
Granuloma anulare 213, 219
–, pyogenicum 113
–, teleangiectaticum 113
Granulomer 78
Granulosazelltumor, Ovar **198**, 199
Granulozyt, eosinophiler **29**
–, neutrophiler **26**
–, reifer **252**
Granulozytopoese **252**
Gravidität, extrauterine 201
Grenzflächenaktivität, Pigmentnävus 225
Grenzplatte 135
Gridley-Färbung 319
Grippe 93, 99
Grocott-Färbung 319
Gumma, Leber **140**, 141
Gynäkomastie **228**, 229
Gynandroblastom 199
G-Zellenadenom bei Zollinger-Ellison Syndrom **208**, 209
G-Zellentumor 209

Hämangiom, kapilläres **310**, 311
–, kavernöses **310**, 311
Hämangioendotheliom, malignes **314**, 315
Hämatoidin 11, **246**, 247, 277
Hämatoidinkristall **20**
Hämatoxylin-Eosin-Färbung 3, 14, 319
Hämochromatose 151
Hämoglobinrückresorption **170**
Hämoglobinurie, nächtliche paroxysmale 257
Hämosiderin 11, 85, 277
Hämosideringranula, Gehirn 277
Hakenwurm 331

Hamartom 225, 299
Hamman-Rich, Morbus 105
Harnblasenpapillom **296**, 297
Hashimoto-Struma **204**, 205
Haut 213
Hautwarze, seborrhoische **220**, 221
Hautzyste, piläre **220**, 221
Hautzysten 221
Haverssches System 259
HB-Oberflächenantigen **156**
Heerfordt-Syndrom 115
Heinzsche Innenkörper 257
Hepatisation, gelbe 101, **102**, 103
–, graue 101, **102**, 103
–, rote **100**, 101
Hepatitis 143
–, chronische 145
–, chronisch-aggressive 143, **144**, 145
–, chronisch-persistierende **31**, 143, **146**, 147, **156**
–, lupoide chronisch-aggressive 147
Hepatitis-B-Antigen 145
Hepatom, gutartiges **298**, 299
Herdpneumonie 97, 99
–, peribronchiale 97, **98**, 99
Herz 36
–, Hypertrophie 39
Herzfehlerzellen, Lunge 85
Herzinfarkt 43
–, älterer **44**, 45
–, frischer 43
–, in Organisation **44**, 45
Herzmuskel, Abszeß **48**, 49
–, Atrophie 37, 38, 39, 46
–, fettige Degeneration **40**, 41
– frische Nekrose **42**, 43
–, Hypertrophie **38**, 46
–, Ischämie 46
–, normaler **38**, 39
–, Schwiele **44**, 45
–, wachsender **38**, 39
Heterochromatin 17
Heubnersche Endarteriitis 73
Hiatus leucaemicus 251
Hibernom 311
Hidrokystom 221
Hiluszelltumor 199
Hirnerweichung, frische **276**, 277
Histochemie 2
Histoplasma capsulatum 327
– duboisi 329
Histoplasmose **318**, 327
–, afrikanische **328**, 329
Histoplasmosegranulom **326**
Hoden 191
–, Atrophie **190**, 191
–, Chorionepitheliom 191
–, embryonales Karzinom 191
–, Erkrankungen 191
–, Teratom **190**, 191
–, Tumoren 191

Hodgkin, Morbus 241
–, –, gemischte Form **240**, 241
–, –, lymphozytenreiche Form **240**, 241
–, –, noduläre Sklerose **240**, 241
–, –, retikuläre Form **240**, 241
Hodgkin-Sarkom 241
Hodgkinzelle 33, 241
Hyalin 13, 14
–, alkoholisches **158**
–, bindegewebiges 13
– body 145, **158**
–, epitheliales 13
–, zelluläres 13
Hyalinose 30
–, Arteriolen 61, 63, **174**, 175
Hyalomer 78
Hyperämie 24
Hyperkeratose, parakeratotische 213
Hyperkeratosis palmaris et plantaris 213
Hypernephrom 251, 292, **306**, 307
Hyperparathyreoidismus, primärer 209
Hyperplasie 32
–, ACTH-Zellen **208**
–, adenomatöse 317
–, – (Korpusendometrium) **196**, 197
–, foveoläre (Magen) **120**, 121
–, glandulär-zystische (Korpusendometrium) **196**, 197
–, Magenschleimhaut 121
–, pseudoepitheliomatöse 305
Hypertrophie 32
–, numerische 32
Hypokomplementämie 179
Hypophyse 209
–, Vorderlappenadenom, eosinophiles **208**
Hypoplasie 8
Hypoxydose, asphyktische 41
–, hypoxämische 41
Hürthle-Zellen-Tumor 211
Hundebandwurm 331

Ichthiosis congenita 213
Ikterus, Leber 134
–, Niere **167**, 165
Ileitis terminalis **126**, 127
Immunglobuline, monoklonale 275
Immunkomplexnephritis 179
Immunoblast 244, **245**
Immunologie 244
Immunozytom **242**, 243
Impetigo 213
Indian ink 319
Induration, braune Lungen 85
Infarkt, anämischer 24, 173, **176**, 177, **246**, 247
–, hämorrhagischer 24, **90**, 91, 277
–, –, der Magenschleimhaut **122**
Inselhyalinose (Diabetes) **206**, 207
Inselhyperplasie, Pankreas **206**, 207
Intimafibrose 61
Intimaödem 61

Intrinsic factor 121
Involution, senile 195
Ischämie 24

Jejunum **124**, 125
Junktionsnävus 225

Kadasewitsch-Reaktion 247
Kala-Azar **332**, 333
Kalkherd 107
Kallus, endgültiger 261
–, provisorischer knöcherner 261
Kardiomyopathie 39
–, hypertrophische, nicht obstruktive **39**
Karzinoid, Appendix **306**, 307
Karzinoidsyndrom 307
–, paraneoplastisches 307
Karzinom **300**, 301
–, adenoid-zystisches **117**
–, embryonales **190**, 191
–, folliculäres 211
–, in situ wachsendes 317
–, intermediäres 223
–, latentes 193
–, medulläres 301
–, okkultes 193
–, solides 301
–, szirrhöses 301, 303
Karzinomzelle, Aszitessediment **338**
Karzinosarkom 197
–, Endometrium **196**
Karyolysis 14, **15**
Karyorrhexis 14, **15**
Katarrh, eitriger 93
–, serös-schleimiger 93
Katzenkratzkrankheit 235
Kaverne, tuberkulöse **106**, 107, **110**, 111
Keloid **308**, 309
Keratoakanthom **222**, 223, 305
Keratoma, senile 215
Keratose, seborrhoische 221
–, senile 317
Kernmembraneinfaltungen bei Tumoren 294
Kernporen 17
Kernschwellung, degenerative 9
Kieselsäure 105
Killer-Lymphozyt 244
Kimmelstiel-Wilsonsche Glomerulosklerose 173, **176**, 177
Klinefelter-Syndrom 191
Knochen 259
–, Abbau **258**, 259, 267
–, Entzündung **262**, 263
–, Fraktur 261
–, Nekrose, 263
Knochenmark 251
–, Abszeß **262**
–, Aplasie **250**, 251
–, normales **250**, 251
Knochenneubildung **258**

Knochenneubildung, endostale 259
–, periostale 259
Knochenresorption, glatte 259, 267
–, lakunäre 259, 267
–, perforierende 261, 267
Koagulationsnekrose 22, **23**, 119
Kohle 11
Kohlenhydratstoffwechselstörungen 10
Kohlenstaub 105
Kohnsche Poren 103
Kokzidioidom 325
Kokzidioidomykose **318, 324**, 325
Kolitis, nekrotisierte **125**
–, ulzeröse **126**, 127
Kolliquationsnekrose 119
Kollisionstumor 197
Kolloidstruma **338**
Kombinationstumor 197
Komedokarzinom, Mamma **228**, 229
Kompositionstumor 197
Kondensorblende, Mikroskop 1
Kongorot-Färbung 3, 14, 137, 167
Korbzellen, Mamma 227
Koronarinsuffizienz 45
Koronarsklerose **64**, 65
Korpusendometrium, Hyperplasie 197
–, sezernierendes **200**
Kotstauung 131
Kraniotabes 265
Kreislaufstörungen 24
Kropf 203
Krukenberg-Tumor 199
Kryptokokkose **318, 324**, 325
Küttner-Tumor 115
Kugelblutung, Gehirn **278**, 279
Kugeln, hyaline **169**
Kugelzellenanämie **254**, 255, 256
Kystadenom 299
Kystom 299

Laennecsche Leberzirrhose 151
Landmannshaut 215
Landouzy-Sepsis **106**
Landouzy-Tuberkulose 111
Langhanssche Riesenzelle **32**, 33, 59, 107, **108**, 201
Langhans-Zellen 63
Lappenfibrom **112**
Larva migrans **332**, 333
Leber 135
–, Adenom **298**, 299
–, Amyloidose **136**, 137
–, Blutstauung **138**, 139
–, Eklampsie **138**, 139
–, Erythroblastose **152**, 153
–, Gallengangsadenom 299
–, Gumma **140**, 141
–, Hämangiom **310**, 311
–, Leukämie, lymphatische **152**, 153
–, –, myeloische **152**, 153
–, Lues **140**, 141

Leber, Siderose **134**, 135
Leberatrophie, braune **134**, 135
–, gelbe 143
Leberdystrophie **142**, 143, 149
–, akute **148**, 149
–, subakute **148**, 149
Lebernekrose 139
– bei Eklampsie **138**, 139
–, hypoxämische **138**, 139
Leberverfettung **136**, 137
Leberzirrhose **142**, 143, 151
–, geordnete 151
–, Laennecsche **150**, 151
–, Pigment- **150**, 151
–, portale 151
–, postnekrotische **150**, 151
–, ungeordnete 151
–, verfettete 151
Leichengerinnsel 75
Leiomyoblastom 315
Leiomyom, Uterus **308**, 309
Leiomyosarkom **314**, 315
Leishmania brasiliensis 333, 335
– donovani **332**, 333
– tropica 333
Leishmaniose, mukokutane 333, 335
–, viszerale 333
Lentigo 225
Leontiasis ossea 269
Lerntechnik 5
Leuchtfeldblende, Mikroskop 1
Leukämie 251, 252, 253
–, akute lymphoblastische **252**
–, – myeloische **252**
–, chronische lymphatische **152**, 153, **242**, 243, 254
–, – myeloische **250**, 252
–, monozytäre **252**
–, myeloblastäre **252**
–, myeloische **250**
–, myelo-monozytäre (Typ Naegeli) **252**
–, promyelozytäre **252**
–, unreifzellige 251
Leukoplakie **112**, 113, 295
Leukose 251
Leukozytoklasis 219
Leukozytose 251
Levaditi-Färbung 4
Leydigsche Zwischenzellen 191
LH-Zellen, Hypophyse 209
Lichen ruber planus 213
Light-chain-Protein 275
Linitis plastica 301
Lipodystrophia intestinalis 127
Lipofuszin 11, **20, 37**, 135
Lipoidnephrose, genuine 179
Lipoidose 61, **62**, 161
Lipom **310**, 311
Lipomatosis cordis **40**, 41
Liposarkom **314**, 315
–, myxoides **314**, 315

Liposarkom, polymorphzelliges **314**, 315
Lobomykose **328**, 329
Lobulärpneumonie 97
Löhleinsche Herdnephritis 180, **184**, 185
Long acting thyroid stimulator 203
Lower nephron nephrosis 165
Lückenfeld, Gehirn 277
Lues 141, 283
– connata, Leber **140**, 141
Lunge 83
–, Abszeß 90, 91, **97**
–, Anthrakose **104**, 105
–, Asbestose 105
–, Atelektase **82**, 83
–, Blutstauung **84**, 85
–, Emphysem **82**, 83
–, Entzündung **96**, 97
–, hämorrhagischer Infarkt **90**, 91
–, Induration **84**, 85
–, interstitielle Fibrose **104**, 105
–, normale **82**
–, Ödem **82**, 83
–, Pneumonie 100 f.
–, Sarkoidose **238**, 239
–, Schock **86**, 87
–, Silikose **104**, 105
–, Tuberkulose **107**, 109, **110**, 111
Lupus erythematodes, chronischer **216**, 217
Lymphadenie 253
Lymphadenitis Masshoff **236**, 237
–, unspezifische 235
Lymphadenose **242**, 243
Lymphangiom 311
Lymphangiosarkom 315
Lymphknoten 235
–, Anthrakose 247
–, epitheloidzellige Reaktion 235
–, Follikelnekrose bei Diphtherie **236**, 237
–, Metastase **306**, 307
–, spezifische Entzündung 239
–, Tuberkulose **238**, 239
Lymphoblast 252
Lymphoblastom, großfollikuläres 243
Lymphodiapedese **26**
Lymphogranulomatose 241
Lymphoma malignum Hodgkin 241 a
Lymphome, maligne 243
Lymphosarkom, lymphoblastisches 243, **244**
–, lymphozytisches 243
Lymphozyt, reifer **252**
Lymphozytom Castleman 235
Lysis 101
Lysosomen 17

Magen 119
–, Frühkarzinom **302**, 303
–, Gastritis **118**, 119, 120, 121
–, Karzinom 303
–, Szirrhus **302**, 303
–, Ulkus **123**, 124

Magen, Verätzung **118**, 119
Makrophagen **20**
Malabsorption 121
Malariamelanin 11, **134**, 135
Mallory-body 147, **158**
Mamma 227
Mammakarzinom **228**, 229, **293**
–, kribriformes **228**, 229
–, medulläres **301**
–, solides **301**
–, therapieunabhängige Prognose 229
Mangelanämie, makrozytäre hyperchrome 256
Marfan-Syndrom 67
Markabszeß 263
Markscheidenfärbung nach Heidenhain **282**, 283
– nach Spielmeyer 4
Maschendrahtfibrose, Leber 147
Mastopathie, fibröse **226**, 227
–, fibrös-zystische **226**, 227
–, proliferierende 227
Mastzelle **29**
Masuginephritis 183
May-Grünwald-Giemsa-Färbung 336, 337
Mediaverkalkung 61, **66**
Medionecrosis aortae **66**, 67
Medulloblastom **286**, 287
Megakaryozyt 33, 153, **168**
Mekoniumkörperchen 91
Melanin 11, **224**, 225
Melanom, malignes **224**, 225
–, juveniles benignes 225
Melanoma in situ 225
Melanosis circumscripta praeblastomatosa Dubreuilh 225, 317
Memorieren, mechanisches 6
–, ingeniöses 5
–, judiziöses 5
Memory-Zelle 244, **245**
Meningeom **284**, 285
Meningitis, eitrige **279**
–, tuberkulöse **278**, 279
Meningoencephalitis syphilitica 283
Menstruation 195
Mesaortitis luica **72**, 73
Mesarteriitis granulomatosa gigantocellularis 69, **70**, 71
Mesonephrom 199
Messenger-RNS 17
Metamorphose 137
–, visköse 78
Metamyelozyt **252**
Metaplasie, intestinale **120**, 121, 161
Metastase, Lymphknoten **306**, 307
Methylviolett-Färbung 14
Mikrogliazellen 277
Mikrokarzinom 317
Mikroskop 1
Mikrothrombosierung, Schocklunge 88
Mikrothrombus 79

Mikrovilli 17
Mikulicz-Zellen **334**
Milchgangskarzinom 229
Milz 247
–, Amyloidose **248,** 249
–, Diphtherie **236,** 237
–, Infarkt **246,** 247
–, Siderose **246,** 247
Minimal changes 183
Minkowski-Chauffard 256
Mißbildungen 8
Mitochondrien 17
Miyagawanella-Viren 235
Mnemotechnik 5
Mönckebergsche Medialverkalkung 67
Mola hydatidosa 201
Molluscum contagiosum **214,** 215
– pseudocarcinomatosum 223
Moniliasis **320,** 321
Monoblast 252
Mononukleose **114,** 115
Monozyt, reifer 252
Monozytenangina **114,** 115
Morbus Addison 207
– Basedow **202,** 203
– Bechterew 271
– Biermer 256
– Boeck 107, 141, 235, **238,** 239
– Bowen 317
– Brill-Symmers 242, 243
– Cushing **206,** 207
– Davier 213
– Erdheim-Gsell 67
– Gaucher **136,** 137
– Gierke **136,** 137
– haemolyticus neonatorum 153, 257
– Hamman-Rich 105
– Hodgkin 241
– –, gemischte Form **240,** 241
– –, lymphozytenreiche Form **240,** 241
– –, noduläre Sklerose **240,** 241
– –, retikuläre Form **240**
– Ménétrier 121
– Paget, Knochen **268,** 269
– –, Mamma **228,** 229
– Pompe **159**
– Raynaud 69
– Recklinghausen 269, 285
– Waldenström 243
– Whipple **126,** 127
– Winniwarter-Buerger **68,** 69, **72,** 73
Morris-Hepatom 292
Mottenfraß, Leber 145
MSH-Zellen, Hypophyse 209
Mukoidsee 67
Mukor 329
Mukoviszidose **132,** 133
Mukozele **116,** 117
Mumps (Parotitis epidemica) 115
Mundhöhle 113

Muskel 231f.
Muskelatrophie **230**
–, frühinfantile 231
–, neurogene **230,** 231
–, pseudomyopathische Form 231
–, spinale **230,** 231
Muskeldystrophie, progressive **232,** 233
Muskelnekrose, frische **232**
Muskulatur 231
Mycobacterium actinomyces 323
Mycosis fungoides **222,** 223, 290
Myeloblast 252
Myelom, multiples 275
Myelozyt 252
Myoblastenmyom **308,** 309
Myoepithelien 227
Myoepitheliom 221
–, hellzelliges 221
Myokard, Atrophie 37, 47
– Hypertrophie 47
– Infarkt **47**
Myokarditis 49
– bei Diphtherie **48,** 49
–, eitrige 49
–, idiopathische **48,** 49
–, infektallergische 49
–, nekrosierende 49
–, seröse 49
–, toxische 49
Mykosen 319f.
Myothelien 227
Myzelium 321
Myzetom 323

Nävus 225
–, blauer **224,** 225
Naevus pigmentosus 225
– vasculosus 225
– verrucosus 225
Nävuszellnävus **224,** 225
Narbe 25
–, rheumatische **50,** 51
Narbenstadium, Panarteriitis 71
Nebenniere, Amyloidose **204,** 205
–, Tuberkulose 207
Nebennierenrinde, Adenom **298,** 299
–, Atrophie **206,** 207
–, Hyperplasie bei Morbus Cushing **206,** 207
–, Insuffizienz, primäre 209
Nekator 331
Nekrobiose 10
Nekrose 14, 15
–, fibrinoide **25,** 27, 71
–, ischämische **22**
– bei Periarteriitis nodosa **70**
–, sektorförmige fibrinoide 69
–, Verkäsung 59
Nekrosefibrinoid 14
Neoplasie 289
Nephritis, akute interstitielle 180, 187

Nephritis, chronische interstitielle 180, **186**, 187
Nephrosen 165
–, cholämische **164**, 165
–, chromoproteinurische 164, 165
–, Eiweiß- **171**
–, hämoglobinurische 165
–, Lipoid- 179
–, myoglobinurische 165
Nephropyelitis 187
Nephrosklerose, maligne 61, 173, **176**, 177
Neubildung 289
Neurinom **284**, 285
Neurofibrom **284**, 285
Neuronophagie 281
Nicht-Hodgkin-Lymphome 243
Niere 163
–, Amyloidose **166**, 167, **188**
–, Arteriosklerose **174**, 175
–, embolischer Abszeß 180, **184**, 185
–, Entzündung s. Glomerulonephritis, Nephritis, Pyelonephritis
–, hypernephroides Karzinom 251, 292, **306**, 307
–, Ikterus **164**, 165
–, Infarkt **176**, 177
–, Rindennekrosen **168**
–, Rindenverfettung **164**, 165
Noradrenalin 207
Normoblast **254**
Nukleolus 17

Oat-cell-Karzinom s. Bronchialkarzinom, kleinzelliges **306**, 307
Oberflächengastritis, chronische **118**, 119
Obliteration, Appendixlichtung 131
Ödem bei Schocklunge **88**
Oligodendrogliom **286**, 287
Orchitis, granulomatöse **190**, 191
Organisation, Thrombose **74**
Ossifikation, enchondrale **262**, 263
Osteoblast 259
Osteochondritis syphilitica **263**
Osteochondrom 275
Osteodystrophie 267
Osteoklast 33
Osteoklastom 269
Osteogenesis imperfecta **263**, 264, 265
Osteolyse 275
Osteomalazie **266**, 267
Osteomyelitis, akute **262**
–, chronische **262**, 263
Osteomyelofibrose 251
Osteopetrosis **263**
Osteoporose **266**, 267
Osteosarkom **274**, 275
Ostitis deformans **268**, 269
– fibrosa cystica **268**, 269
Ovalozytenanämie 256
Ovarialkystom, pseudomuzinöses **298**, 299
–, seröses **298**, 299
Ovarialtumor 199

Ovarialzyste 199
Ovula nabothi 195

Pacchionische Granulationen 285
Pachydermie **112**, 113, 295
Paget, extramammärer 317
Palmarfibromatose Dupuytren **308**, 309
Panarteriitis (s. Periarteriitis) 69, 71
Pankreas 133
Pankreasfibrose, zystische **132**, 133
Pankreasinseln 207
Pankreatitis, chronische **132**, 133
–, tryptische 133
Pankreozymin 209
Panmyelophthise 255
Pannus 271
Panzerherz 59
Papanicolaou-Färbung **336**, 337
Papillom **295**, 297
– Wegelin, malignes 211
Papillomatose 213
Paragranulomatose 241
Parakokzidioidomykose **318**, 327
Paralyse, progressive **282**, 283
Paralyseeisen 283
Parasiten 319
Parotis, Adenolymphom **116**, 117
Parotismischtumor **116**, 117
Parotitis 115
PAS-Reaktion 4, 253, 319
Pasteurella pseudotuberculosis 235, 237
– tularensis 235
Paul-Bunnell-Test 115
Pautrierscher Mikroabszeß 223
Pemphigus vulgaris 213
Periarteriitis nodosa 69, 71, 173
– –, rezidivierende **70**, 71
Periglomerulitis 183
Perikarditis **54**, 55
–, ältere fibrinöse 55
–, fibrinös-eitrige **58**, 59
–, frische fibrinöse **54**, 55
–, nicht ganz frische fibrinöse 55
– in Organisation, fibrinöse **56**, 57
–, tuberkulöse **58**, 59
Perikardschwiele 55
Perikardverwachsung 57
Periportalfeld 135
Perisklerose, Gefäße 61
Perjodsäure-Schiff-Reaktion (PAS) 4
Peroxidase, Leukozyten 253
Peroxysomen 17
Pfeiffersches Drüsenfieber 115
Phäochromozytom **206**, **207**
Phagosomen, eiweißspeichernde **171**
Phagozytose von Bakterien 21
– einer HeLa-Zelle 21
Phakomatose 311
Phenazetinabusus 187
Phialophora 325

Phlebolithen 77
Phlegmone 131, **218**, 219
Phosphatase, alkalische Leukozyten- 253
Phthisis atra 105
Pyknose 14, **15**
Phykomykose **328**, 329
Pickwickian-Syndrom 41
Pigmente 10, 11
–, exogene 11
Pigmentkörnchenzelle **276**
Pigmenttumor 225
Pigmentzirrhose **150**, 151
Pilomatrixom **220**, 221
Pilonidalsinus 221
Pilze 319
Pinkus-Tumor 223
Piringersche Lymphadenitis **236**, 237
Plättchenthrombus **169**
–, feingranulärer 169
Plasmazelle **28**, 244, **245**
Plasmozytom **274**, 275
Plattenepithelkarzinom 301, **304, 305**
–, Bronchus 293
– zelle **338**
Plattenepithelmetaplasie, Prostata **192**, 193
–, Zervix **194**, 195
Plazentarriesenzelle 33
Plazentarzotte **200**, 201
Plaut-Vincentsche Angina 115
Pneumocystis carinii **320**, 321
Pneumonie 97
–, chronische 101, **102**, 103
–, interstitielle 97, 321
–, lobäre **100**, 101, **102**, 103
Pneumozyt Typ I 86, 105
– Typ II 86
Pneumozytose 318, **320**, 321
Poliomyelitis **280**, 281
Polyarthritis, primär-chronische **270**, 271
Polycythaemia 251
– rubra vera 250, **254**, 255
Polyglobulie 251
Polymyositis, akute **232**
–, nekrotisierende 233
Polyneuritis, akute **230**, 231
Polyp 295, **295**, 297
Polyploidisierung 36
Polyploidisierungsmuster **36**
Polysomen 17
Pompesche Krankheit 137
Portioektropie 195
Porzellangallenblase 161
Präkanzerose 317
–, fakultative 317
–, obligate 317
Präzipitationsfibrinoid 14
Primärherd, tuberkulöser (Lunge) **108**, 109
Primärinfekt 131
Proerythroblast **254**
Proliferationsphase (Uterus) 195

Prolymphozyt **252**
Promonozyt **252**
Promyelozyt **252**
Prostata, Adenomyomatose **192**, 193
–, Hypertrophie 193
–, Karzinom **192**, 193, 339
– –, entdifferenziertes **338**
– –, hochdifferenziertes **338**
– –, mittelhochdifferenziertes **338**
–, Konkremente 193
–, mikroadenomatöse Komplexe 339
Prostatazellen, normale **338**
Protozoen 319
Psammomkörperchen 211, 285
Pseudoerosion, glanduläre 195
–, glandulär-papilläre 195
Pseudolobuli 151
Pseudolymphom 313
Pseudomuzin 299
Pseudomuzinkystom 299
Pseudopolyp 295
Pseudosarkomatose 313
Pseudotuberkulose Masshoff 235
Pseudoxanthomzelle 161
Pseudozyste, Gehirn **280**, 281
Psoriasis vulgaris 213
Pulpaamyloidose, Milz **248**, 249
Punktionszytologie 337, 339
Purpura, anaphylaktoide **218**
–, Schoenlein-Henoch, anaphylaktoide 179, 219
Pyelonephritis, aszendierte 180, **186**, 187

Quarzstaub 105
Quellungsnekrose 61

Rachitis **263**, 264, 265
Ranula 117
Raynaudsche Gangrän 69
v. Recklinghausensche Krankheit 269
– Neurofibromatose 285
Regenerationsadenom, Leber 151
Reifungsstörungsanämie 255
Rekanalisation, Thrombus **74**
Rekonstitutionshyalin 27
Rektumpolyp, adenomatöser **296**, 297
–, villöser **296**, 297, **304**
Resorptionsgewebe 25
Retikulosarkom 244
Retikulozyt **254**
Retikulozytopenie 255
Retikulum, endoplasmatisches 294
– –, glattes 17
– –, rauhes 17
Rhabdomyom 315
Rhabdomyosarkom 315
–, embryonales **314**, 315
Rhabdomyosarkomzelle **291**
Rheumatismus, degenerativer 51
–, entzündlicher 51
–, fieberhafter 271

Rheumatismus nodosus **218**, 219
Rheumatoide Arthritis 271
Rh-Inkompatibilität 153
Rhinosklerom **334**, 335
Rhinosporidiose **328**, 329
Rhinosporidium seeberi 329
Rhizopus 329
Ribosomen 17
Rickettsia prowazeki 281
Riesenmitochondrien, dystrophe 294
Riesenzelle 32, 33
Riesenzellenhepatitis **152**, 153
Riesenzellenmyokarditis, idiopathische **48**, 49
– im Aschoffschen Knötchen 33
– bei Epulis 33, **112**, 113
– bei Xanthom (Toutonsche) **216**, 217
Riesenzellenarteriitis 69, **70**, 71
Rindfleischzelle **128**, 129
Ringblutung, Gehirn **278**, 279
Rokitansky-Aschoff-Sinus 161
Rosenkranz, rachitischer 265
Rückenmark 277
Ruhr **126**, 127
–, Endotoxin 125

Saarsches-Epithel 227
Säufereisen 147
Salpingitis follicularis **198**, 199
Sandersonsches Polster 203
Sarkoidose (Morbus Boeck) 141, 239
–, Lymphknoten **238**
Sarkoidosegranulom, Leber 141
Sarkolysis **42**, 43
Sarkom **312**, 313
–, immunoblastisches **244**
–, osteogenes 275
Sarkosporidiose **334**, 335
Scharlachmyokarditis, interstitielle **48**, 49
Scharlachnephritis, interstitielle **186**, 187
Scharlachrotfärbung 3
Schaumzellen 33, **216**, 217
Schilddrüse 203
–, Entzündung **204**, 205
–, Karzinom **210**, 211, 338
–, – mit Amyloidstroma **210**, 211
–, –, anaplastisches **210**, 211
– –, follikuläres **210**
– –, medulläres **210**, 211
– –, papilläres 210, 211, 339
–, Struma **202**, 203
–, Tumoren 211
Schistosomiasis haematobium 333
– japonicum 333
– mansoni 333
Schleimhautinfarkt, hämorrhagischer 123
Schleimhautinvolution, senile **336**
Schleimhautwarzen 215
Schnitt, histologischer 2

Schock 105, 125
–, hämorrhagischer 169
–, postoperativer 169
Schocklunge 86, **87**, **88**, 89
Schockniere 165, **168**, 169
Schrumpfnekrose 22, 23
Schrumpfniere, arteriolosklerotische **174**, 175
Schwannom 285
Schweinebandwurm 331
Schweißdrüsenadenom **220**, 221
Schwellung, trübe (Niere) 9, **162**, 163
Schwiele 213
Seemannshaut 215
Sekretin 209
Sekretionsphase (Uterus) 195, **336**, 337
Seminom **190**, 191
Sepsis tuberculosa gravissima 107, **110**, 111
Sertolische Stützzellen 191
Serumhepatitis (Virus B) 145
Sheehan-Syndrom 207
Shwartzman-Phänomen 20
Sialadenitis **114**, 115
Sicca-Syndrom 115
Sichelzellenanämie **254**, 255, 256
Siderin 11, 135
Siderose der Leber **134**, 135
Siderosomen **20**
Siegelringzelle **303**
Siegelringzellkarzinome **300**, 301, **302**, 303
Silber 11
Silikose, Lunge **104**, 105
Silikotuberkulose 105
Sinushistiozytose, Lymphknoten 237
Sinuskatarrh, Lymphknoten **236**, 237
Sjögren-Syndrom 115
Sklerodermie **216**, 217
–, progressive, diffuse, generalisierte 217
–, zirkumskripte, lokalisierte, gutartige 217
Sklerom 335
Sklerose, multiple **282**, 283
Slow virus 283
Sludge-Phänomen 125
Soor **320**
Sphärozytose, hereditäre 256
Sphinktersklerose 193
Speichelgranulom 117
Speicheldrüsentumor 117
Speicherkrankheiten 137
Spindelzellensarkom **312**, 313
Spiradenom, ekkrines 221
Spirochäten 140, 141
Spitz-Allen-Tumor 225
Splenomegalie 253
Spondylitis ankylopoetica 271
Spongioblastom 287
Sporothrix schencki 329
Sporotrichose **328**, 329
Sprue, einheimische **120**, 121
Sputum, Zytologie **338**, 339
Stachelzellenkrebs, selbstheilender 228

Stammzelle 252
Stauungslunge **84**, 85
Stauungsnieren 173
Stein-Leventhal-Syndrom 199
Sternbergsche Riesenzelle **33**, 241
Stewart-Treves-Syndrom 315
Stoffwechselstörungen 8
Strahlenvaskulopathie **66**, 67
Streuherd, azinös-nodöser **106**
Struma 203, 339
–, Basedow **202**, 203
– colloides nodosa **202**, 203
– Graham, sklerosierende 211
– Langhans, wuchernde 211
– lymphomatosa **204**, 205
– parenchymatosa **202**, 203
– Riedel 204
Sublimatnephrose **166**, 167
Sudan-III-Färbung 3
Surfactant factor 86
Symptomenkomplex, postthrombotischer 77
Syndrom, nephrotisches 165, 179
Synechie, Perikard 55
Syphilom 141
Syringadenom, papilläres 221
Syringom, chondroides 221
Szirrhus 303

Tabes dorsalis **282**, 283
Taenia echinococcus 331
– solium 331
Taubenzüchterlunge 105
Technik, zytologische 337
Teratom, Ovar 199
Teratoma adultum, Hoden 191
Tetrachlorkohlenstoffvergiftung **155**
Thalassämie **254**, 255, 257
Thekazelltumor **198**, 199
Thionin-Färbung 4
Thrombangiitis obliterans 69, **72**, 73
Thrombolyse 75
Thrombophlebitis **74**, 75
Thrombose 24, 75
Thrombozyten **79**
–, Aggregation **78**
Thrombozytolyse 75, 78
Thrombozytose 251
Thrombus, Auflösung 75, 78
–, Entstehung **78**
–, gemischter **74**, 75
–, Homogenisierung 75
–, hyaliner 75
– in Organisation **76**, 77
Thyreoiditis 205
–, chronische hypertrophische **204**, 205
– de Quervain **204**, 205
–, subakute nichteitrige **204**, 205
Thyrotropin releasing factor 203
Tigerung, Herzmuskel **40**

TNM-System 289
Toluidinblau-Färbung 4
Tonsillitis **114**, 115
Torulose 325
Totenladenbildung 263
Toutonsche Riesenzelle 33, **216**, 217
Toxoplasma gondii 281
Toxoplasmose **280**, 281
Tracheitis bei Diphtherie 93
– bei Grippe 93
Trichinella spiralis 233
Trichinose **232**, 233
Trichomonaden 337
–, Vaginalabstrich **334**, 335, **336**
Trichomoniasis 335
Trichozephalus 331
Trichuris trichiura **330**, 331
Trypanosoma cruzi **332**, 333
Trypanosomiasis, amerikanische 333
TSH-Zellen, Hypophyse 209
TTC-Reaktion 43
Tubenlabyrinth 199
Tuberkel 59, **106**, 107
–, miliarer **108**, 109
Tuberkelbakterien **107**, 109
Tuberkulose **106**, 107
–, Darm **128**, 129
–, exsudative 107
–, Lunge 106–111
–, Lymphknoten **238**, 239
–, Meningen **278**, 279
–, Perikard **58**, 59
–, verkäsende **110**, 111, 235
Tubulorrhexis 165
Tubulusdegeneration, toxische 165
Tularämie 235
Tumor 32, 289
–, bösartiger 288
–, brauner **268**, 269
–, Elektronenmikroskopie 294
–, Grading 289
–, Grenzfall 289, 299
–, gutartiger 288
–, – epithelialer 295
–, Histologie 307
–, Infiltration 317
–, mesenchymaler 309
–, Nervengewebe 285
–, Progression 289
–, semimaligner 289
Tumor-like keratosis 223
Tumorriesenzelle 33
Tumorzelle eines Plattenepithelkarzinoms **338**, 339
Tunnelierung 261
Tyndall-Phänomen 9, 103
Typhobazillose 111
Typhus **128**, 129
Typhuszellen **128**
T-Zellen-System 235, 244

Übergangszellkarzinom 301
Ulcus rodens 223
– ventriculi **122**, 123
Ulkus, chronisches penetriertes 123
Ultrastruktur, Leberzelle **16**

Vaginalabstrich **336**
Vakatwucherung 73
Varizellen **214**, 215
Verätzung, Magenschleimhaut **118**, 119
Verbrauchskoagulopathie 125
Verdickung, leukoplakische 295
Verhornungsstörungen, Haut 213
Verkäsung **106**, 107, **110**, 111
Verklebung, entzündliche 55
Vernix caseosa 91
Verquellung, fibrinoide 25, 27, **50**, 51, 73
Verruca plana juvenilis 215
– plantaris 215
– vulgaris **214**, 215
Versilberung 3
Verwachsungen 55
Vesikula bei Varizellen **214**, 215
Virus A (Hepatitis epidemica) 145
Virushepatitis **142**, 143, **144**, 145
Vitamin-D-Mangel 265

Wachstum 32
–, Thrombus 77
Warze, senile 221

Weichteilrheumatismus 51
Werdnig-Hoffmannsche Muskelatrophie **230**
Whartin-Tumor 117
Wilms-Tumor **307**
Winiwarter-Buergersche Thrombangiitis 69, **72**, 73
Wüstenrheumatismus 325

Zellnekrose 22
Zellorganellen **18**
Zerebrosid (Kerasin) 137
Ziehl-Neelsen-Färbung 4
Zirkusclown 265
Zirrhose (s. Leber) 143
–, geordnete 151
–, muskuläre 103
–, ungeordnete 143
Zisterne, perinukleäre 17
Zollinger-Ellison-Syndrom 121, **208**, 209
Zotten, Hyperämie **124**
–, Spitzennekrose **124**, 125
Zylindrom 117
–, ekkrines dermales 221
Zystadenom s. Kystom
Zyste, epidermale 221
Zystenniere **186**, 187
Zystizerkose 331
Zystizerkus **230**
Zytodiagnostik 337
Zytomegalie **31**, 115
Zytotrophoblast 201